上海中医药发展史略

Shanghai Zhongyiyao Fazhan Shilüe

主　　编　季伟苹
常务副主编　卓鹏伟　陈沛沛
副 主 编　张晶滢　苏丽娜　胡颖翀

上海科学技术出版社

图书在版编目（CIP）数据

上海中医药发展史略 / 季伟苹主编. —上海：上海科学技术出版社，2017.7
ISBN 978-7-5478-3527-2

Ⅰ.①上… Ⅱ.①季… Ⅲ.①中国医药学—医学史—上海 Ⅳ.①R-092

中国版本图书馆CIP数据核字（2017）第073436号

本书由上海文化发展基金会图书出版专项基金资助出版

上海中医药发展史略

主　编　季伟苹

上海世纪出版股份有限公司
上海科学技术出版社　　出版
（上海钦州南路71号　邮政编码200235）
上海世纪出版股份有限公司发行中心发行
200001　上海福建中路193号　www.ewen.co
上海中华商务联合印刷有限公司印刷
开本 787×1092　1/16　印张 35
字数 530千字
2017年7月第1版　2017年7月第1次印刷
ISBN 978-7-5478-3527-2 / R·1353
定价：98.00元

本书如有缺页、错装或坏损等严重质量问题，请向工厂联系调换

内容提要

　　本书是一部学术性史学专著。全书以时间为顺序，以海派中医发展、兴盛脉络为主题，以文化、教育、医疗机构、学术发展等为主线，分"溯源篇""开埠篇""变革篇""曙光篇"和"振兴篇"五大篇，通过史学研究方法，试图穿越悠远的历史长廊，追寻海派中医一路走来的足迹，展现海派中医数百年曲折而辉煌的历史画卷，并揭示其不同时期的发展特点，为上海乃至全国中医今后的发展提供历史借鉴。

　　本书可供中医文献研究者、中医院校师生，以及中医爱好者参考阅读。

《上海中医药发展史略》

编纂委员会

序

丁酉初启,丙申乍去,正是"爆竹声中一岁除,春风送暖入屠苏。千门万户瞳瞳日,总把新桃换旧符",于此辞旧迎新之际,由上海市中医文献馆前馆长季伟萍教授主编的《上海中医药发展史略》(下称《史略》)一书适逢完稿,即将付梓面世,可谓是该馆同仁新年奉献给上海中医药事业的一份厚礼。该书是上海市中医文献馆众多同仁历经3年艰辛努力创作的成果,亦是该馆多年来对上海中医药文献研究的又一力作,为该馆成立60周年纪念又添一束绚丽花朵。该书运用断代史和纪事本末体相结合之写史方法,深度挖掘史料,在倡明史实的基础上,揭示历史内在联系,将叙史与科学研究相结合,述而有作,言之凿实。全书分为五篇,从历史的"溯源","开埠"的缘起,"变革"的中兴,初露的"曙光",以至于"振兴"的历程,分别阐述了各个历史时期的社会特征、文化底蕴、中医药积淀和重大事件的始末。洋洋数十万言,内容厚实,观点明确,光昭可鉴。

史学是研究和阐述人类社会发展历程的一门科学。列宁基于马克思、恩格斯所倡导的辩证唯物主义和历史唯物主义,曾经指出应"把历史当作一个十分复杂,并充满矛盾但毕竟是有规律的统一过程来研究"。无论是自然史或人类史,都是一切事物的发展过程,反映了不同时代生产及其产生的社会经济结构,是该时代政治和精神形成的基础。中医药具有自然科学和人文科学高度契合的属性,其形成和发展也同样符合这一规律。上海既是国际闻名的现代大都市，又曾经是一座有着悠久历史和深厚文化积淀的古老城镇。《史略》在"溯源篇"中以大量史实揭示了上海中医药的源头活水。良渚文化存在于公元前3200年至公元前2300年间，这一时期在黄河、长江中下游同时存在着龙山文化、陶寺文化、石家河文化。20世纪80年代上海的考古发现便已揭示证实了青浦崧泽、松江广富林等地大量的良渚文化遗存。这也正是由原始氏族公社进入奴隶制社会阶段，农、牧、手工、商业等业态日渐兴旺。当时人们尊天地祭鬼神，日月风云、江河星辰等自然之神备受崇拜，同时自然现象、事物变化及其对立转化等得到关注，天文历算、阴阳五行等开始传播，朴素唯物观念逐渐形成。在《连山》《归藏》相延基础上《周易》问世，被誉为"易道周谱，无所不备"，居于"六经之首"。清代学者陈梦雷《周易浅述》释"易"义有二：一为交易，指阴阳寒暑，上下四方，相交互替；二为变易，指春夏秋冬，循环往来，运动不已。众所周知，汉字是我国古文化的灿烂明珠，作为中华文明重要的传承载体功不可没。殷墟甲骨文中已有许多关于医药的记载，如"风疾""痫疾"及针药的应用。"神农尝百草"开启中医药之源，夏酒商汤液相继问世，至西周《礼记》关于医事职业分工之记载，说明中国医药学在伟大的中华文明摇篮中已经从诞生逐渐成为大众救死扶伤、民族繁衍生存的依赖。中华文明在数千年漫长的历程中形成了"多元起源，中原核心，一体结构"的发展模式，长江文明接受中原核心的辐射，包括上海在内的良渚文化医药遗存中必然印记着共同源头的特征。秦汉以后，随着《内经》等四大经典相继问世，魏晋、隋唐、宋元、明清不断发展，中医药理论体系及其独特的医学模式在日益完善成熟过程中，作为九州一方，上海元素也必然会渗入其里。《史略》中还从文化和医药的视野剖析了上海中医药与吴越文化的密切联系，以及鸦片战争前申城医事中折射的医技高超、医德流芳的光彩。这些长期积淀所形成的城市记忆和民间信仰勾勒了上海地域中医药发展的早期脉络。虽然限于篇幅只能"大略"记叙，但是能够让今人从城市的沿革、文化的演变及其业态的传承加深认识，增强人们对事业的自信。作为一本史书，这正是该书重大的贡献之一。

自南宋咸淳元年始设上海镇。元代至元二十八年（1291年）升格为上海县制，迄今已有700余载，上海中医药事业以民为本，适应地域大众的基本健康需求，孕育了业态最早的雏形，随着社会经济的发展，苗木成林，日渐繁茂，尤其1849年后，上海成为通商口岸，现代都市的面貌快速形成。《史略》以"开埠篇"和"变革篇"全面而又概要地记述了历经数百年演变后上海的中医药事业呈现了人才荟萃、药铺林立、名家辈出的盛况，成为全国的高地，彰显着海派中医特征。《史略》在研究了众多史实的基础上，力求揭示这种特征形成的历史内在规律。由此亦可看出《史略》在"溯源篇"陈述吴越文化与上海同根同源之原委。南宋以后中原文化南移，由此北方较为发达的中医药理论与经验也随之向江南传播，吴越成为重要的首先接纳承载之地。吴文化原本即已蕴藏着丰富的中原文化基因，历经千年嬗变形成"德治为本，开放纳善，刚勇尚武，灵活机智，善于谋略"等地域文化特点。上海与吴文化的联系历史悠久，"申"之别称便是先民们为后世留下的永远难以忘却的印记。明清以后运河水运式微，日趋东移，海运兴起，推动着上海与外界的广泛联系，也必然较早地接纳了吴文化的辐射，海派中医之"海纳百川、和而不同、革故鼎新、止于至善"等特征，与此有着不可割断的历史氤氲。

海派中医不是一个抽象的文化符号或是一个杂处的从业群体，而是以几代医家凝聚塑造的海派中医精神为指导，迎接挑战，敢为人先，与时俱进，"不为圣贤，便为禽兽，只问耕耘，不问收获"，在锲而不舍中，以其医道高明、医术精湛、群贤毕至而问鼎全国，为世人瞩目。医为仁术，济世救民，在历史的沧桑中，无论时疫流行，抗日图存，上海中医药界总是不畏艰难，铁肩道义，抗争沙场，弘扬了民族之魂的医家风范。在中西文化碰撞和民国政府推行废止中医的政策打压下，上海的中医药界以民族自信和自强精神百折不挠，机智谋略，坚持守望，不辱使命，让五千年中华文明基因依然得以保留传承，俨然是我国中医药事业的中流砥柱。李白《行路难》诗曰"金樽清酒斗十千，玉盘珍羞直万钱，停杯投箸不能食，拔剑四顾心茫然。欲渡黄河冰塞川，将登太行雪满山。闲来垂钓碧溪上，忽复乘舟梦日边。行路难，行路难，多歧路，今安在？长风破浪会有时，直挂云帆济沧海。"李白的这首诗传达了在艰难中的奋进精神，在挫折中的浪漫情怀，在期待中的自信自强。这些不啻是对当时上海中医药界群体的写照。

"沉舟侧畔千帆过，病树前头万木春。""阳春召我以烟景，大块假我以文章。"1949年，中华人民共和国成立了！随着时代的变迁，在党的中医政策的光辉照耀下，枯木逢春，上海中医药事业终于迎来众人期盼的春天。《史略》以"曙光篇"及"振兴篇"记述了20世纪50年代的曙光初照，蓬勃生机；20世纪70年代后期的改革开放振兴发展；其中也穿插了复兴初期和"文革"期间的诸多曲折乃至破坏，给世人留下了不可忽视的教训。总体而言，中华人民共和国成立60多年来，上海始终坚持继承创新、现代化、国际化的轨迹奋力前行，遵循以完整的中医理论体系和丰富的临证经验为继承主体,以弘扬传统文化和积极吸收运用现代科学(包括医学)为两翼,推动中医药事业在新时代的腾飞,衷中参西,继承不泥古,创新不离宗。上海的中医界以历史的责任和时代的使命为己任,在多方面推动上海的中医药事业从民间执业走上国家平台,从流派传承融入学科建设,从师徒传授构建具有中医药继承鲜明特色的完整高等中医教育体系,实现了历史性跨越。今天的现实是历史的某种延续和必然,上海中医药事业的发展始终以上海地域文化为底蕴,海派中医的特质和精髓也始终是今天事业发展不可或缺的潜力。《史略》详尽地记述了上海中医药事业通过60多年的发展演变,坚持以机构建设为基础,人才培养为关键,学术发展为生命,科学管理为保证。在创建中华牌、上海队的过程中,排忧解难,排除干扰,积累了医疗、教学、科研和管理等多方面的丰硕成果,突显了改革开放的思路,不仅构建了完整中医药体系,满足了社会日益增长的对中医药服务的需求,并且通过各类学术交流和对外服务贸易等多种形式实现中医药走向世界的步伐加大加快。一个具有时代特征、上海特色、中医药特点的充满生机的中医药阵容为上海作为亚洲医学中心增添了实力和光彩。

夫天地者,万物之逆旅,光阴者,百代之过客。历史始终是一面镜子,以史为鉴可以知兴替。中医药是中华文明的杰出代表,它是打开中华优秀文化大门的一把金钥匙。上海的中医药事业是我国中医药事业的重要组成部分。认真整理上海中医药发展史料,研究其内在规律,总结经验和教训,不仅可以为世人留下一份宝贵文化遗产,也必然可以对当下和今后的事业发展提供有益的借鉴,增强丰富多彩的城市记忆,无疑是一份巨大的财富。

《史略》一书在季伟苹主编的主持下,作者诸君不辞辛劳,爬罗剔抉,刮垢磨光,条分缕析。全书突显系统性、整体性、科学性,系统搜集了自上古迄今有关上海中医学发展各个时期的史料,运用整体观将中医药放在上海各个时期社会经济文化发展中评析,以史实为依据剖解内涵及规律。《史略》虽以"略"自谦,实是一部不可多得,具有填补空白价值的史书。为上海中医药事业发展做出重要贡献,功莫大焉。《史略》既是一部史书,也是一部教科书。作为史书它让读者留下了上海中医药事业涉经千年的历史记忆;作为教科书,它让我们中医人懂得勿忘历史,今天的中医胜景来之不易。昔刘邦《大风歌》曰:"大风起兮云飞扬,威加海内兮归故乡,安得猛士兮守四方!"我们应该敢于担当,肩负起责任和使命继续前进!继承创新是永恒的主题,需要智慧和勇气。宋代潘阆《酒泉子·长忆观潮》词曰:"长忆观潮,满郭人争江上望。来疑沧海尽成空,万面鼓声中。弄涛儿向涛头立,手把红旗旗不湿。别来几向梦中看,梦觉尚心寒。"我们也唯有这种"勇立潮头,敢于拼搏"的创新精神,做新时代的弄潮儿,才能在中华民族伟大复兴中创造21世纪中医药事业新的辉煌!

余有缘拜读书稿,获益良多,不胜荣幸,谨此握管濡毫,略叙一二,以志铭感。

施 杞

识于上海中医药大学

丁酉年春节

前　言

上海中医，尤其在近代，在中国中医发展史上占据首要地位，有说法称"近代中医看上海"，道出了上海中医地位的特殊性。然而，到今天为止，尽管《中国医学通史》《百年中医史》等鸿篇巨著已经问世，但还没有一部专门系统叙述上海中医发展历史的专著出版，这不能不说是上海中医的一大缺憾。

开展医史文献研究是上海市中医文献馆的使命所在。作为全国创建最早的中医科研单位之一，又是目前唯一以馆员制立馆的中医文献研究机构，上海市中医文献馆历经60年的发展历程，既有丰厚的文化积淀，又有成熟的研究条件。当前撰写《上海中医药发展史略》这本史学专著可以说是具备了天时、地利、人和的有利条件。

近年来，从中央到地方越来越强调中医药在医疗保健中的重要作用，在中国传统文化中的特殊地位及其提升中国原创品牌在世界影响力中的优势所在，不断出台支持和发展中医的政策，中医药"一带一路"成为国家发展战略。探索中医药发展规律、促进中医药传承创新成为共识。上海市中医文献馆作为文献研究的专业科研单位，开展海派中医史和文献研究义不容辞。在2013年9月我出任上海市中医文献馆馆长后，即组织业务人员，在编撰上海市中医文献馆馆史的同时，着手撰写海派中医发展史，并恢复成立中医药文献研究室承担此项任务。此为"天时"。

医史研究一直是文献馆的学术研究方向之一。1956年建馆之初，上海市中医文献馆曾自行编印出版了《中国历代医史》一书，还编写了《近代上海中医进展简辑》(上下册)，可惜未予印制出版。1981年复馆后，上海市中医文献馆又相继编写了《中国针刺麻醉发展史》《医林春秋——上海中医中西医结合发展史》《上海中国医学院院史》《名医摇篮——上海中医学院（上海中医专门学校）校史》《杏苑鹤鸣——上海新中国医学院院史》等史学著作，医史研究从未中断，为今天《上海中医药发展史略》的编写奠定了深厚的基础。其次，上海市中医文献馆是上海市卫生和计划生育委员会直属单位，具有立足于全市的优势，开展海派中医发展史研究既是其分内之事，也是能够胜任并做好此项工作的不二之选。此为"地利"。

上海市中医文献馆是以馆员制立馆的科研机构，汇聚了大批上海市名老中医。现任馆员大多是当今上海中医界不同领域的名医大家和领军人物，更有医史文献领域的大家。在本书编撰成稿过程中，馆员专家如施杞教授、严世芸教授、段逸山教授、王翘楚教授等给予我们大力支持，并提出许多建设性意见和建议，为本书的编撰提供了有力的保障和坚强后盾。此为"人和"。

本书的一个重要写作特点是以文化、教育、医疗机构、学术发展等为主线进行叙述，尤其突出了海派中医文化这条主线，这也是本书写作上不同于其他的一个特色。中医的特殊之处在于它既是技术性的医疗行为，更是富含哲学、融合多家思想的一种文化体现，所以研究上海中医必须探究海派中医文化。海派中医文化是在中医文化的框架内，在上海特殊的地域、气候、社会、文化环境等背景下所形成的具有海派特征的中医文化，是在不断融合多种文化的过程中形成的具有吸纳、包容和创新特质的独特文化，是主导上海中医不断发展、兴盛、创新的内在因素。本书在探索、追寻海派中医文化根源的基础上，也把这一主线贯穿于全书之中："溯源篇"阐述作为上海中医文化源头的"崧泽文化"和"吴越文化"特点，探索其与海派中医文化的形成和上海中医发展之间的内在联系。在其后的几大篇章中，把海派中医"开放、多元、扬弃、创新"的文化特质体现在具体内容和事件的叙述当中。当然，除海派中医文化这条主线外，教育、医疗机构、学术发展是体现上海中医发展的实质性内容，每一发展阶段都有不同表现，因此，也是贯穿全书并具体展示的主线。

海派中医文化成就了海派中医"敢为人先，勇于担当"的领袖气质，尤其是近代以来的上海中医，体现出了大医精神和引领特质，在探索中医发展前途上，在拯救中医于危急关头的重大事件面前都表现得尤为突出。如，在寻求中医革新之路、中西医汇通中的积极探索；在"三一七"抗争中上海中医组成五人请愿团赴南京请愿；淞沪抗战中上海中医界人士表现出的民族气魄；民国时期上海成立中医社团、创办中医药学校、创办中医药报刊等在数量、内容和影响上都居于全国领先地位；中华人民共和国成立之后针刺麻醉的开展和研究、中医药科研的探索与创新等均体现出了上海中医的使命感和责任意识。研究这些历史，对于海派中医如何在中医药走向国际、中医药"一带一路"等发展战略中发挥应有的作用具有重要的借鉴意义。

本书作为上海市中医文献馆系统研究海派中医发展历史的开篇之作，通过书稿编撰锻炼培养了一批史学研究方面的专业人才，并在此基础上继续深入研究，为将来编写上海中医发展通史打下基础。文献是中医发展的基石，坚持以海派中医为对象的史学和文献学研究必将为上海中医的发展提供有力的借鉴和帮助，我对此充满希望和信心，也对文献馆的发展前途充满希望和信心！

季伟苹

2016年11月

编写说明

　　《上海中医药发展史略》是一部学术性史学专著,以时间为顺序,以文化、教育、医疗机构、学术发展等为主线,系统展示上海中医从古至今的发展轨迹。

一、编写目的

　　上海中医尤其是近代,对于整个中医界来说,其重要性已毫无异议。近年来,学者对近代上海中医的专题研究日渐深入,诸如近代名医、中西医论争、中西医汇通、民国期刊、近代医疗教育等方面的研究成果颇多。但到目前为止,尚无系统研究上海中医发展历史的专著问世,编写本书旨在填补这一空缺。

二、编写的基础和条件

　　上海中医发展史研究是上海市中医文献馆主要的、常规性研究方向之一。本馆业务人员此前参与的"上海地方志文献中中医药文献辑录与整理"课题,及编撰出版的《风雨六十年——上海市中医文献馆馆史》打下了良好的史学研究基础,并获得了大量上海中医的珍贵资料。本书的编写由上海市中医文献馆馆长亲自领衔,中医药文献研究室承担,全馆近20名业务人员参与,组成实力强大的编写团队。上海市中医文献馆馆员均是上海中医界的名宿,部分馆员作为本书的顾问和审稿专家,在整个编写过程中提出了许多宝贵意见和建议,使本书得以顺利完成。

由于行政区划变更,书中收录的各历史阶段名医籍贯等内容,均以现行上海行政区划为限。

三、写作方法

本书以断代史和纪事本末体相结合的写史方法,分"溯源篇""开埠篇""变革篇""曙光篇"和"振兴篇"五大篇进行叙述,篇章名称也分别突出了上海中医每一时期的发展特点,并围绕这些特点,概述基本史实,突出重大事件,在客观展示史料的基础上适当进行学术探讨,每一篇章自成一个相对完整的叙事整体。

四、本书资料来源主要有四个方面

① 公开发表的关于上海中医的史料及研究成果的图书、论文、报纸杂志等。② 图书馆、档案馆藏原始资料。③ 地方志中的有关资料。④ 出土文物、遗迹遗址等。由于唐宋以前关于上海中医的资料较少,主要借助于地方志中的有关记载、出土文物及有关研究资料,重点探讨上海中医的发展渊源。现代资料较多、信息量大,选取有一定难度。如,近年来上海中医开展了大量科研,成果较多,在选取资料时,我们把那些具有原创性、对上海中医乃至全国中医影响较大、获得高级成果奖的科研项目作为入选本书的标准。

编　者

2016年11月

凡 例

　　《上海中医药发展史略》是一部按年代顺序概述上海中医药发展历史的医学史专著。自1933年张赞臣编撰《中国历代医学史略》始,以"史略"的名称和形式著述中国医学史、地域性医学史的书籍不断涌现,其中20世纪50年代,范行准撰著的仅20余万字的《中国医学史略》,就是一部独具特色的医学史力作,已成为后学者之楷模。

　　此部《上海中医药发展史略》以时间为纲,贯穿"海派中医文化"的主线,笔触简练地将数千年的上海中医药的发展历史浓缩其中,梳理出一个前后连贯、主题突出、可读性强的历史脉络。为了方便读者能够理解作者的思路和方法,本书在目录的基础上再对体例框架"发凡起例",作些必要的说明,旨在增强读者与笔者间的共鸣。

　　(1)全书50余万字,由"溯源篇""开埠篇""变革篇""曙光篇""振兴篇"五部分组成。

　　"溯源篇(1843年以前)"以"源头活水"为主题,努力厘清古代上海中医在地理优势与文化特征两个方面的渊源,向读者展示了"崧泽文化""吴越文化"是上海中医的源头、根基。

　　"开埠篇(1843—1911)"以"百川汇流"为主题,从三条线索展示:一是各地名医汇聚上海,晚清呈沪上医界繁荣之相;二是中医教育、医疗、出版等机构开始尝试近代新模式的转变;三是中西医学的初期碰撞与交会。

"变革篇（1911—1949）"以"海派中医"为主题，着重叙述了民国时期，上海中医在遭受西方医学的强烈冲击、国民政府意欲取缔中医等重创下，组织起来为生存抗争，同时，吸纳、借鉴西方医学的知识和模式，尝试着变革中医，走中西医汇通道路的史实。该篇中"'三一七'抗争中的上海中医""孤岛时期的上海中医"等章节，是近代上海中医史上的特征性内容。

"曙光篇（1949—1978）"以"如沐春风"为主题，叙述了中华人民共和国成立、党的中医政策的落实，为上海中医带来了生存发展的希望曙光。在描述中医机构的成立、著名中医学术及临床诊疗特色的同时，重点展示了中华人民共和国成立后上海中医大力开展的中医科学研究及取得的突破性成果。"曙光篇"也概括了1966—1976年史称"文革"的内容，列为第二十二章"'文革'中艰难前行的上海中医"，客观描述了"文革"中上海中医的状况。其中遭受破坏的部分，笔者认为是上海中医发展曙光期中的一片阴霾。

"振兴篇（1978—2015）"以"多格局发展"为主旨，力图全面概述"56号文件""衡阳会议"以后，上海中医近40年振兴发展的历史。内容主要包括：人才培养模式、科研创新思维、中西医结合研究成果、海派中医文化传承、国际交流与合作、成立各类中医药管理机构以及今后的发展愿景。

全书五大篇，从源头梳理出一条较为清晰的上海中医药发展的历史脉络。

（2）本书篇章名称的设定，大多以主题内容为主，个别以时间命名的篇章如"开埠篇""孤岛时期的上海中医"，旨在突出上海特征，方便读者理解与阅读，故未求一律。书中依时代特色或便于行文流畅，多处采用同义词，如上海、申城、沪上……以体现历史感。

"史略"以概述为主，重要的史实、医事、流派、人物等只详述其代表性的内容，其他的珍贵史料，则作略述，或写入贴士、列表、附录之中，并均在文中有提示。

（3）本书的主体内容，由正文、插图、小贴士、附录四部分组成。① 正文是对史料的浓缩，在对历史事件、人物以及时代特征的描述中，保持一种叙述连贯、简洁精练的风格。② 插图不单是正文内容的印证，也是正文内容的延伸。③ 小贴士是突出正文的精要，如各篇章的"引言""结语"，或者是补充、拓展与正文相关的内容。例如："溯源篇"中"'沪''申'之由来""崧泽周边文化""中华文明三难"等。④ 附录是将上海中医药发展历史中的医家、著作、流派、医院、学校、报刊、社团及其他机构等，编排成列表附于书后，以供查阅。

（4）本书的纵向结构，使得上海中医药的教育、医疗、出版、药业、流派等专题内容，分散叙述在五个历史篇章。为方便读者能够从书中快速、准确地查阅到某一专题的整体概况，本书后设有"关键词索引"，并按分类编排。

　　例1：中医教育

　　　　　女子中西医学堂（…、…）

　　　　　上海医院（…、…）

　　　　　上海中医专门学校（…、…、…）

　　　　　上海中医药大学（…、…、…）

　　　　　……

　　例2：中药

　　　　　童涵春堂（…、…）

　　　　　雷允上（…、…、…）

　　　　　蔡同德堂（…、…、…）

　　　　　上海第一制药厂（…、…、…）

　　　　　……

总 目 录

目录

溯源篇

（1843年以前）　上海中医的源头活水 —— 001

开埠篇

变革篇

（1911—1949）　海派中医独树一帜 —— 107

曙光篇

（1949—1978）　上海中医如沐春风 —— 189

振兴篇

（1978—2015）　上海中医多格局发展 —— 275

溯 源 篇

（1843年以前）
上海中医的源头活水

近代百年来的上海中医，无疑是我国中医近代史上最有特殊性的一段发展历程。但是，这种特殊性是有根的，它根源于古代江南更为广阔的地理环境的变迁、根源于历代上海经济文化的丰厚底蕴。不探究这些历经几千年积淀所形成的丰厚底蕴，就难以较为准确地描述近代百年上海中医发展的特殊性，也就减弱了能够给予现代上海中医更多借鉴的价值。

以往对上海中医史的研究，多着眼于1843年上海开埠后，西方医学大量进入上海所产生影响的研究，统称上海"百年中医"，较少关注上海自宋、元、明、清以来社会政治、经济背景对上海中医发展的综合影响，而从上海6 000年历史地理的文脉来溯源上海中医源头及地域性特征的研究更是凤毛麟角。因此"溯源篇"拟就此作番努力，从地域渊源——"水陆交通"、文化渊源——"多元文化"两个方面刨根探源，综合描述这块令上海中医从开始萌发、生长，到逐渐强壮并走向辉煌的土地，是具有怎样的活力与魅力，以期弥补以往上海中医史研究中的缺憾。这也是本书的一个亮点。

第一章 海岸线上的医家故里

不同的地域对于当地中医药生存与发展的影响是全方位的。我们将视野纵观横览上海 6 000 年的历史，可以清晰地看到，从这片土地上成长起来的中医药，与其特殊的地理环境和社会文化密不可分。尤其是古代上海包括尚未对外开埠的清代初年，那是一个漫长的、人为因素较少的、自然发展时期，在这个历史时期中，对中医药的生存与发展影响最大的有两个特征，即发达的"水路交通"和开放的"多元文化"。本篇从地域渊源、文化渊源两个方面刨根探源，追溯数千年来伴随着上海海岸线的扩展延伸、建制的不断升级和城市规模的发展壮大，上海中医一路走来的历史踪迹，探寻其不断吸纳、融合，并绵延兴盛的源头活水。

据考证，约在 7 000 年前上海部分地区始成陆地，其后，随着自然的变迁和人为的开发，使上海的海岸线不断延伸扩展，荒沼逐渐成陆，直至形成如今的广袤大地。

第一节 ｜ 古代上海中医，得天独厚的水路交通

一、上海水系——连接江南，通达腹地

水，是古代上海地理环境的特征，包括有海水、江浦之水、湖泖之水，以及无数的塘、泾、浜等支流之水，把上海地区连接成了一个四通八达的水域。现在上海简称"沪"，就是在这片水域的"小渔村"时代诞生的。

上海的水是太湖水系的一部分，古代的太湖尾闾吴淞江、现代的黄浦江都是经过如今的上海市境内流入大海。吴淞江是古代上海地区的

"沪""申"之由来

公元前241年，名满天下的战国"四君子"之一、楚国重臣的春申君黄歇请封江东，将当时淤泥堆积、时常泛滥的无名河道进行治理，"治水入江，导流入海"。为了纪念他，将这条河改称为"黄歇浦"，又叫"春申江"，简称"申江"，明以后改称"黄浦江"。这也是上海后来简称为"申"的来历。

六朝时期，吴淞江下游居民以打鱼为生，以沪为捕鱼工具，后这一地区被称为"沪渎"。沪是竹编的捕鱼工具，渎是河流独流入海别无分流的意思。所以上海又简称为"沪"。

母亲河，是太湖流入大海最主要的一条泄水道，而如今大名鼎鼎的黄浦江，早年只是源于吴淞江的一条支流。明永乐年间，由于吴淞江中下游泥沙淤积，户部尚书夏原吉奉命治理太湖水患，他放弃已成痼疾的吴淞江下游河段，动用20万河工改造河道，把太湖水引向黄浦江。此后，吴淞江成了一条波澜不惊的内河，而黄浦江则日渐壮阔，黄浦江和吴淞江完成了一次干流和支流的位置更换，故有"黄浦夺淞"之说[1]。

无论是历史悠久的吴淞江，还是明初整治后的黄浦江，都是古代上海地区的主干河道。城区内众多的支流都是由主干分出，例如，南有赵屯浦、大盈浦、顾会浦、崧子浦、盘龙浦五大支流；北有练祁塘、盐铁塘、马路塘；东有周浦塘、下沙浦、闸港等主要分支；东西走向的蒲汇塘则是横贯浦西的重要水道。这些河道以及为数众多的小泾、小浜纵横密布，将上海与整个江南地区形成了一个舟楫便利的水路运输网。著名的上海"徐家汇"，当年除了由于徐光启家族在此聚居外，还因为这里河渠纵横、泾塘交错，有通黄浦江的肇家浜、通吴淞江的法华泾和西南而来的蒲汇塘等河流在此汇集而得此名。

古时上海民间的习俗中，妇女在元宵夜要走三桥，相传可祛百病。上海城内外河流上的桥梁众多，过三桥并不难，而高大坚实之桥往往为女子所择。上海县城小东门外方浜口有座石桥，高数十级，俗称陆家石桥，是明嘉靖年间陆深捐银建造，又名学士桥、万云桥，走此桥的女子格外多，均为求得祛除疾病保健康。明末清初已散见在文人诗咏中的"沪城八景"[2]，其中的五景都与水有关，

1 赵永复,傅林祥.历史时期上海地区水系变迁[M]//上海研究地方志办公室.上海研究论丛:第十二辑.上海:上海社会科学院出版社,1998.
2 熊月之,周武.上海——一座现代化都市的编年史[M].上海:上海书店出版社,2007.

如海天旭日、黄浦秋涛、吴淞烟雨、野渡兼葭、江皋霁雪（另三景为龙华晚钟、石梁夜月、凤楼远眺）描绘的正是上海的浦、海、淞、江、渡的美景。

不仅如此，上海的水网还向四周呈辐射状，与国内的大水系多有河道相通，其中最重要的是大运河和长江水系。现今的世界文化遗产中国大运河，它的起始端就是古代江南的"邗沟"[1]。"邗沟"是第一个将我国东西流向的五大水系实现南北贯通的运河。北宋诗人秦少游的《邗沟》诗云："霜落邗沟积水清，寒星无数傍船明。菰蒲深处疑无地，忽有人家笑语声。"生动地描述了古代邗沟的景象。邗沟的开凿，是有史记载的中国大运河最早开凿的河段，被认为是中国大运河的开端。

二、上海航运——内河航运，外海海运

水载舟行，在近代交通业尚未出现之时，上海地区主要的交通工具是"舟楫之利"。清嘉庆《松江府志》说："至各邑市镇，商旅往来，舟楫所聚，多因水道变迁矣。"水路航运成就了古代上海，上海对外绵长的海岸线使"海运"最为便利；"内河航运"主要指太湖流域以长江和大运河为主线的航运，也是长江三角洲地区医药交流的主要渠道。例如，在江苏武进县（今江苏常州武进区）内，有一条41里（20.5千米）长的运河叫作孟河，是南接京杭大运河、北达长江的通道之一，亦是著名的"孟河医派"的诞生地。清代200余户人家的孟河小镇，自南向北就有十几家中药铺，满街药香四溢，景色可观。府县志有载"小小孟河镇江船如织，求医者络绎不绝""摇橹之声连绵数十里"，可见孟河流域的医事之盛。[2]相当发达的内河航运，一直是上海地区各县城、镇、乡村之间，上海与邻近城市之间的主要交通渠道。即使在后来有铁路经过的县乡，内河航运也因其价格低廉、招呼方便和停靠点多而继续运营。[3]与此同时，集结水陆交通的枢纽——码头、港口应运而生。

三、上海港口——青龙港、浏河港、上海港

上海港的发育成长，曾经历一个扬长避短、因时制宜的演变过程，它和太湖流域的青龙港、浏河港等的盛衰息息相关。

1　吴王夫差修"邗沟"。公元前486年，吴国（吴王夫差）利用长江与淮河之间湖泊密布的自然条件，局部开挖一个连接几个湖泊，贯通长江与淮河的运河。该运河以南端的古邗城为起点，因此称为"邗沟"。

2　张镜源.中华中医昆仑·谢观卷[M].北京：中国中医药出版社，2011。

3　戴鞍钢，张修桂.回顾与启示：上海地区内河航运的历史变迁[J].上海行政学院学报，2001（2）：96–103.

1. **青龙港**　青龙港是唐宋时期上海最早的海港。早在唐天宝年间(742—755),随着海岸线的东移,吴淞江有一汊流名青龙江。青龙江流域古有控江襟海之优,隋设立了青龙镇以发展港口,供船舶往来停靠。北宋时期(1111年)朝廷在此设立市舶提举司,征收关税,管理航运。此时的青龙镇已是"海商之所凑集也"[1],青龙港亦有了"江南第一贸易港"的称号。北宋陈林的《隆平寺藏经记》提及:"青龙镇瞰松江之上,据沪渎之口,岛夷闽粤交广之途所自出,风樯浪楫,朝夕上下,富商巨贾豪宗右姓之所会。"这说明,当初我国福建、广东、广西乃至越南的海舶,都常泊于青龙镇;日本、高丽也仍有舟至此。北宋嘉祐七年(1062年)所刻的《隆平寺灵鉴宝塔铭》中,记载着航运繁忙的情形:"自杭、苏、湖、常等州日月而至;福建、漳、泉、明、越、温、台等州岁二三至;广南、日本、新罗岁或一至。"可见,那时青龙镇已是远近闻名的国际性港口。此后,由于长江每年大量泥沙径流而下,使长三角海岸线不断向东伸延,河道变迁,约于南宋中叶(1265年)港口易址于相邻的上海镇。那时的上海镇港口情况同样不佳,元末明初,吴淞江的泥沙淤积到了下游诸河,上海港所凭借的上海浦航道也未能幸免,因此来往海船纷纷转趋太仓的浏河港。

2. **浏河港**　浏河港是紧邻上海的海港。浏河港,深泓近岸,陆域开阔,拥有可供建万吨级以上泊位的长江深水港,海岸线长达25千米,是当时的江南良港。古代浏河港是江南漕运和海运的集结地、郑和下西洋300艘大船的出海口,明代期间(1369—1415)经由浏河港的海运漕粮就达2800万石以上。《太仓府志》记载:"永乐贮米数百万石,浙江等处秋粮皆赴焉,故天下之仓,此为最盛。"[2]富甲天下的财力和物力,为郑和出使西洋提供了雄厚的物资支持。

七下西洋的郑和,首航带领27 000多人。如此众多人员历时两年多远航,必然会有人发生晕船、水土不服以及患病。因此,配备有医药卫生官员和医药人员随航。在《郑和家谱》及马欢《瀛涯胜览》中,均述及郑和船队有"医官医士一百八十员"。这些船医多为江南沿海的世袭名医,如苏州名医郁震、陈弓、陈良绍;常熟名医匡愚;上海名医陈常、陈以诚;安徽太平府名医彭正、彭宾父子等,均因"恭勤厚懿,上官皆器重之"。远洋的机遇也让船医们开阔了眼界,名医匡愚"在医治出使伤病员诊务之暇,还沿途收集药物,对西洋九国的地理形胜等进行考察,了解有关瘴气发病情况。曾将见闻作记,绘成图册,著有《华夷胜览》"。这是有船医编著的第一部医学地理书籍,详细记录了他3次出洋,为防病治病,搜集各地药物的情况。匡愚在出使期间半信半疑地将许多洋药

1　王辉.青龙镇——上海最早的贸易港[M].上海:上海人民出版社,2015.
2　范金民.赋税甲天下——明清江南社会经济探析[M].北京:生活・读书・新知三联书店,2013.

郑和七下西洋

明永乐三年（1405年）奉明成祖朱棣之命，时任"内官监太监"的郑和（1371—1435），率领300艘左右的庞大船队和27 000多人从太仓刘家港启航，首次远航出使"西洋"（今文莱以西的海域），往返历时2年3个月。其后的25年里，他又6次奉命率船队远航，先后到达东南亚、印度洋与亚洲、非洲30多个国家和地区。郑和船队首次远航的日期，比意大利航海家哥伦布于1492年首次由西班牙出发横渡大西洋到达美洲早80多年。

材，如犀角、羚羊角、丁香、没药等传入中国，充实了中国中药宝库。[1]

明代从浏河港进口海外药材的贸易也十分兴盛，"海外使节多是拿宝物、香料、药材、珍奇动物等换取中国民间的瓷器、丝绸、茶叶、漆器等物品。600年前，胡椒、苏木比黄金还贵重，中国从海外进口100斤（50千克）胡椒，当地价值1两银子，到国内集市上出售20两，利润丰厚"。[2]

青龙港衰落后，代之而起的就是这个享有"六国码头"和"天下第一码头"之称的浏河港。可是好景不长，浏河口受到海潮的长期顶托，口门外形成了一条横亘十余里的拦门沙，严重影响了船舶的进出，再加上明末疏于治理，港口淤浅状况日益恶化，海运遂衰。原先入港的海船相继转往邻近的上海港，嘉庆《上海县志》载："自海关通贸易，闽、粤、浙、齐、辽海间及海国舶虑浏河淤滞，辄由吴松（淞）口入，舣城东隅，舳舻尾衔，帆樯如栉，似都会焉。"[3]

3. 上海港　在木帆船时代，上海港水文条件上佳，属内河型海港，很少受海潮和风浪的影响，避风条件好，水位落差小，而且地处温带，为常年不冻港，可四季通航，是中国沿海南北货运理想的交会点。自明代初年（1404年）"黄浦夺淞"后，又经过多次整治，黄浦江终成一条河道宽深、水量丰沛的出海航路。清康熙二十四年（1685年）江海关在上海设立"凡运货贸迁皆由吴淞口进泊黄浦，城东门外舳舻相衔，帆樯比栉，不减仪征、汉口"。[4]上海港凭借黄浦江的优良航道而日益壮大。

到了鸦片战争前夕，上海已拥有众多适于航行的河流，四通八达，航运无阻，宽畅的水路连接

1　中国航海日组委会办公室，上海海事大学.中国航海文化论坛［M］.北京：海洋出版社，2011.
2　赵永复，傅林祥.历史时期上海地区水系变迁［M］//上海市地方志办公室.上海研究论丛（第十二辑）.上海：上海社会科学院出版社，1998.
3　戴鞍钢.近代上海的枢纽港地位［J］.浙江学刊，2006（5）：51.
4　戴鞍钢.近代上海的枢纽港地位［J］.浙江学刊，2006（5）：50.

着周围城镇乡村,这在中国沿海各港口城市中首屈一指[1]。但是由于受中国封建社会内向封闭型结构的制约,尤其受广州一口通商禁令的束缚,在上海开埠以前,虽拥有明显的地理优势,但长江航运、远洋航运的功能远没有被开发利用。但此时的上海港却成为了外国商人注目的焦点,1832年英国东印度公司曾派人到上海港刺探,被上海港的地缘优势、市场潜力和已有的港口条件所吸引。他们通过上海,可以将在华的经济活动区域扩大并延伸至整个东南沿海和广袤的长江流域,而这些,都是中国其他口岸所无法提供的。于是,他们鼓动英国政府用武力实现上海开埠。[2]

上海的名称及建制沿革

上海浦:何时得名不详,北宋文献中已有此名。上海浦是吴淞江下游南岸的一条支流,另有下海浦是与其相对应的另一条支流。

上海务:北宋熙宁十年(1077年)上海浦边的酒务,称上海务,是一个管理贸易和税收的机构。

上海镇:南宋咸淳年间(1265—1274)设立市舶提举司,由青龙港迁移至此,是管理海上贸易的机构(古代海关)。随设立上海镇。

上海县:元至元二十九年(1292年)上海镇升格为上海县,正式成为县一级的行政建置。

上海城:明嘉靖三十二年(1553年)为抵抗倭寇,筑上海城。

上海海关:清康熙二十四年(1685年)始设于今江苏连云港,简称江海关,后移至上海县(清代仍沿用明代的县制)。

上海开埠:1843年11月17日,根据《南京条约》和《五口通商章程》的规定,上海正式开埠。

上海特别市:1927年7月7日,南京国民政府设立上海"特别市",隶属于国民政府。

上海市:1930年5月20日,国民政府取消"特别"而称上海市,并沿用至今。

1　〔英〕胡夏米."阿美士德"号1832年上海之行记事[M]//上海地方志办公室.上海研究论丛(第二辑).上海:上海社会科学院出版社,1989.
2　戴鞍钢.论近代上海港崛起的历史地理底蕴[J].中国历史地理论丛,1996(3):212-221.

1843 年以后，上海被迫成为对外开放的通商口岸。1849 年长江航运业和北洋航运业迅速发展，到了 1872 年，上海第一家中国资本的轮船招商局成立，上海已形成远洋、长江、南部沿海、北部沿海等比较齐全的航线，成为中国与外部世界的最大物流通道。[1] 原先南下广州的货物纷纷改由长江东赴上海进出，"茶叶尽趋汉口，概不逾岭；洋货之销售于两湖、山、陕者，皆由上海入江，概不来粤，从此粤海关税项江河日下。现在（时为 1862 年）每月收银约不过四万，通年牵算约不过五十万，与江海关征银二三百万者，挈长较短"。[2] 上海很快取代广州，跃居中国对外贸易第一大港。

以中药材贸易为例。上海水路交通深入到国内广大腹地，在长江流域有两个枢纽，中游以汉口为枢纽，上游以重庆为枢纽。上海通往湘鄂、汉水线的药材贸易，运往"得水运之便，当九省总汇之通衢，实为腹地无二之商市"[3] 的汉口。每年北方的药材、兽皮等经陕西出襄阳下汉水达长江运往上海；西南的药材、茶叶自四川运出，与湘鄂的药材、谷米、茶叶，河南邓州的烟叶一同，经汉口顺长江而下抵达上海；上海港再将其运往海外及江南各处。同时，海外及江南集结到上海的药材、棉布、海味、人参、樟脑等物品，又经上海溯长江集于长江中游的汉口，由汉口枢纽输送到广阔的中国腹地。[4] 上海内河航运的另一枢纽，是位于长江、嘉陵江交汇处的重庆，是上海分别向南联结滇、黔，向西通往川西北牧区乃至西藏的重要枢纽。"出重庆常年抵埠和离埠的民船大致不少于 20 000 艘，运载约 500 000 吨"[5]，每年经由重庆出入西藏的物品，数额巨大。"由中国西部经打箭炉输到西藏的物品，除茶叶外，有棉货和丝货，同时由西藏输出麝香、羊毛、毛皮和药材。"[6] 由此可见，上海航运的便捷，在上海的社会经济生活、民众的医疗保健中发挥着极其重要的作用。

水、河流是哺育人类的母亲，古往今来，人类总是选择依水而居，繁衍生息。人类历史上的四大文明古国皆发源于江流河畔，如古埃及源于尼罗河、古巴比伦发源于幼发拉底河、古印度出于恒河、中国孕育于黄河。历史证明，江河地带总是人口稠密、交通发达的地区，进而发展成经济发达、文化繁荣的地区。这就不难理解，为什么一个黄浦江边的小渔村能够被外埠选中，开放后迅速崛起，演变成一个国际大都市，能够吸引各地的名医抱团聚首；为什么一个著名的孟河医派会

1　熊月之，周武.上海——一座现代化都市的编年史［M］.上海：上海书店出版社，2009.
2　中国社会科学院近代史研究所资料室.曾国藩未刊往来函稿［M］.长沙：岳麓书社，1986.
3　徐焕斗修，王夔清纂.汉口小志［M］.民国四年铅印本.
4　戴鞍钢.近代上海与长江流域商路变迁［J］.近代史研究，1996（4）：22-37.
5　〔英〕华特森著，李孝同译.重庆海关1892—1901年十年调查报告［M］//四川文史资料研究委员会.四川文史资料选辑（第九辑）.成都：四川人民出版社，1979.
6　徐珂.打箭炉商务［M］//徐珂.清稗类钞.北京：中华书局，1984.

在一个不起眼的乡村小镇悄然兴起,逐步发展,然后蔚然壮大。正是上海这座从水中生长起来的城市,为它的中医中药的生存发展提供了得天独厚的地域条件,成为名扬海外的海派名医群体的医家故里。

第二节 │ 古代上海中医,多元的地域文化底蕴

交通的便利性促进了不同人群的交往,造就了文化的融合与发展。文化是催生一个地域医学的土壤,而融一方水土的地域文化,在本土历史上所扮演的角色又是其地理环境、社会变革、政治经济等因素的综合。因此,地域医学必定带有地域文化的特征。上海中医正是根植于上海文化的土壤,从古至今在历史的长河中打上了海派文化的深深烙印。

海派文化具有开放、多元、变化的特性,它的形成不仅与百余年来西方文化的影响有关,更为重要的是与千年传承的本土文化,即崧泽文化与吴越文化关系密切。崧泽文化是开启了上海医药文明的曙光,吴越文化则是蕴育了古代江南的吴医、越医,以及与后来无法割裂的申城医药。两种古文化在各自最为璀璨的时期,呈现出来的开放性与多元变化的特征,正是如今海派中医的文化根基。因此,对崧泽文化、吴越文化的溯源是我们研究上海中医史无法绕开的内容。

上海拥有一笔很大的历史文化财富。以往在很多人的眼中,它只是在近100多年间才从小渔村发展而来的新都市。其实不然,申城6 000多平方千米地域上不断更新的考古发现,以及在考古研究与史料文献的相互印证中,早已充分证明——上海的悠久历史已经有6 000年。

一、上海之源——崧泽文化智慧

崧泽,一个地处上海西部腹地的普通村庄,是上海的源头,"崧泽"的意思是指"吴淞江流域的一块高地"。约6000年前,属于马家浜文化(浙江嘉兴市马家浜遗址,距今5900～7000年前)的人群来到上海,将上海古代史前推至6000年前,崧泽就是他们最初的家园。崧泽遗址发现于1957年,地处现在的青浦区赵巷镇崧泽村,是上海最早有人类生存的地方,被称为"上海之源"。崧泽文化是第一个以上海地名命名的文化,它上承马家浜文化,下接良渚文化,是长江下游太湖流域的重要的文化阶段,也是目前发现最早的上海原住民的文化。

上海市青浦区崧泽遗址

上海市青浦区崧泽遗址位于上海市青浦县城东约4 000米，属新石器时代遗址，面积约15万平方米，距今5 000～6 000年。始发掘于1960年，遗存以马家浜文化、崧泽文化为主。如有马家浜文化的代表性陶器宽沿釜和牛鼻形耳罐等，发现籼稻和野生桃、杏梅等果核。发现崧泽文化特征的墓葬90余座。该遗址的发现对研究马家浜文化与崧泽文化之间的过渡及其文化内涵有重大意义[1]。

据考古显示，7 000年前青浦区域已经成陆，虽然现在的崧泽村当时还是一片沼泽地，濒临东海，但在其西面和南面等处已经有了土墩、山陵、林木等地，那里水草茂盛，是远古人类适宜生息的地区。崧泽遗址通过考古发现了3个上海"第一"：上海第一人、上海第一井、上海第一稻。考古发掘的研究成果表明[2]，现在的上海崧泽遗址埋藏着6 000年前最早的上海，那时的上海与当下的上海大都市有着同样的辉煌。

1. 上海第一人　2004年青浦区崧泽遗址出土的人头骨，考古学家称其为"上海第一人"。表明早在6 000年前，上海地区的先民们已在这里劳动、生息。"上海第一人"埋葬在崧泽遗址中的一座俯身葬墓地里，头骨保存较好。这个6 000年前的古人颅骨外观黄褐色，下颌骨上留有一排乳白色的牙齿，第三臼齿还有一个龋洞。经过鉴定，颅骨的主人是一名25～30岁的青年男子。鉴于以往发掘出的先民遗骨的年龄测定，这位"青年"在当时已经是"长寿"老人了。

最早的上海居民

上海崧泽遗址、福泉山遗址等在6 000年前就出现了先民遗迹。他们来自与上海毗邻的苏南、浙北地区，是统一文化区域。他们是上海最早的居民，不是移民。因为移民"是指具有一定数量、一定距离、在迁入地区住了一定时间的迁移人口"。

1　中国文物学会专家委员会.中国文物大辞典（下册）[M].北京：中央编译出版社,2008.
2　宁正新.发掘考古史实[M].北京：中央编译出版社,2010.

考古发现，以"上海第一人"为代表的先民们，来自与上海毗邻的苏南、浙北地区，是最早的上海居民。他们主要在岗身以西从事渔猎活动[1]，尔后逐渐开垦土地，种植水稻，饲养家畜并形成聚落，由此揭开了上海地区文明史的序幕。此后又随着长江三角洲新涨滩地的拓展而不断向东发展，一路的生存形态大都是以海滨渔村的形式为特色。

2. **上海第一井** 中国是世界上开发利用地下水最早的国家之一，历来有"黄帝穿井""伯益作井"的传说。1987年崧泽遗址发现了水井，深2～3米，称作"上海第一井"，被认为是中国出土年代最古老的直筒形水井。

火的发现与应用，是人类进化史上的一个重大转折。有了火，人类从吃"寒食"到吃"飧食"，生理上发生变化，才使人类从兽类中分化出来，结束了"茹毛饮血"的蒙昧旅程。也就有了后世的饮食烹饪，人类由此开始了文明的进程。而水井的发明，则是新石器时代先民们在生活实践、经验积累中的产物，它使人类从此不必依赖江湖河流天然水源的"濒水而居"，可以十分主动地在更加广阔的天地里拓展生存地域和资源。水井的应用也使先民们渐渐懂得了要饮用清洁水源的道理。南京有学者认为，水井的出现与应用，与太湖地区的早期先民为摆脱血吸虫病直接相关。可见，水井这么一项貌不惊人的发明，却是大大地推进了人类文明的进程。

上海作为我国最先发明找水和储水先进技术的地区，先后发掘出土马家浜文化土壁井、崧泽文化竹箍苇壁井、良渚文化木壁井、周代石圈木壁井、汉代陶圈井、唐宋时期的榫卯接缝砖壁井，直至明清时期的瓦壁井，彰显了上海地区先民的智慧。有人作过统计，中华人民共和国成立前上海郊区有井2万口左右，1966年上海市区有井12 219口。绵延6 000年、遍地开花般的上海水井，其科学价值及历史意义在上海环境、医药保健的历史研究中，具有重要的地位。

3. **上海第一稻** 中国是世界上最早种植水稻的国家。崧泽遗址出土的上海第一稻，原是中国第一稻。后随着跨湖桥遗址的出现（浙江杭州市萧山区湘湖村），中国的水稻栽培历史又从崧泽6 000年推向了跨湖桥8 000年，跨湖桥遗址中发现的水稻谷粒是迄今为止最早的人工栽培的稻谷。崧泽水稻则定位于"上海第一稻"，若想深入探源，在上海崧泽遗址博物馆的"一叶方舟——跨湖桥遗址出土文物展"的栏目中，讲述有8 000年前中国第一稻的精彩故事。

稻米又称大米，是世界上仅次于小麦的主要食物，在亚洲为第一主食，也是上海人的主食。《内经》称"稻米者完"，意指大米给人的营养是完整而全面的。张仲景尊大米为通利脏腑、扶正祛邪

---

1 宁正新.发掘考古史实[M].北京：中央编译出版社，2010.

的要药,在他创制的白虎汤、桃花汤、竹叶石膏汤等方剂中,都入有大米。用稻米熬制的"粥",古称"汤""糜",张仲景提倡病后以"糜粥自养"振奋胃气。南宋诗人陆游把食粥当成延年益寿之道,作诗云:"世人个个学长年,不悟长年在目前。我得宛丘平易法,只将食粥致神仙。"中医的饮食养生提倡"五谷为养",一般指的是稻、稷（小米）、黍（黄米）、麦、菽（豆）五种谷物,除麦以外,都有7 000年以上的栽培史。[1]

北方粟类旱地农业,江南稻类水田农业,这个格局自古就影响到南北饮食传统的形成。主食的大不相同,不仅带来了文化上的差异,甚至对人的体质发育也产生了深远影响。例如有一种观点就认为,以稻米为主食的部族有旺盛的繁殖力,有性早熟的特点,因为水稻中构成米蛋白质的氨基酸的成分,较其他粮食有很大的不同等。由此可见,食用稻米对于人类的生存繁衍、健康寿命至今仍有着深入研究的价值。

上海先民们自从开始种植水稻、吃大米,就标志着农业的起源,标志着食物从攫取转向生产,是一场了不起的革命。先民们开始主宰自己的命运,他们通过培育种子,精耕细作,不再为获取猎物、采集野果而四处奔波,人们逐渐定居下来,因而产生聚落。饮食得到保障,人口集聚,生活稳定,再加之水路方便,使人们之间的交流便捷,社会的文明进步、复杂化进程均得以加速。

考古的研究成果表明,崧泽文化是联结马家浜文化与良渚文化的重要环节。崧泽文化早期与马家浜文化相接,是一种继承与发展的关系;晚期的文化特征则被良渚文化更多的保留,显示出两者之间的亲缘性。崧泽是开创了上海古文化承上启下的崭新时代。

崧泽遗址出土的物品,是崧泽人智慧的象征。稻谷遗存,证明了长江三角洲地区是稻作农业的起源地之一;家猪驯养,证明人类驯化、改良动物的能力有了长足的发展;最早水井,标志着可以到远离地表水的纵深地带定居生活。石犁,耜耕农业发展为犁耕农业,是"古代农业史上的一次重要革命";陶甗的发明,改变了人们的饮食结构等。这些文明的创造,纵向传承了前期马家浜文化,横向则与周边的薛家岗文化、北阴阳营文化、龙虬庄文化、大汶口文化、河姆渡文化遗址等有着密切的交流,崧泽文化与这些周边文化是一群有着相同特征的文化遗存共同体。例如,崧泽遗址

1　从世界范围看,农业起源有三大中心,以3种完全不同谷物的种植为标志:一是西亚伊拉克及周围地区,约在1万年前,开始了大麦、小麦种植,因此诞生了著名的两河流域文明,并衍生出古埃及文明和古印度文明;二是东亚中国黄河流域、长江流域的粟、稻起源区,诞生了中华文明;三是美洲墨西哥一带的玉米起源区,诞生了玛雅文明等。这些谷物至今还是人类赖以生存的重要食物来源,并且由此带来不同区域的异质文化,可谓"一方水土养一方人"。跨湖桥人类育种稻谷的发现,证明中国8 000年前开始步入文明,崧泽出土的上海第一稻,证实上海先民6 000年前的文明智慧。

崧泽周边文化

"河姆渡文化"（浙江余姚市河姆渡遗址，距今4900～7000年）。

"龙虬庄文化"（江苏省高邮市龙虬庄遗址，距今5000～6600年）。

"北阴阳营文化"（江苏省南京市宁镇北阴阳营遗址，略早于崧泽文化）。

"大汶口文化"（山东省泰安市大汶口遗址，距今4600～6300年）。

"薛家岗文化"（安徽薛家岗遗址，距今4600～5500年）。

崧泽文化分布于长江三角洲西、北、南三面，东部濒海。

出土的"凿形足鼎"来源于薛家岗文化；"壶形豆"来源于龙虬庄文化中的"高圈足壶"；"觚"来源于大汶口文化中的典型器形，发展序列清澈明晰。崧泽文化在吸收周边文化因素的同时，也向外扩散着它的影响，与长江中下游以及江淮地区的广大区域存在着密切的交流。

崧泽文化所处的时代是一个开放的时代，也是一个文化交融的时代。崧泽文化正是通过与周边文化不断交流，吸收它们先进的文化因素，在保持自身特色的同时，激发了文化的创新力和活力，使文化发展具有了更大的灵活性，从而为良渚文化时期长江三角洲地区史前文明的迅速崛起奠定了坚实的基础[1]。

二、上海古文化断裂——良渚文化衰落

接续崧泽文化的是良渚文化（杭州市余杭区良渚镇，距今4500～5300年），"良渚"指美丽的水中小洲。迄今，长江三角洲地区发现良渚文化遗址300处，几乎填满了马家浜文化、崧泽文化在长三角的空隙。上海地区良渚文化遗址有18处，分布在青浦区：福泉山、寺前村、金山坟、淀山湖底、果园村、千步村；松江区：机山、广富林、汤村庙、姚家圈；金山区：亭林、招贤浜；闵行区：马桥；奉贤区：柘林、江海等五大区域。考古发现证明，良渚文化时代的上海在中国新石器时代是最先进的地区之一。良渚文化发达的农业和手工业，精美无比、成套成批的礼仪用的玉器、陶器，首

1　宁正新.发掘考古史实［M］.北京：中央编译出版社，2010.

历史上曾经消失的文明

历史上一段文明消失的事情并不少见。尼安德特人是欧洲人的近亲，12万年前就生活在欧洲大陆，但却在距今3万年前突然灭绝。诞生于公元前10世纪的玛雅文明，是美洲印第安人的伟大创造，却在走过了几千年的辉煌历程后，在同一时间内突然消失。公元前1500年左右，希腊克里特岛上的所有城市，连同著名的克诺索斯王宫，突然被附近桑托林岛火山大爆发引起的海啸所吞没。

见显赫的"金字塔型"分层结构的古墓葬地等大型的建筑群遗址的发现，标志着良渚文化代表了上海史前文明的巅峰，甚至成为学术界讨论中国古代文明诞生主题的焦点问题。然而，出人意料的是，就在良渚文化末期，古上海最为辉煌的阶段，突然消失了。

学术界认定古上海人在4 000年前失踪了，留下了空白期，其理由是在上海乃至太湖地区的良渚文化分布区域，至今找不到一个可资证明是良渚文化后裔的承续文化。直至近千年以后上海再次出现的文化面貌，那已是与良渚文化面貌相去甚远，颇具中原风貌的马桥文化了。

是什么原因使4 000年前尚处于最辉煌阶段的良渚文化突然消失呢？敏感的学术界早已关注良多，有海侵说、洪水说、瘟疫消亡说、强敌占领说、良渚远征说、封闭僵化说等，众说纷纭。在此，仅对瘟疫消亡说和封闭僵化说，作简要叙述。

瘟疫消亡说，是自然灾害的一种衍生观点。大灾必然伴随大饥、大疫，中外古今文献中，记载古代直至近代的大灾、大疫比比皆是。世界上影响最大的几起大瘟疫横尸遍野。公元前430年的雅典瘟疫直接死了四分之一的当地居民。公元2世纪中叶，安东尼瘟疫使罗马本土有三分之一的人口死亡，人数高达500万。1347年爆发自意大利西西里岛的黑死病在3年时间内横扫欧洲。15世纪末，由欧洲人带去的天花，让美洲原有的二三千万原住民死剩不到100万。我国古代有文字记载的大瘟疫同样不计其数，如东汉建安二十二年（217年），北方大疫，曹丕在给吴质的信中道："亲故多罗其灾，徐、陈、应、刘一时俱逝。"疫病流行灭了整个姓氏，著名的建安七子中就有五人死于传染病。曹植在《说疫气》中描述当时疫病流行的情况："建安二十二年（217年），疠气流行……或阖门而殪，或覆族而丧。"可想而知，良渚先民处于原始社会末期，生存环境更加恶劣，在巫就是医的时代，如果发生蔓延迅速的疟疾、鼠疫、寄生虫等传染病而引发大疫时，良渚先民只能坐以待毙，瘟疫对于良渚文化先民而言，就是灭门、灭族之灾！然而，到目前为止，我们从考古征迹的角度观察，始终无从寻觅良渚时期的瘟疫。

另有学者的研究表明，良渚文化衰落的原因，内部因素起了主导作用。良渚文化是继承崧泽文化迅速繁荣起来的，中期达到了良渚文明的高峰，积累了大量的社会财富。其后，研究者注意到，良渚文化的社会特色，开始在过度僵化的宗教体制下，投入了大量的非生产性劳动。社会上层滥用权力，筑构大型建筑群动用了无以计数的劳动力，无限制地制作精美的玉器，消耗了大量的资源。此时，当面临越来越严峻的环境压力时，人与自然、人与环境的和谐关系很快走向了紧张，直至达到了不可调和的地步。研究者认为，良渚文化形态是封闭的。良渚文化是当时的优势文化，但晚期已从崧泽文化的开放走向了封闭，对外交流以输出为主，并伴随着强势的对外扩张，良渚文化时期很少见到来自外邦的影响。

由于内外部的综合因素，上海古文化由此断裂——良渚文化与其后的广富林文化和马桥文化之间，出现文化断层，良渚文明衰落，最终被外来文化所替代。

三、上海最早的移民文化——广富林文化、马桥文化

良渚文化末期，上海一度杳无人迹，几近真空。其后，来自北方的广富林文化和来自南方的马桥文化融入上海，上海文化才得以逐渐复苏，并留给我们一份风格迥异、别有特色的文化遗产。

1. 广富林文化（距今4000年前，今上海市松江区方松街道广富林村） 广富林文化是良渚文化之后，马桥文化之前的新的文化类型。

松江广富林西北和西面环绕有佘山、辰山、凤凰山等诸多小山峰，古时就是生活栖息的优良场所。考古研究表明，距今4 000年前来自中原的移民来到上海地区，多栖息于此，在北方文化与上海古文化的交融中创造了广富林文化。从而为上海古代文化注入了新鲜的元素，也逐渐铸就了上海文化多元和文化融合的城市文化特征。4 000年前，以河南省王油坊类型为代表的中原龙山文化人，越过长江到达长江三角洲地区后，成为上海最早的一批移民。这些移民带来了具有顽强的征服和生存能力的北方文化，对上海本地土著的良渚文化几乎是全方位的取代。这种快速率、大强度的变化，在文化传播理论上称之为"文化置换"，而这种置换的发生，只能是大规模移民行为的结果。

研究表明，广富林文化的形成与发展与长江三角洲地区原有传统文化之间缺乏明显的传承性，在文化面貌上差异甚大。但目前对广富林文化的研究尚属起步阶段。在遥远的远古时期到底

发生了什么，使这批先民千里迢迢从黄河流域迁徙到长江三角洲的上海地区，而这一时期的上海原住民哪里去了？期待着考古研究的新成果，带给我们更多的答案。

2. 马桥文化（距今 3200～3900 年，今闵行区马桥镇俞塘村）　随着时间的推移，新石器时代结束，历史进入青铜时代。夏与商是文献记载里中国最早的国家，中原地区的二里头遗址、郑州商城遗址、殷墟遗址的发现，证实了古文献的记载。然而，这一时期，中原文化的势力并没有拥有统治中国全部区域的绝对力量，各地区的文化发展依然保持着自身的特色，与中原地区的夏商文化相映成辉。

马桥文化的年代为距今 3200～3900 年，与夏商相当，此时，上海这块灾后的土地重趋稳定。马桥文化是于 1959 年发现了闵行马桥遗址而命名，在长江三角洲地区，已发现马桥文化的遗址包括上海金山查山、金山亭林、奉贤江海等地共有 40 处，其中上海闵行的马桥遗址文化内涵最丰富。其文化内涵有三层：上层是春秋战国时代的吴越文化；中层是融合了浙、闽、赣、中原夏商文化因素的马桥文化；下层属良渚文化。从对出土的各种农具、生活用具、动物骨骼及饰品等分析，家畜猪、牛、狗的数量变少，畜牧业似乎有所萎缩，人们的肉食来源于渔猎的比例明显加重。用具物品的形制和花纹，有的源自河南偃师二里头、郑州二里冈时代的中期文化；有的与黄河下游的岳石文化有关；红褐陶明显是来源于浙南闽北的肩头弄文化；还有不少是继承了良渚文化的遗风，如陶壶、陶豆和良渚玉器上精美的云雷纹的沿用等。

马桥文化时期，南北方文化势力的影响发生了倒置，来自南方的传统文化（称印纹陶文化）成为马桥文化的主流。除此以外，马桥文化与广富林文化一样，都是包含多元因素的文化综合体，反映了夏商时期上海地区多元文化的特色。

四、上海吴越文化的历史与特征

吴越时期是江南包括上海地区文化形成的关键时期，吴国与越国在西周时期相继壮大，于春秋末期分别成为可以与中原诸侯国分庭抗礼的大国之一。在吴越两国军事争霸的过程中，上海地区一直是争战的主战场。上海在战国时期属吴。公元前 473 年，越王勾践灭掉吴国，吞并吴地，上海属越。公元前 333 年，楚灭越国，上海又随吴越之地归楚。在历史演变过程中，虽然吴越两国长期征战，后又遭楚国的兼并，但战争向来就是文化融合的媒介，在各国纷争的同时，江南吴越文化与中原楚文化则得以在争战的主战场上海达到充分的融合。

吴国简史（古吴文化）

吴国始于太伯。公元前11世纪，西伯君主古公亶父（周文王之父）长子太伯和次子仲庸南迁至荒蛮之吴地，建立部族，称为"勾吴"或"句吴"，成为吴国最早之雏形。至第五代周章时被周武王封为诸侯。公元前585年，至第十九代寿梦统治时始称王，正式建立吴国。第二十四代吴王阖闾（前514—前496）统治时期，吴国国力达到鼎盛，成为"春秋五霸"之一。公元前473年，在夫差（前495—前473）统治期间，吴国被越国所灭。

因源于中原，吴国在发展过程中，积极吸纳中原文化，在其后不断地征伐称霸中，逐渐形成了具有"开放吸纳，刚勇尚武，机智善谋"特征的古吴文化。

吴越文化是古吴文化与古越文化的合称，两者在相互交融、激荡、流变与集成的过程中，逐渐形成了"同俗并土，同气共俗"的统一文化类型。吴越文化纵向继承和发展了马桥文化的风格，横向接纳和吸收了楚文化的精华，从先秦到汉唐、宋元、明清，直至近代的吴越文化，其发展轨迹深刻地影响着古代的上海地域，成为近代上海海派文化的传统底蕴与根基。名医辈出的上海，在中医药文化方面可谓千川汇流，百花争艳，历代上海中医之所以能够持续发展，长盛不衰，正是得益于深厚的传统文化底蕴。

1. 吴越文化区域　文化区域不同于行政区域，它的边界比较模糊，是地理因素与历史原因造成的。行政区可以人为划分，非常不稳定，而文化区域的形成要经历一个漫长的过程，比较稳定。在中国几大文化版块中，齐鲁、秦晋、巴蜀、燕赵、吴越等被视为是大文化一体，它的内涵，非一个地市的地方文化史所能融尽，只有打破地域疆界，从大文化区域的高度才能更清晰地审视地域文化的独特性。

在同一个地域文化板块里，又往往有几种不同的地方类型。例如古代吴越文化的中心区在太湖、钱塘江流域，历史上包括太湖地区的吴文化、宁绍地区的越文化、皖南的徽州文化、浙南的瓯越文化等，都属于吴越文化的地方类型（《史记·吴太伯世家》）。江南的吴越文化中心，自吴越两国灭亡后，又受到楚文化的强烈影响，促使吴越文化逐渐融合，并在当时的上海逐渐显现出主流文化的地位。

越国简史（古越文化）

据《吴越春秋》记载，大禹第二个儿子被文康封为越地诸侯，其后人在此建立越国。至越王允常时，越国开始强盛。公元前496年，允常死后，其子勾践继位。公元前473年，越国灭掉吴国。公元前333年，越国被楚国吞掉大部分疆土，名存实亡。其闽人族系与缭人族系以今福州和武夷山一带为中心建闽越国，其瓯人族系在今浙江丽水、临海、温州一带建东海国。公元前214年，秦灭东海和闽越。

缘于大禹治水的求实探索和勾践隐忍复仇的精神，加之越人的滨海而居，逐渐形成了具有"刚毅坚韧、冒险进取"精神，且带有海洋文化特征的古越文化。

2. **吴越文化特征** "吴文化"与"越文化"是"同俗并土，同气共俗"，《吕氏春秋·知化篇》记载伍子胥曾劝说吴王夫差攻打越国，理由就是"夫吴之于越也，接土邻境，壤交道属，习俗同，言语通，我得其地能处之，得其民能使之"。《越绝书》也说："吴越二邦，同气共俗，地户之位，非吴则越。"文化的地域特征取决于三个因素：一是自然环境，二是生产方式，三是人文环境。长江下游温湿多水，使人性柔；长江下游种植水稻，养蚕缫丝，生产方式精致细密，使人心细；长江下游自古多艺术，南宋以后有"江南人文薮"，使人气质文雅。考古的研究成果显示，精美的印纹硬陶器和原始青瓷器正是吴越文化中最鲜明的物质文化特征。由此可见，吴越文化有典型的亲水性特征，细腻、融合、善于吸纳，是7 000年吴越文化的共同特征。

在吴越文化大同的前提下，也蕴含着各自独特的不同。这些差异"不仅表现在陶器、青铜器等物质文化方面，还反映在生活服饰、宗教信仰与某些思想倾向等风俗文化与精神文化方面"。吴人戴冠，越人披发无冠；吴人信仰鱼，越人图腾鸟；吴越两地的巫教使命相反，"越地巫教带有更原始的宗教色彩，而吴地巫教带有一定的人性成分"；对于来自中原的礼乐文化，吴人全盘接受，越人则极力保护本土文化。汉代以后，吴越文化的不同则更多地体现在风俗民情与士风文风方面。在吴地，多见"灵活、时尚、繁华"，在越地，则多见"文雅、务实、淳朴"等。这种文化大统一体前提下的本土文化差异，令吴越文化有了更立体的形象。

楚国的兼并，不仅使吴越文化和楚文化迅速融合，也带来了中原文化的元素。春申君，这位上

战国四君子之一: 黄歇

黄歇(？—前238),楚王族后裔。纪郢人。战国晚期楚令尹、封君。原为顷襄王左徒。公元前272年伴随太子元入秦为人质。公元前263年归楚,为考烈王令尹,并受封为春申君(封地在淮北)。考烈王十五年(前248年),改封于吴(今江苏苏州市)。门下有食客3 000。考烈王死后,在内讧中被李园杀死。[1]

海有史记载的第一个政治、经济、文化名人,在促使当地文化交流与融合中扮演着重要的角色。春申君出生于黄国(今河南省潢川县),曾任楚令尹(相国)25年,实际执掌楚国军政大权,在其执政期间,足迹遍布鲁、沪、鄂、豫、皖及苏杭等地,促使了楚文化和中原文化、吴越文化之间交流碰撞。

根据考古发现也可得到证明:在上海青浦重固、金山区戚家墩、嘉定外冈等地的战国墓葬中,发现一种现象,即在本地具有浓郁的吴越文化传统的墓葬中,出土有相当数量的楚文化传统遗物;而在典型的楚人之墓中,却出土了部分吴越风格的器物。代表中原楚文化特征的物品,比较粗犷、造型敦厚饱满;代表江南吴越文化特征的物品,比较细致、造型灵巧流畅。除此以外,考古发现,越国许多青铜器的形制、纹饰与中原、关中地区的铜器相近似,如立耳、柱足、垂腹的圆鼎很显然是受到来自中原周文化的影响。同时,如立耳、浅腹、三足外撇的"越式鼎",又仍然保留着江南土著文化的特征,与中原地区铜器风格迥异[2]。这说明战国时期的上海,就已经形成传统吴越文化和外来楚文化并存的情形,这与"海派文化"海纳百川的特质十分相似。

3. 吴越文化转型 从两汉开始,吴越国开始受到中原文化的影响而产生文化转型,"汉语代替了越语""尚武变为崇文""子学开始繁荣"、士人开始注重"养生"以谋求"隐逸"的生活方式等。在中华文明的三次劫难中,即永嘉之乱、安史之乱、靖康之难,江南吴越地区以其辽阔的土地,使劫难中的文明有了退身之地。

中国历史上与上海相关的有几次大型的人口迁徙[3]:第一次,魏晋南北朝时期,中国政权更迭频繁,尤其西晋永嘉年间,统治者的残酷剥削造成"永嘉南渡",大约90万人从黄河流域转移到江淮

---

1 湖北省地方志编纂委员会.湖北省志人物志稿(第一至第四卷)[M].北京: 光明日报出版社,1989.
2 赵建中.吴文化源头辨析[J].江苏地方志,2008(4): 57–59.
3 邹逸麟.我国环境变化的历史过程及其特点初探[J].安徽师范大学学报(人文社会科学版),2002,30(3): 292–297.

中原三难

永嘉之乱——西晋后期，匈奴起兵反晋。晋怀帝永嘉五年（公元311年），匈奴兵攻克京师洛阳，擒获晋怀帝，诛杀王公士民3万余人，史称"永嘉之乱"。

安史之乱——公元755年，唐代节度使安禄山及其部将史思明发动兵变，第二年攻入都城长安。唐玄宗逃入四川，太子李亨在灵武自行登基，为唐肃宗，史称"安史之乱"。公元763年，史思明长子史朝义被逼自杀，长达8年之久的"安史之乱"结束。

靖康之耻——靖康二年（1127年），宋京师汴京被金兵攻破，汴京城被洗劫一空。宋徽宗、宋钦宗两位皇帝及皇族重臣3 000余人被掳掠到金国，北宋灭亡，史称"靖康之耻"。

流域（主要是江苏、安徽、湖北、四川等地），其中相当大的一部分是士大夫阶层和贵族阶层，使秦汉以来人口分布北多南少格局开始发生变化，促使南方包括吴越的文化、经济迅速发展；第二次，唐代的"安史之乱"，进一步破坏了北方的生产力，相对稳定的南方吸引了大量北方人口，自"安史之乱"到唐代末年，约有650万人南迁，从根本上改变了中国人口分布及经济格局，中国南北人口分布比例第一次达到均衡，而江南的经济也得以长足发展；第三次，北宋末年"靖康之耻"，黄河流域成为主要战场已是民不聊生，大量黄河流域居民将近1 000万人向长江流域迁徙，主要迁往浙江、江苏、湖北、四川[1]。到了明清时期，长江三角洲地区因为蚕桑、植棉带动的纺织业发达，兼以航运的便利而成为全国最富庶的地区，吸引了诸多手工业者及商贾之人。

三次大规模移民带来整个文化、经济重心由北向南的转移。大批的中原精英移居吴越，带来中原的先进文化，在经过长期的消磨融合，到了明清时期，吴越文化呈现出纯正、成熟、鼎盛的状态。

4. 吴越文化名人 吴越文人一直是科场主角，明清时期更是占着压倒的优势。史料考证，明清两朝状元共203名，占全国的51.7%。例如，王阳明、徐光启、龚自珍是进士出身；蔡元培中进士后即被点入翰林，后来成为革命家、教育家；乾隆朝状元毕沅官至极品，又著作等身，是著名的朴学

---

1 邹逸麟.我国环境变化的历史过程及其特点初探[J].安徽师范大学学报（人文社会科学版），2002，30（3）：292–297.

家；咸丰朝状元翁同龢，被康有为称为"中国维新第一导师"；我国第一代民族工业企业家陆润庠、张謇即是末朝状元出身。科举名人如此，科场场外更是名流集聚。例如，与科场无缘的徐霞客、梅文鼎、万斯同、金圣叹、吴敬梓、李善兰、刘鹗、章太炎、罗振玉等著名文人；连乡试都未能通过的，满腹经纶的顾炎武、黄宗羲；无人匹敌的礼学大师孙诒让等一大批思想活跃、成就巨大的文化名人。明清吴越地区，书院与藏书楼林立，读书风气甚盛。许多读书人鄙薄名利，放弃科举，随自己的兴趣，做自己的学问，致使明清文学众文体的著名作家都出现于吴越地区。

春秋战国时期的吴越文化是中国最先进的少数民族文化，1 000多年间，经过民族变迁，文化转型，大规模的移民与融合，历尽沧桑之变，至明清时期，吴越文化成为中国汉族文化中最先进的区域文化。1843年以后，吴越文化的精英向上海聚集，上海真正成为吴越文化的中心点，并向西作扇形辐射。由于20世纪30年代，大批北方文化人南下，与本已频繁往来上海的江南人士相会于上海，上海由最初的出版中心、西学输入中心，转而成为报刊中心、电影中心、艺术表演中心，直至文学创作中心、文化交流中心与鉴赏中心[1]。

结　语

兼容并蓄能使文化多元化而丰富多彩，也有利于创新发展。战国时期的领土兼并促使吴越文化与楚文化及中原文化的融合，为"海派文化"的形成奠定了基础。不断的人口迁徙带来的文化碰撞，使得海派文化相对于传统江南的吴越文化多了一份开阔、包容、进取。而清末随着帝国主义的入侵，中西文化的碰撞与化合，在融合了吴越文化的细致灵动、西方文化的个性突出、都市文化的多元嬗变以及海洋文化的开放与交流等特征性文化的基础上，上海最终形成了具有"海纳百川、追求卓越"特性的"海派文化"。正是在"海派文化"的影响下，上海迅速发展，成为最重要的国际化都市之一。而上海中医在其发展历史中也深深地体现着"海派文化"的烙印，在不同时期表现出不同的特点。

1　邹逸麟. 我国环境变化的历史过程及其特点初探［J］. 安徽师范大学学报（人文社会科学版），2002，30（3）：292-297.

第二章　上海中医与吴越医药同根同源

古代江苏人称吴人、浙江人称越人，早就见之于《孙子》。至于江苏医称吴医，则自江苏苏州名医唐大烈开始，唐氏编有《吴医汇讲》11 期。浙江医称越医，则始于浙江宁绍中医董汉良、柴中元，他们编有《越医汇讲》。历史上江、浙两省不仅地理环境接壤，其经济、政治、文化、风俗、医药同样相互影响，共同发展。上海自古隶属吴越，开埠前的申城医药与吴越医药是"同俗共土"，开埠后许多吴越医家徙居上海，能够很快地发展成为一代名医，也是缘由上海中医与吴越中医"同气共俗"所致。

| 第一节 | 古代上海中医、吴越医药的深刻影响

一、越医衣钵相传，世家林立

据有关资料统计，清末以前，浙江有史可考的名医有 1 700 多位，有案可稽的中医药著作达 1 800 多种。古代越医有着世家林立、衣钵相传的特点。有文献记载最早的越医，是始于北周的姚氏名医三代。创自南齐传有 107 世的萧山竹林寺女科；起于唐代沿袭至今的"陈木扇"女科；南宋时随朝廷南迁后徙居宁波，祖籍河南望族，后传人不绝的宋氏妇科；以及自宋代始开枝散叶、传人颇多的钱氏"石门槛"女科，现并称为浙江四大妇科世医。还有宋代便享誉汴京、由儒从医，后南迁临安、代有传人的郭氏妇科。始于宋代的世医，有北宋的靳氏儿科；随宋高宗南渡后相承沿袭的戈氏儿科；始于南宋的"三六九伤科"等。明清两代，有嘉靖时期最为有名的王氏儿科世医；父子两代都为明代御医的许氏口齿病家传；明代医名最为响亮的楼氏医学世家等。

《越医汇讲》

清末绍兴医家董汉良、柴中元、毛水泉等,为振兴越医,收集当时绍兴籍医家颇具特色之文章约200篇,编纂成《越医汇讲》,全书分医案、医话、医论等八类,30多万字。堪称《吴医汇讲》之姊妹篇。[1]

浙北地处太湖流域,气候湿热,民众历来嗜好吃鱼蟹、羊肉之类的食物,所以疔疮、痈症患者特别多。《内经》云:"高梁之变,足生大丁。"因此,这里的疡医较多。明清时有较著名的疡医三大家,分别是称为"曲溪湾外科学流派"的潘氏外科,称为"下高桥外科"的俞氏外科,以及张氏"疡医世家"。除此以外,越医史上最出名的还是要数江南药王胡庆余堂,发迹于浙江,盛名于上海,其"北有同仁堂,南有庆余堂"的美誉闻名遐迩。

越地还是著名的丹溪学派、温补学派、钱塘学派、绍派伤寒等学术流派的发源地,在我国中医药史上留下了创造和进步的印记。现代出版的《越医千年》《越医汇讲》《钱塘医派》《浙江中医药文化博览》等著作中,介绍了许多古代有成就的越医名家,辑录了名家们的独到见解,梳理并勾勒出历史上越医各学术流派的群体形象及他们的医学活动轨迹。

二、"吴门医学甲天下"之誉

吴中医药有着2 000多年的悠久历史,有文献记载,自元代葛应雷、葛应泽发扬于前,戴思恭、葛乾孙光大于后,一直代不乏人。苏州有史料记载的名医就有1 200余人,其中以世医、御医居多为特点。如昆山郑氏妇科、阊门金氏儿科、小日晖桥的尤氏针灸等,都是口碑甚著的世袭医门。吴地御医多,据统计,明代就出了70多位御医。其中的郁震和匡愚曾经跟随郑和的船队三下西洋,他们将异域见闻绘成地理图志,将西洋诸国的一些药材、医术带回国,用于医疗实践之中。

进一步使"吴医"广传天下者,应是清乾隆时的苏州府医学正科唐大烈,他仿照康熙时苏州人过孟起撰《吴中医案》的体例,征集苏锡常太医家杂著,汇编成《吴医汇讲》十一卷,初刻于乾隆五十七年(1792年),从此"吴医"之名风靡于世。

---

1 朱良春.医学微言[M].北京:人民卫生出版社,1996.

《吴医汇讲》

清唐大烈编辑的医案医话类著作，是我国最早的具有刊物性质的医学著作。刊于清乾隆五十七年（1792 年）至清嘉庆六年（1801 年），每年一卷，共十一卷。共载江南地区 41 位医家 96 篇文章。内容不分门类，不限篇幅，不拘体裁。有经典著作的注解阐发，学术理论的争鸣探讨，临证治验的记录，药物方剂的解释，以及考据、书评等。[1]

自《吴医汇讲》问世，至温病学派兴起，逐渐形成吴中医药"名医多、御医多、药铺多"的特点。数百年来，吴地出现了许多著名医家，《清史稿》记载有吴有性、张璐、喻昌、尤怡、叶天士、薛雪、徐大椿、王维德、陆懋修、王丙等吴中名医的传略。这一名医群体大多著书立说，传世医著颇丰，在中国医学史上占有重要的地位。

吴地名医荟萃，药业自然兴盛，据《宋平江城坊考》称，宋代苏州城不仅有多家官办药局，民间药业也已经初具规模。清代中叶，吴门药业为一时之冠，并且已经逐渐分化出传统药材和饮片加工两类经营方向。著名的中药老字号宁远堂、沐泰山、雷允上、童葆春、王鸿翥、良利堂等，大多是那个时期创办的。明清时期的苏州城里，空气中都有种草药的气息，它和老郎中留在方子上的墨香永远地交织在了一起。

吴中庞大的医学名家群体，兴盛的吴门药业，与开埠前的上海往来密切，诸如"雷允上"药业之类，正因为古时已在江南吴地有着深厚的根基，随迁入上海后，能迅速成为上海医药的组成部分，并随着上海城市的繁荣而一起名扬天下，在中国医学史上占有重要的地位。

三、吴越医家流派，从善如流

1127 年"靖康之乱"后，赵构在南京应天府称帝，建立了南宋，1131 年定都临安（今杭州）[2]，即所谓"宋室南迁"，一大批太医署的医官和京城的医学人才随宋高宗南迁，使得当时先进的北方医

1　陈荣,熊墨年,何晓晖.中国中医药学术语集成·中医文献（上册）[M].北京:中医古籍出版社,2007.
2　中国国家博物馆.文物中国史·7 宋元时代[M].太原:山西教育出版社,2003.

学也随之传播到临安所处的江南之地，成为医学中心南移的重要因素。元代以前，医学以北方为盛，医家也以北方为多。比如名誉后世的金元四大家中，河间学派、易水学派分别起源于金代河北的刘完素、张元素；攻邪学派开创于金代河南的张子和，以上三位皆为北方医家。出道最晚之集大成者——朱震亨，则为江南人士。朱震亨的出现以及丹溪学派的创立，是我国医学由北传南的重要标志。

（一）"丹溪学派"

朱震亨（1281—1358），字彦修，婺州义乌（今属浙江）人，家居"丹溪河"边，故称"丹溪先生"或"丹溪翁"。朱氏出身于书香门第，早年随乡先生研习儒经，为举子业。后闻同郡理学家许谦在东阳八华山宣讲程朱理学，从习者有数百人，朱震亨也前去听讲。他刻苦学习，一丝不苟，终有所悟，被老师许谦视为弟子中的高徒。时年36岁。

朱氏的由儒入医，有三个原因：一是亲人患病。他30岁时，母亲患痹痛，众医束手无策，多方不愈。"于是有志于医"，埋头攻读《素问》3年，又经两年实践的努力，终于治好了母亲的病。在此之前，他的伯父、叔父、胞弟和结发妻子都死于庸医之手。朱震亨非常痛心，深感知医之迫切。二是科举失利。宋濂的《故丹溪先生朱公石表辞》介绍，朱氏多次乡试，却都没成功。最后只能聊以自慰地感慨，人生得失，自有天命，如果能推孔学之仁政，何必非得去求官呢。三是老师许谦的劝说。他对朱震亨讲，我卧病多年了，竟没有医生能治好。你是聪明绝顶的人，仕途走不通，肯不肯游艺于医呢？朱震亨受到启发和鼓舞，彻底放弃举子业，专攻医学。他对许谦表示："士苟精一艺以推及物之仁，虽不仕于时，犹仕也。"他认为儒士如果真能精于医技，以此来推广仁政到黎民百姓，虽然不能为官，但和士大夫所起的作用是一样的。

为了全面掌握医术，朱震亨走遍浙江、吴中（苏州）、宛陵（宣城）、南徐（镇江）、建业（南京）寻找名医为师。后来听说有名家罗知悌，精通医术，曾得刘完素的真传，又旁通张从正、李杲两家之说，但为人极其傲慢。朱震亨拜谒，往返多次不见，朱氏学志益坚，竟终日拱于其门外，达3个月之久。罗知悌终于被朱震亨的诚心所感动，悉授其术，言传身教，使朱氏受益匪浅。学成而归后，治愈了许谦10多年的"末疾"（手足拘挛的病症），几年之内，医名大噪，四方求医者络绎不绝。

朱震亨在医学理论上，提出著名的"相火论"和"阳有余阴不足论"；在临证治疗方面，他反对忽视辨证和滥用辛燥药物，善用滋阴降火药，颇具革新思想，故后世称其学为"养阴派"。著有《格

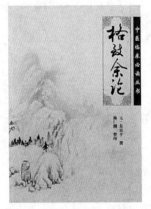

《格致余论》

《格致余论》，成书于1347年，朱震亨代表作，书名源于朱震亨"以医为吾儒格物致知一事"（意为：医学当为我们儒生推究研习的一件事）的思想，书中主要论述其学术观点"相火论"及"阳常有余，阴常不足"，以及滋阴降火之治法、方药。

图2-1 《格致余论》

致余论》《局方发挥》《本草衍义补遗》等医著，尤以《格致余论》为代表作（图2-1）。朱氏医术精湛，被国内誉为"金元四大家"的集大成者。

朱氏弟子甚众，其中学而有成、有名姓可考者即有20余人，如戴原礼、赵良本、赵良仁、王履、徐用诚等，加之其后的私淑弟子，自然形成了别开生面的"丹溪学派"。这些弟子多出身于诗书世家，后又兼通医学，遂能将丹溪学说著述传世，并在养阴、治火、治痰、解郁等方面各有发挥，使"丹溪学派"得以有序传承、流传甚广。曾在14世纪流传至日本，引得日本医家相继到我国专门研习朱震亨的学说与医术，并在日本专门成立"丹溪学社"，研究并提倡朱氏学说。在我国中医学史上，丹溪养阴学派的名家之多、影响之大，只有张仲景及后世的伤寒学派可与之相比。

丹溪学派在江南一带的广泛传播，成为江南医学兴盛的标志。同时，北医南传，使中原医学对江南医学的发展产生了巨大影响，明清时期江南地区的温补学派、温病学派应运而生。

（二）"温病学派"

温病学派，是以研究和阐发外感温热病的辨证论治、理法方药为主要目标的医家，聚而相成、袭而相传的一个医学流派。该学派约形成于明清之际，以江浙地区为主，古时江南气候湿热，温疫流行，客观上促使江浙诸医家对温热病进行研究，逐渐形成一个学派。其成就与影响，俨然与伤寒学派呈对峙之势。

明代末年，山东、浙江、南北直隶，温疫流行，极为猖獗。姑苏名医吴有性，字又可，一生经历多次温疫大流行,他从大量临床实践中,研究温疫流行特点及诊治方法,终于崇祯壬午年(1642年),写出我国医学发展史上第一部温病学专著《温疫论》,对温疫的病因、发病和治疗等,提出了独特的见解。在病因方面,吴有性提出温病是由"疠气"所致;在流行特点上,吴氏提出温疫具有强烈的传染性,"无问老少强弱,触之者即病"。在治疗上,强调以祛邪为第一要义,并创疏利透达之法,从而对温疫病形成了一套比较完整的认识,自此温疫学说开始建立。

清代末年,江南诸医家对温病的研究仍方兴未艾,提出了许多值得深入探讨的问题。如随父徙居浙江的雷丰(福建浦城人),反对吴有性、吴鞠通对温病和温疫不分的模糊认识,撰有《时病论》,专论非传染性外感热病;毕生致力于伏气发温研究的柳宝诒(江苏江阴人),著有《温热逢源》。该书对伏温之邪伏部位、外发途径、诊断辨证以及治疗等论述系统全面,其中不乏精辟见解,对温病学之发展有一定贡献。总之,自明末吴有性始,至清末,温病学派形成了以叶天士、薛雪、吴鞠通、王士雄为代表的江南四大家,使温病学派发展到了鼎盛时期。温病学派作为中国医学史上一个重要的学术流派,它完善了中医基础理论,同时也开创了中医传染病学的先河,为中医学的发展做出了突出的贡献。

除了声名赫赫的"丹溪学派""温病学派""温补学派",吴越地区的"孟河医派""钱塘医派""绍派伤寒"等各流派兴起;"钱塘三张"(张遂辰、张志聪、张锡驹)在"侣山堂"开创尊崇经典的教育模式;两本江南医家的巨作,即江苏金坛的王肯堂编撰的《证治准绳》、浙江会稽(今绍兴)的张景岳撰著的《景岳全书》与李时珍的《本草纲目》齐名,史上被称为明代医学的三大杰作,均为江南医学兴盛的标识。

北医南移,以苏、杭、徽三州为中心的江南地区,在明清时期,成为全国医药发展的中心。有影响的医学人物在北方的分布寥若晨星,而在南方的人数却是大大地超过了北方[1]。仅江苏而言,据统计自后汉至民国,江苏医家4 150人。其中清代医家2 869人,占69.1%;明代医家830人,占20%。江苏医家的地域分布情况,以苏州籍为最多,有1 168人,占总数的28.14%;其次是上海籍医家,1 116人,占26.89%。由此可见,清代是江苏中医包括浙江、上海中医发展的兴盛时期。在学术内涵及临床实践中,江南各医家流派之间的竞争、交流,医家注重临床实践、敢于突破创新的精神,也深深地影响并推动着上海海派中医的成熟与扩展。

────────────

1 冯丽梅,薛芳芸,周蓉.简论明清江南地域医学兴盛的专业条件[J].光明中医,2011(5):861-862.

| 第二节 | 古代上海中医的缘起与发展

笔者查阅古代、近代的上海地方志文献：其综合性方志有《康熙上海县志》《嘉庆上海县志》《同治上海县志》《上海县续志》《民国上海县志》等；其区域性方志有《青浦县志》《华亭县志》《嘉定县志》《奉贤县志》《金山县志》《宝山县志》《川沙县志》《南汇县新志稿》《崇明县志》等；还有周边江苏省的《江南通志》《江苏直隶太仓州志》《太仓州志》《钱圩志》《松隐志》等相关方志类文献。同时参考中华人民共和国成立后编辑的《上海卫生志》，包括"本馆地方志中中医人物项目"，以及近年撰著的《上海中医药文化史》等文献资料。一共查寻到，民国以前有文献记载的名医 1 500 余人，这是古代上海中医厚实的本土医脉资源。

一、唐代初现

相关文献资料显示，上海的中医事业，始见于唐代，兴于宋末元初，盛于明清。[1]唐宋以前，江南医学尚不发达，至今还未发现关于唐以前上海医家的有关资料。关于上海医家资料最早见载于唐代，也仅陆贽一人。据《松江府志·古今人物传四》记载："陆贽，字敬舆，嘉兴人，父侃。十八登进士第，中博学宏辞调……既放荒远，尝合户不识其面，又避谤不著书，地苦瘴疠，只为《古今集验方》五十篇示乡人云。"

二、宋元中兴

宋末元初，社会动乱，烽火遍地，相对安定的上海地区成了避乱的理想地。随着宋室南迁，上海地区人口集聚增加，正如元代崇明知州张大坚所说："唐末至宋，虽兵革屡变，其民得以耕凿而安居者，是非乐土欤！"[2]自北宋到明初的不到 400 年中，上海地区人口增长近 5 倍，远高于同期全国的增长率。大量人口的涌入，对当时上海这个滨海小镇产生了巨大影响，不仅有力地推动了上海地区经济的大发展，而且在医疗卫生方面，随着人口的增加，病源增多，本土世医与南迁的北医、周边的江浙医等往来频繁，外来医家越来越多地在上海这块地理位置优越、日渐繁华的

1　上海市地方志办公室.上海卫生志［M］.上海：上海社会科学院出版社,1998.
2　上海市崇明县县志编纂委员会.崇明县志［M］.上海：上海人民出版社,1989.

土地上驻足行医。

（一）宋代上海医家

据统计,宋代上海有文献记载的医家有何侃、徐熙、聂从志、储泳、姚润祖5人。

1. **何侃**　宋代医家,字直哉,青浦人。南宋时期何氏世医自发源地开封南下,留居青龙镇,何侃由儒从医,成为江南何氏医学世系第一代医(何氏世医第四代医),故称"何氏以医名世,自侃始"。

2. **徐熙**　东晋南北朝名医。据《南史》记载,徐氏世医是从五世祖徐熙开始。徐氏家族是晋始南迁队伍中的一员,为南北朝的王室、士庶诊治,屡获奇效。徐氏子孙相传,尤其是传承至明清的奉贤徐氏世家,医名显赫。[1]

3. **聂从志**　宋代名医,华亭人。宋代洪迈撰著的《夷坚志》(一部记录大量福报故事的巨著)中,赞扬聂从志是一位医术精良、品行高尚的医生。书中记载,聂从志同乡邑丞的妻子李氏,得病垂死,经过聂从志的治疗康复。李氏貌美而性淫,非常爱慕聂从志的容貌和气质,遂上门欲以身体答谢,结果被聂从志拒绝。其后果是,李氏减寿12年,聂从志因戒色拒淫积阴德而增寿12岁,并赐他每一世的子孙中有一人为官。《夷坚志·丙志·聂从志》:"已婚妇女李氏眷恋上良医聂从志,百般引诱而不得。结果聂延生一纪,世世赐子孙一人官,而李氏减算,如聂所增之数。"

4. **储泳**(1192—1252)　字文卿,号华谷。南宋诗人、名医,云间人(今属上海松江),著有《祛疑说》。储泳终身实践养生术,修炼内丹。储泳博学多能,表现为精通易学,熟读四书五经,穷研"二程"洛学,掌握一些古代自然科学知识,懂中医诊脉、罗盘使用、调试刻漏、制墨技艺等。他安贫乐道,著述不辍,所著《易说》[2]《老子注》,皆已亡佚。储泳的《祛疑说》述诸学所涉广博,所注的《周易参同契》三卷,述南宗阴阳双修丹法。[3]

5. **姚润祖**　华亭名医,元至顺年间授予医学教谕,有"以博学著吴越间"[4]的记载。

（二）元代上海医家

元代对上海古医家的文献记载,较之宋代有所增加,计有27位。但生平资料完整的甚少,仅

1　杨奕望,吴鸿洲.明代上海的医学特色探究[J].中华中医药杂志,2012,27(1):29–31.

2　丁易东《大衍索隐》和俞琰《读易举要》存有《易说》佚文。

3　朱越利.《周易参同契》注者储华谷考[J].中国道教,2011(3):39–43.

4　〔清〕韩佩金.重修奉贤县志[M].清光绪四年(1878年)刻本。

以何天祥、徐复、唐永卿等有较清晰的描述。

1. **何天祥**　字克善，云间郡（松江府）人，元至正年间（1341—1368）任医学教谕，为江南何氏医学世系第四代医。何天祥在治疗重症、危疾方面甚有效验，云间郡守授予他"世济"的匾额，这是"世济堂何氏"的名称由来。

2. **徐复**　字可豫，号神翁，华亭人（今上海市松江），元代医家，曾任海盐州（今浙江海盐）医学教授。徐复学有渊源，为南北朝东海名医徐熙的后裔。其子徐枢，字叔拱，于明代洪武二十八年（1395年）被荐为秦府良医，官至太医院院使。

3. **唐永卿**　嘉定人。祖上曾是宋代的太医院提举，随宋高宗南渡到绍兴，后世为医官。据《嘉定县志》记载，嘉定名世医唐永卿，精习医术，于元代元贞年间任嘉定平江路医学教授。

4. **陆厚**　华亭人。"善用子午按摩法疗人疾患。"

5. **陆怡**　字悦道，松江名医。被元代当朝右丞相赐予"悦道处士"。

6. **莫仲仁**　华亭人。精通医术，名噪一时。《松江府志》记载："某人病痢，口禁不食者七日，气殆绝，投药即愈；一高官病瘵，众医争进，仲仁望而走曰'虽扁鹊不可为也'，其人果亡。"

7. **钱全衮**　华亭人。善医，著有《海上方》。[1]

8. **沈光明**　华亭人。善治眼病，"目疾内外障七十二种悉能疗之"。[2]

9. **殷震**　崇明名医。著有医书《简验医方》。

10. **周贞**　号玉田隐者，松江名医。善用古方治疗热疾、癫痫、情志类疾病，每获奇效。周贞一生精绘画、通音律，活到82岁高寿。[3]

元代的何氏世医，松江一支除何天祥外，还有何氏六世医何处恭、何深基、何仁山、何贵实；何氏七世医何子英；任扬州路院学提举，有封诰的何子华；世称"何长老"的嘉兴府教谕何士方等（详见"延绵八百年何氏中医世家"）。

宋元时期，随之南迁的北方医家，在江南上海新的家园里不断成长壮大，客观上促成了北方的医学成就与上海本土世袭医家学术的融合交流，这一史实，让这块自古浸润着崧泽文明的土壤，又重开启了开放包容的智慧之光，为后世上海中医逐渐形成鲜明的海派特征奠定了基础。

1　张文勇,童瑶,俞宝英.上海中医药文化史[M].上海：上海科学技术出版社,2014.
2　〔清〕尹继善,黄之隽.江南通志[M].乾隆元年（1736年）刻本.
3　张文勇,童瑶,俞宝英.上海中医药文化史[M].上海：上海科学技术出版社,2014.

三、明代荣盛

明代的上海，医学随着城镇经济的繁荣，呈现出了不同以往的兴盛局面。医家人才济济、贡献甚多。据《松江府志》和各县县志载，明代上海地区名医入志者多达200余人，这其中，有世医、有官医，而更多记载的是上海各地方民间医家的业绩。例如：上海地区青浦、嘉定、奉贤、金山、龙华、川沙、崇明等地的世医、名医众多，这与明代中央政权式微，各地方有较大的自主空间，突显地方特色，有主体的话语权等政治体制有关。[1]

（一） 明代上海世袭医家

《奉贤史志》载：南桥徐氏世医，有徐枢、徐彪，承袭元代徐复医渊而世代相传；庄行何氏世医，延传至明代的后裔有何澄、何严、何全、何銮、何如鲁、何十翼。《松江府志》载：明代华亭名医陈时荣、次子陈自道、从子陈明善均医名远扬。陈时荣，医术高明，常仗义救治危急患者，每每施药以活人，"遇危疾辄终夕沉思，必求愈之乃已"。他自己活到84岁。次子陈自道，嗣父业，善医；从子陈明善，3岁而孤，由陈时荣抚养成人。父子三人在当时的上海华亭并为名医。明代华亭人陈霞山祖孙三代行医，每代均撰有医著传世。父陈霞山，著有《内经纂》；其子陈邃岩，著有《璜溪医药解》；其孙陈完朴，著有《医归寤言》。松江名医王大纶，世业岐黄，已历九代。悉心研究大小方脉，尤擅幼科。著有《痘疹心得》《婴童类萃》《外科纂要经验良方》三部医著，如今仅日本有收藏，国内均未见著录。[2]

《嘉庆上海县志》载：明代上海县人乔镇，初以医名，是乔氏世医的开创人。其后辈族人中，乔节、乔鼎、乔宠等均成为当地名医，世人称其所居巷曰"药局巷"。上海县的世医乔迪，其子乔士琰、其孙乔在修，祖孙三代均为明代上海的名医。《康熙上海县志》记载有，明代流寓上海，祖传医道二十七世的赵儒缙，治目疾尤其所长；明代上海县人陈常，得到外地来沪名医邵艾庵的真传，后成为当地名医。《金山县志》载：金山人宋道通，当地婴医，通医理、精医术，撰有医书《幼科集要》。其子宋道昌，善治急危重症。宋道昌之子宋甲、孙子宋仪、曾孙宋枝芳，均守其家学、精于医道，成为当地名医。金山人王清，"凡跌扑伤折，其药敷之立愈，伤处接之骨窣窣有声，三日即如旧"。其术由王清之子王林、其孙王荣、曾孙王寿相继延传。《川沙县志》载：明代川沙人王潭，曾任御医，祖传八世医。

───────────

1　冯玉荣.明末清初社会变动与地方志的编纂——以《松江府志》为例［J］.中国地方志，2008（7）：43-49.
2　张文勇，童瑶，俞宝英.上海中医药文化史［M］.上海：上海科学技术出版社，2014.

明代上海部分医家著作

陈霞山：《内经纂》。

陈邃岩：《璜溪医药解》。

陈完朴：《医归窾言》。

宋道通：《幼科集要》。

唐椿：《原病集论》《良方秘括》《伤寒百问》。

唐钦训：《伤寒心要》。

滕见垣：《医学三要》。

汤哲：《伤寒心镜》《医学渊珠》《证治问答》《天花秘集》《伤寒要略》。

翁晋：《医宗要旨》。

何其高：《济世良方》《素问辨疑》。

吴中秀：《医林统宗》《伤寒备览》。

王承业、顾东甫合著：《接骨入骱全书》。

王思义：《三才图会》（《草木图会》六卷、《身体图会》十二卷）。

王大纶：《痘疹心得》《婴童类萃》《外科纂要经验良方》。

吴莲徵：《砚庐后稿》。

徐枢：《订正王叔和脉诀》。

徐彪：《本草证治辨明》《分条治嗽痢纂例》《伤寒纂例》。

李中梓：《内经知要》《医宗必读》《伤寒括要》《药性解》《病机沙篆》《删补颐生微论》。

李豫亨：《推蓬窾语》。

秦昌遇：《大方幼科》《痘疹折衷》。

吴中秀：《医林统宗》《伤寒备览》。

施沛：《祖剂》《脉证》《藏府指掌图》《说疗》《医医》《经穴指掌图》《云起堂诊籍》《内外景灵兰集》《黄帝脉书》。

许庄：《养心鉴》。

陆金：《陆氏金镜录》。

李延昰：《脉诀汇辨》《医学口诀》《痘疹全书》《补撰药品化义》。

徐光启：《农政全书》（收录《救荒本草》《野菜谱》）。

徐沛：著有《医学决疑》《方壶散人稿》。

宣光祖：《摄生要语》。

徐君盛：《鳌头活幼小儿痘疹全书》。

宣坦：《医学心解》。

赵良仁：《金匮方衍义》《医学宗旨》《丹溪药要》。

周官：《痘疹汇纂》。

张年：《杏园稿》。

赵承易：《痧痘集》《痘疹集》。

赵世熙：《河洛医案》。

赵景元：《伤寒类例》。

周礼：《医圃杂说》。

金申之：《生雅编》。

闾邱檖：《脉法诊方合》《方记俚言》。

刘全德：《医学传心录》。

刘道源：《症脉合条》《医案心印》。

沈慧：《全婴撮要》《活幼心法》《得效名方》《杂病秘术》《扁鹊游秦》《金口独步》《决证诗赋》《药能》《方家法珍》。

史宝：《伤寒要约》《伤寒要略》。

《嘉定县志》载：明代嘉定人唐朴、唐椿，是唐永卿的六世孙（元代元贞年间任嘉定平江路医学教授）。两兄弟医术高超，医名齐播。对唐朴所撰的《原病集论》医著，《光绪嘉定县志》按："集各家精要，质以祖父垂训间，附己意，斟酌病源，编类分门，以门钤法，以法钤方。"唐朴在《原病集论》中所论述的七情六淫之伤，饥饱劳逸之过，内容详明，亦为当时医家所宗。唐朴还著有《良方秘括》

《伤寒百问》。唐椿的从子唐杲，唐朴、唐椿的侄子唐熇，均是“未弱冠即名闻四方”，每以奇术取神效。唐熇之子唐钦训，继祖业著有《伤寒心要》二卷。明代嘉定人傅璪，世业医。《宝山县志》《嘉定县志》均称他为“视病诀生死无不验者”，授医术训科，人称颐善先生。

（二）明代上海太医院医官[1]

自元代以来，有文献记载的，任职于太医院的上海医官有50余人。

《松江府志》载：上海徐氏世医家族中，华亭徐枢，洪武二十八年（1395年）被荐为秦府良医正，次年入太医院任御医。后掌院事，官至太医院院使。年80告老归乡，宣宗帝赋诗送之：“治病常审南北，察强弱缓急而授方，所治多效。”著有《订定王叔和脉诀》。徐枢之子徐彪，正统十年（1445年）以善医者入太医院，3年后升御医。景泰二年（1451年）升院判。著有《本草证治辨明》十卷、《分条治嗽痢纂例》二卷、《伤寒纂例》二卷。徐彪之后裔徐伟，嘉靖年间为太医令，“每召诊，赏责甚厚”。[2]

松江名医李肃，元末从浙江迁居松江，是朱震亨的门人，医术精湛，颇有名气。明永乐初年，被举荐为松江医学正科；松江名医赵友同，明洪武年间，任松江华亭县儒学训导，后授太医院御医。其父赵良仁，华亭名医。原籍浙江浦江，元末明初生于儒学世家，后从朱震亨学医，尽得其传。张士诚称帝，召之不往，乃隐居华亭乡中，研摩养生之道。著有《金匮方衍义》《医学宗旨》《丹溪药要》。其中《金匮方衍义》为《金匮要略》之最早注本。[3]

华亭人张源，婴医。明永乐年间征入太医院为医士，在禁宫之内服务，宣德年间升御医，后升至院判，明景泰年间告老还乡。华亭人何九经，曾任伊府良医正。其子何从正，任太医院院吉。华亭名医唐熙，精妇科，治病多奇，后世称“唐氏世医自熙始”。明正统年间授太医院院使，裔孙唐时来，承其祖业，为华亭名医。[4]松江人吴子弈，博学能诗，尤善脉药，常举为本府医学正科。[5]

《嘉庆上海县志》记载，明代上海籍御医曹诚“于医理有神解”，其子曹国裕、曹国祯“均工医术”。曹国裕“精医术，崇祯年间任太医院吏目”；曹国祯不仅“视诊有神解”，还“善习武”，后行

---

1 太医院吏目：明、清两代医官名。明代太医院内一般设吏目10人，其职位一般在院使（五品）、院判（六品）、御医（八品）之下，医士（不入流）、医员之上。官阶一般为从九品，清代太医院一般设吏目30人（八品15人，九品15人）。

2 张文勇，童瑶，俞宝英．上海中医药文化史［M］．上海：上海科学技术出版社，2014.

3 张文勇，童瑶，俞宝英．上海中医药文化史［M］．上海：上海科学技术出版社，2014.

4 张文勇，童瑶，俞宝英．上海中医药文化史［M］．上海：上海科学技术出版社，2014.

5 〔清〕宋如林，孙星衍．松江府志［M］．清嘉庆二十三年（1818年）刻本．

医游历于京师，人称豪侠。《康熙上海县志》载，明代上海籍太医院吏目曹六韬，"贯彻医理，屡起废疾，远近延治无虚日，年七十余卒，子孙繁衍，积德之征"。明代上海籍御医顾定芳"学艺通博，尤精医理"，世宗皇帝问他的行医之道，顾定芳称"用药如用人"，又问他如何养生，遂答"清心寡欲"。世宗皇帝甚为赏识，认为"定芳非医也，儒之有用者"。上海籍御医沈政，明永乐时被荐为太医院医士，后升为御医。上海籍名医徐学礼，曾任太医院吏目，当地人称其"吏目公"。上海籍名医徐延赏，官至太医院御医。徐氏精岐黄术，对治疗久病体虚、神志恍惚等疾有独到之处。徐氏好养生，常写一些不要杀生的文章规劝众人。上海籍名医张兆元，明崇祯年间被荐为太医院吏目。"世业幼科，论阴阳五行生克之理，变通精理，患者不分时间上门求诊"。其子张光时、其孙张禹功皆承其业。[1] 上海籍名医朱士含，明天启年间任太医院院使；名医朱禄，明天启年间任太医院吏目；名医吴泰，精诗文，善书法，精于医术，崇祯年间征为御医。上海籍名医张逢吉、姚永丰，曾任太医院御医。《上海县志》载：上海何氏世医家族中，何澄，明宣德年间因治愈了当朝皇后的疾患，升为震府良医正。其子孙均有人在太医院任职，在京城有"何医院家"之称。何严，明宣德年间任太医院副使；何全，任太医院院使；何凤春任太医院御医，宪宗年间，因进贡太平丸有奇效，朝廷命他为朝官功臣。青浦人何十翼，任景楚二府良医正。上海乔氏世医家族中，明代的乔节、乔鼎二人曾在太医院供奉。青浦人蒋博，懂医药，任南京刑部主事。遇到监狱流行传染病，蒋博"亲制善药疗之"。《上海县续志》载：王绪，家世业医"自明太医院院使王绪以来，代有闻人"。

《嘉定县志》载：明代嘉定人在太医院任职的有，万历年间任太医院吏目的何祥、何云凤、何迁、何其厚；任太医院御医的何惠、何其泰；衡府良医何信等。嘉定疫病名医何其高，原为太医院吏目，后升迁为御医。明万历三十六年（1608年）京师疫病流行，何氏施诊施药，救活无数人。著有《济世良方》（亦作《济世奇方》）、《素问辨疑》。嘉定人高鋈，嘉靖初年为御医，后升太医院院判。嘉定人李士鹏，正德年间任太医院吏目。嘉定元代名医唐永卿，祖上曾是宋代的太医院提举，随宋高宗南渡到绍兴，后世为医官。嘉定人唐毓是唐永卿五世孙，绍承家学，明初被荐入太医院。嘉定名医徐惠，隆庆年间任太医院院使；郑琇，嘉靖年间任太医院院使；徐文元，万历年间任太医院院使；翁晋，通岐黄之术，精推脉理，著有《医宗要旨》。明崇祯年间授太医院院判。嘉定名医徐浦，嘉靖年间任太医院御医；翟昆，嘉靖年间任太医院御医。[2]

《南汇县新志》载：南汇人杜士含，太医院供职；南汇医家谈鼎、谈福，精于医术，嘉靖年间任良

1　张文勇，童瑶，俞宝英.上海中医药文化史［M］.上海：上海科学技术出版社，2014.
2　张文勇，童瑶，俞宝英.上海中医药文化史［M］.上海：上海科学技术出版社，2014.

医正。[1]

（三）明代上海民间名医

1. **川沙名医**　川沙人艾元美、艾可久父子，"精医理，家有藏书上千卷"，当地知名。艾元美，是嘉靖四十年（1561年）进士，授予太常博士。志书中，夸赞艾氏父子为患者疗病，徒步数十里无倦意，难能可贵。川沙人李中梓，盛名川沙，誉满江南。深入专研《内经》《伤寒论》，对金元四大家的著作，研其医理，得其精要，临床上重视脾肾治理，往往随症易法，每获奇效。一生著有《内经知要》《医宗必读》《伤寒括要》《药性解》《病机沙篆》与《删补颐生微论》等医书传世。李中梓之学有三传，一传沈郎仲，二传马元义，三传尤在泾，后世称之为"李士才学派"（详见其后）。上海籍人刘道源，与李中梓是表兄弟，精于医术，撰有《症脉合参》《医案心印》等书（《川沙县志》）。

2. **宝山名医**　明代宝山名医金养斋，精医术，以痘科知名。宝山名医李继隆，善治沉疴重病。其子李维界，继父业行医乡里。宝山名医吴烨，世代业医，吴烨尤精，治伤寒其效如神。宝山名医吴江，世业医，传至吴江后，能将家业传世。其兄吴可静、其弟吴可兴，俱精岐黄。宝山名医朱治，治痘有独到之法，用银针"针去最危险者"，使患者"不数日奏效"。宝山名医沈岩，精于女科，"求治者日日盈门"（《宝山县志》《上海中医药文化史》）。

3. **青浦名医**　青浦名医顾开熙，"师从李中梓，尽得其秘，医术日精。善治多类疾病，治疗产后暴绝、腹痛呕血等疾有奇效"。青浦名医郭振生，"能于痘疹未发之前，决何经络先于何处见点及死生顺逆一一不爽，有郭仙人之名"。青浦名医师瞿，睿智多能，治疗风疾有奇效。青浦名医沈宏之、沈复古父子，通儒书，精医术，博涉群书（《青浦县志》）。

4. **松江名医**　松江人沈虚明、王节之，同为明代松江名医，擅幼科，两人交往密切。沈虚明，治痘独有其解，认为"出痘切莫用药，因为上痘不必用药，下痘亦无功，中痘须药扶持，但对人不一定有用，不如不药"。著有《全婴撮要》《活幼心法》《得效名方》《杂病秘术》《扁鹊游秦》《金口独步》《决证诗赋》《药能》《方家法珍》。松江人卢金是沈虚明的弟子，亦为当地名医。卢金善治贫穷人的疾病，每遇必求治愈。但对富贵人的疾患，则不甚效。卢式诊病，只接受病家少量的钱财馈赠，所以"以穷困终身"。王一凤、王一鹏，是王节之的儿子，均承家业。长子王一凤，"初以小儿科行世，后兼习大方"。次子王一鹏，其父认为，其性格放荡不羁，一事无成，并不寄厚望。但同为松江

1　张文勇,童瑶,俞宝英.上海中医药文化史[M].上海:上海科学技术出版社,2014.

名医的沈虚明却发现"此子目力不群",传授连自己儿子都不传授的青囊秘籍,终使一鹏成为得其真传的高足。后世文称"以小儿医独夸江南者盖自一鹏始"。松江人王承绪,受业于王一鹏。谨慎好学,每日持医书不辍。善治痘症。

松江名医秦昌遇,自学成医,无所师承而遍通方脉,尤以儿科擅长。明天启年间撰有《大方幼科》《痘症折衷》等,著述甚丰。时有华亭人吴中秀,与秦昌遇齐名。出身世家,精于医术,深研脉理,善以脉辨证,活人无数。吴中秀喜爱藏书"筑天香阁藏之"。至清顺治二年(1645年),时年已80高寿的吴中秀,在清军攻破松江城时遇害。著有《医林统宗》《伤寒备览》。

松江名医陈治典,"名尤噪太仓。王太常时敏病目,坐深阁重帷,中医疗之经年无效,治典诊得积寒未解,处方投剂以火徐熏目,遂张三日自帷中出,咸惊其神性磊落慷慨。子孙繁盛,儒与医并有名"。松江名医曹扬廷,"精岐黄术,诊脉用药独有神解",深得董其昌所推崇。松江名医李豫亨,博通医卜星象,深研养生术,撰有《推蓬寤语》一书,今存有节录本,收录在医学丛书《三三医书》之中。松江名医赵景元,于伤寒颇有研究,著有《伤寒类例》。松江名医周礼,著有《医圃杂说》。松江名医张鹤溪,明嘉靖年间"以医名,善疗奇疾,对气虚挟痰者,独用人参剂"(《松江府志》《上海中医药文化史》)。

5. **华亭名医** 华亭人施沛,精于医学,多著述。其所著的《祖剂》一书,是对历代名医方的溯流追源,共收方800余篇。另著有《脉证》《藏府指掌图》《说疗》《医医》《经穴指掌图》《云起堂诊籍》《内外景灵兰集》《黄帝脉书》等。华亭人金时榆,精方术,在当时与李中梓齐名,两人往来深交。华亭人李延昰,师事于季叔李中梓,对李中梓的撰方,延昰多有补正。李延昰深研明代医家缪希雍遗稿和周梅庵《独得编》诸书,颇有心得,著有《脉诀汇辨》《医学口诀》《痘疹全书》《补撰药品化义》等医书。李延昰生平嗜书,家有藏书数千卷,临终将藏书赠予名士朱彝尊。华亭名医王思义,著有《三才图会》刊行于世(其中《草木图会》六卷,《身体图会》十二卷)。华亭人徐沛,著有《医学决疑》《方壶散人稿》。华亭人陆金,精医道,著有《陆氏金镜录》。华亭人曹叔明,以医治儿科疾病"多有奇效"而闻名;华亭人陈光远,善治痘症;华亭人陈舜道,善疗目疾,儒与医皆有名望。华亭人冯习卿,精通医学"求治者辄效"。他不接受患者的钱财馈赠,病家以蔬果酬之。华亭人钱复亨、沈元吉、姚蒙、姚旸、叶芳枝、叶日春、叶同春,皆为华亭名医(《华亭县志》《上海中医药文化史》)。

6. **嘉定名医** 嘉定名医金印,承继家传,业医不计酬报。万历中巡按王旌其间曰"善行";至清代,金印的侄孙金南荪,得从祖亲传,治则奇中,称"邑中请医,首推金氏"。顺治年间,县令张仪以"海邦国手"之匾额奖励之。嘉定人汤哲,穷研医术。著有《伤寒心镜》《医学渊珠》《证治问答》《天花秘集》《伤寒要略》。嘉定人侯周臣,笃学好修。曾读《灵枢》《素问》诸篇,并与《易》相表里,"遂弃举业,专攻医理"。嘉定人金汝铉,生于明末清初,放弃举业,隐于乡里行医,足不出户,而求医就诊者接踵而至。嘉定人金申之,初习儒,不得志,弃而攻医。撰有医著《生雅编》。嘉定人宣坦,明末清初人,能画、工诗、精通医术,入清不应科举,著有《医学心解》。嘉定人宣光祖,诸生,著有《摄生要语》。嘉定人滕见垣,著有《医学三要》。还有长居嘉定行医的萧山人史宝,不仅医术好,还是一位方书的收藏家。听说哪里有禁方,"必重金购入"。撰有医书《伤寒要约》《伤寒要略》。嘉定人郁士魁,精疮疡之术,名噪苏州、松江两郡。每日午前接诊就医者,午后则送药前往病家。凡遇孤寡之家,复诊时不需病家再请,自己前往。

　　嘉定人赵承易,擅治痘。他在《痘疹集》中自序:"古有看法,无治法。治法出于宋元后,最著者陈文中主辛热,钱仲阳主凉泄,魏桂阳主补益,三家之方立行不悖,神而明之存乎。"著有《痧痘集》和《痘疹集》四卷。赵承易之子赵世熙"早有文誉,旁通医理",著有《河洛医案》二十卷。嘉定人徐君盛,婴医,著有《鳌头活幼小儿痘疹全书》五卷。嘉定名医金大雅,对治疗痨病有独到见解。他认为一旦发病,应当脾肺兼补,以恢复元气。还有嘉定名医翁文九、翁晋,兄弟齐名。殷道复,高寿"精医,卒年七十"。黄家柱,精于医理。张觐光,太学生。学识渊博,亦工医。朱裳"世誉为医中之冠"(《嘉定县志》《嘉定县续志》《上海中医药文化史》)。

　　7. 上海籍名医　上海籍人张君调,开创龙华张氏行医第一代,擅治伤寒热病。上海籍人张兆龙,"洞晓《素问》,能决生死,工导引,邑中称神术,年八十无疾终。其子张天衢、张天枢,世其业"。太医张纶之子张年,"隐医于邑中,治病若神"。著有《杏园稿》。上海籍人周官,是御史周洪六世孙。文称"诸方书无不洞晓,而保婴尤称神妙",著有《痘疹汇纂》。其子周景荣(诸生[1])、周景新、周景闳,仍世其业。上海籍人徐霈恩,家传医术,文献称"能世其业"。上海籍人唐华"博雅敦伦,能医,亦以孝义著"。上海籍人刘全德,撰有《医学传心录》传世。上海县名医沈逻,孜孜不倦地阅读医书,并手抄方书数百卷收藏。

　　上海县人奚凤鸣,精于疡医,能察人气色,预知病日。"川沙副将蒋其仁尝患背疽复发,凤鸣视之曰:此昔年蕴毒,故肌理墨腊也,治之月余而瘳,肤加泽矣。"其仁弟时在坐,凤鸣视之曰,君不出三月泉,世业医,尤精外科。上海崇明人王承业,精骨科,擅上骱术,论述甚明。著有《接骨入骱全

1　诸生:明代称考取秀才入学的生员为诸生。

书》，与顾东甫合著，今有抄本存世。上海籍人朱涵光，明嘉靖时，治痧痘如神。上海籍人陈纯"精于内科，治疾不泥古方"。居住在上海县城隍庙的释医曹汉冲，通经藏，能以符水祛疠疫。上海籍人王大习，"凡医术书无所不读。尝遇疫疠流行，捐金出技，全活甚众"。(《康熙上海县志》《嘉庆上海县志》《上海县志》《上海中医药文化史》)。

上述明代的上海名医，在上海各地的方志中均有记载。其中对世袭医家的传承，脉络较为清晰；对就任于太医院的官医们的贡献，也多有细节的描述。但明代青浦、松江、奉贤、嘉定、金山、川沙、宝山、崇明、上海县城等地的有名望的地方名医，对其医德、医技、医著的记载，虽内容丰富但因资料过于分散，本书难以尽述。故择其名目清晰准确者，梳理分类至此。

四、开埠前之医家

为方便叙述，我们以上海开埠（1843年）的时间为标志，将整个清代上海中医的状况，分为开埠前与开埠后。开埠前即"明代荣盛"由此接续，而开埠后直至民国初年的情况归入"变革篇"。明代中叶至清代开埠之前，统称为"明清时期"。在西方医学大量进入上海之前，上海中医仍延续着"明代荣盛"的状况。据地方志记载统计，清代入志的上海地区医家达1 000余人，其中属于"明清时期"的医家人数已远超明代。此时的上海中医，在临床医学成就、医学流派发展、对西医的认识和接受、与海外医学的交流等诸多方面，均取得进步，并在一些领域形成优势。这里仅介绍几位有特殊时代意义的医家。

（一）文字可考的最早出国的上海医生——陈常、陈以诚（船医）

《松江府志》载："遣使下西洋，（陈）常以医士从，历洪熙、宣德间，凡三往返。"记述了家住上海县城汉成里的医生陈常，在1425—1435年的10年间，跟从郑和出使，随船从事航海医疗保健。陈常经永乐、洪熙、宣德三朝，共3次往返，游历了30个国家，沿途传播中国传统医术。陈常为人诚厚，不仅"医术名于时"，作为船医，他熟悉水性和海上生活，得到了郑和与随从们的器重。他为保障船员能够在海上战胜疾病，立下了汗马功劳。陈常成为有文字可考、最早出国的上海医生[1]。

1 杨奕望,吴鸿洲.明代上海的医学特色探究[J].中华中医药杂志,2012（1）: 29–31.

另外还有一位上海金山枫泾的医生陈以诚，也随船远航。《嘉兴府志》称其"善诗画，尤精于医"。永乐年间，陈以诚入选太医院，后跟从中使（宦官出使称中使）郑和往西洋诸国。他以专替皇家治病的太医身份主管全船队的医务，归国后耀升太医院判（即院长，相当于医疗卫生大臣）。两位上海医生都为当时远洋船队的医疗保障，为中国文化、医术的传播，以及外埠医学的考察学习做出了贡献[1]。

（二）中西文化会通第一人——徐光启

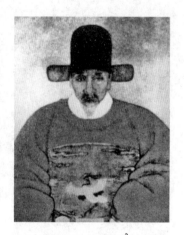

图2-2　徐光启像[2]

徐光启（1562—1633），上海县法华汇人，明末杰出的科学家。官至崇祯朝礼部尚书兼文渊阁大学士、内阁次辅。他自南京结识来华的意大利传教士利玛窦以后，开始接触西方科学。在明末崇尚空谈，孜孜于八股文的社会学风下，徐光启独树一帜，极力提倡学习实用知识，而且不顾社会保守势力的压制，第一个把西方先进的科学知识介绍到中国。他系统地翻译了《几何原本》《泰西水法》等60多种西方科学著作，引进西方的数学、天文、火器、水利等知识，是第一位引进并倡导中西方科学融合的先驱者，被誉为"中西文化会通第一人"（图2-2）。

著名的《农政全书》是徐光启留给后人的宝贵遗产。不同于其他纯技术性的大型农书，诸如北魏贾思勰的《齐民要术》、元代王祯的《农书》等，《农政全书》贯穿着徐光启治国治民的"农政"思想。全书囊括了中国明代人民生活的各个方面，尤其在中医药方面，书中收录有朱橚的《救荒本草》和王磐的《野菜谱》两书，对于后世在大农业领域里，拓展本草资源、推广中医中药起到了非常积极的作用。思想家梁启超评价《农政全书》："字字精金美玉，是千古不朽之作。"

徐光启廉洁纯朴的桑梓情结同样令人钦佩，他官做得越大，处事越低调，生活清廉简朴，这在当时的官宦之家，是难以想象的。徐光启70岁生日时，写信叮嘱自己在家乡上海的小辈，所有送来的礼物，一概辞谢不受。上海的儿孙辈知道老爷子的脾气性格，照办不误。现代学者余秋雨称："上海文明的肇始者，是明代进士徐光启。"

1　谢平安.郑和船队里的另一位上海医生［J］.航海，1983（1）：11–13.
2　益博轩.讲给孩子听的中国历史故事·明朝［M］.北京：北京联合出版公司，2015.

（三）我国第一个接受西医学说的医家——王宏翰

王宏翰，先祖为山西河汾人，后迁居华亭。大约生活在明末清初，具体生卒年不详。王宏翰早年笃信程朱理学，博通儒理、天文和医学，后又信奉天主教并入其教，所以在思想观念上较能接受新说，同时对医学也很有研究。西人如艾儒略（1582—1649）的《性学粗述》、汤若望（1591—1666）的《主制群征》等，对王宏翰的医学思想影响很大。他认为，中西医学的学理是一致的，因此在基础理论方面可以进行汇通。王宏翰于康熙二十七年（1688年）著成《医学原始》四卷，最能反映他接受西说以后便力图汇通的医学思想。他汇通中西医学的观点有二：一是以古希腊哲学家恩培多克勒（前495—前435）的"四元素学说"，即水、风（气）、火、土四元素，融合中医阴阳学说和脏腑学说，提出所谓"太极元行说"；二是采用西医胚胎学解释中医命门学说，从胎儿的形成和生长过程来发挥命门学说，确是前所未闻。王宏翰力图从基础理论方面找到中西医学的共同点，这在当时的历史条件下，只能是强相比附，勉为贯通，结果自然是汇而不通。但他独辟蹊径的创新精神，使他成为被公认的"中国历史上第一个接受西医学说的医家"。《医学原始》是王宏翰的代表作，除此之外，还著有《急救良方》《伤寒纂序》《四诊脉鉴大全》《古今医史》《古今医籍考》《本草性能纲目》等，后两部已散失。有资料记载，明代华亭名医王廷爵，受西洋医学的影响，著有《性原广嗣》六卷，经王宏翰删改后刊行。[1]

（四）创立"疠气"学说的医家——吴有性

明崇祯壬午年（1642年）刊行的《温疫论》，吴有性提出了"疠气"学说的独到见解，是中医病因学的重大突破，为温病学说的创立奠定了基础。吴有性首先反对晋代王叔和所谓疫病发生的原因是"非其时而有其气"的气候病因说，提出温病是由自然界里一种特殊的物质——"疠气"所致。这种"疠气"不同于"六淫"邪气，人们只能看到它引起的疾病，而其本身却"无象可见"，是杂气中很厉害的一种。六淫和疠气，都属于外界的病邪，所致之病皆属外感范畴，两者在具体性质和致病特点上各有不同，但因所致之病，常以火热之证为主，所以有时统称为"外感热病"。在当时的历史条件下，吴有性提出疠气病因之假说，突破外邪袭人皆由皮毛而入的旧观点，在认识上是很了不起的。在流行特点上，吴氏提出温疫具有强烈的传染性"无问老少强弱，触之者皆病"。疠气为病的

1　张文勇，童瑶，俞宝英.上海中医药文化史［M］.上海：上海科学技术出版社，2014.

种类很多,"一气一病"致病各有不同,每一种疠气所导致的疫病,都有别于他种疫病的临床特征和病变规律。在治疗上,吴氏强调以祛邪为第一要义,并创疏利透达之法,从而对温疫病形成了一套比较完整的认识,自此温疫学说开始建立。

（五）自成学派的一代名医——李中梓

开埠前的上海中医界,李中梓可以称得上是具有标志性的医家。不同于世医流派的传承,李中梓是生于沪上、秉承海派文化而成长起来的本土医家之代表。其从医,既无家学之便利,也无师承之授受,依靠其聪慧和勤奋,博采众长、兼收并蓄,穷究医理近50年,取得广泛成就。也因此使其学术上平正无倚,卓然自成一家学派。在此专列一节予以阐述。

1. **医名养成** 李中梓（1588—1655）,字士材,号念莪,又号尽凡居士,松江南汇所城（今浦东南汇惠南镇）人,明末著名医家。李中梓12岁取得生员资格,然曾"七应乡举两中副车"[1]。因幼时体弱多病,且其痛感于两亲子被庸医误治而亡,遂潜心医学,博览群书,深究医理,精研《内经》《伤寒论》等经典,辑金元四大家之著作,并兼采众家之长,终成江南一代名医宗师,闻名遐迩。常与当时名医王肯堂、秦昌遇、施笠泽交往、切磋医术。李氏生于仕宦人家,其曾祖李府,字一乐,为抗倭名将,为国捐躯。据《南汇县志》载:"李中梓伯父尚雅字伯安,号鹤汇,负异才,供弟尚兖读书。父尚兖,字补之,号震瀛,1589年中进士,曾任职兵部和吏部。兄中立,字士强,又字正宇,号念山,曾任浙江按察,四川主考,大理寺卿右评事。兄中植,号念曾,系著名学者,兼通医药。侄延罡,原名彦贞,字我生,后改辰山。又字期叔,亦曰寒村,号漫庵。"[2]

李中梓一生著述丰厚,著有《道火录》《居士传灯录》《医宗必读》《颐生微论》《内经知要》《本草通玄》《伤寒括要》等16种[3]。现存仅9种:《内经知要》二卷、《医宗必读》十卷、《药性解》六卷、《伤寒括要》二卷、《本草通玄》二卷、《病机沙篆》二卷、《删补颐生微论》四卷、《诊家正眼》二卷、《里中医案》。[4]

诸多文献中记载了李中梓许多典型医案,见证了他的神奇疗效。据《康熙县志》载:"金坛王肯堂亦精于医,年八十患脾泄,中梓诊视讫,语王跃,公体肥多痰,愈补愈滞,法宜用速利药荡涤之,

---

1　南汇县新志稿［M］.清乾隆五十八年（1793年）刻本.
2　上海市《南汇县志》编纂委员会.南汇县志［M］.上海:上海人民出版社,1992.
3　〔清〕史彩,叶映榴.康熙上海县志［M］.康熙二十二年（1683年）刻本.
4　秦玉龙.明医心鉴——历代名医临床经验集粹［M］.北京:中国中医药出版社,2014.

乃用巴豆霜下痰涎数升,顿愈。"[1]又《同治上海县志》载:"白下姚越甫以子瘵悼之过甚,忽得疾,两目失明,士材诊之曰:此传尸也,与药下虫如小鼠者三枚,两头尖者数枚,始复平。鞠上舍抑郁蒸热如焚,日呓语,言户外事如见,诊曰:肝脉沉,此名离魂。盖魄弱而魂不能藏,遂飞扬而上越,当急救肺金之燥,则魂归不难耳。投剂即瘥。"[2]如此案例不胜枚举。

2. 士材学派　李中梓不仅精于医学,其文学素养也非常深厚,其著述多能深入浅出,颇受学者喜爱。所以,在其《颐生微论》《诊家正眼》《医宗必读》等著作刊刻问世后,众多学者纷纷从学受业,或协助校订。在李中梓门人学生中吴中名医居多,如沈朗仲、尤乘、蒋示吉等35人之多[3]。但尤、蒋二人仅学及自身,并未一传再传[4],而沈朗仲再传士材之学于马元仪,三传于尤在泾,不断扩展并发扬光大,形成"士材学派"。关于此,民国医家谢利恒《中国医学源流论》中有评价:"明末诸家中虽无特见而大体平正不颇者,当推士材……士材之学,一传为沈朗仲,再传为马元仪,三传为尤在泾。"

沈朗仲(1625—1697),字济世,号鄂渚可人,生于医学世家,明崇祯十三年(1640年)被李中梓收为门徒,并参与《颐生微论》一书的删补,两年后完成,深得中梓赞赏。李中梓在该书序文中说到:"庚辰秋,吴门沈子朗仲翻然来归,一握手而莫逆于心,端凝厚藏,慷慨浩直而不漫齿颊,峨然载道之伟器……嗟乎,吾道之不孤,其有赖于朗仲也乎!"足见师徒关系之深厚。沈氏著有《病机汇论》一书,其学术思想多据《医宗必读》《颐生微论》等而有所阐发,发扬了李中梓之学。谢利恒《中国医学源流论》称《病机汇论》"实士材一派之学最完全之书也"。

马俶(1634—1714),字元仪,号卧龙道人,江苏吴郡(今江苏苏州)人,清代康熙年间名医。马氏受业于沈朗仲,又问业于李中梓、张路玉,私淑喻嘉严,青出于蓝而胜于蓝。马元仪是"士材学派"中承前启后的一位医家,其重要作用有三:一是对其师沈朗仲之著作《病机汇论》精心编校,精阐其学术精义,并结合自身经验对书中每一门病类均加按语,具有较高的学术价值;其二是对李中梓《诊家正眼》《本草通元》和《病机沙篆》三部著作合而镌刻,并加以增补,名为《士材三书》,成书于1667年,对弘扬士材学术起到积极作用;三是弟子众多,清代温病大家叶天士曾与尤在泾同游于马元仪之门,尤传授高徒尤在泾,使"士材学派"得以发扬光大。

尤怡(? —1749),字在泾,又字在京,号拙吾,又号饲鹤山人,江苏吴县(今属江苏苏州)人,

1　〔清〕史彩,叶映榴.康熙上海县志[M].康熙二十二年(1683年)刻本.
2　〔清〕应宝时,俞樾,方宗诚.同治上海县志[M].同治十年(1871年)刻本.
3　李成文.中医各家学说[M].2版.上海:上海科学技术出版社,2014.
4　朱世增.徐荣斋论妇科[M].上海:上海中医药大学出版社,2009.

年幼家贫，曾以卖字画为生，后从马元仪学医，深得赏识与器重。马元仪曾对其夫人说，得到尤在泾一个学生，胜过千万个。尤在泾曾帮助马元仪编校订正《病机汇论》，在该书序言中，马元仪称："门人尤子在京（泾），其于《灵》《素》诸书，颇能抉其精微……与余相得甚欢，因与参订《病机汇论》一书，误者正之，缺者补之，是书遂益可观。"尤在泾对《伤寒论》《金匮要略》研究较深，著有《伤寒贯珠集》《金匮要略心典》《金匮翼》《静香楼医案》《医学读书记》等，尤其是《伤寒贯珠集》《金匮要略心典》和《金匮翼》三种颇多阐发，对后世影响较大。尤氏学术成就及影响超过其师马元仪，乃至李中梓、沈郎仲等人，成为"士材学派"最具影响的医家。

"士材学派"影响所及，苏、浙间医风之盛，300年来迄未稍衰。[1]

上述文献中记载的古代上海名医（清1843年以前）不胜枚举，今仅选择其要梳理至此。

结　语

上海中医从唐代的萌芽、宋元时期的兴起，到明清时期的兴盛是由诸多因素所决定的：有江南便捷的水路交通，有"鱼米之乡"的富足条件，有宋代文化中心南移带来的全方位影响，更有吴越医药的一脉相承。但文化的影响却是最深层次的因素，在历经远古崧泽、良渚文化、广富林、马桥等文化的影响，和其后吴越文化、楚文化、中原文化的不断融合，逐渐形成了具有"开放、多元、变化"的海派文化特性，使得近代上海在开埠之后能够迅速吸收西方文化精华，汇聚医界精英，开启了近代中医"在曲折中艰难发展、在传承中不断革新"的发展模式，成为近代中医发展的代表者和引领者。

1　朱世增.徐荣斋论妇科［M］.上海：上海中医药大学出版社，2009.

第三章 开埠前的"申城"医事

1843年上海开埠后,西方文化大举入侵,在西医的冲击下,上海开启了中医药医疗、教育、药业的近代化发展模式。在此之前,上海的医药活动,包括医疗活动、医学传承等,与全国其他地区一样,在中华文化的背景下,延续着传统的发展模式。

第一节 古代上海中医的授业与传道

中医人才的培养是中医药学发展繁荣数千年的基础和核心。中国古代医学教育主要有官方教育和家传与师承教育两大类,官方医学教育机构较少,培养的人才数量有限,家传与师承教育是古代医学人才主要培养方式。

一、官方医学教育

古代官办医学教育由政府兴办,以中央教育为主(如太医署、太医局或太医院),但各地有不同规模的地方医学教育。官办医学教育特点是:由政府统一管理、有相对固定的教育制度和相当规模的师资力量。因此,它相对于师承制教育而言具有稳定性、规模性、制度性和管理的统一性等方面的特点。

从现存史料记载来看,我国古代官方医学教育发展脉络大致是:① 最早可追溯到战国时期,乃至更早[1]。② 有明确医官教习之设并开始

---

1 据《周礼·天官》记载,当时的宫廷医生已有食医、疾医、疡医、兽医之分,还建立了一套医政组织:"医师上士二人,下士二人,府二人,史二人,徒二十人,掌医之政令,聚毒药以供医事。"

隋唐时期的太医署

隋代太医署内设医、药两个教育体系，在招生、教学、师资、考核等方面均有明确的制度规定。唐代，太医署的组织结构比隋代又进一步扩充和完善，在医学教育职能方面也发挥着更为重要的作用，不仅招生规模大大扩充，在分科、教材设置和考核制度等方面也有了发展和完善，同时地方医学教育逐渐兴起。唐代在州府普遍设立博士、助教，传授医学。从贞观三年（629年）起，许多州相继设立了地方性的医学校。

形成制度则始于晋代。刘宋元嘉二十年（443年），太医令秦承祖奏请朝廷设置医学教育机构，是政府创办医学教育最早的明确记载。[1][③] 隋唐时期，太医署正式建立并长期存在，集医政、医疗和医学教育为一体，成为官方医学教育的固定机构。[2][④] 宋代设立的太医局为专门的医学教育机构，各道、州、府仿照太医局的教学方式设立地方医学教育机构。[⑤] 元代世祖忽必烈重建久已废弛的各路医学教育。[3][⑥] 明代太医院除负责皇帝及内宫嫔妃的医疗保健外，还对全国各府、州、县的医学机构中的医官进行考核、任免和派遣。明代对地方医学教育比较重视，全国大部分州、府、县均已设立了医学，地方医学教育达到了高峰。[4][⑦] 清代医学教育大体上沿袭明代制度，但不如前代兴盛，地方虽也开办医学教育，并规定了考试制度，但规模很小。

从古代官方医学教育机构和制度的设置可以推测，上海地区的医学教育与当时的建制隶属关系相匹配（表3-1）。

上海地区的建制可追溯到夏商时期。当时，上海还是一片渔村，属扬州辖域，春秋时期经历吴、越、楚的统治，秦代属会稽郡管辖，北魏末年设华亭镇，至隋代属苏州管辖，隋以前的上海官方医学教育尚缺乏可靠的资料。隋唐时期华亭由镇升格为县，隶属于苏州。按照当时的建制，全国各州均设医学教育机构，苏州作为唐代的上州，设医学博士1人，助教1人，学生15人。两宋时期，华亭县曾分别归属于苏州、秀州。至南宋庆元元年（1195年），升秀州为嘉兴府，此时上海大部分地区分

---

1 《晋书·挚虞传》记载了晋武帝至惠帝期间的人及事："今尺长于古尺几于半寸……医署用之，孔穴乖错……" 可见，医署在西晋初就已设置。根据两晋史料，医署在设立之初，是医政管理机构，并非教育机构。《唐六典》卷十四注记载："晋代以上，手医子弟代习者，令助教部教之。宋元嘉二十年，太医令秦承祖奏置医学，以广教授。至三十年省。"

2 姜小华.古代中医官方教育的史学研究[D].南京：南京中医药大学,2007.

3 张文勇,童瑶,俞宝英.上海中医药文化史[M].上海：上海科学技术出版社,2014.

4 梁峻,梁平.明代中医教育史论[J].中医教育,1996,15(3)：37-38.

属平江府、嘉兴府,崇明隶属通州。北宋神宗时平江府、通州设医学博士,进行医学教育、医生资格考试和出版医籍等,各县均设医学教授,因此当时华亭县也应设有医学教授。据史料记载:元代嘉定人唐永卿任平江路医学教授,华亭人徐复也任医学教授一职。华亭人何天祥在至正年间官任松江府医学教谕,其子何士方官嘉兴府教谕。

明代政府对地方医学教育比较重视,在各州、府、县皆设立医学,培养医学人才,地方医学教育兴盛。洪武十五年(1382年)崇明建县医学。洪武十七年(1384年)华亭医学训科姚士昂建县医学,此后松江府设医学,嘉定州医学降格为县医学;嘉靖二十一年(1542年)析华亭、上海两县建青浦县,上海、青浦两县均建县医学。

清代医学教育不如前代兴盛,上海开埠以前地方也开办医学教育,并规定了考试制度,但规模很小。其中,府设正科,州设典科,县设训科,名额各为一人,三科都由医士担任医官。这些地方医官一般都由礼部查明咨送,且知会太医院,年终造册报吏部存案。如松江府设有府医学,但嘉庆二十三年(1818年)前官署已废。各县设有县医学,但规模均较小。[1]

表3-1　古代上海官方医学教育机构设置概况

朝　代	上海官方医学教育机构设置情况
隋以前	未有相关资料记载
隋　唐	华亭镇隶属于苏州。苏州设医学博士1人,助教1人,学生15人
两　宋	北宋神宗时平江府、通州设医学博士,华亭县设医学教授
元　代	松江府设医学教谕1人,各县设学谕1人
明　代	1382崇明建县医学;1384年华亭建县医学,后松江府设医学,嘉定州医学降格为县医学;1542年上海、青浦两县均建县医学
清　代	松江府设府医学,于1818年官署废。上海各县均设县医学

二、家传与师授

民间的家传与师承是中医药的传统人才培养方式,这种方式在古代中医教育史上占有重要地位,对中医的延续与发展起了重要作用。

1　张文勇,童瑶,俞宝英.上海中医药文化史[M].上海:上海科学技术出版社,2014.

　　家传与师承教育方式大致有三种情况：一是亲属之间的直接传承，为家传；二是非亲属之间通过拜师学习的，为师承；三是私淑某医家而自学成才。许多医家不是单一形式学医，有家传兼从师，有家传加自学，有自学兼从师等多种形式。有学者选择我国历史上从汉代至明清各朝代医术水平、学术造诣较高且有一定历史影响的著名医家36位，对其师承情况进行分析研究。结果显示，秉承家传与从师学医这两项合计占64.9％，说明师徒传授仍是古代大多名医学医入门的主流方式。[1]

　　上海地区一些著名的医家学术流派，其代代相传、不断发展的历程本身也就是家传师承培养后代医学人才的过程。早期的如南北朝时期的东海徐氏[2]，自徐熙始，代有名医，著名的有徐枢、徐复[3]等，其可考证的传承谱系如图3-1。

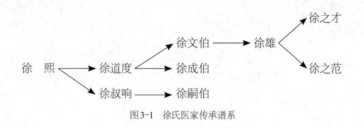

图3-1　徐氏医家传承谱系

　　另如上海青浦何氏，历经宋、元、明、清、民国直到现代，是上海地区，同时也是全国流传最久的医学世家。医史学界泰斗陈邦贤在《上海中医药杂志》撰文《江南何氏二十八世医访问记》，谓"江南何氏从南宋初年到现在，800余年间产生了350余位医生，绵延不断、世世相承地热爱自己的专业……这不仅是祖国医学史上难能可贵的资料，也将是国际医学界上少见少闻的奇迹"。何氏第一代医生，是南宋绍兴年代的何柟、何彦猷兄弟，何柟官拜吏部侍郎，何彦猷为大理寺丞，均因岳飞抗金事由，不愿枉法屈从，弃官从医。自此世代相传不辍，至第二十二代何世仁（1752—1806）、第二十三代何书田（1774—1837）、第二十四代何鸿舫（1821—1889），医学史上誉称"重固三何"。[4]

　　龙华张氏内科创始于明代崇祯末年，自张元鼎始，子嗣后世绳其祖武，代有传人，从未断隔。九代张晓云、张竹云、张蔚云、张骧云四兄弟同时继承家业，各有创建。张氏家族立有遗训：每代长子

1　武文，刘英锋.古代名医成才经验的共性研究［J］.中华中医药杂志，2014,29（7）：2110-2114.
2　邓铁涛，程芝范.中国医学通史.近代卷［M］.北京：人民卫生出版社，2000.
3　《嘉庆上海县志》载："徐复，其先有名医者，宋时为濮阳太守，遇异人授以《扁鹊镜经》，遂以医名世……　徐枢，字叔拱，自华亭移龙华里，其先宋濮阳守熙，遇异人授《扁鹊神镜》，遂有所悟。"
4　上海市中医文献馆，上海中医药大学医史博物馆.海派中医学术流派精粹［M］.上海：上海交通大学出版社，2008.

何鸿舫

1821—1889，为何书田第三子，原名昌治，后改名长治，字补之，号鸿舫，晚年自号横泖病鸿、淞南医隐等，系何氏医家第二十四代传人。他身负家传，又兼学养深厚，医名誉满江南。何鸿舫育有二子，均承家学为医。他先后培养门生30多人。

必继家学。但是也鼓励其他子侄辈学医。《上海县志》中就有张益君传教子侄辈的记载："君兄弟各为赁庑，相距稍远，至是悯诸犹子，弱龄失怙，曲加恩纪家，故延师课诸子，令犹子之长者曰存教，日莅己所，与诸子共诵读，已且授《灵枢》《素问》诸书，每临诊并令旁坐录方剂，俾实练以致用。"张氏一门从张元鼎以来已经历了十三代，其中杰出者于《上海县志》《上海县续志》中被记载的有七代11人。[1]

家传和师承这种已延续数千年的方式培养了大量服务大众的医生，接续江南医脉，为开埠后上海中医的繁荣兴盛奠定了深厚基础。

｜第二节｜ 海上名医的施诊轶事

上海开埠以前，医家多为个人执业。历代的上海名医医德高尚，学养深厚、临证灵活应变，悬壶应诊，济世一方。以下通过实例展示古代上海医家的医德和医术。

一、崇尚医德，济贫救困

受中华民族传统文化的影响，在中医上千年的传承过程中，医德在从医人员的医疗行为中一直占据重要地位，疗疾救病、轻财重义是医疗行业约定俗成的行为规范。早在唐代，孙思邈的《大医精诚》就对医生提出了明确的职业道德规范，并为后世医者所尊崇。尤其是汉代以后，儒家思想

1　上海市中医文献馆,上海中医药大学医史博物馆.海派中医学术流派精粹［M］.上海：上海交通大学出版社,2008.

占据统治地位,不仅渗透到中医理论中,也深刻地影响着医者的行为。儒医成为医者仰慕并效法之典范。以"仁"为核心的道德思想也成为医生职业道德的核心——即"医者仁术",不以敛财为目的,致力于济世救人。这在古代上海的诸多医家中非常普遍,主要表现为两个方面。

（一）淡泊仕途,宁为良医

在中国传统文化观念中,入仕为官是读书人所追求的最高目标。淡泊仕途,潜心学术,在今天看来是再正常不过的选择了,但在以"学而优则仕"思想为主宰的封建社会里,却是为世人所称道的行为。在上海历代地方志中所记载的古代上海医家群体中,就有这样一批贤者,或淡泊仕途,或辞官而从医。如,元代华亭人何处恭,江南世医何侃之子,曾任太医院御医。元世祖时曾被征召而不出,坚守医学。另如元代松江医家陆怡,字悦道,精于医术。大德年间,右丞相答剌罕哈孙欲授予其官,但陆怡坚辞不受,被赐号为"悦道处士"[1]等。

（二）轻财重义,济贫救困

扶危救困是中华民族所倡导的良好美德,作为"仁心仁术"的中医秉承尤甚。救死扶伤,轻财重义是历代医者约定俗成的职业操守。古代从医者大多是个体行医,以治病收取诊金、卖药为谋生手段,能淡泊钱物的医生是难能可贵的。地方志等有关资料记载了古代上海的许多医家,或仗义疏财,救助贫困患者,甚至有些医家诊病不收任何钱财的事例。如,明代医家金印,字诚斋……业医不计酬报[2]。明代医家卢金,上海人,"凡遇见贫穷人家求诊,必求治愈。善治贫者之疾,投药立起;治富贵者则不甚效。他只接受病家少量的钱财馈赠,所以,以穷困终身"[3]。有为贫困患者免费施药的,如,明代医家沈震,字天威,"世为儿医,贫病施药"[4]。

清代名医何鸿舫（图3-2）,是青浦何氏第二十四世医,不仅

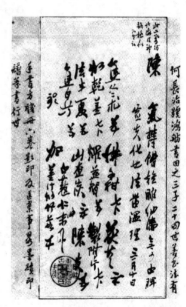

图3-2　何鸿舫处方手迹[5]

1　〔清〕宋如林,孙星衍.松江府志[M].清嘉庆二十三年（1818年）刻本.
2　〔清〕程其钰,杨震福.嘉定县志[M].清光绪庚辰（1880年）刻本.
3　张文勇,童瑶,俞宝英.上海中医药文化史[M].上海:上海科学技术出版社,2014.
4　〔清〕程其钰,杨震福.嘉定县志[M].清光绪庚辰（1880年）刻本.
5　何时希.何氏八百年医学[M].上海:学林出版社,1987.

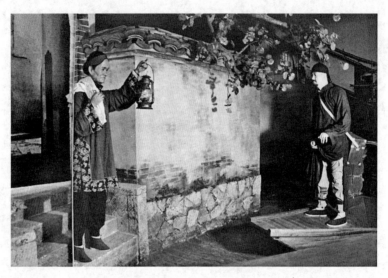

图3-3　何氏医家夜间出诊场景（青浦博物馆陈列）[1]

医术高超，更是医德高尚，常精心为患者着想。何鸿舫在重固镇开有"寿山堂"药店，遇到生活特别贫困的患者，他总是温言相劝，免收诊金。并在药方上盖上"免费给药"图章，让患者到他的寿山堂药店里领药（图3-3）。除此之外，他的药案旁经常放着一只钱斗（即柳条编制的用于量米容器，能盛一斗米，也可用以盛放铜钱），里面放用红头绳串好的铜钱，每串数十枚，遇到贫困患者，除免费诊病施药，他还常赠给患者家属或孩子钱串，叫他们买"过药"吃（中药一般味苦，服药后吃一些糖或水果之类以"过"之，称之为"过药"）。[2]

二、精研岐黄，医术高超

能流传后世的古代医家，均是医德并重的典范，他们除了医德高尚以外，无不医术精湛，今举数例。

元代华亭名医徐复，号神翁，居南桥（今浦东南桥镇）。尤其精通《灵枢》《素问》等经典著作。据《松江府志》记载："会稽杨维祯，患久痢而不能食。复诊之曰：顷于西门视一剧证，其脉与

1　张文勇, 童瑶, 俞宝英. 上海中医药文化史 [M]. 上海：上海科学技术出版社, 2014.
2　王敏. 清代医生的收入与儒医义利观：以青浦何氏世医为例 [J]. 史林, 2012 (3)：54-55.

公等，然公七日起，彼不出三日当殂。遂投剂至期愈，而阅三日者殂矣。维祯有歌纪其事。史弥坚女暴疾濒死，复视之曰：邪阴外薄而内争也。饮药遂苏。繇是人益称其神，复笑曰：吾岂以神自功哉，亦视强弱缓急治之耳。北方土厚而气劲，牛羊驼马之味胜于淮鱼海错，病实者十九；东南土薄水轻气未充而耗者，蚤形既亏而贼者甚，寒暑一侵则戚然勿胜，欲以北方之治治之，不亡则备。所以攻之而反益之也。吾察南北异宜，虚者充之，实者下之，本固枝强，其疾自已，奚神之有哉？三吴贵人多荐之，卒隐不出。"[1]

明代上海医家李中梓，字士材，川沙人，擅治疑难重症，对《内经》《伤寒论》钻研尤深，临证重视审问病因、鉴别病症、因病制宜、随症易法，每获奇效。鲁藩有一患者患寒疾，当时正值盛夏季节，却"寝门重闭，妆施毡帷，悬貂帐，身覆貂被三重，而犹呼冷"。李中梓诊断为"伏热"，称：古代有冷水灌顶法，现今可变通用之，就用石膏三斤，浓煎作三次服。患者服一次就去掉貂被，服第二次就去掉内帐，服用三次而尽去外帏，遍体蒸蒸流汗，遂呼进粥，疾若失。与李中梓同时代名医王肯堂，80岁时患脾泄，所请诸多医生都认为王肯堂年高体衰，辄投滋补药，病情加重。李中梓诊断认为：王肯堂体肥多痰，愈补则愈滞，当用迅利药荡涤之。肯堂也精通医术，就说："当今之医，唯我二人，君定方，我服药，又何疑焉。"李中梓就用巴豆霜，肯堂下痰涎数升而愈（图3-4）。

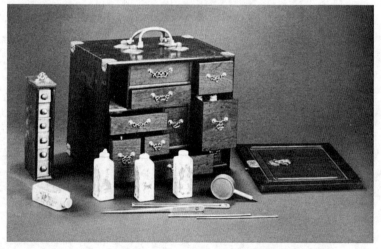

图3-4 中医出诊药箱（清末）（上海市历史博物馆藏）[2]

1 〔清〕宋如林，孙星衍.松江府志［M］.清嘉庆二十三年（1818年）刻本.
2 张文勇，童瑶，俞宝英.上海中医药文化史［M］.上海：上海科学技术出版社，2014.

第三节 | 上海的病坊、药局与善堂

病坊是我国古代收养和治疗患者的一种专门机构,是医院产生前的一种雏形。历史上,在不同时期曾经出现过诸如养病院、疠人坊、延寿寮、居养院、广惠坊、安济坊、安乐坊等不同名称,但其功能和性质基本上与病坊类似。药局是古代的官办药事机构,又称官药局,兴起于北宋,延续几百年[1];善堂是一种由慈善人士捐助修建的慈善机构。以上这些机构在古代救济或救治患者中发挥了不同程度的作用。病坊、药局和善堂是与医疗有密切关系的机构,在不同时期有不同的名称,功能也有所变化。下面简要介绍三者在历史上的演变,以及上海的病坊与善堂的发展概况。

安乐坊(病坊)

大文豪苏轼在杭州创建的中国第一家官办民助性质的平民病坊,在中国医学史上有很重要的开创性地位。熙宁四年(1071年)和元祐四年(1089年)苏轼两次来杭州,先后任职通判(州郡官的副职)和知州(习惯称太守),时间长达六七年之久,与杭州结下不解之缘。杭州地处江南,气候湿润,河流密布,加上贫困和医药匮乏,古代旱涝灾害与瘟疫频仍。苏轼第二次来杭州时,即1089年7月,"岁逢大旱,饥疫并作",他立即投入抗灾,吩咐众人多做些稠粥和药剂,并派出官员和医生,在多处设坊为患者医治,被救活的人不计其数。但此时杭州贫病之人实在太多,于是,苏轼筹集公款2 000两,又将自己50两黄金捐出,以供城中一病坊运转。南宋周辉在《清波别志》中较为详细地记述了这所病坊的名称、规模、运作模式以及地理方位。"苏文忠公知杭州,以私帑金五十两助官缗,于城中置病坊一所,名安乐,以僧主之。三年医愈千人,与紫衣。后两浙漕臣申请,乞自今管干病坊僧,三年满所医之数,赐紫衣及祠部牒一道。从之,仍改为安济坊……(安济)坊元在众安桥,迁于湖上亦未多年。"[2]

1 唐廷猷.古代官药局五百年[J].中国现代中药,2014,16(7):591-596.
2 金素芳.安乐坊考略[J].兰台世界旬刊,2012(11):65-66.

一、演变中的病坊、药局

从有关资料来看，我国早在周代就有病坊设施，据《周书·五会篇》记载，周成王执政时，曾在成周大会的会场旁边设立过病坊。到春秋时期，齐国政治家管仲在国都建立了"养病院"，专门收容聋、盲、跛、躄等残疾人到此集中疗养。隋代还曾专门设立过收容麻风患者的隔离病院—"疠人坊"。唐代，我国还出现了专门为病僧疗疾的"延寿寮"[1]。宋代与病坊类似的机构在种类、数量上均有明显增多，出现了太平惠民局、福田院、居养院、广惠坊、安济坊、安乐坊、保寿粹和馆、慈幼局等[2]具有医疗功能的机构，而且其规模也逐渐扩大，院内设备完善，制度日趋周密。太平惠民局是宋代专门经营药品的官方机构，其名称几经改易：始建时称"买药所"，崇宁二年（1103年）改为此名，政和四年（1114年）又改为"医药惠民局"。该局卖药且治病，每遇疫病流行时施药治病。元、明两代仍采用此模式，称惠民药局。

宋代还出现了"医院"的名称。现存苏州文庙中的碑刻《平江图》，是我国古代留存至今最早、最详细亦最完整的城市平面图，它形象而真实地反映了宋代苏州的城市格局。在《平江图》上通衢之侧，明确标有"医院""惠民局"字样的医药机构，并与当时的政府机关"提干厅"比邻。

明清时期的太医院只为王侯宫廷人士治病，全国州、府、县级行政区大都设有安济坊、养济院等，救治普通百姓。

我国古代虽曾出现医院名称，但与现代的医院有所不同。现代意义上的医院，是以住院为主要方式，以医学技术为主要手段，提供医疗、预防、保健、康复服务，保护和增进人民身心健康的医疗卫生机构[3]，是西方医学传入我国之后才逐渐兴建的。但从发展的角度来看，诸如安乐坊、太平惠民局等已初步具备相应场所、医务人员，能够收容患者、诊治疾病、提供药物、提供预防保健服务及生活照料等，可以说已初具备现代医院的雏形。如宋代的安乐坊，是一个较为固定且长期的医疗场所，其医务人员主要是僧人，即"以僧主之"，且朝廷当时为了鼓励这样志愿为民的医僧，特规定"三年医愈千人的医僧，赐予紫衣"。并且其医疗制度也比较规范，每个患者都有记录在案。另如太平惠民局，除了以优惠价格向地方和民间批发出售药物，同时也有诊病治疗功能，每逢夏季、冬季和疫病流行时还施医给药。

---

1 徐建云.我国古代的医疗卫生机构之考察[J].南京中医药大学学报,1999,15(3): 168-169.
2 许有志.医院史话[J].安徽科技,1999(5): 47-48.
3 朱傲荣,张觉民,毛磊.中国卫生管理学[M].长春:吉林科学技术出版社,1997.

二、善堂、药局

上海地处医药事业比较繁荣的江南地区,大部分医生为个体开业,明清时期也出现了一些由政府官员、知名人士倡导或出资兴办的善堂、药局等慈善性医疗机构(表3-2)。现根据地方志等有关资料记载,概述如下。

据《崇明县志》记载,上海元代时曾建惠民药局,后废弃。

1. 同仁堂 乾隆八年(1743年)设于金山县法忍寺,名为同善堂,后改为同仁堂。嘉庆十三年(1808年),受知县郑人康指示,司事胡士亿等捐资募捐,同善堂移至朱泾镇文昌宫内,开展掩埋、施药、代谢文书等善事。

另,在崇明县北门内三官堂右,嘉庆二年(1797年)崇明县人田蕴生、陆秀严等呈请建造同仁堂,为施棺施药之所,知县谢生翘一起号召募捐,详立方案。咸丰年间同仁堂倒塌,同县人黄文钟劝捐重建。

表3-2 古代上海的善堂、药局

名　称	地　　　址	时　间	创立者
同仁堂	金山朱泾镇文昌宫内。 注:乾隆八年(1743年)原设于法忍寺, 原名同善堂,后废	嘉庆十三年(1808年)	郑人康、胡士亿等
	崇明县城北门内三官堂右。 注:咸丰年间倒塌,黄文钟劝捐重建	嘉庆二年(1797年)	田蕴生、陆秀严
广仁堂施药局	上海县城隍庙西之药王庙	乾隆四年(1749年)	李文耀
养济堂	朱泾镇青龙桥西 注:道光十六年(1836年)知县魏文瀛修, 同治六年(1867年)知县赵元昂重建	乾隆二十六年(1761年)	刘霖
同善堂	虹桥南	乾隆末年	王伫通
善庆堂	周浦泰安桥东吕祖殿	道光十六年(1836年)	不详
育婴堂	崇明县城北 注:原在北门外,康熙五十三年(1714年)建。嘉 庆二十二年(1817年),知县陈文述 重修。咸丰九年(1859年)知县王云鹤重修	乾隆末年	张感熊(移建)

2. 广仁堂施药局[1]　1749年上海县知县李文耀捐俸施药,并将城隍庙西之药王庙改为广仁堂施药局。

3. 养济堂[2]　乾隆二十六年(1761年)知县刘霖建造,在金山县朱泾镇青龙桥西。道光十六年(1836年)知县魏文瀛修,同治六年(1867年)知县赵元昂进行重建[3]。

4. 同善堂　在虹桥南,乾隆末年上海知县王侹通绅商公建,最初占地1亩多,后有人资助154多亩地,并购置房屋一所,每年用租金所得开展诸如施棺、施药、代写文书及掩埋等善事。咸丰初年,有医士周棠劝沈维桢即同善堂旧址创立惠育之举,凡贫户初生婴孩者赠给汤药费用。同治五年(1866年),堂房交同仁堂兼管[4]。

5. 善庆堂　在周浦泰安桥东,明万历年建。道光十六年(1836年),有本县人在殿侧建吕祖殿,为施医药之所。

6. 育婴堂　旧在崇明县城北门外,康熙五十三年(1714年)建。雍正十年(1732年)损毁,乾隆十二年(1747年)移建于城西南角。乾隆五十二年(1787年)又被损毁。知县张感熊移建于城北角,有堂房四十三间。嘉庆二十二年(1817年),知县陈文述重修。咸丰九年(1859年)知县王云鹤重修并整饬堂规。光绪五年(1879年)又拨永兴沙地三十亩[5]。

结　语

由上可知,上海古代的慈善医疗机构活动经费大多为社会劝募、捐助及义卖、义演收入所得,个别依靠地产租金等,官方资助较少。此时期的善堂及药局将施医、施药作为其社会活动的一部分,也常从事发放衣食、收养弃婴等社会公益活动,在施医、施药活动中也常聘请知名医师坐诊以提高知名度,吸引患者就诊。上海的这些善堂药局促进了医疗机构的发展,并在发展的过程中不断演变,为开埠后在西学东渐的影响下出现西式中医医院奠定了基础。

1　〔清〕龚宝琦,崔廷铺.重修金山县志[M].清光绪四年(1878年)刻本.
2　姚艳丽,陈丽云.近代上海中医医疗机构发展概述[J].中华中医药学刊,2012,30(7):1606.
3　〔清〕龚宝琦,崔廷铺.重修金山县志[M].清光绪四年(1878年)刻本.
4　〔清〕应宝时,俞樾,方宗诚编修.同治上海县志[M].清同治十年(1871年)刻本.
5　〔清〕林达泉纂.崇明县志[M].清光绪七年(1881年)刻本.

开埠篇

（1843—1911）
上海中医的百川汇流

1843年开埠，是上海发展史上的分水岭：独特的地理位置、特殊的租借政策、中西文化的交融与碰撞以及大量的移民涌入等因素，促使近代上海得以迅速发展，成为中国的经济中心。海派中医依托近代移民城市化之背景，浸润了上海地方文化及吴越文化，较早地吸纳西方新知；她荟萃各个医家流派，在传承中既保存了中医药传统特色，又有别于传统中医模式；在学术上中西汇通，开放创新。其特质与"海派文化"包容、开放、创新、灵活、多样的特点是一致的，其精神与开放融和、创新求进的现代城市精神是一脉相承的。"发皇古义，融汇新知"就是这一特征具体的精神写照。

　　上海中医的发展与此密切相关，办报刊、兴教育、建教育、汇中西，沪上中医界逐渐成为引领近代中医发展的中坚力量。本篇从近代上海中医名医汇聚、中医界的繁荣、中医对疫病防治、中西医汇通、中医医疗机构的创办、中药老字号的发展与中药贸易等方面进行叙述，展示上海中医的百川汇流与繁荣兴盛。

第四章 晚清上海的名医汇聚与医界繁荣

　　1843年，开埠时沪上市区人口不足10万，周边郊县近50多万。开埠后，历经几个阶段的移民潮，上海人口（包括租界和华人上海县城）在短时期内迅速增长。从1853至1862年，太平天国运动遍及江南各地，长江中下游尤其是江苏、浙江两省的民众大批涌入上海租界，租界人口激增至约50万；1880年洋务运动的开展，工商业的迅速发展促使上海城市化进程加快，人口需求量大大增加，大量外来人口涌入，成为工厂工人、码头搬运工、店员伙计、企业职员、会计文书等，一直持续到20世纪初。至1910年，上海人口达到128万。[1]从19世纪末到20世纪20年代，上海地区的人口构成已远非开埠前较为单纯的"上海本地人"群体[2]，而是明显带有"五方杂处""华洋共处"的特点[3]。据统计，从上海开埠后不久，上海租界的外来即移民人口就达到并始终保持在80%以上。[4]

　　开埠后，上海逐渐由一个地区性商埠发展为全国性的经济中心。快速形成了中西融合的状态，大大促进了城市化的进程，也加速了文化的开放和融合，形成了上海百川汇流的海派风格。当然这一方面与租界地区相对稳定的治理环境有关，另一方面也与大量涌入的外来移民密不可分。人口涌入和资本带入为上海发展提供了极大的物质保障。在这一背景下，晚清时期的上海医界，呈现出名医荟萃、各竞风流的局

1　樊卫国.论开埠后上海人口的变动[J].史料与档案,1995(6): 41–46.
2　上海人的概念应该说是随着行政规模和辖区变迁而有变化。从上海开埠（晚清鸦片战争以后），在上海行政区域内定居或出生并取得户口的人都称为"上海人"，但有若干分类与区别。上海社会科学院研究认为：上海人眼中真正意义上的"上海本地人"，一般是指在1843上海开埠以前就已经定居于上海县城所在地老城厢内（原属南市区，现属黄浦区）的原住民，如徐光启家族从其祖父开始就定居于上海县城老城厢内。参阅熊月之.略论上海人形成及其认同[J].学术月刊,1997(10): 55–61.
3　有关此时期上海人口构成的研究，也可参考熊月之,马学强,晏可佳.上海的外国人[M].上海：上海古籍出版社,2003.何亚平.上海国际化人口研究[M].上海：华东师范大学出版社,2012.
4　徐蚌民.上海市民社会史论[M].上海：文汇出版社,2007.

面。这一方面是由于上海本地世医传承有序，另一方面则是大量高水准外地医家汇入上海，在这一格局下，海派中医兼容并包的特质逐渐成型，一大批名医名师汇聚沪上，如费绳甫、丁甘仁、夏应堂、周雪樵、汪莲石、丁福保、谢利恒等，大大推动了上海中医药事业的发展，造就了上海中医繁荣不绝的盛景。

第一节 │ 绵延久远的世医名家

梳理上海中医发展历史可以发现，上海有着千年绵长的医脉，其学术流派早在古代就已经发展起来。如，源于宋代延绵 800 余年的何氏内科，是迄今为止有文献记载的上海传承最久的世医流派。另据有关地方志等文献记载，从唐代到清代末年，上海有文献记载的医家就有 1 000 余人，如何天祥、李中梓、刘道深、沈元裕、吴中秀、李用粹、王孟英等都是上海古代著名医家，特色突出的家系流派也有 10 余家。

在本土世医中，较为著名的有江南何氏、龙华张氏、蔡氏女科、青浦陈氏等，这些本地世医流派源远流长，人才辈出，无疑是海派中医的宝贵财富。

其中江南何氏绵延 800 余年，为沪上世医之翘楚。何氏医派，肇始于南宋何柟和何彦猷兄弟。何彦猷曾为大理寺丞，被奸臣陷害后，被弹劾去职，从绍兴十一年（1141 年）起在京口（今江苏镇江）的十字街行医，其后子孙多行医者。南宋绍定年间（1228—1233），何侃归隐于松江行医，创松江一支。明万历年间，何应宰从松江迁居到华亭庄行（今奉贤区庄行镇），创奉贤一支。清乾隆时期，何王模由庄行镇徙居青浦，将何氏医脉从此传至青浦。明代上海地区的何氏医派主要有松江和奉贤两个分支，清代则有青浦分支。其中有何渊（字彦澄，六世，何禄元长子）等多位任职太医院者，赫赫医名，延续至今，是上海地区流传最久的医学世家。医史学界泰斗陈邦贤在《上海中医药杂志》撰文"'江南何氏二十八世医'访问记"，谓"江南何氏从南宋初年到现在，800 余年产生了 350 余位医生，绵延不断世世相承地热爱自己的专业……这不仅是祖国医学史上难能可贵的资料，也将是国际医学界上少见的奇迹"[1]。

同样历史悠久的还有起自明代末年的龙华张氏内科。该流派代系相传，从未断隔。自张元鼎

<hr>

1 陈邦贤.江南何氏二十八代世医访问记［J］.上海中医药杂志.1957（12）：47-48. 另外关于何氏医学的结束可参阅何时希.何氏八百年医学［M］.上海：学林出版社，1987. 王敏.世医家族与民间医疗：江南何氏个案研究［D］.上海：华东师范大学，2012.

始，子嗣后世绳其祖武，代有传人，至八世张玉书时已形成明显的流派特色，并由后世继续发扬光大。九世张晓云、张竹云、张蔚云、张骧云四兄弟同时继承家业，各有创建，使张氏医学得到较大发展。特别是张骧云"冶伤寒温病于一炉"的见解及一整套行之有效的治疗方法，在沪上流传甚大，形成了张氏医学极其宝贵的学术积淀[1]。

除了内科之外，本土世医在女科、儿科、外科、伤科等专科领域也有重大影响，如妇科之中蔡氏女科，肇始于18世纪，始祖蔡杏农，自大场迁至江湾，至四世传人蔡砚香（1826—1898），名声更甚，传至蔡小荪，已历七代[2]。

在儿科方面，如代表性流派徐氏儿科，久居上海，世代儒医。近代儿科名家徐小圃就是徐氏儿科的代表性人物，擅长治疗儿科痧、痘、惊、疳，经验宏富。徐氏儿科原本主张清轻学派的经验，理论偏重于"小儿纯阳，无烦益火"，用药以"清""轻"为主[3]。

另外，在上海本土的中医外科流派中，顾氏外科之名可谓如雷贯耳。该流派已历四代，肇起于顾云岩，成熟于顾筱岩，传世以来，以善治疗疮著名，对外科诸病有独特经验。顾氏子孙相继操持外科世业，至顾筱岩成了名冠海上的疡科名医，以"疗疮大王"而誉满沪上。顾氏在医疗方法上，不墨守成规，遇有症情较重或疑难病患时，常与当时著名西医如牛惠霖、任廷桂等一起会诊，会诊时双方坦率交换意见，交流经验。

| 第二节 | 晚清外来名医身影

除了本地医家外，开埠之后，外来名医的涌入也造成上海中医界繁荣景象的重要原因。上海近代城市化的发展大大促进了社会对于卫生人才的需求量。外来医家的涌入既是大势所趋，也是时势使然。加之开埠后，近代上海逐渐形成开放、文明、重视契约的城市精神，对外来移民有着较强的包容性，大部分外来医家得以顺利融入，他们与本地医家一起为近代上海中医的发展与兴盛做出了巨大贡献。

外地医家来沪的时间段、集中度等情况总体上与涌入上海的移民高潮大体一致。周边地区的

1　张氏内科流派的现代传人有张志雄、张伯讷、张镜人等，尤其是张镜人是现代闻名沪上的中医大家。关于张氏医派的介绍可参阅张文勇. 海上名医——张氏中医世家［M］.上海：上海人民美术出版社，2007.

2　蔡氏妇科的研究可参阅黄素英.蔡氏妇科临证精粹［M］.上海：上海科学技术出版社，2010. 朱南山的朱氏妇科原本是南通名医，后到上海定居，就融入了海派中医，成为上海妇科中的一个学术流派。

3　徐小圃的儿子患"伤寒病"重症，后经祝味菊重用麻、桂、附子等治疗痊愈后，这一事件对徐德思想产生重大影响。此后，徐小圃将温阳学派的学理与自己的经验相结合，在临床中运用温热药物，收到良好效果。

名医、流派重要人物来沪的时间可明显分成两个阶段:第一阶段为1860年前后。此时,太平军占领江南广大地区,江浙一带的民众纷纷逃入上海租界以避战火;第二阶段为1880—1911年的清末洋务运动时期。这一阶段因上海经济快速发展,城市化日新月异对劳动力需求量大,人口快速增长,而公共卫生系统的建设相对滞后。因此各类疾病发病率猛增,医生的需求量大涨,是外地名医来沪的另一重要阶段。从这两个阶段,医家来沪的原因显然与时局相关(表4-1)。

在外来中医名家中,尤以江苏武进名医(后称孟河医派)为甚。被誉为"近代沪上中医第一人"的丁甘仁就是其中的代表。有记载丁甘仁早年在无锡、苏州行医,一说:"他在苏州时业务平平,一次为县官之子看病时,不慎失手,将加究捕,得好友报信,才只身黄夜逃至沪上,十分狼狈……"二说:"至姑苏,又以行露之嫌,下在缧绁,培之言于苏抚而脱之难,军流孟城,释于弯石桥,遂从培之游。"[1] 1890年前后,丁甘仁来到沪上,上海对于这样一个有医疗事故嫌疑的医生,并没有排斥他,而是给了他励志图强的机会,在丁甘仁老乡、近代孟河名医巢崇山的介绍下,丁甘仁栖身"仁济善堂"。由于彼时来善堂应诊者多为生活较贫困者,因此丁甘仁得以贴近百姓,大量的临床实践使得他的医术突飞猛进,为其最终奠定近代名医的地位打下了坚实的基础。甚至可以说,近代孟河医派所获得的成就与影响离不开近代上海对于各类人才的包容及再锻造。

另外,近代实业家、大世界创办人黄楚九是浙江余姚世传中医眼科医生出身,然其发迹则是大上海造化的产物。黄楚九(1872—1931),浙江余姚人。少年时随父行医,略谙医术。15岁时父亲去世,随母迁居来沪,进清心书院读书,其后在南市开设颐寿堂药铺,挂牌为祖传眼科医生。[2] 1890

孟河医派

明末清初源起于江苏常州孟河的一大医学流派,以费伯雄、马培之、巢崇山、丁甘仁四大医家为主要代表,其高深的学术造诣、丰富的临床经验、灵活的诊疗方法、显著的治疗效果、众多的名医名家,在我国近代中医药发展史上产生了较大影响。在全国诸多流派中,孟河医派以其传承脉络清晰,门人弟子众多,学术弘扬,薪火相传而独具特色。

---

1 杨忠.丁甘仁传[M].上海:上海中医药大学出版社,2008.
2 施杞.上海中医药文化史[M].上海:上海科学技术出版社,2014.有关黄楚九的生平,可参阅曾宏燕.商·道——黄楚九传[M].上海:上海人民出版社,2015.

年起，黄楚九兴办中法大药房，之后发展迅速，涉足上海实业界各行各业，极具创新意识，被誉为"百家经理"，创下近代中国多个第一：中国第一家民族资本制药企业——龙虎公司（中华制药公司）；中国第一家屋顶花园——楼外楼；中国第一家综合娱乐场——新世界；远东第一大游乐场——大世界；中国第一家发行量最大的娱乐企业报——《大世界报》；中国第一个医药"托拉斯"——拥有21个医药工商企业的黄氏医药"集团"……他运用的新颖多样的广告手段，是中国广告史中重要而精彩的一页；他表现出的超前的品牌意识，是中国企业经营史上具有前瞻意义的理念。黄楚九这个失怙的少年能凭着自己的才干在上海打出一片天地，当然首先归功于其过人的胆略和不断创新的经营理念，但上海对异地医家的包容无疑也起了重要作用。

类似黄楚九和丁甘仁这样的传奇故事彰显了大上海的包容与创新，同时反映了有生存能力的外地医家来沪后，不仅能够适应而且获得了更大的发展，这也深深吸引着越来越多的外地中医人。上海对外地中医人的接纳程度和这一过程中所体现的宽阔胸怀，让更多的人受益，也让海派中医愈加繁荣。在随后的岁月中，逐渐形成了孟河丁派、张氏内科、顾氏外科、朱氏妇科、徐氏儿科、石氏伤科、针灸推拿各派等几十个特色鲜明、风格各异的医家流派，也为民国时期上海中医"海派"风格和群星璀璨、欣欣向荣之景的形成打下了坚实基础。

第三节 | 影响深远的沪上名医

从晚清上海中医的发展看，以重要医家为核心的流派和学派的形成是极为重要的事件。虽然说沪上众多世家也有传承和教授门人的传统，但外来医家对于上海中医流派和学派的形成和发展影响更为深远。丁甘仁、谢利恒、曹颖甫等外来医家定居上海后，一边行医，一边开课授教，吸引和影响了一大批学生或追随者。其中以谢利恒、丁甘仁等最有代表和影响。

谢利恒（1880—1950），名观，字利恒，江苏武进（今属常州）人，医学世家，且为当地望族。谢氏首次从理论上系统梳理了中医肇创以来发展的脉络，著《中国医学源流论》等。在医学教育方面更是大有作为，他在1917年与丁甘仁共同创办上海中医专门学校，为首任校长，门人弟子驰誉各地。[1]谢氏主编《中国医学大辞典》，为我国第一部大型中医辞书，有12名助手参与，历时9年，于

---

1 张如青,毛梦飞.满院杏花谁作主[J].中医药文化,2010,5(5):21-26.

1921年告竣。谢氏领导1929年反对废止中医的斗争，赴南京请愿，经抗争，废止中医提案被推翻，堪称中医英雄。谢氏弟子众多，谢利恒犹如恒星一样照耀着他们，对他们有重大影响，凡其弟子莫不交口称赞谢利恒的学问与人品。其弟子秦伯未、陈存仁、严苍山、章次公、程门雪、黄文东、虞舜臣、余鸿孙、张赞臣、许半龙、王一仁诸人后来都成为近代中医名家，其他如世交后辈盛心如、丁济华、丁济民、钱今阳、徐小圃、叶熙春、方慎庵、吴子深等皆为沪上名医。谢利恒影响了一代甚至数代中医人。

丁甘仁（1866—1926），名泽周，1866年2月8日生于江苏省武进县通江乡孟河镇。幼年聪颖，下笔成章。先从业于圩塘之马仲清及其族兄丁松溪，后又从业于一代宗匠马培之。丁甘仁刻苦学习，勤学深研不问寒暑，积累甚丰，对马氏内外两科之长（包括喉科）能兼收并蓄，尽得其真传。学成之后，初行医于孟河及苏州，后至沪上，医道大行，名震大江南北。

丁甘仁人气高，一是医术高，二是投身慈善事业，三是办教育、育人才。故丁氏内科在沪上，其声望影响及传人几乎占据半壁江山。丁甘仁为武进孟河医派后期代表人物，先学医于圩塘马仲清，后从马培之游，曾悬壶初在苏、锡等地，后定居上海。著有《孟河丁氏医案》《喉病诊治概要》《脉学辑要》等。1916年，他联合夏应堂、谢利恒诸同道，筹资办学，成立上海中医专门学校；又建沪南、沪北广益中医院，自此各省学子闻风而来，其中以程门雪、黄文东、章次公、秦伯未、许半龙、严苍山等最为有名，称为"丁氏流派"[1]。

晚清的上海中医在本土世医大家和外来名家的影响下，医生群体互相学习切磋，大大提高了识病诊病的能力，产生了很大的社会影响力。加之这些医家往往格局宏大，高瞻远瞩，对于近代上海中医教育出力甚多，为近代上海中医人才的培养呕心沥血，功劳甚伟。

结　语

由于时代的机遇，晚清上海成为全国文化和商业的中心之一，资本汇聚、人才汇集，是上海医界繁荣的客观条件。上海本土医家深受吴越文化影响，风格上细腻、认真、果断。开埠之后，外来医家大量来沪，使得上海医家逐渐呈现多样化的面貌。各地域医家流派的宝贵经验和知识体系，互相影响和交融，最终决定了上海中医界的深厚底蕴和百川汇流的文化特质。

1　关于丁甘仁的介绍可参阅杨忠.丁甘仁传［M］.上海：上海中医药大学出版社，2008.有关孟河医派的研究可参阅李夏亭.孟河医派研究荟萃——孟河医派三百年［M］.北京：学苑出版社，2010.蒋熙德著，丁一谔等译.孟河医学源流论［M］.北京：中国中医药出版社，2016.

表4-1 异地来沪名医时间及原因统计表（引自《上海历代名医方剂集成》）[1]

姓名	生卒年	原籍	来沪时间	来沪原因	专科或流派
陆懋修	1818—1886	江苏元和（今苏州）	约1860年	避祸（太平军）	内科
夏应堂	1871—1936	江苏江都	约1860年	避祸（太平军），随父来沪	夏氏内科
王孟英	1808—1867	浙江钱塘（今杭州）	1862年	避祸（太平军），来沪行医	内科,温病,疫病
巢崇山	1843—1909	江苏武进（今属常州，下同）	1863年	避祸（太平军）	孟河巢派,内科,外科
巢凤初	清末民国初年人	江苏武进	1863年	避祸（太平军），随父（巢崇山）来沪	孟河巢派,内科,外科
陈筱宝	1872—1937	浙江海盐	1872年	父来沪避祸（太平军），生于上海	陈氏妇科
费绳甫	1851—1913	江苏武进	约1880年	来沪行医	孟河费派,内科
黄楚九	1872—1931	浙江余姚	1887年	求学（清心书院）	眼科
丁甘仁	1866—1926	江苏武进	约1890年	来沪行医	孟河丁派,内科,外科,喉科,疫病
薛文元	1867—1937	江苏江阴	1897年前后	来沪行医	内科
周小农	1876—1942	江苏无锡	约1902年	来沪行医	内科
蒋维乔	1873—1958	江苏武进	1903年	来沪任职（学校教员）	气功养生
恽铁樵	1879—1935	江苏武进	1903年	求学（南洋公学专修英文）	中西汇通派,内科
黄鸿舫	1879—1945	江苏无锡	1903年	来沪行医	针灸科
谢利恒	1880—1950	江苏武进	1908年	来沪任职（商务印书馆编辑）	中西汇通派,内科,养生
徐相任	1881—1959	江苏吴县（今属苏州，下同）	约1908年	求学（随岳父来沪学医）	孟河费派,内科,疫病
王松山	1870—1962	江苏扬州	1910年	来沪行医（丁凤山大弟子）	一指禅推拿
曹惕寅	1881—1969	安徽歙县	约1910年	来沪行医	内科

---

1 从异地名医籍贯看，来自江苏38人（58%），浙江17人（26%），安徽3人（4%），广东2人（3%），河北2人（3%），江西1人（1.5%），福建1人（1.5%），山东1人（1.5%），四川1人（1.5%）。这种省籍分布状况与整个上海的移民情况基本一致，值得一提的是，有13位来自江苏武进籍名医，占到了20%。

（续表）

姓名	生卒年	原籍	来沪时间	来沪原因	专科或流派
殷受田	1881—1932	江苏吴县	约1910年	来沪行医	儿科
方公溥	1889—1948	广东潮州	约1912年	来沪行医	内科,儿科,气功养生
丁凤山	1843—1916	江苏邗江	1912年	来沪行医	一指禅推拿
殷震贤	1890—1960	江苏昆山	1913年	来沪行医	殷氏伤科
郭柏良	1884—1967	江苏江阴	1913年	来沪行医	内科,疫病
王子平	1881—1973	河北沧州	约1915年	友人相邀,来沪比武	王氏伤科
盛心如	1897—1954	江苏武进	约1915年	求学（来沪拜师学医）	内科
单养和	1890—1971	江苏武进	约1915年	来沪行医	儿科（单氏小儿推拿）
曹颖甫	1866—1937	江苏江阴	约1916年	来沪行医	内科,伤寒学派
朱南山	1871—1938	江苏南通	1916年	来沪行医	朱氏妇科,外感热病
朱小南	1901—1974	江苏南通	1916年	随父来沪	朱氏妇科
陈无咎	1883—1948	浙江义乌	1916年	避祸	内科,妇科
陈耀堂	1897—1980	江苏武进	1917年	求学（拜师学医）	孟河丁派,内科,气功养生
程门雪	1902—1972	江西婺源	1917年	求学（上海中医专门学校）	孟河丁派,内科,妇科
黄文东	1902—1981	江苏吴县	1917年	求学（上海中医专门学校）	孟河丁派,内科
费赞臣	1901—1981	江苏武进	1918年	随父来沪,行医	孟河费派,内科
章巨膺	1899—1972	江苏江阴	1919年	来沪任职（商务印书馆编辑）	内科,儿科,伤寒学派
张伯熙	1880—1949	江苏武进	1919年	来沪行医	内科,外科,喉科
贺芸生	1901—1973	江苏丹阳	1919年	求学（上海中医专门学校）	孟河丁派,内科,外科
方慎盦	1893—1962	安徽合肥	约1920年	来沪行医	针灸科
许半龙	1898—1939	江苏吴县	1920年	求学（上海中医专门学校）	孟河丁派,外科,喉科
余无言	1900—1963	江苏阜宁	1920年	求学（拜师学西医）	内科
佟忠义	1878—1963	河北沧州	1920年	来沪行医	佟氏伤科,针灸推拿科
严苍山	1898—1968	浙江宁海	1920年	求学（上海中医专门学校）	孟河丁派,内科,疫病
张汝伟	1894—1966	江苏常熟	1920年	来沪行医	内科,妇科,喉科
章次公	1903—1959	江苏镇江	1921年	求学（上海中医专门学校）	孟河丁派,中西汇通派

（续表）

姓名	生卒年	原　籍	来沪时间	来 沪 原 因	专科或流派
严二陵	1901—1981	江苏吴县	1921年	来沪行医	内科,疫病
王仲奇	1881—1945	安徽歙县	1923年	来沪行医	内科
刘鹤一	1901—1976	江苏武进	1923年	来沪行医	内科,伤寒学派
政颂文	1898—1966	江苏太仓	1924年	求学（南洋医科大学）	外科
唐吉甫	1903—1986	浙江湖州	1924年	来沪行医	妇科,内科
陆南山	1904—1986	浙江宁波	1925年	来沪行医	眼科
魏指薪	1896—1984	山东曹县	1925年	来沪行医	魏氏伤科
童少伯	1906—1987	江苏溧阳	1925年	求学（上海中医专门学校）	孟河丁派,内科
祝味菊	1884—1951	浙江绍兴	1926年	避祸（四川军阀混战）	中西汇通派,内科,伤寒学派
刘民叔	1897—1960	四川成都	1926年	来沪行医	内科（肿瘤）
林墨园	1900—1974	浙江平湖	1928年	来沪行医	林氏痔科（肛肠科）
茹十眉	1908—1989	广东东莞	约1935年	求学（拜师学医）	中西汇通派
姚和清	1886—1972	浙江宁波	1935年	避祸（抗战）,来沪行医	姚氏眼科
许裁甫	1901—1963	浙江嘉善	1936年	避祸（抗战）,来沪行医	外科
夏墨农	1892—1950	浙江德清	约1937年	避祸（抗日战争）	夏氏外科
方行维	1886—1964	福建闽侯	约1937年	避祸（抗战）	内科,外科
陈道隆	1903—1973	浙江杭州	1937年	避祸（抗战）,来沪行医	内科,妇科
董廷瑶	1903—2002	浙江宁波	1937年	避祸（抗战）,来沪行医	董氏儿科
刘树农	1895—1985	江苏淮安	1938年	避祸（抗战）,来沪行医	内科,儿科
吴涵秋	1900—1979	浙江宁波	1938年	避祸（抗战）,来沪行医	内科,伤寒学派
姚国鑫	1903—1987	浙江海宁	1941年	来沪任职（中医学校教员）	内科,妇科,疫病
祝怀萱	1901—1963	浙江海宁	1948年	来沪行医	内科,妇科,血吸虫病

第五章 沪上疫病与中医防治

　　明清时期，江南地区对于疫病的应对，主要依靠乡绅、宗族等地方力量进行救护与医疗，带有明显的地缘特征和互助色彩。地方士绅在其中所起的作用是主导性的，中央或地方行政往往很少直接干预。[1]

　　1843年上海开埠后，城市规模逐渐扩张，人口也急剧增加，在公共卫生体系尚未完善之初，城市防疫问题一直是悬挂在当局者头上的达摩克利斯之剑。人口密度的增加、城市排污与垃圾处理的无序、公共卫生体系的缺失等因素，都是滋生疫病的主要原因。可以说，开埠后上海地区的疫病并非纯粹自然灾害，而是由于城市发展所带来的发展型灾害，这类灾害与近代沿海都市畸形发展有着直接关系。同时，由于城市内外人与人之间的频繁交往与流动，使得城市面临疫灾的风险以及疫病爆发后的传播范围都要比一般地区大得多。具记载道光二十八年（1848年）起，上海时有霍乱、伤寒流行。同治元年（1862年），法租界有染鼠疫者无一生存。自该年至1924年中，有5年发生鼠疫。光绪七年（1881年），《申报》有沪地天花盛行的报道。光绪年间天花不断，尤以光绪三十年（1904年）、光绪三十三年（1907年）流行最烈。光绪十年（1884年），恶性疟疾肆虐申城，常年为害。光绪二十五年（1899年）流行猩红热，公共租界患病死亡近1 500人。越3年再度流行，当年死亡1 527人。光绪二十七年至二十八年（1901—1902），上海、南汇等县喉痧大作，"多至不救，有合家死亡者"。[2]

　　清末民初，上海在预防疫病方面，吸取了大量西方公共卫生关于社

1　关于清代江南的疫病应对，可详阅余新忠.清代江南的瘟疫与社会——一项医疗社会史的研究［M］.北京：中国人民大学出版社，2003.关于中国疫病防治的研究也可参阅张自力.健康传播与社会——百年中国疫病防治话语的变迁［M］.北京：北京大学医学出版社，2008.
2　朱敏彦.上海防疫史鉴［M］.上海：上海科学普及出版社，2003.

会综合治理的思想,开启了中国现代公共卫生之门[1]。在此过程中,本土中医结合江南地区民风水土的特点,对疫病积极干预,对症下药,在保障民众健康、稳定社会次序方面,发挥了重要作用。

| 第一节 | 开埠前后上海地区的疫病

清末,上海属于疫情多发的城市,其原因一方面是清末上海经济发达、商业繁荣带来的人口流动频繁,人们对疫病防治的观念落后。另一方面,上海疫病的发生与其地理位置、环境气候以及社会因素等也密切相关。上海地处太平洋西岸、亚洲大陆东沿、长江三角洲东端、南北海岸线中点,北濒长江口,南临杭州湾,西部、西北部与江苏的苏州地区相接,西南部与浙江嘉兴地区相接,属亚热带季风气候,温和湿润,四季分明。特定的气候和地理位置,是上海成为良港的重要条件,但对疫病而言,温暖湿润的环境却有利于疫病的产生和传播[2]。

疫病

疫病,是指具有高传染性的疾病。包括瘟疫、瘴气、痢疾、疟疾、流行性感冒、鼠疫、伤寒、麻风病等,是一个较为广泛的概念。

一、开埠前的疫病情况

据《上海县志》的记载,上海地区疫病流行的记载最早见于明景泰五年(1454年):"夏,上海县、华亭县大疫,死者无数。"但记录比较简单,无疫病名称、原因、流行传播等情况的记载。从明景泰五年(1454年)至道光二十三年(1843年)的近400年时间,单单上海县有记载的大疫就发生过

---

1 关于清末上海租借地区的检疫情况,可参阅胡成.检疫、种族与租界政治[M]//胡成.医疗、卫生与世界之中国(1820—1937).北京:科学出版社,2013.
2 有学者认为人类传染病的病毒与细菌是农耕社会家畜家禽与家禽饲养业的产物。中国农耕社会历史悠久,明清时期地处长江中下游地区的上海,家畜家禽饲养业就已相当发达。日益增加的人口和繁荣的农业与畜禽饲养业,必然带来病毒和细菌的大量繁殖,为疫病的发生提供了温床。引自喻嵘,黄爱群.我国历代疫病流行及防范述略[J].湖南中医学院学报,2004,24(3):19-20.

12次,分别为明景泰五年(1454年)、正德五年(1510年)、弘治八年(1495年)、嘉靖三十六年(1557年)、清康熙二年(1662年)、康熙十六年(1677年)、雍正十一年(1733年)、乾隆十四年(1749年)、乾隆二十年(1755年)、乾隆二十一年(1756年)、乾隆四十九年(1784年)、道光元年(1821年)。其中,道光元年对疫病病情的记载相对明确,其云"夏大疫,其证多系干霍乱,手足拘挛,须臾不救,且易传染,有一家丧数口者"。其他年份均只记载"疫""大疫",缺乏详尽的记录。[1]

二、开埠后的疫病情况

1843年上海开埠后,随着人口规模及流动量的增加,疫病不仅频繁发生,且疫病种类增加。随着人口大规模增加,进出流动频繁以及工业的快速发展更加重了自然环境的恶化。大量的移民不仅仅为上海带来了发展所需的大量资金、技术等,同时也带来了新的疫病。例如,开埠后1850年夏天的伤寒广泛流行[2]。

据文献记载,从晚清到民国期间上海疫病的流行呈现逐年加重的趋势。其中较大的疫情有1850年流行伤寒;1862年流行鼠疫与霍乱;1863年流行霍乱;1877年,上海霍乱大流行,此次霍乱不局限于上海地区,从而导致1878年霍乱散发;1881年流行天花;1884年流行恶性疟疾;1887年霍乱流行;1899年流行猩红热;1907年流行霍乱;1908年发现霍乱和鼠疫;1911年鼠疫大流行;1918年又出现大规模流行性感冒;1919年、1926年、1938年均流行霍乱等。[3]从史料可知,霍乱与伤寒是近代上海开埠后危害最大、最为频发的疫病,其他如菌痢、鼠疫、天花、恶性疟疾、猩红热、流行性感冒等也较为常见。

三、疫病频发的主要原因

1. 人口因素 大量的移民,不仅带来了新的疫病,人口密度的快速增加也使得疫病发病有了

1 参阅朱敏彦.上海防疫史鉴[M].上海:上海科学普及出版社,2003.张明岛,邵浩奇.上海卫生志[M].上海:上海社会科学院出版社,1998.《健康让生活更精彩——走进世博》编辑委员会.平安上海[M].上海:复旦大学出版社,2010.

2 据学者研究证明,这次伤寒疫病的爆发与这一年上海刚刚开辟通往伦敦的航船线路有很大的关系,轮船在加强上海与外部世界对接的同时,也使得更多的瘟疫得以登陆上海,甚至进一步危害中国其他地区。

3 郑泽青.昨天的抗争——近代上海防疫掠影[J].上海档案,2003,19(4):50-53.另外,《申报》中关于晚清上海地区疫病的防治状况有较多记载,可参阅曹树基,李玉尚.上海的反应:从旁观者到当事人——以《申报》为中心[M]//曹树基,李玉尚.鼠疫:战争与和平——中国的环境与社会变迁(1230—1960).济南:山东画报出版社,2006.

"很好"的温床。1843年上海人口只有27万人左右，而1930年这一数字已蹿升至311万，人口密度达到了3 440人/千米^2。人口极度拥挤，路上垃圾不能及时清除，土地不洁，空气和水不纯，感染传染病的机会就更大。[1]

2. **居住环境与生活方式**　晚清时期，上海由于商业繁盛，以及历次战争及其他原因，导致大量人口移入。当时就已出现地价高昂、居住拥挤、生活环境恶劣的状况。《上海小志》对此有所描述："地面有限，人口无限，房屋栉比，地价日增，就居者靡不资。交通稍便之处，租费尤昂，昔时每幢一二金者，今有增至数十金或百金矣。且须小租、挖费及开门钱种种，至房屋开间则愈造愈窄，天井小如一线，灶披窄仅数尺，以'鸽笼'非过也，租昂不克担负，一幢往往居有数家，丛积之物为残余，为排泄，炭气充塞，火灾之危险，疾病之传染，沪居皆然，此则尤甚。""城河之水潴秽不泄，每交夏令，秽气熏蒸，殊于卫生之道大有妨碍，而以黑桥滨、亭桥滨犹甚。"[2]地域狭小和人口膨胀的矛盾，直接导致房价、房租剧增，从而影响到平民家庭的生活质量，并为疫病传播创造了条件。[3]混乱与无序成为疫病的温床，这是近代上海疫病频发不止的一大症结。

3. **商贸因素**　疫病在世界范围内的大规模流行，与世界一体化的进展密切相关。丁日初曾对上海埠际贸易进行过研究。他指出1894年至第一次世界大战爆发之前，由于西方资本主义国家在中国不断扩大其商品销售和工业原料收购，以及本国资本主义的初步发展，加上物价逐步上升，致使上海的贸易额增长特别显著。从第一次世界大战爆发到1927年，上海的贸易同样呈现逐渐增长的趋势，除个别年份因战争的影响外，总趋势是稳中有升，到1927年已达165 600万海关两。外国进口洋货值的增长，同上海贸易一样，可以说是同步增长，增长了90％；而进口货物转口到各埠的值增长较缓，仅为14％。[4]这说明，这一时期由于上海城市人口增加和购买力的上升，消费的洋货数量增加了。埠际贸易和对外贸易的发展，为20世纪上海市商业的繁荣提供了条件，特别是现代工业发展很快，城市人口迅速集聚，并随着城市经济的兴旺，城市商业也加速发展。由于发达的市场网络所造成的人员频繁流动与接触，也促成了疫病的频频发生与大规模流行。

4. **水质因素**　饮水是人类生存所必需的，而水质与一些消化道传染病的流行有着直接的联系，比如霍乱。上海地区俱饮黄浦水，其水甚不洁净，食物水源污染是引起疫病传播的重要途径之一。时人程瀚章在《论防疫之先决问题》一文中写道："今上海之时疫，最先发生且患病之处，莫不

1　胡勇.民国时期上海霍乱频发的原因探略[J].气象与减灾研究,2007,30(2): 38-42.
2　胡祥翰.上海小志·上海乡土志·夷患备尝记[M].上海:上海古籍出版社,1989.
3　忻平.从上海发现历史[M].上海:华东师范大学出版社,1996.
4　丁日初.近代上海经济史[M].上海:上海人民出版社,1997.

知在闸北一带。而闸北自来水之污秽浑浊，水中含有病菌之多，亦为全世界之冠。则时疫之与自来水不洁之关系，从可知矣。"[1] 尽管如此，20世纪20年代上海供水管理系统尚未进入良性轨道，由于其所供水不洁，经常引发霍乱流行，成为重大隐患。[2]

5. 战争因素 战争难民，更是疫病发生的策源地。近代中国战争频发，上海虽然相对安定，但各地的战争难民蜂拥而入，加大了疫病流行的风险。源源涌入的难民，普遍难以得到医疗的保障。拥挤、混乱、饮水不洁、营养不良、缺医少药、小病得不到控制，难民集中地的卫生大成问题，加之医疗防疫条件非常有限，从而在两租界内引发了一些疫病的流行。

第二节 | 沪上名医对于疫病的防治

开埠前的上海虽然尚未建立系统的卫生防疫制度，但在与各种疫病的长期斗争过程中，积累了宝贵的实践经验。例如，在大疫发生后，组织人员掩埋死者尸体，从而减少了由尸体繁殖传染病毒和细菌的机会。明清时期设置的病坊、药局等机构对疫病患者进行隔离收治，施医施药，从而减少了疫病的传播。另外，明清时期，中医学温病学术理论有了很大的发展，形成了独具特色的治疗体系。明代吴有性的《温疫论》、清代叶天士的《温热论》、薛雪的《湿热病篇》、吴鞠通的《温病条辨》、杨栗山的《伤寒瘟疫条辨》、刘奎的《松峰说疫》、王孟英的《温热经纬》等先后问世，使温病与疫病的学术研究达到了一个高峰，而他们所创制的达原饮、升降散、清瘟败毒饮等方剂为有效地控制疫病做出了重要的贡献。[3]

开埠后，上海疫病防治大体以西方公共卫生及西医为主，主要通过加强公共卫生来达到预防疫病的目的，如上海英租界开设之初，就将英国有关公共卫生管理的原则照搬了过来。第一个《上海土地章程》（1845年）便规定，租界内"应行公众修补桥梁，修筑街道，添点路灯，添置水龙，种树护路，开沟放水"，并禁止"堆积污秽，沟渠流出路上"。租界街道起初由工部局雇人打扫，每周3次，小弄多归私人负责。19世纪60年代中期以后，租界内人口日多，街道打扫的次数也逐渐增加。

1 程瀚章.论防疫之先决问题[J].新医与社会汇刊,1928,1(1):45-48.
2 如1926年,闸北水厂水源受污染引起霍乱流行,发病3 140例,死亡366人,是上海最早记载的水源性流行病例。此次霍乱流行后,闸北新建一所自来水厂,解决闸北居民的用水问题,并在南市另建一所自来水厂,两厂都有新式设备。1927年4—6月,经化验细菌平均数,发现南市竟多至4 105,闸北多至9 649。由此发现,上海华界饮料水之污浊,几已世界闻名,谈及时疫无不联想至华界水政。引自徐雪筠.上海近代社会经济发展概况[M].上海:上海社会科学院出版社,1985.
3 蒋文明.论明清时期温疫病的治疗特色[J].辽宁中医杂志,1995,22(5):198-199.

1869年，除星期天外，主要街道与部分小弄已归工部局每日打扫。为了防止尘土飞扬，19世纪70年代初，工部局开始使用垃圾车运送垃圾，用洒水车在界内主要街道洒水减尘。[1]

但中医在疫病的防治中也发挥了重要作用，诸多医家在理论和实践上都对疫病的防治做出了重要贡献，主要体现在防治观念的改进、理论以及治疗方法的总结与创新等方面。

一、名医论治疫病

传统中医多采用针灸、焚香、运动保健等方法预防疫病。清末民初，上海特殊的开放和繁荣，吸引着各地中医汇聚上海。疫病的流行，造就了一批海派名医，出现了以王孟英、丁甘仁、吴瑞甫、岑玄珍、徐相任、祝味菊、严苍山等人为代表的擅长治疗疫病的中医名家，他们汇通中西，各有特色。[2]近代"海派中医"在疫病流行期间，曾取得很好的疗效。[3]据史料记载，近代上海危害最大的疫病当数霍乱。例如1863年，仅7月14日一天，上海市区就有1 500多人死于霍乱。清代温病学家王孟英于1862年上海流行霍乱期间定居上海，并重订了《随息居重订霍乱论》，首次将从《内经》至清代中期历代中医治疗霍乱的理法方药做了一次全面的总结。

王孟英"避地来游"，对当时上海"人烟繁萃，地气愈热，室庐稠密，秽气愈盛，附郭之河，藏垢纳污，水皆恶浊不堪"的恶劣环境，感触颇深，认为饮水卫生的恶劣是上海"霍乱臭毒番痧诸证盛行"的主要原因。[4]

在治疗上，王孟英针对霍乱不同时期的特点进行治疗，往往多种手段并举。如，霍乱初起，王孟英运用"伐毛、取嚏、刮法、焠法"等方法解表祛邪，宣通营卫；霍乱邪入营分则首推"刺法"，除针刺少商、曲池、委中等穴位外，另选取针刺舌底静脉，刺出毒血，透营泻热。王氏还师法张仲景《金匮要略》治疗霍乱转筋的鸡矢白散（鸡矢白散方：鸡矢白，上一味，为散，取方寸匕，以水六合，和，温服），创制了治疗疫病霍乱的名方蚕矢汤（蚕矢汤方：晚蚕沙五钱、生薏苡仁、大豆黄卷各四钱，陈木瓜三钱，川连姜汁炒二钱，制半夏、酒炒黄芩、通草各一钱，焦栀子一钱五分，陈吴茱萸泡淡三分）。[5]

1　何小莲.论中国公共卫生事业近代化之滥觞［J］.学术月刊,2003（2）: 61,64,65.
2　杨枝青,陈沛沛.近代上海中医防治疫病的"海派"特色［J］.中医药文化,2008（5）: 53-56.
3　季伟苹,陈沛沛.论"海派中医"［J］.上海中医药杂志,2007,41（5）: 3-7.
4　陆翔,武刚,肖红玲.王士雄《霍乱论》预防医学思想浅析［J］.安徽中医学院学报,2001,20（2）: 10-11.
5　〔清〕王孟英.随息居重订霍乱论（近代中医珍本集·温病分册）［M］.杭州: 浙江科学技术出版社,1987.

此外，王孟英还注重饮食调护。如，在《霍乱论》中明确提出"时邪霍乱痧胀……乃否塞不通之病"，宜"忌米汤"，又认为应"忌姜糖""忌热汤、酒醴"，其他如"鳗""鳖""蛇""市脯"不宜食用，"瓜果冰凉等……诸冷食皆在所忌也"。同时又指出"无论贫富，夏月宜供馔者……萝卜、丝瓜、冬瓜……及绿豆、黄豆所造诸物，人人可食，且无流弊。"[1]

二、名医防疫的海派特色

中国传统医学历来重视防范疫病，因认为疫病的发生是天地间别有的"疫气"所致，故在预防上以如何避秽浊之气为首要，如："疫为秽浊之气，古人所以饮芳香，采兰草，以袭芬芳之气者，重涤秽也。"[2]近代上海受到当时社会变革风潮的影响，许多中医开始有革新图强、求变求新的思想，主动接触、学习西方医学，逐渐形成了"吸纳新知、敢为人先"的海派特征。这使得晚清上海中医疫病的理论与实践，能够上承江南温病学余绪，旁纳西医学新知，在中西医学汇通、促进中医疫病学理论创新与发展方面做出了有益的尝试。后来吴瑞甫在《中西温热串讲·论病所以发生温热及恶寒之原理》(1921年)一书中曾有总结，其云："神经中枢为细菌易于侵害之处，往往起头痛不安、不眠、意识混浊、谵妄等症，于延髓之循环、呼吸中枢，亦受侵害，则其麻痹，实占死因之多数……此即中医所谓热入心包也。"[3]将西医学神经生理等知识与中医温病学理论相汇通，是晚清民国中医对疫病临床诊断的新认识。

近代防疫思想是一种伴随着西方医学而来的新理念，一种隶属近代公共卫生范畴的新制度，它包括疫情报告制度、隔离治疗、消毒、免疫接种等内容。近代的上海得欧美风气之先，很快成为了近代中国公共卫生制度的"试验田"。如，岑玄珍在针对鼠疫的预防中就提到："其传染媒介，普通以鼠蚤为多，故当该症流行时，以扑灭鼠类为最要……传染区域，往往为海港或船舶出入之地……故当有此病流行时，对于舟车往来之商港，应设检疫处，严重取缔所有运来货物。所有运来货物，皆须消毒，方准起上。""本病(鼠疫)最宜注重预防之法，病人应收容于适当之隔离室中。"岑氏还提出应监视患者周围邻居，及患者衣物严格用拉苏、石炭酸消毒等预防措施。[4]

晚清上海较之中国其他地区更为开放、更早进入工业化，由此而带来环境的变化。这种变化

1 〔清〕王孟英.随息居重订霍乱论(近代中医珍本集·温病分册)［M］.杭州：浙江科学技术出版社,1987.
2 张汤敏,具炳寿,孙仁平.解读中医论疫治法［M］.北京：化学工业出版社,2004.
3 吴瑞甫.中西温热串解［M］.福州：福建科学技术出版社,2003.
4 岑玄珍.中西合璧内科新编［M］.上海：世界书局,1949.

使上海中医逐步意识到自然环境、饮食卫生等对疫病传播的影响，认识到检验检疫的重要性。因此，近代上海中医提出了设置海关检疫处、隔离病患、监视嫌疑患者、严格消毒等现代传染病的预防措施。防治传染病的重点也逐渐由治病提前到防病上，这种将"不治已病，治未病"的中医经典理论，应用到传染病的预防方面并不断发展，创新出了一系列符合当时疾病谱变化的防治方法。

结　语

　　在西方公共卫生体系传入中国之前，中医是国人预防、应对疫病的主要手段。上海开埠前后疫病的爆发与局部战争和人口大量迁徙有关。虽然开埠后，租界逐渐引入西方防疫制度，中医在疫病防治方面依然发挥着重要作用。此时期，中医温病学术得到了重要发展，医家留下的大量宝贵著作与相关经验，直至今日仍有重要价值。

第六章 | 沪上中医书报的刊行与中医药广告

以吴越文化为主体、在融合多种文化元素基础上形成的海派文化具有明确的开放意识,尤其是开埠后,面临西方文化涌入而带来的中西文化的碰撞,上海文化的开放性表现得尤为突出,表现出"海纳百川"的意识和胸襟,适时把握住前所未有的发展良机,迅速成为国际化大都市。

鸦片战争后,西方科学文化迅速渗透入中国,由于科学文化要求的微观实证主义与中国传统文化所秉持的逻辑推理主义之间有着认知方向、认知方法以及认知准则等原则性的不同,西方的科学文化一踏入中国这块古老的土地,即与东方文化之间发生了各种形式的矛盾斗争。作为中国传统文化的经典产物和代表,中医学被前所未有的历史巨潮无情地推到这两种文化冲突的第一线。上海作为近代西方科学传入的第一窗口,其中医界也率先遭受了前所未有的文化冲击。为保护和巩固中医的地位,振兴并发展中医学术,中医界有识之士在不断的斗争中逐渐认识到团结起来、形成组织的重要性。同时,在海派文化浸润下的上海中医也表现出其文化的开放性,在努力维护中医的同时,积极寻求变革,吸纳新知,借鉴西方先进经验,谋求中医新发展。这些因素促使了上海中医药社团的诞生及书籍、报刊的出版。

第一节 | 晚清上海中医书报的刊行

一、中医书籍的出版

1. 晚清时期上海出版业的发展背景　19世纪的技术革新为中国印

刷资本主义的兴起创造了社会环境,到19世纪晚期,随着诸多西方印刷技术的引进,上海凭借技术基础业已成为全国最重要的出版中心[1]。尤其是19世纪中后期石印术的传入,使得中国的石印商取代雕版印刷商,在一定程度上由于石印术的发展,上海开始成为独领一方的文化中心。医书的出版正是在这样的背景下逐渐发展起来。

2. 扫叶山房及其他石印出版商　扫叶山房为江苏席氏所建,名寓"校书如扫落叶,随扫随落"之意,是一家历史悠久的苏州出版商,1860年由于太平军战火被迫迁往上海,并在上海旧城的彩衣街开设了新的分部,同时在苏州保留一个分部。据《扫叶山房书目》[2]载:扫叶山房共有5个分号,扫叶山房北号,位于上海棋盘街;南号,位于上海彩衣街;汉号,位于汉口四官殿;苏号,位于苏州阊门内;松号,位于松江马路桥。截至1917年,扫叶山房在上海的河南路和广东路交叉口、松江以及汉口开设了分号。

1898年左右,扫叶山房购进了石印机。[3]据《扫叶山房书目》记载,山房在存世的岁月里,共出书2 000多种,主要内容是经、史、子、集以及字典、尺牍、字帖、中医书和旧小说等。[4]到民国时期,扫叶山房则成为专门出版医书的石印商。扫叶山房刻医书(含木刻本、石印本和铅印本)近200种,木刻本居多,达百余种。

扫叶山房刻书规模大,力量强。按内容分类含医经、基础理论、伤寒金匮、诊法、针灸推拿、本草、方书、临证各科、养生、医案医话医论、综合性医著等。所刻医籍内容丰富,种类繁多。其刻综合性医著达13种之多,综合性医著涉及内容广,卷帙宏富,消耗人力物力亦相对较多,故其刻书之力颇强。刻印医籍诸多版本流传后世,则其历史影响亦深远矣。

扫叶山房刊刻以临床疾病诊治医籍居多,且反复刊刻,晚清时期出版的医书如:

道光二十七年(1847年)、光绪九年(1883年)、光绪十年(1884年)、光绪三十三年(1907年)四刻《外科证治全生集》。

同治十年(1871年)、光绪十三年(1887年)刻《素问灵枢类纂约注》。

同治七年(1868年)刻《千金翼方》。

光绪六年(1880年)刻《医学心悟》。

1　〔美〕芮哲非著,张志强等译.谷腾堡在上海:中国印刷资本业的发展(1876—1937)[M].北京:商务印书馆,2014.该书第二章介绍了19世纪中后期石印术传入上海,从而提升上海作为文化中心的地位,促进晚清时期上海出版业的繁荣发展等情况。
2　扫叶山房主人.扫叶山房书目(刻本)[M].江苏:扫叶山房,光绪八年(1882年).
3　〔美〕芮哲非著,张志强等译.谷腾堡在上海:中国印刷资本业的发展(1876—1937)[M].北京:商务印书馆,2014.
4　张泽贤.民国出版标记大观[M].上海:上海远东出版社,2012.

咸丰八年（1858年）刻《大生要旨》与《（增广）大生要旨》，后于光绪十年（1884年）重刻。

咸丰一年（1850年）、光绪十四年（1888年）二刻《本草医方合编》。

光绪七年（1881年）、光绪三十年（1904年）刻《本草备要》。

光绪十五年（1889年）刻《广温疫论》。

同治十年（1871年）刻《验方新编》，又于光绪十四年（1888年）刻《（增广）验方新编》。

光绪五年（1879年）、光绪十五年（1889年）二刻《医林改错》。

光绪五年（1879年）、光绪十三年（1887年）二刻《医方集解》。

光绪六年（1880年）刻《温疫论》，同年又刻《温疫论补注》。

光绪九年（1883年）、光绪三十一年（1905年）二刻《傅青主男科》。

光绪十一年（1885年）、光绪三十年（1904年）二刻《伤寒舌鉴》。

道光二十二年（1842年）、光绪五年（1879年）二刻《金匮要略论注》。

初刻本医书相对较少，仅《服气图说》《曼陀罗华阁丛书》《生产合纂》《外科心法要诀》与《本事方释义》五种而已。杜文澜辑《曼陀罗华阁丛书》为扫叶山房独刻丛书，含《妇科秘方》《胎产护生篇》与《太乙神针方》3种医书。

除扫叶山房外，根据孙毓棠编《中国近代工业史资料·第一辑（1840—1895）》和《全国中医图书联合目录》显示，1876年以后，有63家石印商主要发行小说类和医书类两类图书。包括商务印书馆、广益书局、鸿宝斋书局、宏大善书局、鸿文书局、会文堂书局、会文堂新记书局、江左书林、校经山房、进步书局、锦章书局、千顷堂书局、上海书局、文瑞楼书局、章福记书局、大成书局、富文阁、广文书局、《申报》的申昌书室、世界书局、中华新教育社和著易堂[1]，都是晚清上海的医书出版商，这些出版商大都是综合性的。

其中，校经山房在光绪年间共刻印医书20种，部分医书印有"校经山房督造书籍"字样。该坊所刻《（绘图）引痘心法全书》颇有特色。校经山房光绪壬午年（1882年）刻《（绘图）引痘心法全书》，为该坊独刻本医书，仅存一部。此书内容主要有三：一者记述"引痘"（清种痘传入）历程；二者传扬邱浩川氏引进牛痘接种术；三者接种牛痘具体方法，并绘图明示。此书将诸名家颂扬之言手书上版，不惜版面。如阮元所书每页最多十二字，字大如斗，而康绍镛书"功参保赤"四字，则更不惜纸墨，每页仅一字。刻此颂词者共记六家，皆手书上版，刻工精良。由是亦见预防天花之种痘

1 〔美〕芮哲非著，张志强等译.谷腾堡在上海：中国印刷资本业的发展（1876—1937）[M].北京：商务印书馆，2014.

术已广为关注，其传扬之势愈为显著。

二、中医报刊的发行

近代中国沦为半殖民地半封建社会，西方医药大规模传入。中国形成中医和西医两个不同医学体系并存的局面。戊戌变法后，在资产阶级改良主义思想影响下，医学界"扬西抑中"，社会变革激烈，执政者限制乃至企图取消中医，中医药事业处于风雨飘摇之中。为了谋求中医事业的发展出路，上海中医医家和全国中医药界人士一道进行了前所未有的探索。创办期刊便是探索方式之一。与此同时，晚清时期，上海中医社团的雏形已出现。19世纪末20世纪初，由于西方文化的进入，各类思想十分活跃，各种争鸣时常出现。在文化界对所谓旧文化、旧传统（包括对传统医学）大多采取批判的态度，而在中医界自身中也出现了不同的学术见解和反应。在关于中医自身的学术发展、中西医学孰优孰劣、中医改进和革新等问题上出现一潮又一潮的讨论和论争。另一方面，由于上海地区的中医大多来自全国各省市，他们在学医及临床实践过程中对中医理论及方法存在认识和应用上的差异，加之各自的用药特点不同，从而形成不同的医学流派。这些都成为中医团体创立的思想背景。

汇通思想由个别渐渐成为有组织的行动，成为一股潮流。此期间出现许多汇通思想家，如周雪樵、丁福保、李平书、汪惕予、蔡小香、王问樵等。这些名家在"中西医汇通，改造中医"的旗帜下创办社团，制造舆论，开展讨论，这些具有汇通思想的学术团体包括医学研究会、中国医学会、中西医学研究会等。晚清时期，在上海出版的刊物主要有《医学报》（1904年创刊）、《上海医报》（1905年创刊）、《中西医学报》（1910年创刊）等。

1.《医学报》 清末西医已进入中国并迅速发展。西方医学在上海的广泛传播和发展，在中医界激起了波澜。1903年，李平书发起创办了近代上海第一个中医学术团体医学会，他在《申报》刊登"开办医学会启"，提到"兹特先设医学会以集同志互相讨论，然后著《医学报》，编医学教科书……"在新文化思潮兴起的社会背景下，中医界有识之士开始大量接触、学习西医，并进行中西医的比较，希望以西医的先进之处"改良"中医的落后。这一阶段也可称为发展初期，以1904年周雪樵创刊《医学报》，组织医学研究会为标志，其特征是具有汇通思想的医家们自发地组织起来，建立社团，出版报刊，共同商讨中西医汇通的思想、理论、方法，并开展活动。上海近代最早的中医药期刊《医学报》，1904年4月创办于上海，创刊人周雪樵以"改良医学，博采东西国医理，发明新理新治法，收集广思"为办刊目的。周氏说："当此外力膨胀，中医腐败之时，有此一报独辟町畦，熔铸中外，保存国粹，交换知识，则慰情胜无。"[1]可见保存国粹，振兴中医，熔铸中外，交换知识是该报办刊的宗旨。1905年冬，中国医学会成立，其宗旨"以研究医学及药学，交换知识，养成德义，振兴医学"为目的，开办医学讲习所。中国医学会于1910年更名为中国医学公会[2]。《医学报》作为中国医学会的会刊在全国21行省发行。此报是我国近代最早的中医报刊，当时在中医界曾产生很大的影响，共出版了153期。

2.《中西医学报》　1910年，丁福保在上海创办《中西医学报》，同时创建中西医学研究会以"研究中西医药学，交换知识，振兴医学"为宗旨，积极谋求中国医疗卫生事业的发展，成绩斐然，是清末到民国时期影响较大的一个医学团体。中西医学研究会通过《中西医学报》，编辑医学讲义、医书，大力宣传和普及医学知识，介绍国内外先进的科学研究。不仅如此，学会还开办了函授新医学讲习所，设立医院，推进医学教育，形成"刊学相辅"的特色，切实开展救死扶伤的医疗实践。作为晚清上海，延续长达20年的医学团体，中西医学研究会开展的一系列活动，推动了中国医学的发展，为中国医疗卫生的近代化贡献了一定的力量。

3. 中医期刊的特色　晚清的上海，正处于西风东渐的高潮，中医药期刊在国内外曾产生过较为广泛的影响，这些期刊都有交流信息、扩大影响的要求，如《中西医学报》办刊人有感于日本医学每有发明则"朝登医报，暮达通国"，立志学习日本，以"交换智识""振兴医学"为办刊宗旨。[3]并且学术团体与创办刊物相结合。最初的中医团体多是在学术见解相同或者学术流派比较相近的人士，即所谓"志同道合"者之间组成。但其规模较小，形式散乱，开展的活动以探讨学说、研究学术为主。不少团体组织由于经济和发起人的原因，很快就解散或中断活动。随着社团的概念越来越深入人心，"组织起来"渐渐成为广大中医药参业人员的共识。上海的中医团体在不断分离、合并、重组过程中逐渐发展起来。不少中医团体不但有中医人士参加，也有中药从业者，甚至有西医的加入。组织活动的地域也逐步扩大，从上海到全国，甚至海外也有分支机构。

同时，学术价值高、影响较广泛的期刊都诞生于上海。如晚清时期的《医学报》，不仅重视对西方医学的介绍，还更加关注传统医学的传播，既有中医药普及类文章，又有学术性论著，包括有创见的中医论著与有效方案屡屡刊载，学术价值较高。中医药期刊与其他报纸杂志有着许多不同

1　周雪樵.惠书汇复[J].医学报，1904（5）：4.

2　俞宝英.刍议海派中医社团对近代中医发展的贡献[M]//张文勇，童瑶，俞宝英.上海中医药文化史.上海：上海科学技术出版社，2014.

3　段逸山.中国近代中医药期刊汇编总目提要[M].上海：上海辞书出版社，2012.

点，其特殊的学术背景使读者的层次相对较高，一般是均具有医学背景的文化人。同时，其办刊人或撰稿人多为临床医生或经学大家，有着较高的职业操守和素质。因此，晚清时期的中医药期刊有着较高的质量，也体现了海派中医文化的开放与创新和海纳百川的精神。

| 第二节 | 晚清《申报》中的中医药广告

晚清时期的报刊中，新闻一直是公众眼中的忠实记录者，而报刊中另一个重要的组成部分——广告，亦作为历史忠实的记录者之一，有着非常重要的史料价值，它与同时代的经济、社会、文化生活的变化密切相关。晚清的上海是一个走在中国改革前列的城市，宽松的政治环境、发达的商业体制和开放的文化氛围，使得上海文化市场繁荣昌盛，各种期刊报纸层出不穷。对于晚清时期的上海，解读各种文化现象的方式有很多种，下文则以中医药广告的视角对传统健康观念的转变与医药消费文化作一浅析。

《申报》是研究晚清上海医药广告、医药文化与社会文化变迁的重要史料之一。1872年4月30日，英国人安纳斯脱·美查（Ernest Major）在上海出资创办了《申报》，广告则是《申报》不可或缺的一部分，其中中医药广告的刊登者主要来自销售中药的中药房。例如，在京都同德堂的广告中，就提及了卫生丸、回天丸、阴阳膏、生生酒、种子丹等48种药品，名称不同，用法和效用也不同。而销售中药的中药房，一般称为"堂""斋""庐""园""馆"或者"药铺""药号"等，比如"同德堂""天宝斋""鹿之馆""种德园""瓣香庐"，都是晚清时期上海比较知名的中药房。[1]

晚清时期，滋补、保健、养生愈来愈为民众重视，它们也是传统滋补文化、医疗文化的重要内容。清代江南社会特别喜好人参这类补药，富贵之家不管有病无病，均常服用补药补身，"不怕病死，只怕虚死"。[2]晚清上海所出现的新式滋补、医疗产品与保养身体的新观念，无疑是延续了滋补文化传统的影响。补药广告是《申报》广告中的重要组成部分，不论是中国药商，或是外国在华药商，广告宣传即成为他们推销药品的最重要方法。例如，中医历来重视房劳过度对肾脏的影响，认为房事过度、肾精流失过多，肾阴、肾阳因之亏损会导致肾虚。这一现象的出现与清末时期的新药

1　陈姝.晚清上海的医药文化与社会生活——以1901—1910年《申报》广告为中心的研究［D］.青岛：青岛大学，2013：16.
2　蒋竹山.非参不治，服必万全——清代江南的人参药用与补药文化初探［M］//常建华.中国社会历史评论（卷八）.天津：天津古籍出版社，2007.

品文化不无关系，一些药房和厂商利用中西医对肾脏的双重认知，创造出一种中西医融汇的身体观论述，建构起一股补肾的浪潮。[1]普生大药房的补肾药广告可见一斑："肾为精血之海，脏腑之本，呼吸之主，三焦之源，四肢十二脉之根。人资以为始而命寓焉，名为命门。大凡酒色过度，忧劳过伤，而身体即日见瘦弱，甚或大其天年，其故何也？盖肾水亏竭故也。肾水一亏，则营卫无资，而脑筋因之亏损，精神因之疲倦，四肢因之萎软，耳目因之聋聩。种种虚弱之源，莫不由此而起。其关系重大哉。"[2]在中医学中，各种诸如腰酸背痛、四肢疲倦、夜不能寐、面色枯黄、耳鸣、口干舌燥、食欲不振、身体消瘦、晚梦遗精等，都归咎于肾虚。于是大量的补肾中药广告打着"保肾""固精"的名义出现，并占据了大部分的补药市场，如兜安氏补肾丸等。我们会发现，大众在这种观念影响下，使得"肾虚"背后的文化现象流行于人群中，而形成某种群体性的文化信念。

晚清上海的中医药广告尽管依旧是根据中医阴阳五行的理念，但由于西方文化的传入，有些则是利用西方医学中的生物学理论，将两者杂糅在一起，由此导致民众健康观念的转变。晚清上海报刊中的中医药广告比比皆是，其可靠性和真实程度自然不言而喻，但中医药广告不仅制造了药品品牌的附加值与形象，还包括给予民众对药品或医疗的认识，形成独特的社会效果和文化现象。医药消费市场文化的背后是健康观念的变化，这也是中西医融合的必然，进而影响民众对药品及消费的看法与实践。

结　语

晚清上海是中国出版的中心，随着西方印刷技术的传入，大量医学书籍与医学报刊在上海出版和发行，如扫叶山房就专门出版中医类著作。另外一些颇有眼光的文化商人开始承担出版商的职责，大力出版中医学类书籍与医学报刊，影响深远。同时，随着商业报刊的兴起，大量与医药有关的广告开始出现，对于中医药文化的宣传和医药消费有着广泛而巨大的影响。

1　参看孙煜."背痛乃肾弱之兆也"——兜安氏秘制保肾丸研究[C]//孙煜.医家、病家与史家——以医患关系为中心.上海：复旦大学中外现代化进程研究中心,2014：134-157.
2　申报(1906年9月1日)[M].上海：上海书店,1982.

第七章 近代上海中医机构的创立与教育变革

中国自隋代起，官方即设立有太医署，主要负责宫廷医疗，还负责全国的医政管理和医学教育。各州郡县也都设有医学机构和官员，负责管理当地医事、慈善医疗和医学教育，古代的这种医事管理一直延续到清末。而在民间，医家们则多为个体开业，以坐堂和出诊相结合为主要行医方式。随着历史的发展和社会的需要，行医方式也发生了变化，由个体行医的医寓、诊所、坐堂，逐步出现一些由当地乡绅倡导，并出资兴办，邀请多名医生参加的施医局或施诊所。最初多是在夏秋疫病多发时临时开办，后逐渐成为固定模式。清末我国的善堂业开始兴盛，许多善堂都开展了施医给药的善事活动，辟一场所，延请当地医生坐堂行医，成为中医行医的另一种形式。这类善堂坐堂的方式也见于清末时期的上海[1]。

另一方面，上海开埠后，租界地区的公共卫生和外侨医疗问题日益凸显。在这一背景下，医学传教士在传教会的支持下开始创办医院，医治西方侨民，并逐渐完善公共卫生体系[2]。这对当时晚清社会影响巨大，西方医学的影响不再局限于知识层面，开始触及机构与制度层面。上海部分开明绅士受其影响，也开始筹办本土的中医专业医疗机构，如医院、学校等。

---

1 有关清代上海善堂的研究请参阅夫马进著，伍跃等译.中国善会善堂史研究［M］.北京：商务印书馆，2005.
2 有关上海近代的卫生问题可参阅罗芙芸.卫生的现代性：中国通商口岸卫生与疾病的含义［M］.南京：江苏人民出版社，2004.彭善民.公共卫生与上海都市文明（1898—1949）［M］.上海：上海人民出版社，2007.高晞.19世纪上半叶的上海卫生观念与生活［M］.上海市档案馆.上海档案史料研究（第十八辑）.上海：上海三联出版社，2015.

第一节 | 上海早期的医疗机构

上海最早的施诊局可溯及18世纪,据地方志记载,1749年上海县的广仁堂就开办有施药局,为当地百姓提供医药服务。此外,如1887年江南分巡苏松太道在上海县城西门外设立普善医局,施医给药;1889年上海北市钱业会馆成立,内设养疴院,服务旅人及疾病患者,所谓"徙旅疾,猝无所归,医于斯,药于斯,以惠众也"。这些带有慈善性质的医疗机构可算是上海早期的中医医疗机构。

上海最早的西式医院是1844年由英国传教士雒魏林(William Lockhart, 1811—1896)创办的仁济医馆,这也是近代上海的第一所现代意义上的医院。同治十一年(1872年),第一家由中国人创办的西医院体仁医院开办。宣统二年(1910年),上海有西医院19所,床位2 100多张,占全国医院数8.4%。此后的数十年间,上海先后开办过300余所不同规模的医院,其数量为全国之冠。在这些医院中,有西医医院,有中医医院,也有中西医汇通性质的医院。

上海地区最早的中医医院该当属1903年广肇公所(图7-1)所设的广肇医局和1904年李平书开办的上海医院。广肇医局由广肇公所于光绪二十九年(1903年)创办,地址在海宁路366号,占地4 800余平方米,设病床30张[1]。上海医院是著名乡绅李平书在老城厢外的黄浦江边三泰码头积谷仓外(今上海市多稼路)租赁房屋创办的。开办初期的上海医院全由李氏个人出资,设备相当简陋,用房不多,应诊的医生也少,相当于施药站。但是因为其有了分科和病房,具备了作为医院

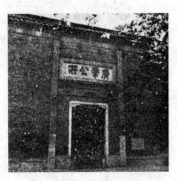

图7-1　广肇公所

广肇公所

　　为旅居上海的广州和肇庆商人于1872年所办,得到任上海地方官的香山人叶颖之、大买办徐润和唐廷枢等的支持,会馆经费主要由洋务帮、洋广货帮、铁木业帮等捐助,是广东会馆中势力最大的会馆之一。会址设于宁波路。

1　有关广肇公所的情况可参阅宋钻友.一个传统组织在城市近代化中的作用——上海广肇公所初探[M]//张仲礼.中国近代城市企业·社会·空间.上海:上海社会科学院出版社,1998.有关广肇会馆的情况,可参阅暹京广肇会馆六十周年纪念刊[M],1936.另可参阅张亚培.上海工商社团志[M].上海:上海社会科学院出版社,2001.

的基本条件。辛亥革命前上海开办的其他中医医院还有：1905年顾鸿达邀请内外科医士多人在沪南大东门外龙王庙设立医局，1906年上海宁波同乡会"四明公所"在八仙桥宁寿里设病院，1908年安徽旅沪医师汪洋开办上海中西医院，1909年汪自新开办自新医院，1910年蔡小香邀请各科医生在虹口三官堂内开设施诊所等。

| 第二节 | 李平书与中西合璧的"上海医院"

在晚清上海的医疗机构中，李平书（图7-2）创办的上海医院尤其具有代表性。李平书于1904年开办上海医院后，感到规模太小，难以满足求医者日众和女子医学堂教学的需要，于是在1907年利用自己的影响向上海道台提出动议，拟在南市建造一所正规医院，其经费由在各省发行的彩票内提捐，后得到江苏督抚的批准，并予立案。1908年他又得到杨斯盛、王仁泰、莫子经、沈缦玉等乡绅赞助，于是在积谷仓公地选址兴建了上海医院新院舍，于1909年7月宣告竣工。新建成的医院大楼为前进三层，后进二层，每层楼面有房屋9间，设有门诊部、住院病房、手术室（割症室）、厨房、浴室等，设备较之当时的一些租界洋医院并无逊色。李平书聘请张竹君[1]任院监（即院长），主管医院的各项事宜。

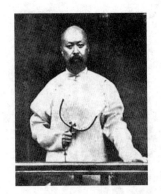

李平书

（1854—1927），原名安曾，字平书，后改名钟钰，号瑟斋，晚年别号且顽老人。原籍苏州，自高祖起寓居宝山。家世行医。少年时当学徒，16岁进私塾习读儒学，19岁（同治十二年，即1873年）考进龙门书院，以优贡入仕。1899年任广东遂溪知县，1903年任江南制造局提调，后兼中国通商银行总董，招商局、江苏铁路局董事，并主持上海自治公所，兼办商团。辛亥革命期间，参与上海起义，出任沪军都督府民政总长，兼江南制造局总理。"二次革命"后东渡日本，1916年回到上海，1927年病逝。

图7-2 李平书

1　张竹君，女，广东番禺人，基督教徒，1899年毕业于广州博济医院医科班，曾自办"南福""堤福"医院，对中医有一定好感。

上海医院采用中西医两法治疗患者，上午由中医开诊，下午为西医开诊兼发药，开上海地区中西医结合办医院的先河。这是李平书为适应上海医疗环境的一项创举，当时上海的租界医院虽多，但都为洋人所设，采用西医治疗。除少数有钱人外，绝大多数的华人是很难到"洋医院"看病的。而华地的各善堂则只有中医没有西医。对此，李平书认为，上海已与世界开通，中国医术不应再拘守旧法，主张"沟通中西医""冶中西医于一炉"。

上海医院开办后，"乡民抱病求医者，竟络绎不绝"，医院除中西医诊疗开药外，还能够进行剖腹产等手术治疗，社会影响日益增大。丁福保在1910年第八期《中西医学报》上发表《参观上海医院周年纪念会记》说："……仆随来宾入成绩展览处，得见西医经治诸大割症模型及图说，中国曩昔所传剖脑刲臂犹神技。最奇者如城内张妇难产濒死，竹君女士审系交骨不开，邀通克利医士往剖妇腹取出胎儿，母子俱庆安全，此皆该院西医成绩之彰彰者。继观中医吴君观涛方案，均能洞见癥瘕，与西医相表里。"

中国古代中医的开业制度

在古代，只要不触犯刑律，"尽人皆可为医，朝读书夕悬壶"。清"新政"后，随着医政体制的改革，中医开业管理成为医政管理的重要内容。1907年清政府要求："拟通饬各区，查明各该区内共有医生若干，开列姓名汇报本部，以备核办。""拟将各医生逐加考试，如有程度不合者，即令归入官医院，补习医学，俟有进境，再令挂牌行医，庶不致仍前误人。"[1]

上海医院不仅担负医疗事务，还承担教学任务，成为上海地区最早的医教合一的中医院。1905年，在开办上海医院的同时，李平书与张竹君又合办了一所中西医汇通的女子医学堂，主旨是培养具有中西医两套知识的妇产科人才。该校初期校址在派克路，后为了方便学校学生实习，在上海医院新院舍建设时，在医院的边上专门为中西女子医学堂也设计了新舍，一并进行建设。1909年该校迁入医院，遂改名上海医院医学校，从此男女学生和男女患者兼收，变专科为综合性[2]。

---

1 调查医术 [M] // 大公报（1907年3月21日）.第六册.徐延祚龄臣氏.论中西医学之异 [M] // 大公报（1903年1月12日）.第二册.
2 有关中医医院和医学院的情况也可参阅张文勇，俞宝英，童瑶.上海中医药文化史 [M].上海：上海科学技术出版社，2014.

| 第三节 | 晚清上海的中医社团

上海中医社团在晚清已有雏形,当时老城厢名医已有定期聚会,如"壶春集""月圆集"等,这类聚会带有行会性质,起到交换信息、联络感情的作用。1903年9月,李平书在《申报》刊登"开办医会启",明确提出社团的学术宗旨。1904年9月,李书平、陈莲舫(图7-3)等人发起的医学会(1904—1906)成立,这是近代上海第一个中医学术团体。之

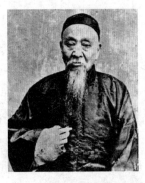

图7-3 陈莲舫

陈莲舫

(1840—1914),青浦人。陈氏医学十九代传人。曾奉诏入京,为御医。晚年与李书平等人共同创办上海医会。

后比较重要的中医社团还有顾鸿达创办的上海医学研究所(1905—1918)、周雪樵和蔡小香创办的中国医学会(1905—1910)、丁福保创办的中西医学研究会(1910—1930)等[1]。

总体来说,晚清时期创办的上海中医药团体(表7-1),不论类别和规模,大部分都有明确的学术宗旨,以整理、研究和发展中医学术为己任,有些团体还创办刊物加以宣传。这类学术社团强调中医为体,西医为用,对晚清上海中医的发展格局起到了非常关键作用。到了民国时期,上海中医社团更是在维护中医地位和自身发展等方面起到了举足轻重的作用,在海派中医史上留下了辉煌的一页。

表7-1 晚清沪上主要医学社团

团体名称	创办时间	创办人或主持人	创办刊物
医学会	1904年	李平书、陈莲舫、余伯陶等	
医学研究会	1904年	周雪樵	
上海医学研究所	1905年	顾鸿达	《上海医报》(1908年)
中国医学会	1905年	周雪樵、蔡小香等	《医学报》(1904年)
上海医务总会	1906年	李平书、陈莲舫等	
中西医学研究会	1910年	丁福保	《中西医学报》(1910年)

1 有关近代上海中医社团的情况,可参阅谭春雨,李洁.近代上海中医社团的产生根源及其特点[J].中医教育,2009,28(4):22-24.张文勇,俞宝英,童瑶.上海中医药文化史[M].上海:上海科学技术出版社,2014.

| 第四节 | 开埠后的中医教育变革

一、古代中医教育之变迁

医学作为一种技术在其诞生之日起也就有了传承和发展。在古代,我国的医学传承主要是以师徒授受和世袭家传的方式进行。两晋南北朝时期开始出现专门的官办教育机构。公元400年,北魏在国子学设"仙人博士官,典煮炼百药"。公元443年,刘宋文帝时,太医令秦承祖奏请设医学博士和太医助教等官职,用以培养宫廷御医。隋唐以后,医学教育发展不断完善,太医院(局、署)不但是国家的最高医疗机构,也是国家的医学教育机构。医学有了明显的分科[1]。医教人员和学员人数都不断增加。至清代,清太医院设立教习厅,教授太监学医的称内教习,教授贵族和医官子弟学医的为外教习。我国近代中医教育肇始于清末民初,是时,外强凌辱,国贫民穷,民族危机日益严重,变法维新的呼声不断高涨。特别是鸦片战争后,旧式的医学教育逐渐受到冷落。1907年,京师大学堂医学馆停办,标志着官方的医学教育已经走向衰亡[2]。当时有人认为,中国所以积贫积弱的原因在于教育不彰,学术落后,因此主张变法维新应从改良教育入手,一时蔚为风气。西方医学的不断扩张一方面使中医界人士产生了极大的危机感,另一方面也给中医的学术发展带来挑战和机遇。中医界的有识之士在历史发展潮流的推动下,认识到要发展中医,就必须发展中医教育,出于自强自救,出现了近代中医教育之举。1885年浙江的陈虬首先创办了利济医学堂,开我国近代中医教育之先河,此后全国各地多有中医学校设立。

二、西医影响下的上海中医教育

上海开埠后,外国传教士先是在上海开办学校。光绪六年(1880年),圣约翰书院增设医科。两年后,同仁医院开办了首家护士训练学校,为近代医学校之始。1896年圣约翰书院医学部的开

---

1 医学分科是医学教育进步的标志。隋设医科、按摩科、咒禁科3科;唐分体疗、疮肿、少小、耳目口齿和角法5科;宋代初分方脉、针科和疮科3科,元丰年间进一步分为9科。元代增加了骨伤科;明代医学分为13科,太医院学制为3～5年;清代太医院设教习厅,初设11科,后改为7科。

2 京师大学堂由清政府于1897年筹办,1898年8月9日正式成立,初设道学、文学、天学、地学、武学、农学、工学、商学、医学等科,并在大学堂内开设医学馆,传习中西医学。1900年八国联军攻陷北京,师生散尽,大学堂停办。1902年恢复。1903年清廷颁布《奏定学堂章程》(又称"癸卯学制"),大学堂改设经济、政治、文学、格致、农、工、商及医科八门,增设进士馆、译学馆及医学实业馆。1907年京师大学堂医学馆停办。

办，标志着上海近代西医教育的开始。对于西方传来的文化和技术，中医界人士并未表现出绝对的拒绝，而是在疑惑中接触和了解，同时也在对比中逐渐接受并效仿。1905年，由李平书和张竹君合办的上海女子中西医学堂，是上海最早的中医学校。此后至1911年，涉及中医学校教育的机构还有顾鸿逵创办的医学研究所（1905年）、汪洋创办的中西医院附设研究所（1908年）、蔡小香等人创办的中国医学会附设医学堂（1909年）、汪自新创办的上海自新医务专门学校（1909年）、丁福保创办的函授新医学讲习所（1910年）等，均为民间所办。以上这些上海早期的中医教育机构在教学内容和方法上虽各有侧重与不同，但有一个共同的特点，即尝试在模仿西医教学模式的基础上，中西医学并授，既有传统中医的内容，也介绍近代西方医学的知识。

三、最早的中医学校——女子中西医学堂

1905年初，李平书感叹"后世医士专研女科者无人，而女子读书者少，习医者尤少"（见《女子中西医学堂招生简章》），因与张竹君合作开办上海女子中西医学堂，专收青年女子，中西医学兼授，开我国近代中西医结合妇产科教学的先河。女子中西医学堂既是上海开埠后建立的第一所中医学校，也是我国近代史上由民间创办的第一所中西医汇通的女子专科学校。创办于于1905年1月26日起在《申报》上连续刊登招生简章，阐明宗旨为"贯通中西各科医学而专重女科"，招生条件为14至23岁资质聪明、身体强健、读书识字的女性，定学制为预科1年，正科5年。所授课程：预科为修身、国文、算数、理化、外语、音乐和中医共7门，1年后经考试合格升入正科。正科为中医、西医、修身、国文、算数、理化、外语和音乐八门。由李平书教授中医课程，张竹君教授西医课程，其他如国文、外语、理化、数学、修身、音乐等则另请教员分别讲授。为了保证教学，李、张二人专门在招生简章的末尾承诺："6年之内李平书不出仕，不赴他省当差；张竹君不回粤办事，不往他处。各尽心力，务底于成。"同时还在学校旁边开办了一所附属女病医院，作为实习医院。1907年，该校第一届预科7人毕业，李、张二人亲自为毕业学生颁发证书，并摄影留念（图7-4）。

上海女子中西医学堂最初地址位于派克路（今黄河路），1909年，上海医院新舍在南市落成后，该校遂迁入其中，并改名上海女医学校，不久又改称上海医院，附设医学专科学校。1912年，李平书去日本，该校中医课程停止，后因经济原因停办[1]。

1　据《上海县续志》记载："上海女医学校，原名女子中西医学校。光绪三十年（1904年）邑人李锺珏就公共租界西区赁屋创办。宣统元年（1909年），上海医院落成，附建校舍，遂迁入。"

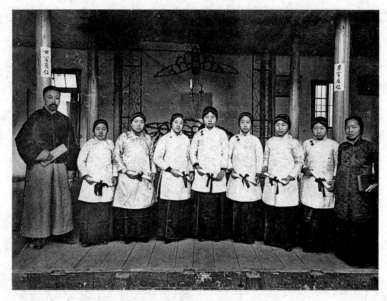

图7-4 1907年上海女子中西医学堂首届中医学预科班学生七人毕业照（最左为李平书,最右为张竹君）[1]。原照片收藏于上海中医药博物馆

结　语

　　开埠前后,上海的医疗教育深受西方影响。无论是办学人的身份,还是办学内容都一定程度上借鉴了西方经验,尤其与西方传教士有关。在持续办医学堂的过程中,国人在借鉴的基础上,逐渐形成自己的办学风格,带有慈善性质的学校和女校开始出现,对民国时期的中医教育有着示范性的影响。

1　张文勇,童瑶,俞宝英.上海中医药文化史［M］.上海:上海科学技术出版社,2014.

第八章 沪上中西医学的碰撞与汇通

晚清上海中西医学的碰撞与交汇是伴随着东西方文化交流产生的，与明末清初以来西方医学的传入有密切关系。而纵观中国历史，传教士是中西文化交流的重要纽带，并且充当着先锋的角色。早在唐代贞观九年（635年），即有基督教的一支——景教经由陆路从波斯传入我国，并一度兴盛，后被禁绝。明代下半叶，基督教重新传入中国，其成绩巨大者当数耶稣会传教士、意大利人利玛窦。在他"习儒归汉"的影响下，天主教发展迅速。清代初年，清朝政府重用传教士，也推动了天主教的传播[1]。

明末清初基督教的传播，具有一个崭新的特点，给中国带来了当时西方世界的知识体系。虽然利玛窦等人的主观意图是传播宗教，但其用以推动宗教传播的科学技术知识系统却丰富了当时中国人的文化视野，使当时的先进人士的思想有了划时代意义的变革，这是明末清初基督教传播最重要的收获之一。[2]

上海由于处于中国东大门，东临大海，易于纵深于中国腹地，当然地成为第一次鸦片战争以后传教士在中国的活动中心。1843年11月17日，上海正式开埠，进入上海的外国商人和传教士迅速增加，到1860年时达到569人。此后，大批西方传教士来到上海，开教堂、办学校、设医院、出书刊，使上海真正成为传教士在华活动中心和西学传播基地。

在这样的背景下，我国医学界也出现了一股新的医学思潮——中西医汇通。中西医汇通本质上是中西医学的碰撞与交汇，是近代西方医学传入后，本地医学对其应对的具体体现，旨在保护和发展中国本土医学，

1 程裕祯.中国文化要略［M］.3版.北京：外语教学与研究出版社,2011.
2 苏全有,陈建国.中国社会史专题研究［M］.呼和浩特：内蒙古人民出版社,2006.

方式上吸收西医学之长,融合中西医学,在我国医学发展史上具有重要影响。上海,是早期汇通思想的发源地之一,是近代中西医汇通医家集中之地,大量中西医汇通的著作在上海出版,可以说中西医的碰撞与汇通也促进了晚清上海中医发展及创新。

| 第一节 | 上海中西汇通之源流

一、沪上中西汇通第一人——徐光启

上海地区中西会通的萌芽可以追溯到明代,其中具有代表性的人物是徐光启。"会通"一词源自《周易·系辞上》,"圣人有以见天下之动,而观其会通","会通"者,会合变通之义也。早在1631年徐光启在上呈《历书总目表》中,提出"欲求超胜,必须会通;会通之前,先须翻译"。[1]他与意大利传教士利玛窦合作,成功翻译了西方数学书写形式和思维训练的经典著作《欧几里得原本》,译名为《几何原本》。《几何原本》的成功翻译,生动体现了徐光启从"翻译"到"会通",再从"会通"到"超胜"的科学思想。即在中国原有的科学基础上,吸取西方科学技术中的优点和有用部分来充实自己,丰富自己,并使之和我国科学中的优点和有用部分有机结合起来,从而建立起自己的科学方法、理论和体系,以达到超胜西方科学文化的目的。该思想对后世中西医汇通派的形成和发展指明了方向。

徐光启

徐光启(1562—1633),字子先,号玄扈先生,谥文定,松江府上海县人,明代杰出的科学家、政治家。不少学者对他评价颇高,视他为近代以来"中西文化会通第一人""中西文化交流第一人"。徐光启身体力行,与利玛窦等欧洲学者如切如磋,融合会通,更确切地说,他是"中西文化交流第一人"。

---

1 纪志刚.从会通到超胜:徐光启科学思想的历史价值与当代意义[M].上海:上海古籍出版社,2006.

二、从王宏翰看中西医学之交会

明末清初的上海可以说是中西医汇通的蕴育期,曾出现过一位接受西说的医家王宏翰。王宏翰,又名洪翰,字惠源。清松江府华亭县(今属上海市松江区)人。后迁至姑苏(今江苏苏州)。明代末年,适值西方医学传教士来华,王氏信仰天主教,后因母病,又攻读医学,主张儒学与西学融合,中医与西医融合,是我国早期持中西汇通学说之医学家。著有《医学原始》,撰成于清康熙二十七年(1688年),是其医学思想的代表作[1]。

王宏翰

王宏翰,约卒于1700年,字惠源,号浩然子,原籍华亭县人(今上海市松江区)。其在中西医汇通方面最突出的探索有:① 试图运用我国固有的太极"阴阳学说"汇通西人恩比多立所倡导的"四元说"。② 采用西方医学来阐发中医的"命门学说"。著有中西汇通代表作《医学原始》。

从《医学原始》的序言中不难发现,王宏翰在身份上具有儒、业医与天学信仰者三重身份,他所理解的西方医学知识,主要来自传教士讨论解剖和宗教之书籍,其主旨多在讨论人如何透过身体各部分的功能认识外在世界,进而认上帝。王氏将这些知识嫁接到儒学中"格物"的概念,进而将自己刻画成儒医。由于王宏翰所知的西方医学知识中,只谈身体之功能,未谈如何疗治。因此,在治疗方面仍以传统中国医学为手段。王宏翰从他的生活世界中,获取了儒、医与天学的各种概念,形成其别具特色的医学观点。

| 第二节 | 晚清上海的中西医交汇

鸦片战争以后,中国开始允许公开传教、开设医院。此时的西方医学已有了翻天覆地的变化,

---

1 佘之祥.江苏历代名人录·科技卷[M].南京:江苏人民出版社,2011.另著有《四诊脉鉴大全》九卷,《性原广嗣》六卷等。

西方医学的再次传入对中医学的影响不再是微乎其微,而是越来越大,中西医汇通由此产生。

一、晚清医学译著的出版

受西学东渐的影响,晚清时期中国翻译西方书籍开始增多。1860年以后,上海逐渐成为中国译书的中心。早期的医书翻译大多为西方传教士主持,著名的译者有嘉约翰、合信、德贞、傅兰雅等人。近代中国人翻译西医书始于赵元益,他或独立或合作,于1887—1901年完成《儒门医学》《内科理法》《西药大成》等18种西医书的翻译。20世纪以后,翻译西医书的人渐多,其中最有成就者首推上海的丁福保。《中华医学杂志》1936年第二十二卷第十一期刊登鲁德馨、张锡五的文章《西医来华后之医学文献》中说:"以个人之资力发行医学书籍至100余种之多者,则有无锡丁福保氏。丁氏自1908年至1933年大部分译自东籍,篇幅简短,行文流畅,虽不合医学校之用,但颇为中医及一般普通社会所欢迎。"丁福保1908年开始在沪行医,并通过节译、选译的方式翻译西方医学著作,在向中医宣传西医知识方面做了许多工作,这些著作对促进中西医汇通发挥了重要作用。

晚清时期上海翻译出版西医书籍的重要机构主要有墨海书馆、益智书会、美华书馆、江南制造总局翻译馆、益智书会出版、商务印书馆等。不少出版社的前身是传教士所开办的印刷所,早期印刷报刊,后逐渐开始翻译医学教科书和西医译著。

二、中体西用与中西折中

明末清初,西方医学的传入,导致中西医两种医学体系间的碰撞。传入我国的西方医学大致可分为两种:其一,是指在明末清初由天主教耶稣会传教士传入我国的西方医学知识,其本质均属西方古代医学体系;其二,则指自英国医生合信氏(Benjamin Hobson)以后传入之医学,其本质属欧洲文艺复兴以后诞生的所谓近代医学。[1]从而形成了我国近代医学发展史上的一个重要时期——中西医汇通时期[2]。进而引发了传统医学内部关于生存、改造、发展等一系列问题。

近代以来随着西方科学知识的传入,其对中国社会和民众的思想造成了巨大冲击。同时,有

---

1 廖育群.岐黄医道[M].沈阳:辽宁教育出版社,1991.
2 对于中西医汇通时期的具体划分,有研究者认为是从16世纪下半叶至1949年,而中西医汇通学派形成于19世纪末。引自弓箭.中西医汇通、中医科学化、中西医结合的历史研究[D].哈尔滨:黑龙江中医药大学,2013:9-12.

识之士对传统医学的局限性也有了更清晰的认识，如史仲序在《中国医学史》中提到："明代中叶以后，由于西方医学的东渐，使我国的传统医学，逐渐步上没落的命运。其没落的原因，是由于清朝入主中原以后，对外采取'闭关自守'的政策，对内实行'考据'经典与'八股'取士方法，痼弊了知识分子的思想发展，以致在医学上，也沾染了因循守旧、缺乏革新开创的精神。"[1]受西方医学传入的影响，中医内部开始强调"中体西用"的观点。"中体"即指中国古代传统的儒学理论体系，"西学"主要指经由西方传入中国的自然科学和社会科学。"中体西用"强调的是中学为主体，始终在西学之上，西学是作为中学的补充或辅助之用。在这样的思想支配下，"中西医汇通"的主张被提出[2]。因此，自西方医学知识传入中国后，面对传统医学和西方医学两种知识体系，如何认识和处理两者间的关系，是近代以来中国医学发展过程中不可避免的问题。

中西折中论是介于国粹和欧化之间的一种思潮。持折中论者一般是对西医有较深入了解，受西医影响较深的中医人士（中学西）和对中医有较深入的了解，受中医影响较深的西医人士。中西折中论认为，中医学作为"国粹"应该保存，但只是保存其价值之处，而不是因为中医为中国所固有就刻意强调以中医为主、西医为客，不允许西医与之并列或超过其地位；对于西医学，则肯定其理论的正确性和诊疗方法上的先进性，但并不因为中医理论多"谬误"而一概抹杀其有用价值和理论上的独特之长处，而弃中从西。

晚清至民国初年，中西医折中论者以"中学西"人士居多。其中，著名的西医人士中持中西医折中论者有俞凤宾[3]。俞氏的中西医折中主张可从其于1916年1月在《中华医学杂志》上发表的《保存古学之商榷》一文中反映。他在该文中明确指出日本明治时期废止汉医之策不可取。文中提到"欲废旧医者，泰半为浅尝之西医士，此辈徒学西医之皮毛，学识经验两不足取，而骤然曰中医陈腐当废除之，而将其有价值处一概抹杀焉"，并主张"去旧医之短，采西医之长，折中至当，则我国医学行将雄飞于世界矣"。可见，中西折中论是在中西医学观上认为中西医各有长短，主张折中中西，择善而从和唯效是求。中西折中论可以说是着眼于医学或中国医学的进步，而不存中医医学门户之见。

综上所述，主张中体西用和中西折中论者有着明显不同。中西折中论者虽然主张不存在中西

1　史仲序.中国医学史［M］.台北：正中书局，1997.
2　中西医汇通思想的源起，一般认为，与受到近代改良主义影响有关，并产生中西医汇通学派。《中医大辞典》认为汇通学派的主导思想是"试图用改良的方法，沟通中西医学。或以西医的解剖学、生理学等知识印证中医的古典医理；或以中医的有关论述印证西医的有关知识"。引自李经纬，邓铁涛.中医大辞典［M］.北京：人民卫生出版社，1995.
3　俞凤宾，1907年毕业于上海圣约翰医学校，后自费留学美国，获博士学位，俞氏是中华医学会第三任会长，并主持《中华医学杂志》的编辑工作多年。

医门户之见，但并非没有民族意识。折中论者与中体西用论者一样，都是着眼于中国医学的进步，只是折中论者不像后者那样主张中医为本、西医为辅。中体西用论者实际上是把"中国医学"与中医学等同起来，因而其倡导的"改良中国医学"实际上也就是改良中医学。而中西医折中论并未将"中国医学"局限于中医学，而将中国固有的中医学和从西洋医学传入的医学不分本、辅地纳入"中国医学"的范畴，因而折中论者实际上是以中医学和西医学为基础。但无论是中体西用，还是中西折中论，都是在晚清中西医交汇时期时出现的医学改良思潮。

三、中西医汇通思想

中西医汇通思想在中国近代医学史上占有重要地位，对中医学的发展有较大影响。其思想渊源，可以追溯至清初西学在中国的早期传播时期。至20世纪，由于西方医学在我国的广泛传播和发展，引起了中医界的普遍重视。相当一部分的中医学家承认西方医学有先进之处。从理论到临床、从诊断到用药，都提出了汇通中西医的观点，并不断为后人所继承，从而逐渐形成了中西医汇通的思想和学派，对后世有较大影响。

在特定的历史条件下形成的中西医汇通，由于所处的特色社会环境以及各种主客观因素的制约，导致了"汇而不通"的结局，但作为近代中医发展史上的重大事件，其对中医学的发展，在突破传统中医学旧有理论、开创现代医学研究新思路以及维护中医学地位等方面都做出了不可磨灭的贡献。

结 语

近代上海是东西方文化猛烈碰撞交流的桥头堡，为中西医汇通的发展提供了最直接和便利的条件和土壤。中西医汇通是海派中医最为突出的时代特征。中西医汇通所展现的接受新知、创新改革的精神，也正是海派中医文化的精神实质。中西医汇通派的实践活动，如创办医学院校、医院，创办期刊，翻译出版书籍，成立各种医学学术团体等，使得海派中医文化精神以实体的形式在各个方面得以展现。

第九章 清末上海中药老字号与中药贸易

··

清初，上海还只是一个小县，仅有一些流动的卖药人。1840年鸦片战争以后，1843年11月17日，依据《南京条约》和《中英五口通商章程》，上海被迫开埠，成为中国沿海开放通商的口岸之一，人口剧增，商业开始繁荣。此时上海纷纷开设专营人参、鹿茸、银耳、燕窝等贵重药材的专营药店，成为药业的一个分支。[1]自此，中外贸易中心从广州转移到上海，促使上海对外交流增多，人口不断聚集。繁荣的贸易吸引内地中药商纷纷迁入上海，上海逐渐成为全国中药市场的中心地。雷允上、蔡同德、胡庆余堂、童涵春逐步成为上海著名的四大国药店。清光绪三十年至民国三年（1904—1914），药店数量迅速增加，郁良心、叶天德、苏存德、叶树德、奚良济等一批药店纷纷崛起，与原有的姜衍泽堂、姚泰山和王大吉，并称为上海"八中型户"中药店。

近代上海中药行业的繁荣，除了得益于当时政策的扶持外，更多是因为上海优越的地理位置。上海地处沿海中心，与长江出口共有5条重要航线，不仅有利于全国各地的中药运输，更有外洋航线，加之上海港的崛起，使得中药的海上贸易迅速发展。

第一节 中药老字号的兴起

上海最早的中药店是在300多年前创立的"姜衍泽堂药店"。清康熙三十四年（1695年），姜宾远在上海县城小南门开设的"姜衍泽堂药店"，以出售自制"铁拐李"商标的狗皮膏药而闻名[2]。之后距今二三百

---

1 刘春华.中药老字号产业兴衰史论［D］.哈尔滨：黑龙江中医药大学，2008.
2 赵宗仁.旧事老上海珍闻［M］.上海：上海文艺出版社，2012.

姜宾远

原籍山东，在上海行医，精通伤外科。他根据祖传秘方配制外用伤膏药，走街串巷随诊给药，因医术高明深受民间欢迎。清康熙七年（1668年），姜宾远开设店铺发售自产伤膏药，店址在小南门仓桥街钧玉弄口，他沿用姜氏家族堂名"衍泽堂"取招牌为"姜衍泽堂国药号"。

年间，又有20余家具有一定规模的中药店陆续开设，如南市小东门、豆市街一带陆续开设的"章大亨""竺涵春"（1783年改为童涵春），以及新闸桥老街的"任益和"等[1]。

1843年后，随着上海开为商埠，贸易活跃，市场繁荣，吸引了各地药商进入上海，外地中药店纷纷迁来。如：创设于苏州的苏州雷允上诵芬堂药铺，来上海集资开设上海雷允上药店；在汉口开设后，迁至上海的蔡同德堂药店；创立于杭州的胡庆余堂雪记国药号，后于1914年在上海开设分店。以上三户加上上海"童涵春"，成为当时著名的四大国药店，其营业额与资产总值约占全市国药店的三分之一。其中，胡庆余堂由于货色齐全、营业发达，成为四大中药店之首。

以四大店为代表的大型中药店占据了上海中心商业区域的中药材主要销售份额。而随着上海商业区域面积逐步扩大，中小型药店在离名店、大店较远的地区亦得到了发展。代表药店主要有郁良心、奚良济、姜衍泽、王大吉、姚泰山、叶树德、叶天德、苏存德等。

与此同时，大批外地移民涌入上海，同乡经营的模式也在中药贸易领域体现。比如，广东人在上海经商定居日益增多，"广帮"药店应运而生。其后，又陆续形成以北方成药为主的"京帮"药店。

一、国药四大店

晚清民国，上海中药店按经营特色和销售对象不同，分为本帮、京帮、广帮三类，以本帮为主，主要经营饮片配方，兼营各种成药。本帮药店以雷允上、蔡同德、童涵春、胡庆余最著名，称为

1　有关中药药店、药铺的统计数据主要引自俞斯庆.上海医药志［M］.上海：上海社会科学院出版社，1997.

"国药四大户"[1]。其营业额与资产值都要占到全市中药店总额的30%以上，售价也要比一般药店高出一倍。四大中药店都有自己的品牌特色产品，畅销市场、名扬海外。

1. **上海雷允上药店**　百年老字号"雷允上"药店创建于苏州，发迹于上海，迄今已有300余年历史。清雍正十二年（1734年），雷允上药店的前身，"雷诵芬堂"在苏州创办。1862年，雷子纯等人在民国路兴圣街口（今人民路近新北门）开设了上海第一家雷允上药店。开业后，雷允上诵芬堂药铺精选良药，悉遵祖传成法修合六神丸、诸葛行军散、八宝红灵丹、紫金锭、西黄醒消丸、梅花点舌丹等各种丸、散、膏、丹，是以神效卓著而驰誉中外。其中尤以九芝图牌六神丸最享盛名，行销世界各地。由于雷允上制作的丸散膏丹用料讲究，选用的都是名贵药料，如麝香、犀角、西牛黄、珍珠、羚羊角，故而疗效显著，且制作成便于携带的丸药散剂，更是受到国内外欢迎。[2]

2. **童涵春堂国药号**　乾隆四十八年（1783年）童涵春堂正式开业，创始人童善长自任首任经理。从此，童涵春堂兼做中药材和中药饮片的批发零售，为童涵春堂的创业和发展打下了良好的基础。童涵春堂注重药材的质量和加工炮制工艺，各种出口饮片，以技艺高超的刀功见长，一粒蚕豆大小的半夏，可切成100多片透明光亮、厚度均匀、犹如蝉翼的薄片，畅销海外。其中，人参再造丸是童涵春堂的一大创造，相传处方源于宋代惠民和剂局，借用唐代名将郭子仪平定安史之乱、具有再造唐室之功的典故，寓寄"人参再造丸"祛风活血、强身健体，亦有人身再造之功。[3]该药上市后，即刻受到市郊农民、沿海渔民及市内各阶层的欢迎，成为童涵春堂的一大特色产品。至19世纪中后期，童涵春堂的发展进入全盛时期，跻身上海中药行业四大户之列。

童善长

童善长，浙江宁波人。原为药材批发商，清乾隆四十八年（1783年）出资盘进小东门"竺涵春"中药铺，改名"童涵春堂"。"涵春"二字蕴含着祛病延年、永葆青春的意思。

童善长盘下药店后，聘请名师傅采验方，精制了"人参再造丸"等成药，自产自销，赢得交口赞誉，药店声名鹊起。

1　关于上海中药老字号的介绍可参阅孔令仁，李德征.中国老字号——药业卷［M］.北京：高等教育出版社，1998.张文勇，俞宝英，童瑶.上海中医药文化史［M］.上海：上海科学技术出版社，2014.
2　龙海沧.继承创新，名重杏林——记上海雷允上药店［M］//张文勇，童瑶，俞宝英.上海中医药文化史.上海：上海科学技术出版社，2014.
3　张志清.童涵春堂创立发展史［M］//张文勇，童瑶，俞宝英.上海中医药文化史.上海：上海科学技术出版社，2014.

3. **蔡同德堂药号**　蔡同德堂药号于清光绪八年（1882年）由创始人蔡嵋青从汉口迁来上海。蔡同德堂在上海开业后，以"治病在前，救人是本"为宗旨，选料道地，加工精细。蔡同德的虎骨木瓜酒、周公百岁酒、补益杞圆酒等各种药酒在市场颇负盛名，尤以虎骨木瓜酒最为著名。

4. **胡庆余堂国药号**　以"北同仁，南庆余"而著称的"江南药王"胡庆余堂国药号，是由红顶商人胡雪岩于清同治十三年（1874年）在杭州创建的。胡庆余堂始终以胡雪岩倡导的"药业关系生命，尤为万不可欺"的精神和"采办务真，修制务精"的经营理念为宗旨。尤其注重制作精细，工艺考究，虔诚修合，确保疗效。其自制的驴皮膏、辟瘟丹、紫雪丹等暑令药品也颇具特色，在夏令时节，市场上十分畅销[1]，驰名全国，远销海外，使其跻身沪上国药四强之一。

二、其他药店与参行

光绪元年（1875年），广东商人郑伯勋在河南路开设专营广式成药的"鹿芝馆"，成为上海最早的一家广帮药店。此后，在今河南路、汉口路一带陆续开设了"朱普太和""郑福兰堂""种德园""仙寿窝""杏林轩"等50多家广帮药店，以自产自销成药为主，也有向两广地区采购的。广帮药店专营各种腊壳丸、玉树神油、冯了性药酒、王老吉药茶、保济丸、甘和茶、万花油、红花油、罗汉果等特色成药。

继广帮药店之后，京都同仁堂乐家老铺在沪开设"达仁堂""宏仁堂"等京帮药店，货源基本上是由北京直接提供，以大粒丸为其特色，具有粉质细腻、蜜重柔软、服用方便、宜于保存等特点。万应锭、羚翘解毒丸、牛黄清心丸、明目地黄丸、七宝美髯丹等都是它的特色品种。

同时，此时期上海经营人参、鹿茸的参店也相继兴起。清代同治年间（1838年）开设的阜昌参号，至今已有150年历史，为上海最早的一家参店，与随后开设的德昌、葆大、元昌一起，被称为"阜、德、葆、元"上海四大参店。至1920年，上海共有专业参店28家，都集中于南市里咸瓜街，逐渐形成一个行业，业务也不断扩大。参店通常于秋冬季去东北产地采购加工，而后调运至上海零售和批发给全国各地，并兼营参、茸进出口业务。因备货多、规格全，上海成为全国参、茸、银耳经销的主要集散地之一。

1　程恩富.上海消费市场发展史略［M］.上海：上海财经大学出版社，1996.

| 第二节 | 中药老字号的发展特点

纵观近代上海中药老字号的发展史,都与上海的政治环境、经济环境、人文环境密不可分,有着极为鲜明的海派特征。第一,1843年上海成为通商口岸,人们可以合法、自由地开展中外贸易,经济繁荣吸引大量移民涌入上海,上海凭借独特的政治环境迅速崛起,大量外地中药铺也看准时机,来上海发展并成为名店。如:在汉口开设的蔡同德堂药店,创设于苏州的雷允上诵芬堂药铺,创立于杭州的胡庆余堂雪记国药号,另有名扬海外的仰光虎标永安堂药店、广东佛山李众胜堂药店、宁波冯存仁堂药店、吉林世一堂药店等,都携带各自的中药名品,来上海开分店拓展业务。"有容乃大"的政治环境,使近代上海中药店的数量在全国居领先地位。

其二,近代上海地区特殊的经济环境有利于药店的发展,作为远东第一经济中心,外资及本国的各大银行、金融交易所提供了募股、借贷、投资经营等各种金融手段。外地的中药铺来上海有了聚集资金的条件,为店铺发展提供了雄厚的财力。良好的经济环境使药店经营"长袖善舞",易于开拓。"国药四大户"从一开间的小药铺,很快发展为三开间五进的大药店,或另立南号、北号、西号等分店,都得益于上海发达的商业环境。

近代上海中药店的业主,眼界开阔,手段灵活,如胡庆余堂在每月初一、十五售药打折,以低利吸引顾客;在各地水陆码头赠药、宣传药效;在《申报》等报刊上连续刊登广告,并大批印刷该店"丸散全集"分送各界。这种"敢为人先"的创新精神,使上海中药店在经营管理上始终走在全国的前列。

其三,近代上海中药店深谙药品质量、管理质量、服务质量的重要性。每家药店都有自己的"品牌"产品,如:姜衍泽堂所制的"宝珍膏"(红布伤膏药)外用于扭伤、肌肉酸痛效果上好;雷允上药店的"六神丸"其神效民间传颂;蔡同德堂治癫狂症的"龙虎丸",虎标永安堂的"万金油",李众胜堂的保济丸等均为优质品牌。为保证质量,不少药店精选地道药材,有的直接到产地大量购进。与此同时,提升对病家的服务质量,也是药店的竞争手段。例如夜班售药、代煎送药、上门代制冬令补剂、代客加工切片研粉制丸、办理邮购等方式,为顾客提供上乘的质量和较高的服务水平,使近代上海中药店在病家心目中树立起"信誉第一"的良好口碑,促使各地药行争相到上海开拓市场。

综上所述,"有容乃大,长袖善舞,敢为人先,信誉第一"是近代上海中药老字号的四大特色,体现了"海派中医"的鲜明特征。正是这种"海派"特征,使近代上海的中药店较之全国其他地区发展迅速、品牌迭出、名扬海外。至清末,上海已有药业200余家,经营批发业务的药行占1/3。如今,在实施中药现代化、国际化的进程中,继承和发扬"海派中医"特色,对于上海中药产业的创新发展,将具有重要的现实意义。[1]

| 第三节 | 沪上的中药贸易

《南京条约》和《五口通商章程》的签订后,转变了之前仅限于广州一口的贸易限制,长江流域的大宗农副产品,如丝、茶、瓷器、药材,沿长江、太湖水路顺流而下,就近集中在上海出口;进口商品也由上海通过水路,运销太湖流域、长江三角洲、运河两岸,以及长江流域广大腹地。上海国际贸易地位迅速上升,同时更带动埠际转口贸易的发展,上海商业资本更加活跃,市面日益繁荣,逐渐成为我国国际贸易最主要的港口[2]。

一、贸易港与贸易航线

长江是我国最大的河流。唐宋时,青浦青龙镇(今白鹤公社,上海早期的出海港)曾为当时长江口的重要口岸,后来因水道淤浅严重,船只进出困难,丧失了作为长江口主要港口的作用。其后,太仓刘家港(在太仓境内的浏河口)崛起。从元代至清初,又渐渐退居次要地位。由此以后,上海港便开始崛起。

长江航线是上海重要的贸易航线,上海地处长江三角洲,有着得天独厚的地理位置优势。长江两岸各省盛产的农副土特产、手工业品、日用百货,以及来自南洋的海产和百货等,都依靠长江航线运输交易。广阔的腹地,丰富的资源,使上海港出口贸易不断增加。

除了长江航线外,上海还有4条重要航线:第一条是北洋航线。由上海向北航行,可至青岛、烟台、天津、牛庄(今营口)。第二条是南洋航线。由上海南行,经浙江,可达福建、广东及南洋群岛(今东南亚)一带。第三条是运河、太湖水道内河航线。这条航线贯穿于江苏、浙江、安徽、山东、河北各地。第四条是外洋航线。东通美洲,南航印度可达欧洲,北至海参崴。欧洲船只来远东者,大

1 陈沛沛,季伟苹."海派中医"特征及上海中药老字号[J].中医药文化,2007(6):27-29.
2 陈立仪.解放前上海是怎样成为我国主要对外贸易中心[J].社会科学,1982(5):59-62.

多先抵香港再至上海；美洲船只来远东者，也先抵横滨再至上海。

二、中药贸易及其影响

清代乾隆年间，上海依傍地处长江三角洲，濒临东海的优势，经济腾飞。上海城东门沿黄浦江一带，已成为国际、国内的贸易集散中心。加之中药业务增长，需求量迅速扩大，及海运开禁，内河通航，津浦、京汉铁路相继通车，上海交通运输方便，吸引了大批苏州、嘉兴、南京、宁波等地的药材批发商迁来上海。各药材产区客帮也纷纷来沪设立字号，致使上海药材市场货源充沛、品种齐全、吞吐量大。当时，大型药材行有嘉广生、中和裕、立成、义成、元丰润、裕和源、慎大等七户；中型的有协成元、同茂、合利元、协隆鑫、乾泰、森大、恒康等九户；专营拆兑批发的有万茂、久和永、义隆、永泰福等八户；经营草药的有益元、乾元两户。这些药行大部分集中在南市小东门的里、外咸瓜街一带，业务经营遍及全国各主要商埠，上海因此成为全国药材六大集散地之一。

当时全国中药材的对外贸易主要是直接贸易和转口贸易，药材聚集到汉口、广州、上海、香港、台湾和澳门，通过这些港口出口到海外。尤其是上海，得益于便利的水路运输和繁荣的口岸贸易，中药材运输到南洋群岛（今东南亚）、日本、朝鲜、泰国等地，发展了海外贸易。如：上海雷允上药店，素以治喉疾的六神丸著名，行销中外。在当时的海关贸易册中，六神丸一项，每年出口价值银数十万元，都是行销到日本。由于海外市场对药材的需求量增多，药材出口亦随之增加。《上海新报》1869年255号至276号中，记载了西方各国船只前来购买的货物，其中药材是必不可少的，将其分为上、中、下等，标明价格。樟脑、鹿角、茯苓、五倍子、桂皮、白芷、川红花、川大黄、紫苏梗和甘草，这些是每次销售不可缺少的药物。[1]

当时，很多以零售为主营的大型中药店为了保证货源质量，会由专人到产地采购，形成供、销一体。如童涵春堂的创始人童善长，开设恒泰药材行，从四川等地贩运药材在沪批发，好货留店自用，批发与零售结合，拓展业务。童善长还在沪开设元亨木行，自备元、亨、利、贞4条大型帆船，经常往返于上海至北方及南洋群岛，带回药材，供店中配方、配料及自制药酒之需。童涵春堂注重药材的质量和加工炮制工艺，使童涵春堂的声誉在业内和百姓中日益见增。[2]童涵春堂国药房的饮

1　张燕妮.论清代中药业的经营与贸易［D］.郑州：郑州大学硕士论文,2006.
2　张志清.童涵春堂创立发展史［M］//张文勇,童瑶,俞宝英.上海中医药文化史.上海：上海科学技术出版社,2014.

片、药酒及夏令痧药等产品,又在东南亚销路广阔,信誉卓著[1]。

　　贸易航线是文化传播的通道,商贸往来必然带动文化的交流。上海港繁荣之前,锁国政策使广州成为中药进出口贸易的唯一港口,解禁之后,上海港迅速吸引各地药商自由贸易,同时带动了中西医学的交流、文化的交流。如东南亚中医药的发展就与药材贸易密切相关。1796年,广东梅县华侨古石泉在马来西亚创办第一家中药店——仁爱堂;1881年,华侨甲必丹、叶观盛在吉隆坡开"培善堂",后扩建为同善医院。这些都充分体现了中药贸易航线对东南亚中医药的发展影响。可以说中药的对外贸易,不仅是经济上的贸易往来,更是文化生活的互相交流。增进了中国与其他国家的互相了解,同时也促进了彼此之间的友好往来关系的发展。

结　语

　　开埠后,晚清上海在全国贸易中的重要性越发明显,逐渐替代广州,成为中国的贸易中心。中药贸易的数量急剧增加,使得大量内地药号纷纷在上海建立分号,便于开展业务。一时间,大批药店纷纷崛起,形成了行业兴盛之势。在贸易方面,由于上海特点地理位置,成为内地药材转运环节中重要集散地,海外药材贸易迅猛发展,推动了中国与东亚、东南亚国家的经济往来。

1　赵宗仁.旧事老上海珍闻[M].上海:上海文艺出版社,2012.

变革篇

（1911—1949）
海派中医独树一帜

本篇衔接"开埠篇"有关内容,重点展示面临生存"变革"局面时,上海中医独树一帜的群体之象。主要讲述在东西文化碰撞交融下,上海中医应势而动,革故鼎新,积极谋求发展,革新教育,兴办医院,创办期刊,组建社团,在中医存废之争中所展示出独树一帜的领袖气派和吸纳创新的海派风范以及上海成为孤岛后所表现出的民族气节。上海也是西化最为严重的城市之一,本篇对民国时期西化的上海中西医地位进行了比较。

第十章 民国时期的上海中医教育

近代以来,中医人才培养模式最大的变化是,在古代家传师承教育基础上,出现了学校规模教育。其发展过程大致分为三个阶段[1]。

第一阶段是晚清时期(从1860年至光绪末年),其特点是官办医学教育延续及民办中医教育兴起,如1862年清政府开办"京师同文馆",教习太医院医士、医生,是太医院办学的延续[2]。光绪年间中医社团产生并开展医学教育使民办中医教育兴起。

第二阶段是北洋政府时期,大约从1913年神州医药总会赴南京请愿,要求中医列入教育系统,到1925年全国教育联合会议决请教育部明定中医课程并列入医学教育规程案,其特点是中医界办学获得政府批准并立案。

第三阶段是南京政府时期(1929—1949),其特点是中医界在困境中勇于前行,闯出了一条自立的近代中医教育之路。

然而,浸淫于西学东渐背景下的近代中医学校教育,注定了其每一步发展均是困难重重,历尽斗争与磨难。上海作为近代中医发展之缩影,经历并见证了近代我国中医学校教育的艰难历程。

第一节 | 北洋政府"教育系统漏列中医案"引起抗争

1911年10月,辛亥革命爆发,推翻了数千年的封建帝王统治。1912年,中华民国成立。7月,北洋政府召开"临时教育会议",决定在全国范围内废除旧制学堂,一律改称学校,并由教育部统一制订颁发专科学校

1　邓铁涛,程芝范.中国医学通史·近代卷[M].北京:人民卫生出版社,2000.
2　张友元.简明中外医学史[M].2版.广州:广东高等教育出版社,2009.

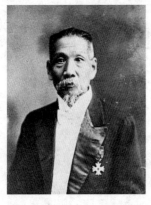

图10-1　北洋政府教育总长汪大燮

和大学的学程科目。然而，在北洋政府教育部颁布的"教育新法令"中却没有中医药学科的内容，史称"教育系统漏列中医"事件。[1]北洋政府此举立即引起全国中医药界的不满，在上海首先由余伯陶等人发起成立神州医药总会，提出向北洋政府教育部请愿，呼吁中医加入学校系统。1913年11月28日由全国19省市响应的"医药救亡请愿团"进京请愿，要求中医加入学校系统。这是我国历史上中医界第一次有组织的全国性抗争，但遭到当时教育部总长汪大燮（图10-1）的拒绝，代表们无功而返。然而，要求兴办中医学校，发展中医教育的呼声却持续不断地在全国各地响起。

第二节　第一所政府备案的民办中医学校
——上海中医专门学校

"教育系统漏列中医"事件发生后，进一步激起中医界办学的热情，他们把兴办教育和中医事业

神州医药总会

由余伯陶、王问樵、丁甘仁、李晋臣等于民国元年（1912年）冬开始筹办，翌年10月29日召开成立大会，中国北京、南京、河南、安徽、广东、福建、香港等地以及暹罗、越南均有代表参加。大会选举余伯陶为会长，并通过组织医药救亡请愿团案。会址在浙江路小花园西首宝安里。历任会长为余伯陶、颜伯卿、朱少坡。1926年有会员近万余人，各地分会达70余处。1928年，改委员制，陆仲安、蔡济平等为执委常委。1931年更名上海神州国医学会。上海沦陷期间会务停顿。1947年6月恢复组织，改为理事制，理事长为陈树修。1951年宣告解散。

<hr />

1 《中华民国教育新法令》有关医药教育规程令颁布两次：第一次民国元年（1912年）11月22日颁布部第25号《医学专门学校规程令》、第26号《药学专门学校规程令》，医药两门各课程学科均漏列中医中药；第二次民国二年（1913年）1月，教育部公布大学规程，大学共分文、理、法、商、工、农、医七类，医类又分医学与药学两门，也都没有把中医药科列入以内。

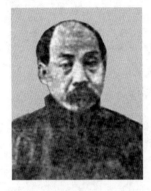

图10-2　丁甘仁

丁甘仁

丁甘仁（1866—1926），名泽周，江苏武进孟河镇人，少年随马仲清学医，后拜马培之为师，并先后从学于族兄丁松溪、安徽汪莲石以及张聿青等人。1896年定居上海，因善于治疗伤寒时疫及烂喉痧等而医声大振。1912年任中华医药联合会会董及医部副会长，1913年任神州医药总会副会长，1916年联合沪上医界商界名流创办上海中医专门学校，任总主任，主持校务。1921年任上海中医学会会长、江苏全省中医联合会副会长。1926年8月6日因病去世。

的发展紧密联系在一起。上海名医丁甘仁（图10-2）是较早认识到中医教育重要性的开明人士之一。1915年他向当时政府呈递《公民丁泽周等为筹设上海中医学校呈大总统文》（见本节后附一），阐述了他对中医教育重要性的认识，文中写道："盖医学之兴衰，唯教育为之关键，彼西医者，由政府设官职，兴学校，年限成绩，考察严密，不及格者不能滥竽充数也。国家重视教育，所以能奔走天下之人才咸集斯道，医道所以日新也。"同年10月，在中华医药联合会的会议上，丁甘仁进一步提出办学设想和集资筹款的建议，他说："至于昌明医道，莫如设立医学堂。经费虽巨，假如医界于诊金每人一元，则助一文；药界所售药资，每值一百，则助一文，约计每年可筹万金，医校医院均可创办。"[1]

其后，丁甘仁等人又向教育部、内政部呈文，直接提出要开办中医学校，请求备案。由于不久前"教育系统漏列中医"事件引起的全国性抗争和舆论压力，北洋政府教育部、内政部对丁甘仁等人的《呈各部文》采取了较为灵活的态度。教育部虽没有明确表示准予备案，但在批示中说："今丁泽周等欲振余绪于将湮，设学堂而造士，附设医院，兼聘西医，具融会贯通中西之愿，殊足嘉许。"同时把皮球踢给了管理中医事务的内务部。内务部则表示："教育部既深嘉许，本部自所赞同，应准备案。俟该校课程拟定后，送部查核可也。"[2]就这样，上海中医专门学校成为辛亥革命后我国第一所由中央政府同意备案的民办中医学校，丁甘仁此举后来也成为国内办中医教育者纷纷援以效仿的先例。1916年神州医药总会派包识生进京为创办神州医药专门学校呈部立案，亦得到教育部"留部备查可也"的批示。

1　《名医摇篮》编审委员会.名医摇篮——上海中医学院（上海中医专门学校）校史［M］.上海：上海中医药大学出版社,1998.
2　丁泽周.为筹建上海中医专门学校呈大总统文［M］//丁泽周.中医教育讨论集.上海：上海中西医研究社,1939.

呈 各 部 文[1]

公民丁泽周等为筹设上海中医学校,拟定简章,具禀立案。

窃为我国医学,肇自上古神农黄岐之论,禀神农之资,膺君相之位,试验草木之功用,推究医理之精微,扁鹊仓公起而继之,逮及汉唐斯道大备,宋元明清,代有名人。自西医东渐,及□□乎有代兴之势。盖医学之兴衰,以教育为关键。欧美各国,校立专科,官设专职,年限成绩,考察严密,医学所以能日进也。我国则不然,官长视为末技,人民视为小道,各有师承,各分派别,无年限、无成绩,畛涉藩篱,即出应世。如此欲望医道之进步难矣。虽间有杰出人才,亦由好学之士篇读群书,深资历练,而后有成。以少数与多数敌,未见其能胜也。

泽周等拟自筹经费,在上海设一中医学校,选医书精粹者为课本,聘医学湛深者为教员,明定毕业年限,严格学生成绩,于学校附近设立医院,兼施诊治,俾学生实地观摩,以宏造就。庶必神农黄岐之真传予以昌明而弗替,谨拟简章十四条,另折缮呈。伏祈大阅俯赐鉴格,准予立案,实为德便,谨禀。

民国四年夏

上海中医专门学校筹建于1915年,由丁甘仁、夏应堂发起(见本节后附二),经两年筹备,于1917年正式开学。谢观为首任校长。聘任教师有丁福保、曹家达、陆渊雷、黄体仁、祝味菊、余听鸿、戴达夫、汤逸民、时逸人等13人。学校地址设在老西门内石皮弄,并在南市方斜路附设广益中医院。学制5年,其中预科2年,本科3年,第五年专重临诊。教授的课程以中医为主,其中也有一些国学及西医的生理解剖知识等。如,医学课程有四诊心法、方论、本草、医案、伤寒、杂病心法、金匮明理论、温病方论、妇科、外科、幼科等;基础课程有国文、书法、医语生理等。该校办学常年经费由董事会负责,丁甘仁从学校创办至1926年逝世,始终是董事会主要负责人。学生入学需缴纳学费,预科生91元,本科生95元,又建筑费5元。[2]

上海中医专门学校是一所全日制学校,预科2年学习"医学上之普通知识,以宏造就",本科3

1 《名医摇篮》编审委员会.名医摇篮——上海中医学院(上海中医专门学校)校史[M].上海:上海中医药大学出版社,1998.
2 邓铁涛,程芝范.中国医学通史·近代卷[M].北京:人民卫生出版社,2000.

年学习"医学上之专门知识，以期大成"；丁甘仁为学校题写了"精诚勤笃"的校训。1916年7月，丁甘仁、夏应堂等在《申报》上刊登招生广告。8月23日，正式开学。首批学生20人，年龄最小的只有14岁，其中有程门雪、黄文东、丁济万、丁涵人、刘佐彤、曹仲衡等。该校早期教学非常注重临床实践，前五期的毕业学生，都是跟随丁甘仁临诊的门人。

丁甘仁实际走的是名人办校的道路。在筹建过程中，他邀请了上海当时许多著名的中医家以及乡绅、实业家等，或出资，或参与管理，或作为教师。他们包括：夏应堂、谢利恒、费访壶、钱庠元、金百川、张禾芬、张汝炳、包识生、曹颖甫、余继鸿、郑传笈、殷受田等。上海中医专门学校开学2年之后，即1908年，在丁甘仁等积极筹划和督办下，沪南沪北两所广益中医院先后落成，成为上海中医专门学校的实习医院，而学校也从白克路（今凤阳路）人和里搬入南市石皮弄的沪南广益中医院新舍。

上海中医专门学校的开办开创了近代上海中医教育发展的一个新纪元，成为近代上海第一所比较正规的中医高等学府，培养了众多中医人才，特别是一些早期毕业生，离校后进入社会很快就崭露头角，成为中医界的活跃人物，其中包括丁济万、程门雪、黄文东、王一仁、秦伯未、许半龙、章次公、严苍山、张伯臾、叶劲秋、王慎轩、陈存仁、杨志一、潘澄濂、张赞臣、宋大仁等。

上海中医学院（上海中医专门学校）历任领导

1916—1926年	总理：丁甘仁；协理：夏应堂；校长：谢利恒； 教务主任：郑传笈（1917—1920）、曹颖甫（1920—1927）。
1927—1930年	校长：夏应堂；副校长：薛逸山；主任：丁仲英； 副主任：丁济万；教务主任：程门雪。
1931—1948年	院长：丁济万；院长秘书：周召南；教务长：黄文东；总务主任：戴达夫； 训育主任：汤逸民；事务主任：余鸿孙、杨仲煊[1]。

---

1 《名医摇篮》编审委员会.名医摇篮——上海中医学院（上海中医专门学校）校史［M］.上海：上海中医药大学出版社,1998.

1926年丁甘仁病逝后，上海中医专门学校由其次子丁仲英、长孙丁济万接办，不久专由丁济万主持。1931年丁济万参照近代西方办学模式对学校进行了改革，由原来的总理（总主任）制改为董事会下的校长负责制，教学内容也做了适当调整，并改名为上海中医学院，一直延续到1948年8月学校被迫停办。该校共毕业学生30届，计896人。

附一　公民丁泽周等为筹设上海中医学校呈大总统文

禀乞饬交事。窃维教育为国家之基础，医学实民命之攸关。我国光复以来，各省学校林立，恩准奉行，仰见我政府陶铸医学真才，为四百兆生灵造仁寿无疆之福，洵乎民之强，即国之强也。但查各校之内容类皆偏尚西医，而中医徒袭其名。上行下效，捷于影响，恐数十年后，中国数千年神圣之医学，日就式微，甚可痛也。

夫我国之医肇自上古，发明斯道者，莫先于我国神农、黄岐之论，禀神圣之资，膺君相之职，试验草木之功用，详明医理之变化，垂经训以示后学。扁鹊、仓公起而继之。逮及汉唐，斯道大备。宋元明清，代有名人，典籍灿然，蔚为巨观，最为精粹，实为医学。自清季以来，西医东渐，□□乎有代兴之势。

盖医学之兴衰，唯教育为之关键，彼西医者，由政府设官职，兴学校，年限成绩，考察严密，不及格者不能滥竽充数也。国家重视医学，所以能奔走天下之人才咸集斯途，医道所以日新也。今我国则不然，政府视为方伎，人民鄙为小道，各有师承，各分派别，自兴自衰，国家不问。略明医理即出应世，借以糊口，几同营业，无年限，无成绩，聪颖子弟不屑学焉。间有杰出人才，良由好学之士，遍读群书，深资历练，而后有成。由此言之，教育之成败，可观矣。

夫我国医书，专重气化，西国医学，专恃形迹。人谓中医专于治内，西医长于治外，洵确论也。至若气化之病，各方不同，姑无论重洋睽隔，西医不可治华病，即以我一国而言，已有东南卑湿，西北高寒之殊。犹幸我国医书条辨明晰，治无差误。彼西医之学校，其教科不及气化，故我国之气化病而或治以西法者，罕有效果。且西医必用西药，倘我国所产药材，悉归废弃，则日后财政漏卮亦难数计。

泽周等庸陋不才，何敢妄陈管见，但以忝列医界，振兴医学之责义不容辞。若今不图，坐视中医之日衰，中药之日废，已可扼腕。且吾华四百兆民命，悉悬于外人之手，生死之权不能自主，天下至可惨痛之事，孰有逾此？泽周等爰拟自筹经费，先择上海相宜之处，建设中医学校，而以历代先哲之书遴选其精深者为课本，延医之高明者为教员，明定年限，详察成绩，考之合格然后授凭，行道济世，庶几神农黄岐之真传，于以昌明而勿替。由是全国推行，民命攸赖，岂不懿欤？学校附近，尤当设立医院，聘中医数人为医员，俾学生实地观摩。以资造就。兼聘华人之精于西医者一人，凡遇病之可用西法者，以西法医之，学生可以兼通解剖，而补中医之不足。医为仁术，择善而从，不分畛域也。

谨拟简章十四条，另折缮呈。伏祈大总统赐鉴，饬发交部查明备案，实为德便。谨禀。

中华民国四年夏[1]

附二　创办上海中医专门学校发起人

丁泽周字甘仁，江苏武进，年五十二岁。　　夏绍庭字应堂，江苏江都，年四十六岁。

费镛字访壶，江苏吴县，年五十九岁。　　杨癸字闻川，湖北武昌，年五十三岁。

柯松年字春乔，安徽怀宁，年五十三岁。　　姚赞唐字乐琴，江苏武进，年四十七岁。

何钰字懋甫，浙江富阳，年五十一岁。　　张汝炳字星若，江苏上海，年三十六岁。

陆维藩号稼轩，江苏武进，年四十三岁。　　谢观字利恒，江苏武进，年三十七岁。

钱立绪号庠元，浙江慈溪，年五十六岁。　　张禾芬浙江慈溪，年六十一岁。

金学海号百川，浙江绍兴，年六十岁。　　殷锡璋号受田，江苏吴县，年三十岁。

创办上海中医学校职员表：总理丁甘仁、协理夏应堂、校长谢利恒。

教员（暂定六人）谢利恒等[2]。

1　《名医摇篮》编审委员会.名医摇篮——上海中医学院（上海中医专门学校）校史［M］.上海：上海中医药大学出版社，1998.
2　《名医摇篮》编审委员会.名医摇篮——上海中医学院（上海中医专门学校）校史［M］.上海：上海中医药大学出版社，1998.

| 第三节 | 上海中医办校兴教育的热潮

"有中医教育则中医兴,无中医教育则中医亡",这是自民国以来中医界的共同认识。尤其在经历了1912年北洋政府"教育系统漏列中医"事件和1929年南京政府"废止旧医案"引起两次较大的抗争之后,中医界兴起了办学兴教育的热潮。据不完全统计,1912—1949年,上海开办的各类中医教育机构有40余所(附录附四),它们中有全日制、函授、夜校、女子学校以及短期班等多种形式。全日制中医学校是主要办学模式,约占办学总数的一半,但由于经济和战乱等原因,大多数学校在开办后不久就被迫关闭。而坚持时间较长、影响力较大的当属"老三校",即上海中医专门学校(上海中医学院)、中国医学院和新中国医学院。这三所学校的办学时间长,学校规模大,制度和学程比较完善,培养的人才最多,是执民国期间我国中医办学之牛耳者,在国内外都享有盛誉。其他较有影响力的中医学校,还有嘉定黄墙中医药学校(1914年朱阆仙、张山雷等创办)、神州中医专门学校(1918年余伯陶、包识生等创办)、神州中医大学(1926年朱少坡、谢利恒创办[1])、上海女子中医专门学校(丁甘仁、夏应堂等1925年创办,后合并入上海中医专门学校)、丹溪大学(1926年丹溪学社办,校长陈无咎)、景和医科大学(朱少坡、祝味菊1927年创办)、上海国医学院(徐衡之、陆渊雷、章次公等创办于1929年,1932年停办,毕业1届30人)、上海中医专科学校(1938年陈无咎、余无言等创办,1942年停办)、上海复兴中医专科学校(1939年时逸人、张赞臣等创办)等。

以下重点介绍上海中国医学院和上海新中国医学院。

一、中国医学院

1927年10月,上海中医专门学校的毕业生王一仁、秦伯未、严苍山、许半龙、章次公等人发起成立了中国医学院,聘请章太炎为首任院长,王一仁为总务主任,秦伯未任教务主任。1928年2月正式开学,校址设在南市黄家阙路,首届招生62人,课程中除中医外,还开设了生理、解剖、物理、西药和产科等西医课程,聘请西医担任教师。秦伯未为该校创作了校歌:"春风暖,桃花开,吾院何多才。启迪炎黄绝学,灿烂散辉煌,如琢如磨更栽培,前程共期千里,独步国医坛。讲座设,弦歌扬,橘井长流芳。阐发轩岐垂询,富丽复堂皇,如切如磋费商量,前程共期无限,永峙春申江。"

1　邓铁涛,程芝范.中国医学通史·近代卷[M].北京:人民卫生出版社,2000.

1929年"三一七"后，该校由上海国医公会接收办理，规模迅速扩大，在其后的10余年中一直执沪上中医教育之牛耳，几乎当时上海的大多数名医均在该校担任过教学工作或临床带教。1936年陈存仁主持该校总务，筹款建设了天通庵路新校舍，并成功开办日本汉医勃兴展览会和国药展览会。1940年后，朱鹤皋接任院长，一直到1948年停办。先后主持过该校的人有章太炎、薛文元、殷受田、包识生、郭柏良、秦伯未、陈存仁、朱鹤皋等人，到1948年停办时共毕业23届906人。

二、新中国医学院

1935年10月，南通名医朱南山及子朱小南、朱鹤皋筹备创办新中国医学院，1936年2月正式开学，校址位于爱文义路（今北京西路）卡德路（今石门二路）口的王家沙花园，朱南山任校长，朱鹤皋任副校长，朱小南为主席院董。1937年6月，朱小南接任院长，一直到1948年停办。该校以"发皇古义，融会新知"为宗旨，在教学和临床实习中大量吸收西医学知识，为当时的中医教育吹来了一股新风，广受青年学子的欢迎。该校还设立研究院和新中国医院，由祝味菊担任研究

新中国医学院研究院

设立研究院是新中国医学院与上海其他中医院校最大区别。该研究院"以实现国医科学化，养成国医高深人才以供社会需要，并以科学方式证明国医理论及治疗经过，以供世界医学者之研究为宗旨"。

新中国医学研究院学生入学规则是，凡新中国医学院毕业生均得免试入院研究，其他各中医专门学校之毕业生及有相当程度者则需经审查考试合格方得入院。研究生每年需缴交费用，住宿生128元，通读走读生73元，专业设有内科、外科、妇科、幼科四科，每科分诊断、治疗、化验三部分。研究生可专修一科，也可兼修数科。学习年限无定时，但须接受4次考试及格方得毕业，考试的内容除自行选修之专业外，兼试西法生理、解剖、病理等。[1]

1　新中国医学院研究员章程［J］.国医公报,1936,3（11）:39—40.

院院长兼医院院长,陈荣章为副院长,在中西医结合临床研究方面开启了先声。在20世纪30至40年代,新中国医学院"与上海中医学院、中国医学院鼎足而三,极沪上中医教育一时之盛"(裘沛然语)。办学13年,计毕业13届550人[1]。他们当中有许多成为中医骨干,如何仁、钱伯文、王玉润、朱良春等。

三、中医函授教育

函授教育起源于19世纪60年代的英国[2]。而在我国,中医是较早接受函授这种教育形式的行业。1910年丁福保从日本考察回国后,创办中西医研究会,并开办了"函授新医学讲习所",向中医人士传播西医知识,这是目前所知我国最早的函授教育。1914年,安徽旅沪医生汪洋开办了上海中西医函授学校,函授内容中西兼授,但以西医知识为主,汪氏自编函授教材10余种,在当时曾经产生较大影响。此后,函授教育就一直是沪上中医乐于接受的一种教育方式,其数量仅次于全日制学校。民国时期,上海最为著名的中医函授当属铁樵中医函授学校和陆渊雷医室函授部。

1925年,名医恽铁樵与国学大师章太炎及其弟子张破浪共同组织"中国通函教授学社",地址在上海英租界西藏路大顺里509号[3]。同年秋,恽氏发表"创刊函授学校宣言",正式成立"铁樵中医函授学校",通函受业者多达600余人,遍及全国各地,1928年停办。1933年恽铁樵又以"铁樵函授医学事务所"的名义复办函授教育,并出版《铁樵医学月刊》20余期,一直到抗战爆发再次停办。铁樵中医函授学校培育出陆渊雷、徐衡之、章巨膺、顾雨时等一批具有创新思想的优秀人才,成为近代中医教育史上以函授形式办学影响最大的中医学校。

陆渊雷是上海川沙人,父亲儒而通医,对他的影响很大。陆渊雷早年就博览医书,研究中医各家学说。1925年恽铁樵开办函授时,陆氏登门拜师,求教于恽铁樵,并协助恽氏办学。1932年,他"应四方学者之请",开办遥从部,函授中医学,一时遥从授业者遍及国内与南洋诸地。1934年陆氏创办《中医新生命》杂志,其中刊登了大量函授教材和辅导资料。陆渊雷医室遥从部一直开办到抗战爆发后停办,先后参加者达数百人,其中包括任应秋、姜春华等。

---

1 裘沛然.杏苑鹤鸣:上海新中国医学院史[M].上海:上海中医药大学出版社,2000.
2 函授教育起源于19世纪60年代英国的大学推广运动,20世纪80年代后各资本主义国家始设函授学校。在中国,商务印书馆曾于1914年创设函授学社。
3 邓铁涛,程芝范.中国医学通史·近代卷[M].北京:人民卫生出版社,2000.

四、中医夜校

旧时的中医传承绝大多数是通过家传师授,或自学成才,这些人有较丰富的临床经验,但在系统理论和对新知识的了解上则颇有欠缺。因此,有不少中医学徒、开业者和部分西医希望能系统地学习中医理论知识,以求弥补和提高。但因维持生计之需,这些人白天须开业出诊或跟师,没有时间学习。为了满足这部分人员的需求,夜校应运而生。1923年神州医药总会开办医学传习所,夜间上课,学制为普科1年,专科2年,普科讲授中医基础理论,专科则教授各科临床理论。

上海中国医学院在全日制本科教育的同时,积极开展夜校教育。1938年,该校开设夜校部,由贺芸生、张耀卿负责,每晚7~10点上课,讲授该校本科主要课程,学制3年。学员在完成学业后可参加四年级的实习,经考试和论文评定,如成绩达到一定标准则可算上海中国医学院本科毕业。这种形式在当时很受欢迎,故不乏报名参加者。1941年,上海中国医学院夜校部与上海国医专修馆[1]合并,成立中华国医专科学校,隶属于上海中国医学院,校长为朱鹤皋,仍旧以夜间上课为主,学制3年,课程与教材由本科学习内容缩编精简而成,任课教师均由上海中国医学院各科教授担任。至1948年停办,该校毕业7届140余人。

五、女子学校

上海中医开办女子学校并非自民国始,早在1904年李平书、张竹君创办的上海第一所中医学校就是女子医学校,此后又有1919年上海中西医院开办的女子医学校。1922年末,葛养民、唐吉夫、叶指发与上海中医专门学校先后毕业的同学刘佐彤、秦伯未等人开办中华女子医学校。1925年9月,丁甘仁、夏应堂等人在勃劳生路(今长寿路)沪北广益中医院内创办女子中医专门学校,招收16～26岁,国文精通,书法端正,品行纯和的女性学员,学制与男校同,科目包括修身、国文、生理、病理、药物、诊断、妇科、产科、幼科、内科、外科等。由于丁、夏"两先生医林硕望,风声所播,闺秀淑媛负笈来学者实繁有徒"。[2]

对于中医办女子学校,当时社会的评价甚高,《申报》就载文说:"此非特为女子谋一独立生活

---

1 上海国医专修馆,1931年杨澹然创办,夜校,学制3年,因授课教师多为包识生、秦伯未、严苍山等名家,故求学者甚众。至1941年毕业400余人。
2 转录自1925年9月9日《申报》。

之技能,抑且为未来之贤母良妻预备一种特殊学问,讲求生育卫生,其旨甚宏。"[1]

六、中医补习班和短期培训班

民国期间的中医办学模式还包括补习班、短期培训班等形式。1947年,上海"老三校"被南京政府相继勒令停办后,为继续开展中医教育,朱鹤皋提出办中医进修班,以"补充中医学术,俾使请领证书,灌输防疫知识,裨益公共卫生"为宗旨[2],作为中医教育的"过渡桥梁",得到业界的响应和支持,并成功举办。该班学程为6个月,主要课程有方剂学、药物学、诊断学、传染病、生理解剖、急救消毒、卫生学、中医内科、中医外科、中医妇科、中医儿科以及医学讲座等。担任讲课的教师有黄文东、秦伯未、蒋文芳、盛心如、张赞臣、吴克潜、程迪仁、钱今阳等。共办学3期,到1948年8月停办。

| 第四节 | 办学思路和教材改革

100多年前,当我国近代中医教育刚刚起步时,毫无经验和模式可循。那时的办学大致有两种情况:或是基本沿袭传统的旧方式,或是完全照搬西方一套。显然这两种办学方法都不太符合中医自身的特点和发展需要。在中西医学论争和有关中医教育发展的大讨论中,这两种方法都受到中医界有识之士的强烈抨击。经过众多中医教育家们的摸索和实践,大约到20世纪20年代,我国近代中医教育体系逐步得到建立。1925年夏,李平书、丁甘仁、夏应堂等代表江苏全省中医药联合会向中华教育改进会提出"学校系统应加中医学校之建议"的议案,依据当时上海及国内中医教育的实际情况详述了8条理由,并附上较为详细课程表。同年秋,全国教育联合会开会于长沙,也提出类似案由和规划,呈请教育部审决,结果可想而知。

1926年末至1927年初,李平书、夏应堂等人发起组织中医课本编辑馆,制订计划,意图改进并统一全国的中医教材。1928年夏,由上海中国医学院出面召集了我国近代史上第一次全国中医院校教育负责人会议,讨论统一课程,编写教材事宜。到会的有国内各省市14所中医学校

1 《名医摇篮》编审委员会.名医摇篮——上海中医学院(上海中医专门学校)校史[M].上海:上海中医药大学出版社,1998.
2 见《进修月刊》创刊号,1947年2月。

的校长或教务主任，会议开了3日，尽管争论激烈，但最终确定了"整理固有医学之精华，列为明显之系统，运用合乎现代之理论，制为完善之学说"的教材编写原则。[1]1929年8月，由全国中医药团体联合会出面召集，在上海中国医学院召开第二次全国中医学校教材编辑委员会，上海、广东、浙江、江苏、河南等省9所中医学校的20余位代表参会，经过10日的相互交流和认真讨论，代表们就采用学说的标准、学制年限、课程科目、课时分配与比例以及教材体例等问题达成比较一致的意见。其中学制和课程的主要内容为：① 中医学校的学业期为5年，每年2学期，每学期20周，每周33课时；总学时为6 600学时，其中授课时间占70%，实习时间占30%。② 学习科目包括：甲类科目，生理、病理、诊断、方剂、药物、内科、外科；乙级科目，解剖、国文、医经、妇科、幼科、伤科、喉科、眼科、针灸、医学通论；丙级科目，党义、卫生、外语、细菌、理化、医学史、军事、推拿、法医学、花柳科、产科、医化学。[2]

虽然这两次全国中医学校教材编辑会议完全是由民间自发的教改行为，并没有任何法律效应，但是它们的召开成为我国近代中医教育史上的重要事件，它标志着我国近代中医教育的学科体系基本建立，并逐渐走向成熟。

| 第五节 | 中医人才培养模式的探索

中医学经过数千年的积淀和发展，逐步充实完善，并从经验上升为理论，形成系统。以家学授受、师徒相传的传统中医教育模式也随之发展成熟。当社会发展进入近代，城市化进展迅速，人口大量增加并聚集，疾病谱发生了改变，医学人才的需求日益突出；同时西方文化教育也大量传入我国，带来了科技进步。这时，古老的中医传承教育方式就逐步显出不足。

中医学是从技艺和经验积累起步的，当形成一整套完整的系统理论之后，这一特征并未消失，而一直延续到今天。这就为师承教育的存在提供了必要的条件和土壤。中医的师徒关系是中国传统文化的一个体现，一般要经过面试、拜师、跟师的过程，时间没有一定限制。学生经过耳提面命、耳濡目染、心口传授，学习到老师的经验和技术。它较之现代意义的师生关系要更加密切，带有亲情和情感色彩，故有"一日为师，终身为父"之说。然而，师承教育的短板也是明显的，特别是

1 蒋文芳.本院教育方针及今后之改进[J].国医文献，1936.
2 转引自《上海医报》1929年刊。

在基础教育和系统理论学习等方面完全由老师自行确定,没有统一的标准,且不能形成规模。

近代中医教育的出现,恰恰弥补了这一不足。为了探索有利于中医发展的人才培养模式,近代上海中医界主导并进行了有益的探索和尝试。在20世纪30至40年代,上海有多所中医学校同时存在,为学生选择不同特色的学校提供了便利。进校后,在经过1～2年的系统教育后,大多数学校就开始进入临床见习阶段,学生们可以到医院或诊所看教师和其他名医们如何诊病、开方,同时也了解教师们的个人特性,为今后选择拜师增加感性认识。三四年级的学生进入实习阶段,学校安排实习场所,而学生也可以自主选择到哪个医院或名医诊所去实习,经过一段时间的抄方学习,得到老师的认可赏识,就可以提出拜师,正式进入师门学习。中医学校的出现,让名医们进入课堂,教授医学知识,传授系统经验,为名医带徒减少了基础教育的劳累,缩短了带教周期,增加了师承人数,扩展了人才培养的规模。同时,近代中医学校适应社会的发展,吸纳西方医学的新知,也开拓了学生们的眼界和思路。

近代是中医教育史上发生变革的重要历史时期,最大变化是在家传师承教育的基础上,吸收西方近代医学教育模式,开展中医学校的规模化教育。上海是近代中医教育的发祥之地[1],也是中医学校教育规模最大、开展得最为成功的地区,无论是在办学理念上,还是在教学方法和内容上,都进行了积极的尝试和创新。由于国民政府始终坚持扶持西医、压制中医的政策,随着上海中医老三校(上海中医学院、上海中国医学院、上海新中国医学院)在1948年前后的被迫停办,近代上海的中医学校教育也宣告结束。但其在办学的思路、方法和模式上的尝试和探索为今天的中医学校教育留下了宝贵的经验和财富。而且,从这些中医学校毕业的一大批学生如程门雪、黄文东、秦伯未、严苍山、顾伯华等,大多都成为中华人民共和国成立后上海乃至全国中医界的中坚力量。这些都对中医的发展起到了积极的促进作用。

1 邓铁涛,程之范.中国医学通史·近代卷[M].北京:人民卫生出版社,2000.

第十一章 民国时期的上海中医医院

近代以前，中国社会的传统医疗机构，除了少数官办的惠民药局之外，大多为私人诊所、医馆，以及个人捐资筹办的具有慈善性质的善堂等。近代以来，随着中国被迫打开国门，西方传教士在中国设诊所、办医院、送医送药，西医逐渐在中国传播并被华人所接受。1844年，英国伦敦会传教士雒魏林创办了上海最早的、影响最大的西医院——仁济医院，开沪上西医办院之先河。其后，同仁、妇孺、广慈等教会医院相继创办。教会医院之设，奠定了西医立足沪上和构筑近代上海医院组织的始基，为华人医院的兴建提供了可供模仿的样式[1]，对中国传统的医疗观念和医疗机构均产生了巨大的冲击和影响。中医界研究西医、改良传统医学的思想逐渐兴起，中西汇通学派产生，并催生了民国时期上海中医医院的创办和兴起。借鉴西医办院形式、力求汇通中西医疗精华，是这些中医医院办院的主要特点。

| 第一节 | 医 院 概 况

近代上海的医学体系基本是以西方的医学体系为模式形成的，这种体系从清末开始逐步建立，到民国时期已经十分成熟，主要包括医疗卫生行政管理机构、各类医院，以及相应的医学研究机构和医学团体等。其中，以西方式的卫生行政管理和西医医院为主体。

19世纪中叶以后，随着教会医院的创立，各类医院在上海如雨后春笋般迅速兴起。20世纪20至30年代，上海大大小小的各类医院触目皆

---

1 熊月之.上海通史·第六卷（晚清文化）[M].上海：上海人民出版社，1999.

是，有西医院，也有中医医院和中西医汇通医院。其中，西医医院，由外国人主办的有公济、宏恩、仁济、宝隆、广慈、圣心、同仁等，由国人创办的有红十字会医院、沪南、普慈、中山以及上海市立医院等。而以中医药为主要治疗手段，致力于保存国粹的中医院，仅有神州、广益、华隆、四明、中国医院和新中国医院等少数几家，且规模较之西医医院要小得多。据统计，从1843—1949年，上海先后开办的各类医院有300余家，其中绝大多数是西医医院，中医医院或中西汇通医院仅30余家，占十分之一（附录附五）。

形成这种状况的因素是多方面的：其一，在整个民国时期，尽管中医从业人员人数一直占整个医疗队伍的绝对多数，而且中医医疗形式也逐步向人员聚合，多科目兼容，留观治疗和医疗设备渐趋近代化等方面转变，出现了一批民营、私人开办的中医院。但由于没有公办的中医院，而私人开办医院又受到种种限制，故绝大多数的中医仍以个体开业为主要生存和发展方式；其二，一些慈善团体，如仁济堂、位中堂、联义会、联益会、广仁堂、集仁堂等开办了不少中医施诊所、时疫医院，但是大多为临时性的，或只开门诊，没有住院床位。有的虽然设置了简陋的病床，也不过数张而已。此外，还有一些深层次的社会因素等。

民国时期上海的中医院从分布范围来看，以闸北地区和南市老城厢地区的中医医院或有中医部的西医院较多，如浙宁水木医院、闸北医院、普善医院、闸北丝厂惠工医院、粤商医院、蓝十字谦益伤科医院、上海中医院、中华黄十字会施医部、浙绍医院、广益中医院、南洋中医院等都在上述地区，主要原因是这些地区的住民以华人为主，对中医诊疗的需求较大。

| 第二节 | 借鉴西医的办院模式

清末以后，西学东渐成为一股不可阻挡的汹涌潮流。对待这股潮流，中国人经历了"疑忌—接触—试用—对比—信服"5种[1]不同的心态交替和认识阶段。在处理中西医关系时，表现出多种不同的复杂方式，而中西医汇通则是其中最具代表性的一种。当时不少中医界的精英人士都是中西医汇通的倡导者，他们受到近代社会局势发展的影响，对西医并没有太多的"疑虑"，但也并不完全"信赖"西医，而更多的是在"接触"与"对比"过程中积极主动地寻求变通。[2]在中医的地位岌岌

1　熊月之.西学东渐与晚清社会 [M].上海：上海人民出版社，1994.
2　艾智科.晚清的中西医汇通思想及其走向 [J].历史档案，2010（2）：120–125.

可危之际，上海中西医汇通派的根本目的在于为中医的生存寻求一种合乎时宜的新形式。

民国时期的中西医汇通医家认为，中医、西医虽属两种互有优劣的不同学术体系，但因两者研究的客观对象都是人体的健康和疾病，所以两种医学是应该也能够相通的，所以他们主张两种医学应"不存疆域异同之见，但求折衷归于一是"[1]。如李平书在其《且顽老人七十自叙》中所云："余尝涉猎西医译籍，屡思沟通中西医……余故欲以《内》《难》《伤寒》诸书为根柢，以《全体》《阐微》（合信《全体新论》、嘉约翰《内科阐微》）为参考，研究体功、气化、血轮，然后考定病名，博求方治，庶几冶中医、西医于一炉。"但在如何汇通、采取何种方式方法上，却无统一的见解而一直争论不休。1929年，陆渊雷、徐衡之、章次公、祝味菊等人创办上海国医学院，拟定"发皇古义，融汇新知"为办学宗旨。这一口号提出后，很快就成为中西医汇通思想医家们的共识。在此后发展中医药事业的过程中，不论是兴学、办院，还是开展学术研究，大率以保持中医传统、接受新学思想、融会两种医学、形成新中医为指导方针，但在创办医院的模式上基本是借鉴西医医院的。

新中国医院就是一个比较突出的例子。

新中国医院创办于1936年，是朱南山父子创办的一所教学医院，主要是为承担新中国医学院的学生实习而建。院址初在爱文义路（今北京西路）王家沙花园，半年后迁到沪太路余庆桥的平济医院内。祝味菊和陈荣章受聘为新中国医院的院长。陈荣章是西医，原为平济医院院长，他对中医有一定认识，具有中西医汇通思想，在接受朱南山的邀请后，他对平济医院进行了扩建改造，把新中国医院迁入其中，使之成为新中国医院的新址。

该院参西医医院模式，设内、外、妇、儿四科，有门诊和病房，还设有解剖室、手术室、化验室、护士室等，"内、外、妇、儿四科设备参照现行各大医院办理，借作学生临床实习之用。另设化验室，聘西医数人主持化验、药物、诊断诸事宜，以供临床之助，使见习学生得以平日所见，充分探求实习"[2]。医院共有病床100余张，分为普通病房和头等病房，该院门诊实行义诊，施医给药，每位患者仅收挂号费2角，普通病室也收费较低，伙食费与医药费相加，每日也仅收费5角，配药则由医院提供，为贫民就医提供方便，以吸引下层人民就诊。[3]新中国医院开办后受到民众的热烈欢迎，前往就诊者颇多，可惜"八一三"淞沪抗战爆发以后，该院受到战火破坏而停办。

新中国医院的办院宗旨是"国医为体，西医为用"，这在医院管理人员及医师的选聘上均有明

1　唐宗海.中西医汇通医经精义［M］.千顷堂影印本，1892.
2　见1936年4月4日《申报》。
3　裘沛然.杏苑鹤鸣：上海新中国医学院校史［M］.上海：上海中医药大学出版社，2000.

确体现。如医院顾问：梅卓生为西医，包识生为中医；在医院所设内、外、妇、儿四科中，内、妇、儿科主任分别为祝味菊、朱小南、徐小圃，三人均为沪上著名中医，外科主任瞿传玳则为西医；特邀医师48人，除少部分为西医师外，绝大多数为中医，如丁仲英、丁济万、王仲奇、石筱山、朱南山、沈仲芳、陆渊雷、陈存仁、夏应堂、顾渭川、顾筱岩、郭柏良、徐相任、章巨膺、章次公等，几乎汇集了当时上海中医之精华。在医院的日常业务中更是体现了这一宗旨，在此不再赘述。

第三节 | 保持传统，融汇新知——以四明医院为例

　　除借鉴西医办院模式外，汇通中西医精华是民国上海中医医院办院的另一鲜明特色。四明医院是民国期间最具中西医汇通特色的中医医院之一。

　　四明医院是由宁波旅沪商人社团四明公所创办的、以中医为主体的中西医私立医院。早在上海开埠之前，来沪经商的宁波四明山区商人日益增多，随后成立了四明公所，又称宁波会馆。为给予同乡求医方便，1905年，四明公所在八仙桥宁寿里公所大殿两旁开设施医局，为同乡延医施诊，贫病者还可以免去药费。1906年，又改造原西厂的九间旧房屋，开办病院。同时于公所的纯阳殿设施诊所（相当于门诊部），每日上午分单双日施诊，有内、外、针、幼等科，作为会馆的慈善事业之一。凡贫病同乡都可以保送病院医治，药费、饮食全部免费[1]。不过当时病房很简陋，只能容纳30人

四明医院的管理模式

　　医院实行董事会下的院长制，院长由董事兼任，一正二副。1934年始改为聘任制，董事不再兼任院长，同时不再设副院长。院长之下设总主任、医药主任及庶务主任，分别掌管所属各项事宜。总主任主持院内各部一切事宜，医药主任处理有关医疗、看护、配药等事务，庶务主任则处理有关文牍、会计、保管、后勤等一切庶务事宜。

1　上海四明公所大事记［M］.上海图书馆藏：33.

左右,住院者须"备具同乡纳捐人之保信",行李自备,而且只收男性患者,每日用药和膳食则一律免费[1]。由施诊所医生轮流担任病房诊疗责任,所开处方则向规定的药铺临时购配。1922年,朱葆三、葛虞臣、方式如等董事发起募捐,共募得捐银10万余元,在当时法租界爱来格路(今桃源路)建设新院。建成后的新院正式取名为四明医院,原有的施诊所也归并该院。此时医院用房、设备和人员都有了扩大,中西医兼备,成为当时沪上最具规模的中西医汇通医院。

四名医院的建立明确体现了"保持传统,融汇新知"的中西医汇通理念。

其一,从中西医生比例上来看,医院共有医师17人,其中以中医人员为主,占有三分之二以上,仅有个别西医师[2],体现在诊疗技术上保持传统为主,融汇西医精华的理念。

其二,在建院模式上借鉴西医以有利于医院发展:医院建院之初,设有内、外、妇产、小儿和放射、检验等科,以及中西药房,开病床200张。

其三,在管理上吸收西方经验,并不断改进创新。四明医院历任院长有朱葆三、葛虞臣、戎明士、吴涵秋等,都是旅居上海的宁波人,或是中医,或是兼通中医的甬商,多具有先进的管理思想。在他们的主持下,四明医院得到稳步发展。截至1937年,该院男病院有病房45间,设病床180张;女病院病房24间,设病床70张,共有病房69间,病床250张之多[3]。这在当时沪上的中医院中,可以说是规模较大而占风气之先的了。抗战爆发后,四明医院的业务受到影响,管理一度混乱,患者死亡率高达20%~30%,被时人称为"棺材医院""死人医院"。1942年,吴涵秋[4]临危受命担任四明医院第四任院长,此时该院的情况已经很糟糕,社会上非议较多,几乎到了无以为继的地步。在四明公所董事会的支持下,吴涵秋对医院进行改革,增加投入,扩编人员,并积极提倡中西医汇通的方针,在医疗上,既继承中医传统,保持中医药的特色不变,同时积极引进西医技术和人员,拓展医疗市场,加强医院管理。他邀请来自华美医院的西医外科医生黄景霞担任副院长及外科主任,并广泛聘请沪上知名的中西医名士担任诊疗工作。中医人员有严苍山、陈存仁、孙剑庵等;西医人员有董承琅、马永江、张秀彬、商文彝、唐惠民等。同时更新医院设备,购买比较先进的化验、手术及X线机等仪器设施,成立临床辅助科室和护理部,扩大病房和疾病诊疗范围。经过吴涵秋的大力整顿,四明医院一时人才济济,医疗服务质量大幅提高,中西医特色明显,使四

---

1 四明医院十五周年纪念册[M].上海图书馆藏.
2 《上海卫生工作丛书》编委会.上海卫生1949—1983[M].上海:上海科学技术出版社,1986.
3 四明医院十五周年纪念册[M].上海图书馆藏.
4 吴涵秋,又名朝绅,字增荣,浙江鄞县(今属宁波)人。早年师从同邑伤寒名家范文虎。民国十四年(1925年)行医于宁波。1936年,创办宁波国医专门学校,任校长,未及两年全面抗战爆发,学校被迫关闭,1942年,举家迁居上海。

明医院成为当时私立医院中的佼佼者。为解决当时医院护士不足问题,1945年又开设了"私立四明高级护士执业学校",附属于该院,为医院培养护理人才。由于该院人员整齐,设备先进,特色明显,管理规范,故而中华人民共和国成立后,在1953年被上海市政府整体改制成为市立第十人民医院。

| 第四节 | 民国时期影响较大的中医医院

在30余所民国上海中医医院中,比较"正规"、规模较大且知名度较高的主要有著名的三所中医学校的实习医院,如上海中医学院(上海中医专门学校)的南北广益中医院、华隆中医院;中国医学院的中国医院、国医医院,新中国医学院的新中国医院等。此外,还有朱南山创办的大上海国医院,秦伯未创办的上海中医疗养院,兰闻亭、丁济万等创办的国医贫民医院,丁福保创办的杏林医院,上海国医公会设立的上海国医医院等。

一、南北广益中医院

1917年春,由上海名医丁甘仁、朱葆三、陈甘棠等在广益善堂商议筹办医院,作为上海中医专门学校附属医院,供学生临床实习之用。因该院以慈善为原则,以推广公益、救济患者为宗旨,遂以"广益善堂"之名命名为"广益中医院",为近代上海最早的中医医院。由陈甘棠捐出其位于劳勃生路北侧谈家渡(今叶家宅路西,长寿路782号附近)的七亩土地、十间房屋作为医院院址,随之其他人纷纷捐助,另外又建造十间平房(本节附一)。广益中医院由此开张,由丁甘仁主持医院事务,参西医院模式内设门诊部和住院部。其中门诊部分内、外、妇、儿、针灸等科;病房不分科,但分为甲、乙、丙三等,有病床数十张。其后中医专门学校在南市石皮弄建成,并附设广益中医院,称"南院",把谈家渡的广益中医院改称"北院"。

南北两所广益中医院均以"服务于贫民"为宗旨,并作为上海中医专门学校学生实习的场所。医院早期的医疗工作由丁甘仁父子、广益善堂医务董事、学校教员、中医学校毕业的学生等负责。1927年后,主要由学校教员和中医专门学校毕业的学生担任。程门雪、章次公、秦伯未等均担任过医院医疗工作。医院以中医人员为主,开展中医诊疗服务,但在运营模式上有所创新,有挂号、缴费、取药等流程,不同于此前的医疗机构。[1]

　　1937年全面抗战爆发后,医院病房改为民房,仅留门诊,除医疗外也做慈善,善款由广义慈堂资助,直到中华人民共和国成立。[2]

附一　广益中医院建院碑文[3]

　　广益中医院建成之后,因感念中医建院不易,在院中建造一座八角亭,亭中树立石碑一块,铭刻碑文,以表示纪念。碑文如下。

　　上海自通商以后,迄今六七十年矣。商埠既盛,善举毕兴,其以建设医院闻者,非不前后接踵,然皆争奇竞新,专尚西医。至本岐黄治术以治人,而为吾中国医院先河者,则自广益中医院始,考各西医院之设,诚皆便利四民,然以沪上五方错处,身体强弱之殊,风气刚柔之异,颇闻有不惯西习而日望中医院成立者。朱君葆三、王君一亭、戴君运来、周君湘云、谢君蘅聪、项君如松、钱君达三、钱君庠元、韩君芸根、丁君甘仁等知之,谋倡中医院,以慰其望,事与人违,蹉跎者久。丁巳春,集议于广益善堂。陈君甘棠首助沪北谈家渡地,院址七亩,崇楼十楹。义声既倡,众争输资,而推丁君任其事。于是鸠之龙材,涓吉兴筑,栌角根阅之残阙者,易之丹艧髹漆之漫漶者。新之建设病房六所,而区其等为甲、乙、丙。复于楼之左右,增筑平房,以供寝处庖湢,盖不逾时而工成矣。是役也,总其事者丁君,创其议者朱、王诸君,而捐院基以为众绝者则陈君也。昌黎所谓莫为之前,虽美不传,莫为之后,虽盛弗继者,盖信然矣。陈君又以沪上善举,易致中辍,或并基宇,移作他用,各董会议以道契成,沪北总商会声明永作医院,尤其虑深而计周者也。然吾因之有感矣。世界愈进化,则竞争愈激烈,而优胜劣败,实为天演之公例,吾中国医学,发明于先圣,详备于后贤,诚与日星同昭矣。然自欧化东渐以来,其势骎骎乎受逼,非推广医院以宏其用,研究国粹以固其本,亦尚非持久善策也。谈家渡医院议决后,旋建中医专门学校于城中,以培植后秀,而分设医院,以广其治术,此则有助于医学者甚大,而不仅便利四民矣。落成之日,众人和会。丁君深念成事之艰难,于记中各姓名外,复列共事诸君于碑

1　姚艳丽,陈丽云.近代上海中医医疗机构发展概述[J].中华汇总医药学刊,2012(30)7:1606.
2　中国人民政治协商会议上海市普陀区委员会文史资料工作委员会.普陀文史资料(第一辑)[M].1989.
3　中国人民政治协商会议上海市普陀区委员会文史资料工作委员会.普陀文史资料(第一辑)[M].1989.

后,以志不忘,亦礼也。

中华民国七年岁次戊午春仲镇海郑传笈,云仲甫撰,丹徒殷步湘、彤卿甫书。

发起人:

朱葆三	戴运来	庞莱臣	朱鉴堂	杨虎臣
钱达三	李志芳	蒋已春	曹启明	夏应堂
陈甘棠	周湘云	周扶九	孙庭焕	杨富臣
程柱廷	黄岁百	李清如	金百川	吕子珊
王一亭	王崧生	恽心耘	黄芸苏	徐承勋
黄楚九	周紫珊	姚锡舟	费访壶	钱厍之
谢蘅聪	虞洽卿	顾棣云	席云生	项如松
丁价侯	邵明辉	徐受卿	殷受田	丁甘仁

二、华隆中医院[1]

华隆中医院是上海中医学院(原上海中医专门学校)的附属医院,是由丁甘仁之孙丁济万独资创办的综合性中医院,1930年4月1日挂牌开业,地址在当时法租界爱多亚路华格臬路48号(今黄陂南路50号)。

华隆中医院建院模式与广益中医院类似,设门诊、病房和药房三部分:门诊部设有内、外、妇、儿、针、推、喉等各科;病房分甲、乙、丙三个等级,有病床24张,设5～6张备用病床作为观察床。药房除中药饮片外还有部分自制中成药,如丁氏的神仁丹等。

医院管理模式是董事会下的院长负责制。董事会12人,有丁济万、杜月笙、张啸林、高士奎、余庭孙、杨顺铨、马福祥、顾竹轩、孙绳武、王省三、宋雪琴、金石朴,除丁济万以外,其余都是当时的社会名流,或给予经济支持,或靠名气占有一席之地。丁济万任医院院长,马寿民任副院长。常驻医生有童少伯、秦汉民、吴智安等。其后,有许多中医学院毕业的学生在医院工作。为了提高影响力,丁济万还特邀请沪上著名中医如夏应堂、谢利恒、丁仲英、徐小圃、王仲奇、程门雪、殷受田、蔡

---

1 《名医摇篮》编审委员会.名医摇篮——上海中医学院(上海中医专门学校)校史[M].上海:上海中医药大学出版社,1998.

香荪、郭伯良、沈琢如等，定期或应邀到医院应诊。

丁济万创办华隆中医院的初衷是为缓解沪上难民、贫民的医疗困境，便于送诊给药，因此对于许多穷苦病患，不但不收诊金，还要送药一剂，对特别贫苦的患者免除住院费用。作为中国医学院的附属医院，华隆中医院确实起到了培养学生、方便病家的作用。

1937年全面抗战爆发后，随着上海四周难民的涌入，看病难的问题更加凸显。加之沪上各中医学校的学生和毕业生的日益增多，实习和工作渐成问题。为此，丁济万于1940年又创办了华隆中医院分院，地址在康脑脱路戈登路口（今江宁路康定路）307号，其建制与规模与总院大体相同，有病床20张。

华隆中医院总院和分院一直坚持开办到中华人民共和国成立后。

结　语

近代上海中医医院的创办，不仅方便了百姓就医、学生实习之需，更是中医界为了救亡图存、更好地改良中医而采取的一种创新举措。正如中央国医馆馆长焦易堂在《敬告全国医药界同仁书》中所呼吁的："设立医院，以收改良之效果。盖有医院然后对于病症实际，乃有统计可考，如诊察、治疗、处方、用药，皆可以每日实际之经验而为综合详确之比较，无论理论实际均能有莫大之功效，欧美医院其所以有今日之发达者，未始不由于医院林立。又近年以来，西医医院遍布我国，中医医院竟未一见。此不但为我医药界之缺憾，亦实为我家之弱点，故医院之设立，尤吾人所不可缓之要图耳。"[1]所以，借鉴西医建院模式，中西医结合成为近代中医医院的主要特点，对于今天中医医院的发展仍有重要的借鉴意义（本节附二）。

附二　清末民初上海部分中医、中西医汇通医疗机构简介

清乾隆十四年（1749年），广仁堂施药局成立。

嘉庆五年（1800年），同仁堂施医局创办，后改称同仁辅元堂。踵其后的有嘉庆

1　焦易堂.敬告全国医药界同仁书［M］.国医公报，1934.

二十四年（1819年）的药王庙施药局，光绪十三年（1887年）的普善医局等。

光绪十五年（1889年），上海北市钱业会馆成立，内设养疴院，服务旅人及疾病患者，所谓"徙旅疾，猝无所归，医于斯，药于斯，以惠众也"。

光绪三十一年（1905年），医学研究会周雪樵聘请内外科医士多人在沪南大东门外龙王庙设立医局，施诊给药。

清光绪三十二年（1906年），四明公所在八仙桥设立诊所。民国十一年（1922年）扩大规模，迁至爱来格路（今桃源路），正式定名为四明医院，科目设置较全，可收治200多名患者住院。

宣统二年（1910年），中国医学会会长蔡小香等聘请各科医生在虹口区老三官堂内设施诊所。

民国六年（1917年）由沪上名医丁甘仁、陈甘棠等创建广益中医院，为上海最早兴办的中医院。院址谈家渡（今叶家宅路西长寿路第一小学）。门诊设内、外、妇、儿、针灸等科。有床位40多张。南市石皮弄设有分院。刘鸿生、窦耀庭等于西藏中路创办上海时疫医院，刘任院长。

民国七年（1918年），上海医学研究所在北泥城桥劳合路（今六合路）芝罘路60号设事务所，聘请内、妇、幼、喉、眼科多科目医生施诊。顾南群创办南洋医院。院址初在卡德路（今石门二路），后迁南市小南门。

民国十一年（1922年）7月，闸北丝厂惠工医院揭幕。该院由闸北20余家丝厂联合组成，院址舢板厂桥北恒丰路，中西医兼设。10月，粤侨商业联合会倡办的粤南医院正式成立。该院中西医兼设并附产科。院长陈炳谦。院址在天通庵路。民国二十一年（1932年）改称广东医院。同年，陆南山首设中医眼科诊所于河南路。

民国十四年（1925年）春，闸北士绅陈炳谦、王彬彦等创办蓝十字谦益伤科医院，院址在海宁路永和坊，有床位105张。

民国二十年（1931年）7月，顾文俊创立疯病专门医院于牯岭路，用祖传中药、针灸治疗精神患者。

民国二十二年（1933年），姚和清在白克路（今凤阳路），沈镜阳在石门一路分设中医眼科诊所。民国时期开设的眼科医院可稽者有：陈滋创办的上海眼科医院、黄楚九的明济眼科医院、金士伯的贫民目疾医院和陈任的上海眼科医院等。这些医院规模较小,有的只看门诊,不设病床。

民国二十三年(1934年)6月,丁福保、丁惠康在虹桥路201号开办虹桥疗养院,设有中医部,由中医陈存仁主持中医工作。

民国二十七年(1938年)秦伯未创办中医疗养院并任院长。院址霞飞路姚主教路口(今淮海路天平路口)。设内、外、骨、伤、妇各科,有病床100张,分特、优、中三等。

民国二十八年(1939年),中华国医诊疗所在新大沽路中昌运里三弄98号开设,聘用医生担任诊务。

民国二十九年(1940年)4月闻兰亭、丁济万、丁仲英等创办国医贫民医院,院址在劳勃生路(今长寿路)。日均门诊200～300人次,设有床位120多张[1-4]。

---

1 《上海工商社团》编纂委员会.上海工商社团志[M].上海:上海社会科学院出版社,2001.
2 上海市各公所、会馆山庄联合业务概况和简史[M].上海:上海市档案馆藏(卷宗号 QI8-1-5).
3 《上海卫生志》编纂委员会.上海卫生志[M].上海:上海社会科学院出版社,1998.
4 王翘楚.医林春秋——上海中西医结合发展史[M].上海:文汇出版社,1998.

第十二章 民国时期的上海中医期刊

创办中医药期刊与创办中医社团、兴建中医学校教育一样,是中医药界为振兴中医而开展的重要举措,也是社会发展的必然产物。

近代中国,中医界经历了发展史上最为艰难的、日渐窘迫的时期:首先是随着西学东渐,西方医药大规模传入,形成中西医并存、交流、渐至碰撞的局面;其后,于戊戌变法之后,在资产阶级改良主义思想影响下,医学界出现了"扬西抑中"之趋势。而进入民国以后,因执政当局采取限制乃至试图取消中医的措施,"教育系统漏列中医"及"废止中医案"等事件接连发生,致使中医药事业处于风雨飘摇之中,面临生死存亡之危难关头。为了谋求行业发展,中医界进行了前所未有的探索,创办中医药期刊就是中医界沟通联络、交流学术、普及医药知识、吸收西方医药精华的重要创新方式之一[1]。从19世纪末开始,中医药期刊相继创办,并以经济、文化和医药比较发达的江浙地区为最早,也最为兴盛。据统计,1908—1920年,中医期刊创办相对缓慢,全国仅有20余种,有些期刊仅发行一二年即停刊。20世纪二三十年代,随着中医社团和中医学校的增多,中西医论证的开展,中医期刊创办量迅猛增加,20世纪20年代初至1937年抗战前夕,全国中医药期刊相继出版将近170种[2]。

近代上海中医界创办中医药期刊虽然始于20世纪初,但发展迅速,这与近代上海经济、文化的繁荣和发达密切相关。有统计显示[3],民国时期,在上海地区出版发行且公开出版两期以上的中医药期刊有60余种,约占全国总数(近200种)的三分之一,目前尚能看到原件的有56种,其中著名的如《中医世界》《医界春秋》《中医杂志》《医学报》等学术质量

---

1 段逸山.中国近代中医药期刊汇编总目提要[M].上海:上海辞书出版社,2012.
2 邓铁涛,程之范.中国医学通史·近代卷[M].北京:人民卫生出版社,2000.
3 周波,梁爽.民国时期上海中医药期刊特点评价[J].江西中医学院学报,2009,21(5):86.

高、影响较大的中医药期刊均在上海。仅20世纪二三十年代，上海出版的中医药期刊就有48种之多。另根据王吉民《六十年来中医报刊目录》统计，民国时期上海出版的与中医药有关的报刊就多达165种。[1]这些中医期刊对于维护中医地位、弘扬中医学术等方面发挥了重要作用。

| 第一节 | 办 刊 特 点

一、名医办刊及撰稿

近代中医期刊所产生的特殊社会背景，决定了当时中医界精英人物在创办中医期刊中的领导地位和重要作用。这些期刊也基本代表和反映着创办者的办刊思路和学术主张。

民国时期的上海中医期刊几乎均是由当时中医界尤其是中医社团中的代表性人物主持办刊的，其中大多数期刊为中医药团体的会刊，少数期刊为中医界人士个体创办，并且为这些期刊撰稿的作者也多是名噪医林的名医大家。由社团所办的中医药期刊，其主编、编辑均为社团中的代表人物，也是中医行业的领军人物，他们提倡中医界学术交流，积极参与社会事务，在中医界拥有较高的声望。例如，《中西医学报》的主编是中西医学研究会的创办人丁福保，该报编辑也多为丁福保门人。另如，《中医科学》杂志由谢利恒、蒋文芳等主办，在全国设立100多个分社，成为倡导中医科学化的主要学术阵地。

由中医界人士个体创办的中医期刊，其主办者也多为当时上海中医行业卓有影响的人士。如《光华医药杂志》的主办者丁仲英，在1921年上海中医学会成立时被选为理事长，曾主持上海中医专门学校、上海中医学会、上海国医学院、上海中医学院，担任中央国医馆理事、上海市国医分馆馆长、全国医药团体总联合会理事；《新中医刊》杂志主办者朱小南是新中国医学院创办者之一，先后担任新中国医学院副院长、院长；《医界春秋》杂志主编张赞臣，出身于医学世家，他在创办《医界春秋》杂志时年仅23岁；《中医世界》创办者秦伯未亦出身于儒医世家，自幼酷爱文典医籍，22岁毕业于上海中医专门学校时已名满杏林，他在创办《中医世界》时年仅28岁。

因办刊者的号召力和影响力，使近代上海中医期刊在创办过程中汇集了一大批医界精英，许

---

1 王吉民.六十年来中医报刊目录[M].上海：上海中医学院医史博物馆编，1965.

多沪上名医如丁甘仁、陆渊雷、夏应堂、蔡香荪、程门雪等积极参与办刊及撰稿。如在沪上乃至全国影响较大的《医界春秋》，在创刊之初特邀章太炎、曹颖甫、祝味菊等45位名人为其撰稿。诸多名医的参与办刊及撰稿，确保了近代上海中医药期刊的办刊质量，也反映了这一时期中医的最高学术思想水平。

二、多元化的办刊宗旨

近代上海是中西文化交流论争的桥头堡。中医界人士为拯救中医、发展中医而创办期刊。由于在如何处理中西医关系、如何创新发展中医等问题上，中医学界出现了不同的观点和主张，因而，具有不同主张的社团或医家所创办的中医药期刊也自然体现出了多元化的办刊宗旨。主要有：

1. **以弘扬中医学理为宗旨**　如1921年上海中医学会创办的《中医杂志》，"以阐发中医学理、普及中医知识"[1]为宗旨，编辑多是当时著名中医和医学教育家，如严苍山、秦伯未、王鞠仁、王慎轩、何天源等，是当时国内影响较为深远的中医期刊。

2. **以宣传维护中医药学合法地位为宗旨**　以《医界春秋》《中医世界》等杂志为代表，加强宣传讨论中医，争取和维护中医合法地位。《神州医药学报》缘起于"教育系统漏列中医案"，以"研究真理，集思广益"为办刊宗旨，探求中医精髓，力求使中医获得认可等。

3. **以融汇中西医为宗旨**　如周雪樵兼通中西，倡导以中医为本，西学为辅研究中西医学，他创办的《医学报》则以"当此外力膨胀、中医腐败之时，有此一报独开町畦，熔铸中外、保存国粹、交换新知，则慰情胜无"为办刊目的等。

4. **以改良中医、倡导中医科学化为宗旨**　如陆渊雷是近代中西医汇通派的代表人物，他主编的《中国医学月刊》始终围绕"改良中医传统理论"的办刊宗旨。丁福保是近代中西医汇通向中医科学化转变的关键性人物[2]，他早期（1910年）主编的《中西医学报》是"以研究中西医药学、交换智慧、振兴医学为宗旨"，而在后期（1939年）主编的《国药新声》杂志则明确以"中医科学化、中西医药沟通"[3]作为办刊宗旨。

1　凡例[J].中医杂志,1921.
2　段逸山.中国近代中医药期刊汇编总目提要[M].上海：上海辞书出版社,2012.
3　发刊词[J].国药新声,1939.

三、营建广泛信息网

信息的实效性、权威性和数量是期刊质量的重要保证。民国上海中医期刊很好地体现了这些特点，主要表现在两个方面：一是广泛吸收会员。如《神州医药学报》由神州医药总会会长余伯陶创办于1913年，该刊汇集了诸如徐小圃、徐相任、丁甘仁、包识生等会员及名誉会员达668人之多，遍及上海、浙江、广东等大江南北，远涉越南、新加坡等海外国家[1]。另如《医界春秋》办刊11年，社员更是多达5 000多人，广泛的人脉和信息资源使该刊在中西医纷争的社会背景下，成为捍卫中医的一面旗帜，实现其成为医界舆论中心，确立医界公正的舆论导向之目的[2]。二是刊登实时性信息。许多期刊不仅设有问答、来件、社务等专栏，还有专题，组织大规模专题讨论，也刊登兄弟刊物广告及各种书籍广告，增强了期刊的时效性。如《复兴中医》杂志中登载有香港乃至域外朝鲜等各地来函，并记录和反映了《复兴中医》在各地开设的分社发展状况，如天津分社（社长江静波）、菲律宾分社（社长杨南山）的情况等。[3]

信息网的建立，尤其是知名中医的加入，不仅提高了中医期刊的学术质量和品位，更扩大了期刊的辐射范围和影响力，促使全国各地中医界打破相对封闭状态，加强学术交流、加强团结，对中医学术发展发挥了重要作用，至今仍值得借鉴。

四、发行方式多样

民国上海中医期刊受当时社会政治经济的影响，其发行方式灵活多样：一是推销代理制。如秦伯未所办的期刊采取地区代理制，以期刊为依托，借助全国性的中医社团推销期刊；《家庭医药杂志》采取以新中医社为依托的分销办法，把期刊发行和学术传播结合起来，规定了刊社和分社（经销商）的责权利，形成有效的期刊宣传营销网络。二是团体与个人办刊并存。三是出版发行没有固定的模式，有双月刊，有月刊，有不定期发行。这可能与当时情势有关：由于战乱频仍，资金匮乏，以及办刊人员不断变化等原因，办刊时常面临重重困难，使出版周期往往不定，因此期刊常有停刊、复刊、改版续刊、更名以及合刊等现象[4]。其他如开本不一、页码不一、期刊价格不一等。

1　段逸山.中国近代中医药期刊汇编总目提要［M］.上海：上海辞书出版社,2012.
2　段逸山.中国近代中医药期刊汇编总目提要［M］.上海：上海辞书出版社,2012.
3　郏守兰,段逸山,任宏丽,等.近代中医期刊特点及研究意义［J］.中华中医药杂志,2011,26（5）：1030.
4　段逸山.中国近代中医药期刊汇编总目提要［M］.上海：上海辞书出版社,2012.

五、中医人的广告意识

广告在中国古已有之,诸如书中插图、插画、版画等。近代广告始于报纸的产生[1]。鸦片战争以后,报刊作为帝国主义文化侵略的重要工具,随传教士在中国陆续创办,近代形式的广告随之而登载其中。民国时期,尤其是20世纪二三十年代,商业的繁荣和良好的广告传播环境直接或间接地将中国近现代的广告业推向了发展的黄金阶段。被称为"十里洋场"的上海是各国商人经商的基地,也成为旧中国广告业繁荣的缩影[2]。

期刊是广告宣传的重要载体,近代上海中医药期刊所登载的广告具有明显的特点。这与当时特殊的时代背景、社会环境和办刊人群体密切相关,也体现了近代上海中医界人士与时俱进、吸纳新知的广告意识和广告中体现出中医人的责任与道德意识。

1. **时代特征** 上海近代广告业发端于19世纪70年代,进入20世纪后迅速发展,20年代后达到繁荣[3]。中医期刊中的广告登载也显示了这一时代特征:在20世纪20年代以前所创办的中医期刊中,或未登广告,或登载少量广告,内容也较局限。20世纪20年代以后的期刊中,广告数量、种类和形式都明显增多,如,1926年张赞臣创办的《医界春秋》刊登了大量广告,包括医药企业、药品、医疗保健品、诊所、生活用品、中医药行业报刊宣传等。

2. **广告中的责任意识** 近代上海中医之所以成为近代中国中医之缩影,不仅在于其群体数量之大、学术流派之多、医疗技术之强,更在于其在近代中医存废抗争中的勇于担当和率先引领作用。这一点,即使在近代上海中医期刊的广告中也能够体现出来。张赞臣是近代上海中医界的领军人物之一,在他创办的《医界春秋》的广告语中称"欲谋医界之革新,求医学之真理,知医界之舆论者不可不读",还实时刊登了诸如"废止中医抗争之经过"等广告。在秦伯未创办的《中医世界》中也刊登了大量关于振兴中医的广告,如"中央卫生委员会议,由少数西医操纵垄断的废止中医案",详述事件发生原因及始末,以告知国人;还登载了许多其他中医期刊的广告,对于及时交流信息,推动中医学术研究发挥了重要作用。

3. **广告经营意识** 表现在对广告方式和内容的精心经营上。如,秦伯未编辑的中医药期刊在广告经营方面较有特色,较早把期刊广告交给代理公司经营,并注重广告与期刊内容的紧密结合。

1 王晓红.广告经济新论[M].北京:工商出版社,1999.
2 王淑兰.中外广告发展史新编[M].南京:南京师范大学出版社,2010.
3 张忠民.近代上海城市发展与城市综合竞争力[M].上海:上海社会科学院出版社,2005.

《医界春秋》杂志非常注意广告的设计与编排，整体策划[1]，编排醒目，研究读者心理，常图文并茂。还表现在注重杂志自身品牌的宣传[2]。如《医界春秋》杂志在第十六期登载的广告语中，明确把该刊定位于"中国医学界空前未有的评论刊物"，强调其与众不同，并通过多种方式以树立杂志在中医界的品牌形象（图12-1）。

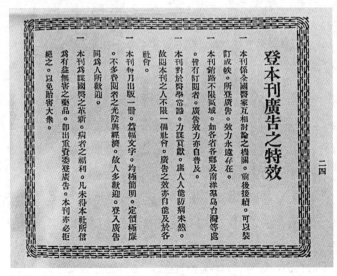

图12-1　《医界春秋》中之广告[3]

4. 广告中的道德意识　获取利益是诸多商业性报刊登载广告的主要目的之一。近代上海，尤其是民国以后，中医人所创办的期刊虽属自筹经费，但其主要目的在于维护和发展中医，因此对刊登广告进行严格审核制度，以内容真实、有益于患者、服务大众为原则，充分体现了中医办刊人"医者仁心"的职业道德，这与一般报刊登载商业性广告谋取利益的意愿显然有别。如，《医界春秋》杂志提出了严格的登载广告原则，强调"本刊为谋国医之革新，病者之福利，凡未得本社所信为有益无害之药品，即出重资委等广告，本刊亦必拒绝之，以免贻害大众"。[4]

1　沈伟东.《医界春秋》1926—1937民国中医变局中的人和事［M］.桂林：广西师范大学出版社，2011.
2　沈伟东.《医界春秋》1926—1937民国中医变局中的人和事［M］.桂林：广西师范大学出版社，2011.
3　段逸山.中国近代中医药期刊汇编·第三辑·第五册·医界春秋［M］.上海辞书出版社，2011.
4　见《医界春秋·刊登广告之特效》。

第二节 │ 内 容 特 色

民国时期的上海中医药期刊产生于中西医交流、碰撞与论争之际，经历了中医生死存亡之困境，许多期刊甚至是为拯救中医而创办的。必然注定了这些由当时中医界精英人物们领衔创办的期刊，被深深地烙上了时代的印记，大量地承载了那个时代特有的信息：探讨中医学术、关注中医前途命运、探索中医发展模式、展示中医临证绝技……成为民国上海中医期刊的主要特色内容。

一、探讨中医学术

期刊作为重要媒介之一，为近代中医界探讨学术提供了最为便利的条件。近代上海中医界的有识之士充分利用这一平台，积极开展学术研讨，使近代中医学术活动达到一个前所未有的高度，推动了研究和探索中医的热潮，促进了中医学术的新发展。据统计，在现存民国时期上海出版的62种中医药期刊中，就有54种期刊开设了学术研究栏目[1]。

开展学术探讨的方式主要是：以开设专栏的形式，如开设"专号""特刊""特辑"等栏目，发布专题征文，吸引中医界关注学术、参与讨论。据初步统计，民国时期上海中医药期刊涉及组织中医学术问题集中讨论的有30多种，其中，刊登栏目组稿启事1 000余则，举办的全国性专题学术征文超过120次。[2]学术讨论的主题丰富多彩：有以阐释《内经》为核心的，对中医基础理论进行了深入研究和探讨，掀起了中医基础理论研究的热潮，使20世纪二三十年代成为中医基础理论研究的繁荣时期；有以伤寒研究为主题的，注重理论与临床相结合，对《伤寒论》版本考证、伤寒理论研究、处方用药、临床应用等多角度多层次研究探讨，几乎涉及伤寒研究的各个方面；有对中医学术体系进行研究的。使中医药期刊起到了组织讨论、推动规范病名的学术研究，及时反映各种意见，展示成果的作用[3]……开展中医学术研究成为民国上海中医期刊的主旋律。

二、关注中医前途命运

民国时期特殊的社会背景，迫使中医站在了中西文化交流冲突的风口浪尖。执政当局的废止

1　沈伟东.中医往事1910—1949·民国中医期刊研究[M].北京：商务印书馆，2012.
2　沈伟东.中医往事1910—1949·民国中医期刊研究[M].北京：商务印书馆，2012.
3　沈伟东.中医往事1910—1949·民国中医期刊研究[M].北京：商务印书馆，2012.

中医倾向、中医界内部对中医发展意见的分歧、部分中医人士对中医前途的悲观和迷茫以及中医界为医不道的个别行为等，致使中医处于内外交困的境地。关注中医命运、探索中医前途也成为民国中医期刊的重要内容之一。

1. 批判废止中医言论　针对少数西医废止中医的言论，中医界以期刊为擂台进行笔战。

1917年，余云岫作《灵素商兑》，拉开了中西医论争的序幕。其后，西学派汪企张、褚民谊等也陆续发表废除中医的文章。对此，许多中医药期刊，诸如《自强医刊》《中医杂志》《医界春秋》《神州医药学报》《现代中医》等杂志均发表论文予以批判，如《自强医刊》第三期（1930年8月）刊载何云鹤《〈灵素商兑〉之商兑》、《中医杂志》第三十期（1930年9月）刊载沈德修《辟余岩〈灵素商兑〉》、《现代中医》第三期（1935年3月）刊载王合三《写在〈灵素商兑〉之后》等。1928年，陆渊雷在《医界春秋》第二十九期上发表文章《西医界之奴隶派》，更是以挪揄的口吻揭露余云岫等人，称其为"奴隶派的西医"，等等。

关于废止中医的论证贯穿于民国始终，客观上也促使了中医界反思自身问题、借鉴西医精华、探索发展前途。

2. 探索中医革新道路　主要包括中西医汇通的探索和中医科学化讨论。

中西医汇通萌芽于19世纪，兴盛于民国时期。中医期刊成为中西医汇通派宣扬主张、探索理论、交流学术、传播经验的平台和载体。丁福保、祝味菊、陆渊雷、恽铁樵等一大批海上中西医汇通派代表人物，利用他们创办的中医期刊登载了许多有关讨论中西医汇通、中医科学化的文章，探索中医革新之路。如《新中医刊》《医界春秋》《复兴中医》等刊以"中医科学化""中西医汇通"为题组织了主题讨论，并登载了大量有关文章，介绍西医知识，客观分析中西医特点，讨论中西医汇通，初步统计有2 200余篇[1]。这些文章客观记载了当时民国医家在探索中医革新道路上的不同认识和主张。

"中西医汇通"及"中医科学化"，是近百年中医界一直思考的问题，至今仍莫衷一是。近代中医期刊全面、动态地展示了当时中医界的革新思想，其中一些观点值得我们今天思考和借鉴。

三、跟踪中医重大事件

在旧中国的中医发展模式下，由于同行相轻，中医界之间几乎没有往来联系。民国初期，虽然

1　沈伟东.中医往事1910—1949·民国中医期刊研究［M］.北京：商务印书馆，2012.

有中医社团的存在,但因分散各地,全国中医界之间仍较少联系,中医界处于封闭状态。[1]民国上海中医界人士通过期刊对许多中医重大事件进行跟踪报道,发送信息和呼吁等,号召、组织并领导了近代中医史上的抗争活动等。近代上海中医期刊成为沟通、联络全国中医界的信息纽带,在民国时期发生的许多影响中医命运的重大事件中均发挥了至关重要的作用。

以反对"废止中医案"为例。

1929年2月23日,南京政府卫生部召开第一届中央卫生委员会议,会上通过了四项限制中医药的提案,并称为"规定旧医登记案原则",其中就有余云岫提出的《废止旧医以扫除医事卫生之障碍案》(简称《废止中医案》),被认为是废止中医的纲领性文字。中医界为之哗然并抗议,随之,上海组织谢利恒为首的"五人请愿团"赴南京请愿,并将《为请愿撤销禁锢中国医药之法令,屏绝消灭中国医药之策略,以维民族而保民生》的请愿书公诸报端,以争取全国人民的支持。《医界春秋》杂志随即在1929年3月出版的第三十三期上刊登《上海医界春秋社驳斥中央卫生委员会议废止国医案之通电》《医药团体对中卫会取缔案之通电》。之后,于4月第三十四期又出版"中医药界奋斗号",刊登了《中央卫生委员会议议决"废止中医案"原文》,并在原文后附载"编辑附识",予以批评。紧接着又策划出版了《废止中医案抗争之经过》特刊(号外),详细记述了中医界反对《废止中医案》运动的全过程。迫于社会各界的压力,国民政府的教育部、卫生部终于"暂不执行"《废止中医案》。[2]斗争取得成功。

另如在中医界促使"中医条例"的颁布上,《医界春秋》的实施跟踪报道、组稿论证起到了重要作用。

四、探讨中医学校教育

近代中医教育是中医学校规模教育的初创阶段,也是中医教育史上最艰难的一段历程,主要是因为中医界人士既没有办学经验,也缺乏办学资金,更饱受当时政府的诸多限制。但上海中医界有志之士以发展中医为己任,坚定信念,勇于开拓,以期刊为媒介,探索中医教育之路,推广中医教育之法,为中医教育的革新与发展进行了不懈的探索。

可以说,近代上海中医学校教育的产生和发展,与中医期刊密切关系,主要表现在三个方面[3]。

1 张赞臣.全国医药请愿团赴京情形[J].医界春秋.1929,4(34):48.
2 段逸山.中国近代中医药期刊汇编总目提要[M].上海:上海辞书出版社.2012.
3 段逸山.中国近代中医药期刊汇编总目提要[M].上海:上海辞书出版社.2012.

1. **登载教材**　旧时的中医传承教育,历来没有自行编写的教材。在西学的影响下,中医界人士认识到教材对于中医传承教育的重要性,开始仿西学之法,编制教科书,这也是近代中医革新的重要举措之一。由于许多中医教育家也同时是期刊的创办者,因此,他们编制教材的主张和所编写的教材也往往在其主编或参编的期刊上进行登载。如早在20世纪初,李平书在发起成立医学会时,就在《申报》上发表文章《开办医会启》,[1]倡议编写医学教科书。其后,在周雪樵创办的《医学报》上,何廉臣和周雪樵先后发表文章,论述编写教材对兴办中医学校的重要作用。[2]此后,编写医学教材一直是中医界人士努力的重点之一。许多期刊开辟专栏连载医学教材。如《中医世界》曾先后连载过秦伯未主编的诸多教材和讲座内容,如《内科学讲义》《生理学讲义》等。周雪樵也在他创办的《医学报》上陆续登载他编著的教材,如《医学概论》《卫生学讲义》等。

2. **刊授教育**　刊授教育,即刊学相辅,是近代中医教育的又一特色。由于近代上海许多中医界人士既兴办学校又创办期刊,为其开展刊授教育提供了条件。如秦伯未通过《中医世界》接收遥从弟子,在他主编的《中医世界》专设"各科讲义一斑"栏目,先后刊登中西医各科讲义以及各种讲座内容,供学生学习使用。1925年创办的铁樵函授中医学校,是近代中医教育史上影响最大的中医函授学校,学员曾多达600多人。在《铁樵医学月刊》期刊社设有函授部,并在《铁樵医学月刊》杂志上,设有"学员课艺问答""论说"等栏目,以配合函授教学。另如1910年丁福保创办的《中西医学报》,从创刊号起即发布函授新医学讲习社的启示、简章、讲义等,函授期限1年,期满举行通信试验,及格者发给证书。

为了扩大中医教育的受众范围,探索新的模式,这些中医界精英人士利用期刊,开创了"刊授"这种近代中医远程教育模式。

3. **交流教育信息**　作为信息交流的平台,近代中医药期刊登载了反映、评论中医教育现状的大量资料。如,1933年,余济民创办的《光华医药杂志》开设"医学教育概况""医药教育界消息""医药教育概况"专栏,对中国医学院、上海中医学院、浙江兰溪中医学院、北平国医学院等40多所中医教育院校的办学模式、课程设置、学术活动、人事变动、学生运动等进行报道,较全面地反映了这些中医教育机构的教学概况。

《复兴中医》还开辟"特载"专栏,先后刊登中医学校教育方面的文章21篇。《医界春秋》杂志曾连载"陇西布衣"的文章《上海七个中医学校的教程及兴亡》,详细分析了陈无咎、丁甘仁等创办学

1　李平书.开办医会启[N].申报,1903-9-26.
2　何廉臣.越医何廉臣明经论中国急宜开民智[J].医学报,1904(16).周雪樵.论宜编辑医书[J].医学报,1906(54).

校办学、教育等方面的优劣评价，以及学校兴亡的因素分析等。这些评论每每切中肯綮，发人深思。

五、实时登载疫病防治文章

近代中国战乱频仍，疫病猖獗。中医中药在防治疫病的过程中发挥了突出作用。近代上海中医药期刊通过实时报道疫情、介绍防治经验等，成为展示中医药防治疫病的重要信息平台，主要有：

1. 介绍治疫经验　如《中医世界》开设"疫病专论"栏目，先后刊载70多篇文章，对疫病的病因、病机、治疗方药及预防等问题展开讨论。《现代中医》共登载疫病相关文章40多篇，涉及霍乱、疟疾、麻疹、白喉、黑死病(鼠疫)、猩红热等近10种常见疫病。这些文章偏重于展示中医防治疫病的特色及优势。

2. 公布治疫验方　在防治疫病的实践中，许多医家在长期临床上反复实践，不断摸索出一些有效验方，也及时在期刊上予以公布。如章太炎、虞舜臣、祝味菊、恽铁樵、陆渊雷、严苍山、叶橘泉、李健颐等，均有效方公布。

3. 刊载治疫著作　除了发表疫病专论，公布防治疫病验方外，中医药期刊还连载前人与今人治疗疫病的有关著作。如《医界春秋》第四卷连载清代秦昌遇的著作《幼科折衷》，内含霍乱、疟疾等病的诊疗，并加以注释；第六、第七卷先后刊载清代医家陈庆涛著、秦又安校正的《医学提要》；《医界春秋》等杂志先后刊登严苍山的《疫痉家庭自疗集》著作介绍。《中医世界》登载的著作有：黄本然的《近世牛痘学》、许乐泉的《喉科白腐要旨》《谢利恒先生医案》及秦伯未《谦斋幼科医话》中有关霍乱、风疹等疫病内容。《中医杂志》刊登了丁甘仁《喉痧症治概要》《思补山房医案》等。

随着近些年来重症急性呼吸综合征(SARS)、人感染禽流感、甲型N1H1流感等不断出现，中医防治优势逐步展现，近代中医药期刊登载的防治疫病的诸多专论、验方以及各种辅助措施，具有重要的现实指导意义。

结　语

期刊作为当时先进的学术传播工具，成为学术传承的重要平台；作为开放性的交流工具，使各种学术思想得以传播交流和碰撞，促进了中医学术创新；积累各流派学术成果，为现代中医学科建设奠定了基础；成为海派医家重要的舆论宣传工具，组织全国医家探讨中医药事业的发展，扩大了海派中医的影响。诸如丁氏内科、祝氏内科、王氏内科、朱氏妇科、徐氏儿科、钱氏儿科、张氏喉科、中西医汇通派等的代表人物都创办、主编或参与编辑了中医药期刊。通过期刊辅助教学，促进学派传承，总结学派理论研究和临床成果，推动中医基础理论、内科学科的建设。

民国中医期刊是时代造就的产物，今天的我们翻阅起来，仍然能感受到近代中医界前辈们在困境中呐喊、抗争的勇气和为振兴中医而呕心沥血的敬业精神。这些杂志不仅为我们留下了珍贵的历史资料，其不同的办刊宗旨和方法、以学术为主导的期刊内容，甚至其登载广告的理念等，均为我们今天中医期刊提供了宝贵的财富。

第十三章　民国时期的上海中医社团

....

　　上海作为近代西学东渐之窗口,也成为中西医论争的前沿。加之开埠后,外来医家随移民的大量涌入,使上海聚集了一大批中医界精英人物。这些因素客观上也为上海中医社团的产生创造了更加有利的条件。据不完全统计,从1902年我国近代第一个中医学术团体——上海医会[1]的产生,到1949年的近50年间,有40多个全国或地区性的中医药团体产生于上海[2]。而且,上海中医社团在近代中西医论证和中医抗争史上,都发挥了举足轻重的作用。

第一节　产生背景

　　清代末年,清政府因立宪之需,初步开放集会、结社、办报之权利,为中医社团的产生打开了方便之门。民国成立之后,制定具有宪法性质的《临时约法》,宣布"人民有言论、著作、刊行及集会、结社之自由",为中医社团的产生提供了法律保证,各种团体、刊物因此而大量出现,[3]中医社团也随之兴起。

　　民国政府的压制中医政策是中医社团产生的催化剂。民国时期,由于北洋政府、国民政府都采取歧视和压制中医药的政策,使得中医界生存和发展境遇雪上加霜,中医药界被迫组织起来进行抗争,出现了诸如"五人赴南京请愿团"和"三一七"抗争等运动。也因此使中医界认识到组织起来的重要性,只有团结起来才有力量,组织起来才更有利于发展。

1　邓铁涛,程之范.中国医学通史·近代卷[M].北京:人民卫生出版社,2000.
2　杨杏林,陆明.民国时期上海主要中医药团体简介[J].中医文献杂志,2009(5):47.
3　郑洪,陆金国."国医"之殇 百年中医沉浮录[M].广州:广东科技出版社,2010.

　　中西医论争是中医社团产生的刺激因素。鸦片战争后，随着西方科学文化的传入，中西方文化由交流、碰撞而产生了激烈斗争，废除旧学之风甚嚣尘上。中医作为中国传统文化的代表，被推到了中西文化冲突的风口浪尖。中西医交流论争成为整个近代中医发展史上最突出的事件。中医界参与论争的形式不断创新，从最初的个人诉求，到19世纪末20世纪初开始出现结社、集会和创刊办报，形式上逐渐走向近代化，使中医在抗争政府卫生行政歧视时有了充分的力量。[1]组织起来、兴建社团、创办报刊成为中医界进行抗争、维护自身地位，振兴并发展学术的有力武器。

┃ 第二节 ┃ 萌芽期（1902—1911）

一、发展特点

　　之所以称其为"萌芽期"，是因为在此期间，上海中医社团从无到有，逐渐萌生：1902年李平书、余伯陶、陈莲舫等人发起创办上海医会，为近代中国创办中医学术团体之发端。从1902年到1910年，上海创办8个不同规模的中医社团[2]：1902年的上海医会、1903年的医学会、1904年的医学研究会、1905年的中国医学会、1906年的上海医务总会与上海医学研究所（会）、1908年的医学世界社、1910年的中西医学研究会，其中以中国医学会、上海医务总会和中西医学研究会三个社团较为重要。这一时期中医社团的主要特点是：规模较小、组织管理不太成熟、活动范围大多限于上海本地，存在时间大多较短。在此期间，由于借鉴西医的运动还没有威胁到中医学的生存[3]，因此中医社团主要开展学术讨论、如何引用西医来发展中医、创办并编制期刊、开展医疗活动等。

二、主要社团简介

　　1. *中国医学会*　1904年，周雪樵、蔡小香、何廉臣、王问樵、丁福保等人在上海组建医学研究会。第二年（1905年）又创建中国医学会，为全国性学术团体，周雪樵任会长。1907年，中国医学

1　郑洪,陆金国."国医"之殇——百年中医沉浮录[M].广州：广东科技出版社,2010.
2　高红霞.移民群体与上海社会[M].上海：上海人民出版社,2012.中国科协发展研究中心课题组.近代中国科技社团[M].北京：中国科学技术出版社,2014：224-226.
3　徐小群.民国时期的国家与社会：自由职业团体在上海的兴起(1912—1937)[M].北京：新星出版社,2007.

会进行改组,蔡小香任会长,丁福保、何廉臣、王问樵任副会长,《医学报》为会刊。1909年11月,中国医学会内部发生纠纷,最初是在《医学报》主编人选上丁福保与何廉臣产生分歧,其后发展为丁福保与何廉臣各主一派,就如何评价中西医学、怎样改良中国传统医学等重大问题上发生争执与对立。[1]丁福保对中医持批评态度,他甚至支持其弟子发表攻击中医腐败的文章,这也是中国医学会产生内部纠纷的主要原因。1910年5月学会分裂,丁福保另建中西医学研究会,王问樵把中国医学会改名为中国医学公会,同年秋解散。中国医学会的办会宗旨是:"改良医学,博采东西国医理,发明新理新法,取集思广益之效。"以"研究医学及药学,交换知识,养成德义,振兴医学"为目的[2]。

2. **上海医务总会**　上海医务总会,于1906年由李平书、余伯陶、陈莲舫、蔡小香等人发起,是兼及上海医、药学界的组织。该社团具有较强的民族意识,最先意识到中医处境的危险[3],以"中医凌夷腐败极应整顿,外医风墙阵马极应抵制"为其宗旨,编辑中医教材、兴办中医教育、筹建中医医院等,以求振兴中医。因内部意见不统一,于1910年解散。

3. **中西医学研究会**　中西医学研究会是全国性学术团体,1910年由丁福保创办于上海,并亲任会长。因丁福保是从中国医学会分离而出,"以研究中西医药学,交换知识,振兴医学为宗旨",并创办《中西医学报》,以输入近代医学为主,编辑医学书籍、编译中西医学报、办图书仪器药物陈列所等,比较全面地将西方医学介绍到中国。此外,丁福保及其同仁一直在进行关于如何评价中西医,怎样改良中国医学等问题的辩论,宣传自己的主张。中西医学研究会还在浦东、扬州等地设立分会,1912年有会员数百人,使中西医学研究会成为近代中医史上影响较大的社团。[4]该会一直延续到1930年左右。

第三节 | 发展兴盛期(1912—1937)

一、发展特点

辛亥革命爆发、民国政府成立,《临时约法》的制定,近代中国科技社团进入新的发展阶

1　郑兰英.文化、医学与教育·百年中西汇通教育回眸与展望[M].北京:中国中医药出版社,2005.
2　中国医学会会章[N].医学报,1910-06-01(1).
3　张宪文,方庆秋,黄美真.中华民国史大辞典[M].南京:江苏古籍出版社,2001.
4　王钱国忠,钟守华.上海科技六千年[M].上海:上海科学技术文献出版社,2005.

段[1]，新的社团相继出现、规模和活动范围扩大。尤其是20世纪二三十年代，上海的中医团体十分活跃，当时上海地区几乎各个区域都存在中医药团体的活动，并先后创办了多种中医期刊杂志。据统计，民国十九年（1930年）上海地区的医药学界团体有52个，属于中医团体的就有24个，其他还有中药团体10个，善堂8个，中医医院7个，中医院校3个。[2]

中西医的论争和生存斗争是这一时期上海中医社团迅速兴盛的重要因素。中医社团因此广泛交流联系，担起维护中医合法地位的重任，逐渐成为维权斗争的中心。20世纪二三十年代的上海中医药卫生团体，几乎都组织或参与了各种中医抗争运动，并起到中流砥柱的作用。1912年北洋政府"教育系统漏列中医案"之后，由上海神州医药总会担起组织全国中医界抗争的重任，从此拉开了维护中医合法地位斗争的序幕。在1929年国民政府的"废止中医案"抗议活动中，上海中医协会率先提出质疑和抗议，并积极组织起来，领导了著名的"三一七"抗争运动。

二、主要社团简介

这一时期代表性的中医团体主要有神州医药总会（1912年）、中华国医学会（1912年）上海中医学会（1921年）、医界春秋社（1926年）、上海市国医公会（1928年）、全国医药团体总联合会（1929年）、中西医药研究社（1935年）等。其中，神州医药总会、中华国医学会和上海中医学会被称为当时上海中医三大学会。

1. *神州医药总会*　神州医药总会创办于1912年，由上海医药界名流颜伯卿、葛吉卿、余伯陶、包识生、丁甘仁等发起，1913年10月在上海召开成立大会。历任会长有余伯陶、颜伯卿等，会员既有中医界人士，又有中药界人士，是中医界成立较早、规模最大的学会[3]。该会总部设在上海，在川、陕、滇、豫、粤、苏等省设有分会、支会70余处，会员达数千人[4]，到1923年就有分会40余处，会员达6 000余人。[5]1928年2月，经上海市卫生局批准为正式的医药学术团体，1931年8月改组为上海神州国医学会，抗战期间因上海沦陷而停顿，1947年6月复会，1951年解散。[6]该会以振兴中医为宗旨，积极组织并参加了中医界反对当局压制中医的活动，曾组织了近代中医界首次抗争

1　中国科协发展研究中心课题组.近代中国科技社团[M].北京：中国科学技术出版社，2014.
2　谭春雨，李洁.近代上海中医社团的产生根源及其特点[J].中医教育ECG，2009，28（4）：23.
3　傅维康.中国医学史[M].上海：上海中医学院出版社，1990.
4　杨杏林，陆明.民国时期上海主要中医药团体简介[J].中医文献杂志，2009（5）：48–49.
5　神州医药会会员大会记[J].三三医报，1923，1（13）.
6　王翘楚.医林春秋[M].上海：文汇出版社，1998.

活动——反对北洋政府"教育系统漏列中医案"斗争。先后创办了《神州医药学报》《神州医药半月刊》《神州国医学报》等刊物,并创立神州中医专门学校、神州医院等。对维护和发展中医做出了较大贡献。

2. **上海中医学会** 上海中医学会成立于1921年,由沪上名医丁甘仁、夏应堂发起创立,会长丁甘仁,副会长夏应堂,理事长丁仲英。1929年会员达1 000余人,分布于多省。1931年7月改名为上海市国医学会[1],1951年结束会务。该会以"团结同志共策,进行研究中医,组成有系统的学术,唤起医界有互助的精神"为宗旨[2],创办学术期刊,如《中医杂志》《国医杂志》等,开展学术讨论,并在维护中医权益的活动中发挥了骨干作用。

3. **医界春秋社** 医界春秋社于1926年4月26日在上海成立,由张赞臣、朱振声等人发起。其组织机构最初为社长、评议长、理事长、编辑长各一人,1927年改为委员制,张赞臣任执行主席。1928年2月至1931年11月,分别向上海特别市卫生局、社会局注册备案,并向国民政府内政部、上海市政府登记,成为合法团体。[3]该社有社员5 000多人,分布在全国19个省市及新加坡、菲律宾、泰国等国家和地区,是中国近代史上历时时间较长、组织比较健全、涉及范围较广、社会影响较大的学术团体之一。[4]抗战期间停止活动,抗战胜利后复社,1951年结束会务。

医界春秋社以"宣传中医学术,内而唤醒中医之努力,外而应付西医之侵略"为宗旨,创办《医界春秋》等医药刊物、出版医药书籍,是维护中医药合法地位斗争的中坚力量,在与国民政府"废止旧医案"抗争运动及揭露汪精卫阻止公布《中医条例》斗争中均发挥了重要作用。

4. **中西医药研究社** 中西医药研究社于1931年1月在上海成立,是全国性中西医学术团体,由褚民谊、丁福保、宋大仁等30人发起创办,丁福保、宋大仁、郭琦元任常务委员。[5]该社先后呈请上海市教育局立案、教育部备案。1951年解散。该社主要创办期刊、整理医药书籍、编撰教材、调查医药界情况等,传播中医药学术。其创办的期刊《中西医药》影响较大,登载了许多如范行准的《古代中西医药之关系》、章次公的《中国本草图谱史略》等高水平论文,是当时国内较有影响的学术刊物之一。

1　杨杏林,陆明.民国时期上海主要中医药团体简介[J].中医文献杂志,2009(5):49.
2　上海中医学会组织章程[J].中医杂志,1921(1).
3　邓铁涛,程之范.中国医学通史·近代卷[M].北京:人民卫生出版社,2000.
4　傅维康.中国医学史[M].上海:上海中医学院出版社,1990:515.
5　中西医药研究社理事会纪要[J].国医公报,1935,2(7).

| 第四节 | 低谷与恢复期（1938—1949）

从抗战全面爆发的 1938 年开始到抗战胜利，是上海中医社团的低谷期；抗战胜利后到 1949 年间是其恢复期，上海中医社团或恢复活动，或重新成立。抗日战争爆发之后，因日寇的占领，上海中医药社团很难开展活动而陷入低谷，不少社团因此而解散，更有不少社团因不愿屈服于日寇或日伪政府而被迫停止活动。据统计，到 1945 年 8 月，上海医药社团锐减至 29 个。抗战胜利后，上海中医社团有所恢复，至 1949 年上海解放前，复会和新成立的有 26 个。[1] 此期间，较有影响力的中医社团有复兴中医社、上海市中医师公会、中西医药研究社、上海中医师学术研究会等（表 13-1）。

表 13-1　1902—1949 年上海创办的中医药社团[2]

团体名称	别　名	地　址	时　间	创办人或主持人	备　注
上海医会			1902 年	李平书、陈莲舫、余伯陶、蔡小香等	
医学会		浙江路西小花园 7 号,后迁至小花园西宝安里	1903 年 9 月 26 日—1906	李平书、陈莲舫、朱紫衡等	
医学研究会		沪南大东门外龙王庙	1904 年 8 月—1909 年后	周雪樵	
上海医学研究所（会）		城内邑庙宫会公廨,1906 年 11 月后迁沉香阁	1906—1918 年后	顾鸿逵	
中国医学会		城内三牌楼	1905—1910 年 5 月	周雪樵、蔡小香（会长）	全国性
上海医务总会		小花园西宝安里	1906 年 7 月—1910	李平书、蔡小香、顾鸿逵等	
中西医学研究会		派克路（今黄河路）昌寿里 81 号,后迁梅白克路（今新昌路）121 号	1910 年 5 月—1930 年 6 月	丁福保	全国性

1　谭春雨,李洁.近代上海中医社团的产生根源及其特点［J］.中医教育 ECG,2009,28（4）: 23.
2　张明岛,邵浩奇.上海卫生志［M］.上海: 上海社会科学院出版社,1998.高红霞.移民群体与上海社会［M］.上海: 上海人民出版社,2012.中国科协发展研究中心课题组.近代中国科技社团［M］.北京: 中国科学技术出版社,2014.冯绍霆.李平书传［M］.上海: 上海书店出版社,2014.邓铁涛,程之范.中国医学通史·近代卷［M］.北京: 人民卫生出版社,2000.

（续表）

团体名称	别名	地址	时间	创办人或主持人	备注
金山中西医学研究会			1911年5月（《近代中国科技社团》称其成立于1910年）	何锡琛、丁福保等	
中华医学研究会（中华医药联合会、中华国医学会）		南京路保安堂，后迁至北京路瑞康里（今北京东路890弄）30号	1912年8月—1951	李平书（会长）、金百川等	全国性，中医药界（1931年前）
上海神州国医学会	神州医药总会	小花园西宝安里，后迁至厦门路尊德里6弄86号	1913年10月—1951	余伯陶（会长）、颜伯卿、葛吉卿等	全国性，中医药界（1931年前）
医史研究会			1914—1920年后	陈邦贤	全国性，中西医
中华医学会		南京西路34号，后迁池浜路（今慈溪路）41号	1915年2月—1950年迁北京	伍连德、颜福庆（会长）	全国性，1932年4月与中国博医会合并，仍称中华医学会，会员不限国籍
中外医学研究会			1915年11月	许超然等	
医学研究所		城内西门石皮弄	1941年9月—不详	丁甘仁、余振元、谢利恒、顾鸿逵	中医界
上海中医学会（1941年改：上海市国医学会）		城内西门石皮弄	1921年11月—1951	丁甘仁（会长）、夏应堂等	全国性
全国中医药研究会			1922年2月10日		
江苏全省中医联合会		上海邑庙东	1922年7月—1927年后	李平书（会长）	《近代中国科技社团》称其成立于1922年9月
上海市国医学会			1922年11月		《近代中国科技社团》
医界春秋社（上海市中医师学术研究会）		霞飞路（今淮海路）宝康里56号，后迁至白克路（今凤阳路）西样康里71号	1926年4月—1951	张赞臣、朱少坡等	全国性
中国医药联合改进会		老北门松涛医院	1926年10月—不详	朱松、张梅庵	全国性，中医中药界
上海市医士公会	淞沪医士公会	宁波路中旺街乐和坊199号	1927年3月—1928年12月	神州医药总会发起	中医界

（续表）

团体名称	别 名	地 址	时 间	创办人或主持人	备 注
上海中医公会		上海	1927年4月		《近代中国科技社团》
中医改进研究会		上海	1928年12月		《近代中国科技社团》
上海市中医师公会	上海特别市中医协会 上海市国医公会 上海特别市国医公会 上海特别市医士公会	福州路中和里83号，后迁至北京西路152号	1928年12月—1951	夏应堂、丁仲英等	
全国医药团体总联合会		浙江路桥北承启里1019号，后迁至浙江北路274号	1929年3月—1931年3月	全沪中医药团体联席会议发起	全国性
上海特别市国医药施剂协会		上海	1929年11月		《近代中国科技社团》
中医指导社		南市车站路普益里2号	1930年1月—1937	秦伯未等	
上海市中医协会（上海市中医师公会）		上海	1930年11月		《近代中国科技社团》
少年中医社		北四川路余庆坊78号	1930—不详	叶劲秋等	
中国针灸学研究社		上海	1931年12月		《近代中国科技社团》
中国防痨协会	中国预防痨病协会	池浜路41号	1933年10月—1951迁北京	吴铁城（名誉会长）等	全国性，会员不限国籍
上海市药剂师公会	上海市药师公会	南阳路186号	1934年5月—1951	周梦白等	
神州国医学会		上海	1934年12月		《近代中国科技社团》
中西医药研究社		北四川路永丰坊65号，后迁愚园路235弄33号	1935年1月—1951	宋大仁、丁福保等	全国性，中西医
新中医研究社		青岛路尚勤里8号	1935年6月—不详	包天白、蒋文芳等	
中医科学研究社		爱而近路（今安庆路）祥新里16号	1936年6月—1937年8月	谢利恒（社长）	全国性，中医
复兴中医社			1940年1月—不详	时逸人（社长）	全国性

结　语

　　近代上海中医社团的产生在西学东渐影响之下,中医界为维护中医地位、探索中医发展道路而采取的创新措施之一。组织起来、加强交流,形成合力,改变了自古以来中医界不相往来、一盘散沙的局面。虽然受时局的影响,社团经历了低谷与挫折,但其在团结中医人员、维护中医地位和利益、促进中医学术的交流和发展、提高中医社会地位等方面都起到了重要作用。尤其是在近代发生多次中医界抗争运动中更是发挥了举足轻重的领袖作用,体现出组织起来的力量。如1913年以余伯陶为首的上海神州医药总会发起并组织了全国范围的"医药救亡请愿团",抗议南京政府"教育系统漏列中医案",成为近代中医史上的首次抗争运动。1937年上海市中医协会和上海神州医药总会发起并领导了"三一七"抗争运动,抗议国民政府通过"废止中医案"等。与现代中医社团相比,维护中医地位是近代上海乃至全国中医社团最为重要的任务之一。因此,近代中医社团,尤其是上海中医社团必将成为中医发展史上最具特色的组织形式之一。

第十四章 "三一七"抗争中的上海中医

中西医的比较与抉择是近代中国医学史的核心问题[1]。辛亥革命之后兴起的新文化运动，以"民主"与"科学"为主张，以否定"旧文化"的态度，在破除旧传统观念的同时，对中华民族文化中精华部分特别是中医学也形成了巨大冲击。由于西医的大规模传入，使中西医在交流中不断碰撞、在辩论中进行斗争，并于民国之后掀起正面论战。更由于当局的主导，迫使民国时期的中医被一步步推向濒临废止的绝境。中医界有识之士呼吁、组织并多次请愿，积极予以抗争，使中医的合法地位得以维护。"三一七"抗争就是近代史上中医界最具影响的一次请愿运动之一。上海中医界不仅发起并领导了这次全国性的请愿活动，也表现出了海派中医勇于担当、敢为人先的特质。

第一节 "三一七"抗争之因

"三一七"抗争是指在 1929 年 3 月 17 日，针对南京政府在中央卫生委员会议上通过的一项废止中医的议案，全国中医药界展开的一场大规模的抗争运动。这次事件表明，中西医之间的正面冲突与较量已上升到政府立法的层面，中医已面临着生死存亡的危险境地。新民主主义思潮的冲击、中西医论争等诸多因素促成了该事件的发生。

一、新民主主义思潮对中医的冲击

辛亥革命之后，受西学东渐的影响，在中国文化思想领域发动了一

---

1 邓铁涛,程之范.中国医学通史·近代卷[M].北京:人民卫生出版社,2000.

场新文化运动。新文化运动的基本内容是提倡"民主"与"科学",与清末"维新运动"相同的是主张兴西学、破中学及中西学对立,但不同的是新文化运动的态度是彻底的、坚决而鲜明的。新文化运动把资产阶级旧民主主义革命引向深入,在思想文化领域沉重打击了封建思想,出现了新的思想解放高潮。新文化提倡西方自然科学,树立积极进取的科学精神,但在破除旧的传统观念时持有一概否定的态度,对中华民族文化中精华部分也毫不保留。因此,建立在中国传统文化基础之上的中医就成为新文化运动冲击的主要目标之一。

以西方"自然科学"为基础的西医自然就担当了攻击中医的急先锋角色。

自西医传入中国以后,其理论和治疗无不随着科学的发展而发展,也越来越被民众所接受,大有喧宾夺主之势,中医则饱受到"理论玄渺,不合科学"的指责。在"科学"的旗号下,被视为"不科学"的中医不断受到质疑、否定和摧残,中西医论战不断升级,打击中医的活动时有发生。

二、中西医之争

1912年,北洋政府以中西医"致难兼采"为由,在新颁布的学制及各类学校条例中,只提倡医学专门学校(西医)而没有涉及中医。随后出台的《壬子癸丑学制》,确立中国的学制系统仿照德国、日本,禁止读中国经典。大学共分文、理、法、商、工、农、医七类,医学又分为医学和药学两门。医学的科目共计有51科,药学分为52科,两者均没有把中医药学列入其中。这就是著名的"教育系统漏列中医案"。这是政府第一次明确表明对中西医的态度,并明确确立西医在中国的主导地位。中西医之争从此凸显,两者开始了历经数十年的口诛笔伐。

1915年,时为神州医药总会评议员的袁桂生首先提出废五行的观点。1916年,余云岫撰《灵素商兑》,全面批判与否定中医理论,挑起了新一轮的中西医论战。针对余云岫等人的发难,杜亚泉当即予以回击。他反对余氏对待中西医学的极端态度,认为:"学西医的,或是学中医的,应该把中国的医学……用科学的方法来说明,归纳到科学的范围以内。"恽铁樵则著《群经见智录》,对中医学的基础理论阴阳、五行、六气等的阐释比较令人信服,还说:"西方医学不是学术唯一之途径,东方医学自有立脚点。"双方在这场没有硝烟的战争中,各尽所能,相互诘难的文字达数百万。到1920年以后,这场争论才稍为和缓。这次论争主要局限在学术层面,双方互有攻守,胜负难辨。

废止中医是得到南京政府高层支持的,汪精卫是其代表人物。1928年,刚从武汉国民政府中脱离而担任南京国民政府行政院院长的汪精卫,以革新派领袖自居,在多种公开场合宣扬自己"开明与民主"的政治个性。在他"旧弊务黜"的一系列"革命"论调中,就曾多次涉及"国术"之"贻害国人"的议论。并明确发表废止中医的言论:"国医主阴阳五行,不重解剖,在科学上实无根据。至于国药,全无分析,治疗效能殊为渺茫。本人主张根本废除国医国药,凡属于中医不许执业,全国中药店限命歇业。"同时,汪精卫强制政府机关工作人员不许请中医治病,否则便是不科学。中医完全没有政治地位,全国有80万中医,而没有一个中央会议的代表。[1]汪精卫的态度成为废止中医案得以通过的关键因素,因而代表汪精卫参加中央卫生委员会议的国民党中央执行委员褚民谊就成为主导"废止中医案"的核心人物之一。

| 第二节 | "三一七"抗争始末

一、"废止中医案"的提出

国民党政府统治时期,是歧视和压制中医最激烈的时期。

1929年2月23—26日,南京政府卫生部举行自国民政府建立以来第一次中央卫生委员会议,有14名委员参加,加上南京市卫生局长胡平、北平市卫生局长黄子方、中华医学会的俞凤宾,共到会17人[2],几乎是清一色的西医出身,没有一个中医。

会议由西医出身的卫生部次长刘瑞恒主持。会上提交并讨论了四项废止中医药的提案:《废止旧医以扫除医事卫生之障碍案》(余云岫等提)、《统一医士登录办法》(黄子方提)、《制定中医登记年限》(胡鸿基提)、《拟请规定限制中医生及中药材之办法案》(李达潮提)。[3]其中,由余云岫、汪企张、褚民谊等起草的《废止旧医以扫除医事卫生之障碍案》的提案,提出了四条消灭中医的理由:中医理论凭空杜撰,脉法"出于纬候之学"而荒诞,不能治疫,阻遏科学化。该提案被公认是"废止中医"之纲领性文字,其内容基本涵盖了其他三项提案。余云岫等人提交的上述四项消灭中医的提案很快得以通过,且合并为《规定旧医登记案原则》,并通告全国,这就是历史上著名的"废止中医案"。

---

1 秦伯未,张赞臣.回忆反对废止中医案的长期抗争[M]//全国政协文史资料委员会.昔年文教追忆.北京:中国文史出版社,2006.
2 文庠.移植与超越:民国中医医政[M].北京:中国中医药出版社,2007.
3 汪智.20世纪的中国·体育卫生卷[M].兰州:甘肃人民出版社,2000.

1929年2月南京政府第一次中央卫生委员会议出席人员（17人）	
褚民谊　国民党中央执行委员	颜福庆　上海中央大学医学院院长
伍连德　东北防疫处处长	胡宣明　南京铁道部医务处长
余云岫　中华民国医药学会上海分会会长	杨　默　南京军事医学院院长
陈方之　上海国市医学实验室主任	胡鸿基　上海市卫生局长
胡　平　南京市卫生局长	黄子方　北平市卫生局长
全绍青　天津市卫生局长	何炽昌　广州市卫生局长

另有中华医学会会员俞凤宾（上海）、牛惠生（上海）、宋梧生（上海）、方石珊（北平）等共17人[1]。

《规定旧医登记案原则》

概括起来有以下几项。

（1）处置现有旧医。由卫生部施行旧医登记，给予执照、许其行业，登记期限至民国十九年（1930年）底止。

（2）设立医事卫生训练处，限5年为期（至1933年底），对已登记的旧医进行补充教育，训练终结后给予证书。无此项证书者停止营业。

（3）自民国十八年（1929年）为止，旧医满50岁以上，在国内营业20年以上者，得免受补充教育，给特种营业执照，但不准治法定传染病及发给死亡诊断书。此项特种营业执照有效期为15年，期满即不能使用。

（4）取缔宣传旧医，禁止登报介绍旧医。

（5）检查新闻杂志，禁止非科学医学之宣传。

（6）禁止成立旧医学校[2]。

1　邓铁涛,程之范.中国医学通史·近代卷［M］.北京：人民卫生出版社,2000.
2　傅维康.中国医学史［M］.上海：上海中医学院出版社,1990.

与此同时，卫生部和力主废止中医的部分西医，开始谋划贯彻实施其议案的一系列举措，诸如与教育部联系，将中医学校改为传习所；起草法令，禁止中医参与使用西药与西方医疗器械；强令那些暂时仍在营业的中医诊所改为医室等。

二、全国医药团体代表大会举行

《废止中医案》的通过，引起全国中医界的激烈反应。 1929年2月25日，上海《新闻报》率先披露了会议内容，《申报》也同时做出了报道："（24日）余岩（云岫）提《废止旧医以扫除医事卫生之障碍案》。" 26日，上海《新闻报》继续对会议进行了跟踪报道[1]："（25日）褚委员民谊报告24日晚审查经过，拟将《废止旧医以扫除医药卫生之障碍》并为《规定旧医登记》等案，经长时间讨论决议，将题目改为《规定旧医登记案原则》，照案通过。"上海市中医协会夏应堂、殷受田、朱少坡等人立即致电南京政府卫生部表示强烈反对，并将题为"否认中央卫生委员会会议摧残国医各议案，谨告全国中医同志"的电文刊登在27日的《新闻报》上，以唤起全国同仁的响应。3月2日，余云岫在其主编的《社会医报》上公布了《废止中医案》。

然而，当时中医界许多人并没有看透此事背后的玄机，而无组织起来进行抗争的意识，"唯有各自大发牢骚，痛骂国民政府措置不当，此外，只是听其自然，静观其变而已"。[2]

上海中医界有识之士率先行动，发起并组织了全国性的抗争运动。《康健报》主编陈存仁和《医界春秋》主编张赞臣，成为抗议行为的发起人。得知《废止中医案》内容后，陈存仁即电邀同学张赞臣在上海老城厢五芳斋商议应对之策。陈存仁认为老一代中医习惯安分守己，不可能出面领导反抗，但可借助他们的声望与地位，由年轻人进行组织，并提议召集全国中医代表到上海举行一次大规模抗争会。二人并邀请恩师谢利恒，到五芳斋一同商议对策，商议认为应该把全国的中医组织起来，联合进行抵制，并推举在中医界德高望重的谢利恒、丁仲英为代表，利用陈存仁、张赞臣二人的报刊订阅者名单，以正在筹备中的上海中医协会成立大会的名义，向全国中医发出号召贴，开展宣传发动工作。筹备中途，年轻药商张梅庵主动参加并提议：上海中医中药界应集体停业半天，举行一个上海医界联合抗议大会，既可造声势，又可进行募捐，为全国中医抗争大会筹集经费，

1　文庠.移植与超越：民国中医医政［M］.北京：中国中医药出版社，2007.
2　陈存仁.银元时代生活史［M］.上海：上海人民出版社，2000.

获得大家的一致赞同，其后在位于六马路（今北海路）的仁济堂施诊大厅举行召开。[1]

会议当天，上海有1 000多名中医停诊，赶来参加大会。中药店虽未全部停业，但跑来参加大会的老板、职工等，亦有好几百人。谢利恒在会上宣布，3月17日将在上海总商会召开全国中医抗争大会。会后，陈存仁写出当日大会新闻稿，分送各报社刊发；谢利恒、丁仲英等分别向总商会、各行业工会、各地旅沪同乡会等社会团体通报有关情况。不仅各报均刊登了消息，而且有5家报纸配发了社论，众多社会团体发了声援通电。

在陈存仁等的精心组织和筹备下，1929年3月17日下午，全国中医抗争大会在上海总商会礼堂如期召开，参加大会的有来自全国15个省243个县市的中医代表共281人[2]。上海中医与中药店

史料片段

……我俩主张先请谢利恒老师来讨论一下，听听他的意见如何，再定进行方针，于是摇了一个电话给谢老师，请他到五芳斋来吃饭，谢老师一口答应，立即搭电车到五芳斋来。

……

谢老师也知道国民政府要逐步废止中医，他说："我们老一辈的还不受影响，你们年纪尚轻，对此作何打算？"我们就把召集全国中医举行抗争会的事，详详细细地说给他听，他听了一方面很高兴，一方面说："全国中医向无联络，究竟总共有多少中医团体，也不知道，召起来恐怕有困难。"我们两人默默无言，认为这倒是一个难题。

正在思考之时，我忽然想起我办的《康健报》，各省各县市都有中医订阅，张赞臣办的一本《医界春秋》杂志，订户也是中医，就根据我们两人所有订户住址，在各省各市各县挑出二人，将抗争通电交给他们，专呈当地中医公会。谢老师说："好，这样事情就有眉目了。"[3]

1　陈存仁.银元时代的生活史［M］.南宁：广西师范大学出版社,2007.
2　陈存仁.银元时代的生活史［M］.南宁：广西师范大学出版社,2007.
3　陈存仁.银元时代的生活史［M］.南宁：广西师范大学出版社,2007.

原本想全部参会，但因会场容纳不了，只好在会场内各自悬挂统一的标语口号，以示支持、响应。大会先报告筹备经过，接着由各地代表致辞，会议最后选出了谢利恒、隋翰英、张梅庵、蒋文芳、陈存仁五人请愿团，其中德高望重的谢利恒任团长，隋翰英为南京代表、张梅庵为上海药业代表、陈存仁任总干事，蒋文芳为秘书，准备赴南京请愿。同时为了保证请愿的顺利，请愿团采纳了隋翰英的建议，拟邀请当时颇具影响力的上海名医陆仲安和南京名医张简斋做协助工作。

三、五人请愿团赴南京请愿

1929年3月21日，即在全国中医抗争大会召开后的第四日，以谢利恒为首的请愿团坐火车离沪奔赴南京，除五人请愿团成员外，尚有陆仲安、张赞臣、岑志良三人"不居名义"而随行[1]，沿路受到苏州、镇江中医药界的热烈欢迎。22日黎明时刻，请愿团到达南京下关车站，也受到南京中医中药界的热烈欢迎，他们在车站出口处特意铺上象征中医的杏黄色地毯。请愿团被请到车站前面的广场上，出席数千人参加的欢迎大会。南京中医中药界代表与请愿团成员先后讲话，同表坚决抗争绝不畏缩的决心（图14-1）。

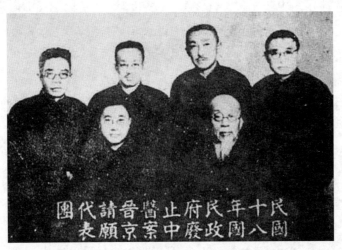

图14-1 赴南京请愿代表团部分成员合影[2]

---

1 陈存仁.银元时代的生活史［M］.南宁：广西师范大学出版社，2007.
2 前排从左至右：陈存仁、谢利恒；后排从左至右：张梅庵、张赞臣、蒋文芳、岑志良。据陈存仁《银元时代生活史》称，此照片摄于南京路王开照相铺，为事后补拍，当时南京代表隋翰英已因中风而辞世。参阅陈存仁.银元时代的生活史［M］.南宁：广西师范大学出版社，2007.

当日，请愿团一行找到时任行政院长的谭延闿，谭主动表态说："中医绝不能废止！我做一天行政院长，不但不废止，而且还要加以提倡。"[1]说完，还让谢利恒为其把脉、开处方。次日，"谭延闿捋袖请中医为之诊病"的新闻见诸各报，有的报纸连处方也给登了出来。监察院院长于右任接见请愿团时，除了表明不能废止中医外，还提出应改变现行的中医管理办法。他幽默地打了个比方：由西医组成的卫生部管理中医，等于由牧师、神父管理和尚、尼姑。考试院院长戴季陶、国民党中央秘书长叶楚伧也纷纷表明支持中医的立场，说废止中医是西医的一厢情愿之举。

请愿团还拜会了林森、张静江、李石曾等国民党元老。23日下午，蒋介石终于接见了请愿团，并逐一握手。蒋操一口浓重的宁波官话，说："你们的事，我都知道了，我对中医绝对拥护，你们放心好了。"见请愿团的人都说上海话，便改用纯正的宁波方言说："小时候，我有病都请中医看的，现在也常服中药。"[2]接见时间虽然只有短短5分钟，但大家还是确信问题已得到彻底解决。

最后，当时的卫生部部长薛笃弼迫于压力，出面宴请5人。薛笃弼在与请愿团的谈话中一再表明，自己绝不会实施《废止中医提案》，与之相反，卫生部为加强与中医的联系，还决定聘请谢利恒、陈存仁两位中医为顾问。至此，请愿任务可以说已胜利完成。请愿团于25日晨启程返沪，离开南京时，南京中医中药界同仁热烈欢送；抵达上海时，上海中医中药界亦是隆重欢迎。请愿团把连夜准备好的《请愿经过报告书》在两地车站散发，次日，各报均于显著位置作了报道。

几日以后，上海方面收到两份公函：一份是国民政府批谕，明令将卫生部禁止中医的"前项布告与命令撤销"；另一份是由部长薛笃弼签署的聘请谢利恒、陈存仁出任卫生部顾问的聘书，意味着中医界人士也将参与国家的卫生行政工作。

时过不久，国民政府决定成立中央国医馆，专门负责中医中药的管理与研究。国医馆成立之初，即大力推动中医立法。他们征求了卫生部两位中医顾问的意见之后，几易其稿，提出国医条例草案，由馆长焦易堂提请立法院讨论通过，于1930年3月通过了《国医条例（草案）》。随后，卫生部根据这一条例，正式成立委员会。此后，上海中医药协会成立，为纪念"三一七"全国中医抗争大会特设"国医节"，将每年的3月17日作为全国中医界的节庆日来纪念。

1 陈存仁.银元时代的生活史［M］.南宁：广西师范大学出版社,2007.
2 陈存仁.银元时代的生活史［M］.南宁：广西师范大学出版社,2007.

｜第三节｜ 寻求变革的上海中医

一、中医自觉走向组织化

民国时期的中医与当时的社会一样，正处于转型变革时期。历经中西医论争及中医生存抗争之磨难，中医界在痛定思痛之后，清醒地认识到，要想求得生存并发展，必须打破封闭、僵滞状态，借鉴西医的长处，寻求出路，谋求发展。在医院、医校、医学团体的设立，以及近代公共卫生事业方面，对西医合理的成分和良好的制度，都进行了合乎时宜的吸收和模仿，并走向组织化与专业化。因此，在中医院、中医学院（校）迅速发展、越来越有成效的同时，中医医生的职业化也得到加强，具有专业特征群体的中医组织机构迅速出现。早期出现的中医团体，一般有西医参加，如中国医学会和上海医学研究所等。有些中医团体还致力于城乡卫生事宜、医药知识宣传和济贫诊疗活动等。由于组织化措施和中医职业认同的加强，在其后的中西医论争中，中医界由过去的分散演进为有组织地进行，如"医界春秋社"就成为中医与西医论争的核心组织之一。这期间上海的中西医药卫生社团进一步发展，并影响全国。

二、中西医汇通走向深入

伴随余云岫"废医存药""废止旧医案"等的中西医学论争和冲突，引发了中医界对于中医学自身的反思和中医学术发展的广泛讨论，促使中医药界开始进行新的探索。一个最突出的表现是：抗争运动之后，中西医汇通思想进一步深入，成为中医走向科学化的必经之路。并且在思想的同时，也开始了实践。

1929年末，陆渊雷、徐衡之、章次公等创办上海国医学院，提出了"发皇古义，融会新知"为办学宗旨。1935年朱南山携子朱小南、朱鹤皋创办新中国医学院，仍然秉承这一宗旨。这两所学校均以中西医汇通作为教学路线，在课程设置上中西医之比达六比四，聘请西医名家担任讲师、教授。新中国医学院还开设了新中国医院和研究院，"采用国医为体、西医为用之旨，内、外、妇、儿四科，各项设备参照现行各大医院办理，借作学生临床实习之用。另设化验室，聘请西医数人主持化验、药物、诊病等事宜，以供临诊之助诸事宜，以供临床之助，使见习学生得以平日所见，充分探求实习"[1]，让学生

1　见《新中国医学院附属新中国医院章程》。

开展临床实践和研究。

1931年中央国医馆成立，各地纷纷建立分馆，在中西医汇通方面开展了大量的探索和实践，如统一病名、教材改革、办学办刊等，一直到抗战爆发。

这时期出现的中西医汇通学术团体有中西医药研究社、中医科学研究社等。中西医药研究社1932年由宋大仁、丁福保、褚民谊、徐元甫、万友竹等人筹备发起成立，1935年1月正式成立，参加者既有中医，也有西医。1935年9月，该社创办《中西医药》月刊，至1947年停办。中医科学研究社1936年成立，发起人是徐恺，社长谢利恒，副社长方公溥、龚醒斋。该社还创办《中医科学》杂志，主张切实进行中西医界合作，"研究医药不分古今中外，冶新旧于一炉，黜虚崇实，去芜存精，促进中医科学化，以发挥医药伟大使命，保障人类健康"。[1]

许多比较重要的近代中西医汇通文献都是这一时期问世的，如恽铁樵《群经见智录》（1922年）、《伤寒论研究》（1924年），汪洋、顾盛铭《中西医学丛书》（1926年），祝味菊《祝氏医学丛书》（1931—1932），章次公《药物学讲义》（1930年），陆渊雷《伤寒论今释》（1931年），朱仁康《中西医学汇综》（1932年），时逸人《中国时令病学》（1931年），何廉臣《实验药物学》（1936年）等。

三、中西医汇通医家崭露头角

在此阶段，涌现出许多著名中西医汇通医家，如恽铁樵、陆渊雷、蔡陆仙、时逸人、余无言、章次公、陈无咎、张赞臣等。汇通医家们能正视中医理论存在的缺陷，大胆提出改革，企图使中医理论有所突破。如恽铁樵著有《伤寒论研究》，秦伯未对《内经》进行深入研求，著有《读内经记》等5种专著，陆渊雷著有《金匮今释》等。

恽铁樵（1878—1935）是中西医汇通派的中坚力量。他早年入南洋公学，毕业后在商务印书馆从事编译工作，其后译著西方小说数种，具有渊博的知识和敏锐的目光，从编辑转业行医时，正值中西医论争最激烈时期。他在从事编辑期间接触大量西方知识，对西医学有了一定的了解，而且自身又比较擅长中医，所以对于中西医比较上有自己独到的见解。

他认为中医药确实存在着缺陷，必须将中医药进行改进。恽氏认为改良中医药的基本思想是立足中医药，以近代科学和医学对中医药加以诠释、提高，要采西医药之长；他主张将西医药的实验方

---

1 中国医学研究社广告[J].中国医药杂志,1936,3(7): 7.

法移植到中医学中去，并拟集资购置仪器进行研究，认为中医药只有接触和借鉴近代科学方法，才不致丧失改进和发展中医药的良好机遇。但他又不同意完全按照西医药研究的方法研究中药，在提到改革中药时，恽氏认为不应该把中药的改进简单理解为采用现代的化学方法进行提炼加工，不能盲从，应该以中医治疗学为指导，遵循传统医学的特色，对中药进行灵活辨证，而后整体用药施治。

陆渊雷提出"中医科学化"，主张用科学的模式考察中医，改造其旧有模式，剔除其"虚玄"的东西，冶中西医于一炉，正如他所说的："……今用科学以研求其实效，解释其已知者，进而发明其未知者，然后不信国医者可以信，不知国医者可以知。然后国医之特长，可以公布于世界医学界，而世界医学界可以得此而有长足之进步。国医科学化之目的如此，岂徒标榜空言哉！"[1]

提倡改良中药的还包括祝味菊。祝氏世代行医，曾在1917年进四川军医学校，攻读两年后，随该校日籍教师石田东渡日本考察医学。翌年回国，曾任成都市政公所卫生科长，执教于上海中医专科学校、中国医学院等。他不但对中西医学有相当的造诣，而且也非常重视中西医之间的合作。祝氏认为改进中医有四个步骤，其中将中药的改革列为第三步，诚如他所说："至若中国药物学，根据《神农本草经》，确有特效。后人发明关于生理病理，有当有不当，遂有效有不效。此学必勤求古法，废去偏见，参用西学，加以精密考究而后可望成功，然亦须候中医业已改进，方能用之适当，此属改进中医之第三步。"[2]可见他主张改良中药的途径是勤求古法，再结合西医药的研究方法，方能恰当地使用中药，使中药的功效得以发挥。

结　语

近代中医史是中医界为生存艰难抗争的历史，从最初西学东输后中西医之间的论争，到由国民政府主导的企图消灭中医的一系列政策的出台，论争、请愿、探索、革新成为近代中医发展的主旋律。近代上海领风气之先，开放包容、吸纳创新。受海派文化熏陶的上海中医表现出了"敢为人先"的领袖特质，不仅自发组织起来，领导了著名的"三一七"抗争等运动，并积极寻求变革，探索适合中医发展的道路，涌现出诸如恽铁樵、陆渊雷等一批著名的中西医汇通医家。近代上海也因此引领和代表着中医的发展方向，成为我国近代中医发展的缩影。

1　张慰丰.中西医文化的撞击［M］.南京：南京出版社，2013.
2　祝味菊.改进中医程序之商榷［J］.神州医药学报，1924，2（4）：8.

第十五章 "孤岛"时期的上海中医

1937年8月13日,日本侵略者进攻上海,淞沪抗战爆发,这就是历史上的"八一三"抗战。经过3个月的战斗,最后一批中国军队于11月12日撤出上海。自此至1941年底太平洋战争爆发前的4年中,上海苏州河以南的公共租界和法租界成为日伪势力包围的"孤岛"。

由于"孤岛"避开了日本侵略者炮火的直接摧残,局势相对安定。孤岛外战火纷飞,孤岛内贸易自由,交通畅通。大量人口为躲避战乱涌入租界,使租界中的人口激增,1937—1941年,"仅4年间,上海两租界人口净增78万……连同租界华界一起计算,整个上海在此期间也净增10多万人"。[1]特别是江、浙等省战区内的一批资本家、商人和地主,认为孤岛是避难和投资的理想地点,纷纷携带家眷和巨额资财到这里来居住和经营,使大量资金流入上海。不但内地汇款源源不断,而且因欧战爆发,国外资金也纷纷流入上海。极度的人口增长和大量的资金集中,使市场的需求大幅度上升,孤岛经济不但逐步复苏,还有了很大发展,呈现出畸形繁荣的状况。

抗战的爆发对上海中医的冲击巨大,孤岛外大量中医师为避祸辗转流离,诊所倒闭,院校停课,社团解散,中医事业急速萎缩。孤岛内,上海、江浙,乃至全国的中医师随避乱人流涌入租界,暂得一隅的中医师在孤岛内开办诊所,重启院校,成立中医药学会,出版报纸杂志,创立中医医院,在弹丸之地悬壶济世,力延中医命脉。

---

1 彭善民.公共卫生与上海都市文明(1898—1949)[M].上海:上海人民出版社,2007.

第一节 │ 淞沪抗战中的热血中医

淞沪抗战有两次：一次是"一·二八淞沪抗战"，即1932年1月28日至3月3日，以十九路军为主的中国军队抗击侵华日军进犯上海的作战，又称"一·二八事变"。另一次是"八一三淞沪战役"，即1937年8月13日至11月12日中国军队抗击侵华日军进攻上海的战役，又称作"淞沪会战"。

1937年8月13日淞沪抗战展开。上海战区以持久抗战为目的，与日军鏖战3个月，血火交织，战况惨烈。前线战士以血肉之躯，筑成壕堑，有死无退。战区的民众抗日之心亦坚如铁石，竭尽所能为抗战出力。以蔡香荪为代表的一批爱国中医，不但慷慨解囊，更亲自为抗战积极奔走。更多的中医则在沦陷区服务民众的同时，也在进行着无声的斗争。

蔡香荪早年倾心革命，参加同盟会，蔡家花园成为秘密聚会的场所，革命党人在这里秘密制造土炸弹等。后因身份暴露，蔡香荪遭清廷缉捕，一度避居租界。1932年"一·二八"淞沪抗战时，战况惨烈，上海江湾地区首当其冲，全镇房屋，几乎化为焦土，蔡氏旧居及花园亦毁于战火。蔡香荪对身外物素较淡漠，唯念国家兴亡，匹夫有责，积极筹办收容所，成立救护队，夜以继日。战争结束后，更多方筹款，组织掩埋队，安葬殉难军民计1 300具，并建纪念碑及石坊。十九路军总指挥蒋光鼐与军长蔡廷锴特制金丝锦匾相赠，上绣"急公好义"四字，以彰显其见义勇为的壮举（图15-1）。

1937年"八一三"抗战爆发后，蔡香荪又再次积极筹办难民收容所，安置灾民。并及时组织江湾爱国青年，成立救护队，自任队长，捐资添置医药用品及救护器材，并购备旧卡车一辆，由副队长谈益民率领，驶赴前线，出入枪林弹雨间，冒死抢救伤员共4 000余众，为上海红十字会各救护队之冠。一切医药用品，均由香荪公接济，始终未辍。

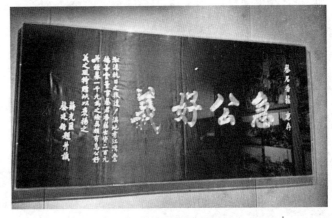

图15-1 "急公好义"金丝锦匾（摄于淞沪抗战纪念展馆）[1]

---

1 该匾深蓝色，匾长157厘米，宽72厘米，真丝手工制成，以金线精绣"急公好义"四字，上款"蔡君香荪惠存"，下款为蒋光鼐和蔡廷锴二位将军题识。后蔡小荪主动捐赠给"上海淞沪抗战纪念馆"。

当时蔡香荪任江湾救火会会长。"八一三"事变爆发后,为保护公物,蔡香荪将两辆救火车及大部器材,寄藏于法租界打浦桥大东南香烟厂,以免落入日伪手中。全厂数百职工,无一向敌伪泄密,惜最终仍被汉奸告密,被日伪攫去。[1]

蔡香荪凭借声望营救过众多革命志士。1941年,蔡香荪的同乡知友刁庆恩,因宣传抗日,印发《明灯》半月刊等抗日爱国小册子,被日寇逮捕,关押于北四川路新亚饭店后日军宪兵司令部,被严刑拷打。蔡香荪闻讯,忧急如焚,多方求助,最终将刁营救出狱,并不顾安危,将刁藏匿家中,延请伤科悉心治疗其伤口,直至痊愈。考虑到当时骑敌纵横,上海终非久留之地,蔡香荪资助刁氏全家避走尚未沦陷之后方安徽屯溪。[2]

淞沪抗战中,新中国医学院的师生在院长朱南山、朱小南的带动下,成立伤员救护队,在十九路军坚守四行仓库时,还主动给谢晋元部队赠送大量罐头食品,慰劳坚守在仓库屋顶上的孤军。当孤军完成狙击任务,撤出阵地后,在沪西里家坡路40号对面一块空地驻扎下来,因为这里与新中国医学院在曹家渡星家坡路的施诊所相近,所以新中国医学院学生常前往慰问。后谢晋元遇害,学生也前往吊唁。[3]

原籍浙江杭州的名医陈道隆,也是一位爱国进步人士。早在"五四运动"时期,他就曾参加过抗议卖国条约的示威游行。抗战爆发后,他几经周折,迁居上海。他一面行医,一面资助宣传抗日救国的《大美晚报》。后来该报被查封,当局通缉办报人褚先生。陈道隆冒着风险把褚藏于自己家中,保护了这位进步人士。[4]

第二节 | 上海中医药的畸形繁荣

一、国民政府调整中医政策

体制上的融通及政治上的利用,成为孤岛时期中医医政的显著特点。

抗战期间,中医药参与战伤救护,以及在传染病防治中的积极作用和成效,为政府和社会正确

1　蔡小荪.中华名中医治疗囊秘[M].上海:文汇出版社,2000.
2　黄素英.中国百年百名中医临床家丛书·蔡小荪[M].北京:中国中医药出版社,2001.
3　杏苑鹤鸣编审委员会.杏苑鹤鸣——上海新中国医学院院史[M].上海:上海中医药大学出版社,2000.
4　上海市政治协商委员会文史资料委员会.海上医林[M].上海:上海人民出版社,1991。

认识中医赢得了转机。[1]战争的残酷性,救援的急迫性及复兴民族固有文化的氛围促使国民政府陆续颁布了一系列有利于中医的政策法规。对原有中医的资格检核、考试、中医证书的发放、中医教育以及中医公会入会条件等政策都有所放宽。

首先,对中医执业方面给予优惠。内政部卫生署考虑到战时情况,简化了中医领证的手续。该时期的很多政策、措施都是针对特殊情况,为适应广大群众的要求而制订的。这在一定程度上促进了中医药事业的发展,调动了广大中医药业界人士参与公益活动、共同抗战的积极性。

内政部卫生署1938年8月15日公布《非常时期中医领证暂行办法》,规定只要经过当地国医公会或者其他中医合法团体考查的中医师,即可领取执业证书。1940年5月10日又颁布《卫生署委托代办战区中医考询暂行办法》,第一条规定:"卫生署得便利战区中医之考询,得依本办法之规定,委托当地中医合法团体就近代办中医考询事宜。"国家卫生行政机构以法律的形式,将部分医政权委托给中医职业团体。[2]

汪精卫在成立伪中央政府后,同样也给中医以合法地位。汪精卫曾经以反对中医著称,但自他的岳母被中医治愈之后,对中医的态度有了很大改变。汪伪政府成立后,自视为国民政府之"正统",继续实行前南京政府的《中医条例》《中医审查规则》等法规。1940年又公布了"管理中医暂行规则"和"核发中医证书变通证明办法",对中医进行考询注册,准许合法行医。

"管理中医暂行规则"

1940年8月出台的"管理中医暂行规则"填补了这一块空白,它的第十条明确规定了"中医之开业、休业、复业或迁移地址等事,应于十日内由本人向该官署报告,如系死亡则该中医之关系人应即检同原领部证,呈缴该管官员移报本部"。1940年9月27日汪伪"内政部"令公布"核发中医证书变通证明方法",委托上海国医公会、国医分馆这些团体,代替政府对中医师进行考询,方便战区中医领证。

---

1 郑洪,陆金国."国医"之殇——百年中医沉浮录[M].广州:广东科技出版社,2010.
2 文庠.移植与超越:民国中医医政[M].北京:中国中医药出版社,2007.

其次，是对中医教育的支持。一些支持中医的国民党要人也为中医的发展做出了努力。1938年，陈立夫任教育部长，为中医专科学校列入教育系统而改组教育部医学教育委员会。1939年又支持教育部以部令的形式公布陈郁提出的中医专科学校暂行课程表方案。1940年，他与朱家骅对调，再次出任教育部长，任内改组了医学教育委员会，增补了中医委员。同年4月6日，《教育部医学教育委员会中医教育委员会章程》出台，"规定了该委员会的成员、任务、会例等，并研究了中医教育计划、屯议中医学校课程、编纂中医学校教材等方面的任务"。[1]

其三，中西医在法律上获得平等地位。到了1943年9月，国民政府公布了《医师法》，实现了中西医在法律层面上的平等。

二、名医汇聚租界

抗日战争爆发后，上海及周边地区的中医纷纷避难于租界，一时名中医汇聚于上海，呈现出一种畸形的繁荣景象。

原籍浦东的针灸名医杨永璇，在"八一三"抗战浦东沦陷后，携家迁沪，冒着日寇飞机轰炸和机枪扫射的危险，横渡黄浦江，进入租界，几经周折，最后定居于八仙桥行医。"孤岛"人口稠密，劳动人民生计无着，饮食营养不足，居住环境恶劣，卫生条件极差，致使脚气病流行。患者以青壮年为多，轻者四肢麻木，腿胫踝水肿，重者形成瘫痪，不能站立走路，俗称"软脚风"。患此病来门诊治疗者，不是肩背扶掖，便是杠抬车载。杨永璇运用针灸和中药煎剂内服，轻者10剂即可麻退肿消，重者加服杨氏经验良方神鹰健步丸，1个月左右，步履如常，病家誉为"华佗再世"。

抗战爆发后，上海郊县人民逃集租界避难，男女老少露宿冷食以致疫病流行。基于治疗需要，姜春华运用西医有关急性传染病的知识，翻检了古代的天行、时行、瘟疫、温病诸门专著，探索出一套行之有效的治疗方法，治好了许多急性传染病患者。实践使他体会到，中医不仅长于调理，对于急性疾病也有很多有效的方药。中西医的有关知识，对他临床治疗疾病很有帮助。

在这一时期，中医各流派和派别之间的竞争与交流成为常态。中西医之间也多有合作，主张"汇通中西"的中医师日渐增多，他们在业务上时有往来，在临床诊疗中有许多实质性的"交融、会通"。1939年，中医师祝味菊从四川到上海后，与留美西医梅卓生博士、德国的兰纳博士在外滩的

1 梁峻.中国中医考试史论［M］.北京:中医古籍出版社,2004.

沙逊大厦（今和平饭店）7楼合作举办了"中西医联合诊所"（图15-2），结合中西医两种方法来诊治病。[1]

一些著名的中西医师会共同参与社会公益活动。1940年3月19日，中医丁福保和虞洽卿等各界名人联合发起防涝运动，在新都电台举行播音宣传大会，邀请西医习信德、徐乃礼来演讲。

三、中药贸易空前繁荣

抗战爆发后，地处闸北、南市的许多中小型药店遭受战火袭击。中药店被战火焚毁达百余家，烧毁药材3万余市担，损失惨重。

上海沦陷后，租界成为孤岛。其时，即便上海的制药厂几乎都是设在租界里面，但因资

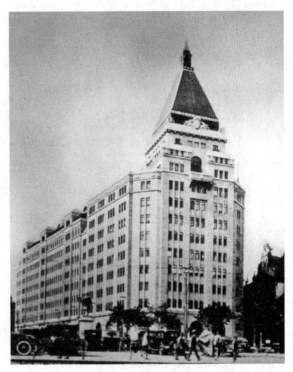

图15-2 上海外滩的沙逊大厦（今和平饭店）

金问题，使制药工业难免不受影响。1937年9月8日，上海制药业公会通告同业："沪战发生以来，全市金融已入非常时期，本会各会员药房、药厂一切成本开支均需现款，应付为难。故会议议决自即日起无论门市、批发一律现款交易。"[2]这无疑给本来缺乏资金的制药业带来了更大的困难。部分药厂纷纷内迁至武汉、重庆等地，同业公会的活动无形中断。[3]

1938年，抗战的烽火逐渐西移，上海局势逐渐稳定。一批既未毁于战火、又未迁往内地的工厂开始陆续复工。到这一年的年底，工厂家数比1937年底大有增加，至1939年底，更有许多新厂开设起来。制药业的情况也与此类似。当时外汇下跌，制药厂商吸取第一次世界大战原料来源断绝、药价猛涨的教训，纷纷大量订购原料，囤积成药，各厂竞相增资以谋扩充，或集资兴建新厂，制药业一时呈现战时繁荣景象，药厂由战前的数十家增至1940年的一二百家。

1 杨杏林，招萼华，郑雪君.一代名医祝味菊生平述要[J].中华医史杂志，2008，38（1）：46.
2 上海市医药公司，上海市工商行政管理局，上海社会科学院经济研究所.上海近代西药行业史[M].上海：上海社会科学院出版社，1988.
3 彭善民.民国时期上海制药业同业公会探析[J].档案与史学，2004（4）：70-75.

民国时期中国的制药工业相当落后,中药很少采用机器生产,而西药原料基本依赖国外。战事一起,原料断绝,对我国军民影响颇大。中药西制既发挥中医药疗效,又便于应用,为国防需要做出了积极贡献。比如对苍术的提炼,制造出苍术注射液,效果堪比阿司匹林。还有制药厂用中药常山和柴胡提取物制造抗疟疾药物,代替奎宁。

抗战前集中于南市咸瓜街的药材行纷纷迁入租界避难。租界人口激增,租界消费品需求市场也就相应扩大。中药消费量增加,然而货源紧缺,药价因之猛涨。大量游资投向中药业,药厂乘机囤货,使这一行业一度出现畸形繁荣。水陆交通阻断,外销业一落千丈,不少老行相继歇业。但这些老行的代理人纷纷出来合伙开设新行,药材业会员户数反由原来的300余家骤增至600余家。

中药店业务也空前发达,营业额普遍增加,原来经营困难的药店都获得盈余,一些中小药店纷纷扩大门面,有些原本负债的药店甚至扭亏为盈。在此期间上海的中药店户数猛增至近700家。[1]

然而,日伪统治时期,药材购销业务多数被日商及官僚所控制。如当时主产于东北、华北地区的中药材多数由日商"蒙疆公司""满洲汉药株式会社"等包揽;东北与关内的药材大部分由"华中生药统制组合"等操纵;参茸行业的主要产品朝鲜参全部由日商"三井洋行"包销。由于日伪官商机构垄断上海的药材购销业务,摄取暴利,正当的药材商人很难插手。即便有少量业务经营,还受到各方面的敲诈勒索。因而即使在孤岛,药店的经营仍属困难,获利甚微,有的受排挤而关闭歇业。

四、中医院校持续办学

孤岛时期,上海三所主流中医学校和一些新办的或规模较小的学校,仍然苦心经营,培养了不少中医人才。

"八一三"事变,抗日战争全面爆发,闸北一带沦陷,中国医学院新建的院舍在受到严重损坏之后,又被日军占领。学生星散,教师也纷纷避难于租界,学院往日的生机顿然消失。这所闻名的中医学府又一次遭受到战争的洗劫。一些没有外出避难的沪籍学生在租界区找到郭柏良、吴克潜等人,要求学院复课开学。经过半个多月的商量规划,克服种种困难,租赁原中国医学院第二届毕业生杨澹然在贝勒路(今黄陂南路)开设的中华国医专修馆,作为临时院址,恢复办学。由于战事未息,加之贝勒路临时院址房舍较少,只能安排学生半天上课,半天参加医疗救护的工作。学习的

1　陈新谦,张天禄.中国近代药学史[M].北京:人民卫生出版社,1992.

条件十分艰苦，几十人挤在一间不大的教室里上课，桌椅和教具都很简陋。学院没有足够的房屋用作宿舍，外省市和郊县来的学生都借宿在院外。苏杭等地有不少中医专门学校的学生因母校关闭，相继转入中国医学院学习。此时学院学生数又增加到200人左右。沪籍学生已基本到齐，外埠学生也渐渐返校，贝勒路校舍更显拥挤，故搬迁新址。[1]

1937年8月，上海中医学院因淞沪之战迁入租界，缩小规模。1938年1月，上海中医学院在《新闻报》广告招生。2月6日，因战争影响停学5个月后，首度正式复学。后因教学用房紧张，搬至天津路国医大厦。在极为困难的情况下，四个年级在校学生人数仍有200余人。开课18门，任课教师近10人，实习教师10余名，实习医院为华隆医院以及市内名医诊所，并出版由学生为主要编辑人员的学术性刊物——《砥砺周刊》。[2]

新中国医学院的筹建人朱南山院长逝世，长子朱小南继任新中国医学院院长，并兼妇科教授。当时学院经费拮据，朱小南每年要从私囊中拿出2万银元以事补贴。学院租赁校舍洋房7幢，并在闸北沪太路庆余桥自建校舍及医院与研究院，共计有西式平房14间，楼房12幢，标本仪器设备周详，规模完善[3]。

第三节 | 孤岛上的中西医关系

论争是近代中西医关系的主旋律。从最初的交流、竞争与碰撞，到后来的论战，直至废止中医事件的发生，近代中西医的关系似乎在不断恶化，矛盾也从纯粹的学术层面上升到政治层面、从单纯的学科竞争升级到政府决策高度。孤岛时期的诸多因素却给中西医关系带来了一些变化，中西医在各谋发展的基础上，也有所合作。

一、中西医之间的竞争

竞争是行业之间的永恒话题，主要是生存环境和地位的竞争。如果说，抗战以前中西医之间

1 杨杏林,唐晓红.上海中国医学院院史[M].上海:上海科学技术文献出版社,1991.
2 名医摇篮——上海中医学院校史[M].上海:上海中医药大学出版社,1998.
3 邓铁涛,程芝范.中国医学通史·近代卷[M].北京:人民卫生出版社,2000.

的竞争是以政治地位为主的话,孤岛时期的中西医竞争则偏重于生存环境的竞争,两者在竞争中各擅其长。尤其是中医,孤岛时期特殊的环境为其生存和发展带来了比较有利的条件,主要有以下几点:一是因抗战的需要,国民政府放松对中医在注册、教育、医疗等方面的政策限制;二是抗战爆发激发了国内民族情绪,民族救亡与民族文化得以重视,加之在战伤救护及在缺医少药情况下所显示出的较好疗效,使中医赢得了更多的信任与支持;三是大量人群涌入及疫病流行等因素导致医疗需求急剧增加,而西医师有限的数量和其面向"贵族化"的定位,使得普通民众更多、更愿意求治于中医;四是大量外地中医涌入租界,竞争和生存压力促使中医谋求发展,加之知名中医的迁入,使孤岛时期中医整体水平较之前有所提高。

反观西医方面,则存在一些不利因素:一是总体数量上,中医从业人数仍占绝对优势。据统计[1],1928年,上海全市(包括租界)登记开业的西医有397人。至1948年底,西医也不过1 081人,牙医315人,难以满足随人群而迅速增多的医疗需要,而同时期中医约有6 000人。二是中西医不同的服务定位和职业理念的差别,使普通民众更易于选择中医。从医学教育来说,西医学校学员多为中上富裕阶层子女,把普通工农阶层拒之门外。在服务对象上,"近代上海,西医资源相对来说,基本是为富裕阶层,至少是为中产阶级服务的,西医相对较高的治疗费用,让一般平民却步"。[2]相对于此,中医简便廉验的特点和医者仁心的医德规范更适合广大贫苦阶层的需求,"但上海普通民众仍是倾向于选择中医治疗,他们寻医的途径往往通过熟人的介绍或社会名流的推荐"[3]。三是当时的大部分民众仍然信任中医,排斥西医,认为西法治疗有违中国传统观念和习惯,因此有病时更愿意选择中医,而不愿去西医院。据《上海卫生志》统计[4],1936年,上海有50所综合医院,"八一三事变"后开始减少,到1941年仅剩36所,专科医院有29所,到抗日战争时减少到13所。当然,西医为此也采取了一些措施,如医师公会也倡议各西医私人医院诊所每日设"平诊""施诊"时间,为贫病者服务等,与中医进行竞争,但基本格局未有大的变化。

西医有直观、易懂、疗效好的优点,富裕阶层和政府官员是其患者的主要群体。因此,西医的病患群虽然不广,但其收入较为丰厚、社会地位较高、影响较广。

1 上海市卫生局.上海卫生志[M].上海:上海社会科学院出版社,1998.
2 何小莲.略论近代上海西医的社会地位[J].社会科学,2009(8):142.
3 杨天石.战时中国各地区[M].北京:社会科学文献出版社,2009.
4 上海市卫生局.上海卫生志[M].上海:上海社会科学院出版社,1998.

二、中西医之间的合作

孤岛时期，中西医虽然存在竞争，并且仍然论争不断，但两者之间在业务、社会活动以及私人感情等方面常有联系、交流甚至合作。

首先是中西医生之间的学术交流，许多中医师积极吸收西医知识，丰富完善治疗方法。如，中医名家章次公遇有疑难病，常请西医会诊，或做化验、放射等检查。在病案讨论中，他常用中西医学理论进行解释，并相互印证与沟通。[1]1930年代末，他邀请李邦政博士到其诊所为学生讲授西医知识。[2]另如，抗战爆发后，租界因人群拥挤而爆发疫病，名医姜春华遍检中医历代医家有关治疫记载，并结合西医治疗急性传染病的知识，探索出一套丰富的治疗疫病良法，治好了许多急性传染病患者，从实践上验证了中西医结合的益处。[3]

一些中西医在业务上开展合作。如，1939年，沪上名医祝味菊与留美西医梅卓生博士、德国的兰纳博士在外滩的沙逊大厦（今和平饭店）7楼合作，开办"中西医联合诊所"，用中西医两套方法诊治患者，生意兴隆，是孤岛时期沪上中西医业务合作的典范。1944年，梅卓生去世后不久，兰纳博士返回德国，诊所停办。丁福保主张中西医汇通，并将儿子丁惠康送到德国学习西医。1934年父子俩筹资创建上海虹桥疗养院，中西医并用，孤岛时期依然如此。

可见，中西医两个群体并非划清界限，往往有剪不断理还乱的复杂关系。[4]

结　语

"孤岛"是近代上海在日寇侵略下形成的特有现象。由于租界的存在，大量人口涌入、相对宽松的执业环境、战时对外贸易的自由发展等因素，使"孤岛"时期上海的中医药出现畸形繁荣。深入研究这段历史时期中医药畸形发展的内在因素，也许有一定的借鉴意义。

1　朱良春.走近中医大家：朱良春［M］.北京：中国中医药出版社，2008.
2　朱良春.章次公医术经验集［M］.长沙：湖南科学技术出版社，2002.
3　杨忠华.上海当代名中医列传［M］.上海：康复杂志编辑部，1989.
4　乐凌.孤岛时期上海中医研究［D］.上海：上海社会科学院出版社，2013：66.

第十六章 民国时期上海的中西医地位

近代上海，医师的经济富裕程度和社会地位总体上处于中间阶层，[1]
但中医的社会地位与西医相比还是处于劣势。这虽然与西学东渐，传
统文化受到冲击和摧残密切相关，但其内在的因素则是当局歧视中医
的医政政策。我们先了解一下民国时期中医、西医在开业管理制度上
的差异。

第一节 中西医师开业管理制度

一、中医师的开业管理

民国时期，由于中医医院较少，个体开业仍是中医师生存与发展的
主要方式。对中医师开业进行管理，是在借鉴西医医政管理基础上产生
的，是近代中国传统社会向现代社会转型的产物。清末新政后，清政府
对医政体制进行改革，中医师开业管理成为医政管理的重要内容。民国
时期，随着医政管理组织体系与政策法规体系的逐步完善，中医师开业
管理相关政策法规也得以颁布、实施，并不断修订。

民国时期，受诸多因素的影响，尤其是民国政府的更迭，致使医政
管理相对混乱。1922年3月9日北京民国政府内务部公布的《管理医师
（士）暂行规则》，中医被纳入到管理体制中，如其中第三条第二款提出，
"在中医学校或中医传习所肄业三年以上，领有毕业文凭者"[2]才具有医
士资格。但是，该规则并未实际执行，因此当时上海对中医师的管理仍

1　邵雍.社会史视野下的近代上海［M］.上海：学林出版社，2013.
2　陈明光.中国卫生法规史料选编社（1912—1949年9月）［M］.上海：上海医科大学出版社，1996.

遵照上海地方政府的有关规定。

1927年上海特别市成立后，胡鸿基任卫生局局长。由于当时南京国民政府尚未出台有关法令，上海市卫生局遂颁布《上海特别市政府卫生局管理医师（西医）暂行章程》及《上海特别市政府卫生局管理医士（中医）暂行章程》，要求在本市区内营业的中西医在中央政府未颁行医师法以前遵照此章程登记。按照该章程规定，国内外医校的毕业生（包括教育部曾备案之中医学校）及以前曾领有北京内务部或各地方卫生局领发执照者都可免试登记，并领取开业执照，其余中西医则均需通过考试，方可发给开业执照。对于中西医开业资格的审查和考试并非由卫生局自行组织，而是分别委托中西医界各自的医学会，由他们推举代表组成专门委员会（称"开业试验委员会"）对医师资格进行审查和考试。[1]其中，"中医开业试验委员会"由中华医药联合会、神州医药总会、上海中医学会等中医团体代表联合组成。由于中医的审查不存在学历文凭的纷争，因此该项工作进行得较为顺利，2个月后即告结束，共有1 429人登记。因中央政府长期未颁布中医登记法规，所以，在此后较长一段时间里，上海市对于本地中医的登记政策一直延续。并且，在1929年之后，上海市政府将中医登记制度化，每年进行两次中医登记及考试（1930年后改为每年一次）。至1935年，总共举行了十届中医登记，每届都有数百名中医报名。到第五届为止，已经有3 000多名中医通过审查或考试获得中医士或中医生证书。

虽然规定较严，但在实际操作中，中医的登记资格比较宽泛，只要"执业有年"，或为中医团体成员，均可得以免试登记。所以每届中医登记中，真正参加考试的医生数量相当少。在第一届中医登记中，只有77人是参加考试取得登记资格的。在第六届中医登记时，虽然报名者高达600多名，而经登记试验委员会审查后，只有40多名需要进行考试。资格考试的通过率也相当高，因此上海市内乃至周边地区的中医参与踊跃。由于这种中医登记的审查过于宽泛，导致登记之中医人员良莠不齐，不仅不少西医讽刺中医登记为"年年登科，岁岁及第"，就连中医界内的有识之士也开始呼吁要对中医进行检定。[2]

1936年1月22日南京国民政府颁布《中医条例》，这是南京国民政府颁布的第一部中医管理规则，在国家法律层面确立了中医医疗的合法地位。然而，促使该条例的公布实施，是在中医界有识之士的抗争和艰苦努力下取得的。在1933年6月召开的国民党中央政治会议上，石瑛等29人提议制订《国医条例》（草案），并于7月获立法院通过，并改称《中医条例》，但却迟迟不予公布实施。

1 上海特别市卫生局.第一次登记西医、助产、中医名录[M].1928.
2 朱英,尹倩.民国时期的医师登记及其纷争[J].华中师范大学学报（人文版）,2009,48（5）:76—90.

后经中医界人士多方努力并呼吁,国民党当局迫于压力,于1936年1月22日公布《中医条例》。然而,事情并非如此顺利,同年7月6日,由汪精卫把持的行政院会议颁布了《中医审查规则》。该《规则》解释称,《中医条例》所说的中医学校是指教育部备案或各地教育主管机关立案者,而当时的教育部没有把中医学校列入教育系统。这种解释实际上否定了当时所有中医学校毕业生的中医资格。[1]可见,该规则名义上是《中医条例》的具体实施办法,实际上限制其顺利实施。由此引发了中医界的抗争以及国民党内部关于中西医优劣之争。其后,由于"卢沟桥事变"的发生及抗战的爆发,《中医条例》的解释和实施被迫搁置。

1943年9月22日,民国政府颁布《医师法》,在中国历史上第一次以法律形式将中医师和西医师统称为医师,起码在法律层面体现了国民政府中西医相对平等的思想,具有标志性的意义。

从《管理医士暂行规则》《中医条例》到《医师法》,尽管民国政府几经变动,但中医师开业管理政策法规一直保持着较好的内在延续性。并且,在中医界一系列的抗争和努力之下,中医师的地位在法规的体现中,有所改善和提升。

二、西医师的开业管理

辛亥革命之后成立的北京政府和南京国民政府,都已明确了效仿西方制度构建现代国家的目标,模仿西方卫生行政制度,建立现代卫生行政体系成为其不可或缺的内容,其中医师职业认证制度是卫生行政的重要内容。北京政府时期,虽然中央还没有独立的卫生行政部门,地方的卫生机构更不完备,但中央政府已开始了登记考核医师的最初尝试。

1922年,中华医学会再次向政府请愿,要求对医生执业进行注册。而此时,医生人数的持续增长和卫生行政的深入也使得中央政府认识到进行医师登记的必要性。因此在这一年,北京政府颁布了《管理医师(士)暂行规则》,开始实施中央政府规范医业的第一次尝试。这套法令分中西医两套,西医称医师,中医称医士[2](如前文所述)。这套规则虽然最终没有得到很好的执行,但是之后的一些医疗界相关法律法规的制定,大多以此为蓝本。

1927年南京国民政府成立后,上海特别市卫生局为审查西医资格,设立"医师开业试验委员会",函请市内医学校及学术团体推举教授及监督,担任西医及助产女士试验委员。该委员会的主

1　金芷君,张建中.中医文化掬萃[M].上海:上海中医药大学出版社,2010.
2　朱英,尹倩.民国时期的医师登记及其纷争[J].华中师范大学学报(人文版),2009,48(5):76-90.

要工作是依照卫生局所定的标准(4年以上学校毕业)审查文凭。1929年,南京国民政府公布《医师暂行条例》,此后的西医资格审查则照此中有关规定执行。

三、特殊的租界政治对近代上海医师管理的影响

近代上海,由于存在特别市政府、公共租界、法租界,他们对于各辖区医生的登记管理各行其是,导致不同区域的医师登记标准和登记情况并不一致。其中,上海特别市政府实行医师强制登记制度,注重资格认定;而公共租界自行拟定标准,实行医师自愿登记制度,既不同于上海市政府的规定,也不理会国民政府的法规;法租界早期亦实行医师自愿登记制度,从1931年开始进行医师强制登记,但主要侧重于开业管理而不是资格认定。

1. **公共租界的医师登记制度** 公共租界的医师管理制度的变更经历过以下几个时间段:其一,早在1902年公共租界工部局在讨论传染病通知条例及设立隔离医院时,就讨论过医师登记的问题,当时有不少外籍医师提出只有对医师资格进行限定,才能真正推进传染患者的申报制度。其二,1925年工部局在讨论毒药委员会时,又一次提及此问题。卫生处认为,推行医师强制登记政策将有利于推行毒药管理制度,建议由工部局同当时上海的医学团体合作进行此项制度,但立法权问题没有被工部局认可。其三,直到1926年,卫生处建议的《试验医师自愿登记》方案才得到工部局同意,并向上海医学会、日本医学会、俄国医学会和中华医学会等医学团体咨询意见。在获得支持后,工部局试图与同样实行医师自愿登记制度的法租界进行合作,但未能达成一致。其四,1930年,因法租界继上海市政府之后也开始实施强制登记,公共租界遂决定自行推行医师自愿登记,由卫生处医官与各医学团体代表组成的上海医务委员会负责此项事务。工部局规定:凡在各国医学校获得学位或证书,其学位或证书曾被各该国主管机关所认可者,可向医务委员会登记。工部局每年将通过审核的医师名单刊印成册,分发各处以备参考。如名册内登记医师有违规行为,则由医务委员会将其名字从名册中删除。登记医师之名册从1931年起每年出版1次。

公共租界医师登记制度的制订是基于政治和利益因素考虑的,并不认可中国政府的法令,因此,中国政府所推行的医师登记对公共租界的影响极其有限。由于该制度对医师登记没有强制性要求,因而未在中国政府领证者也可以堂而皇之地在租界做“华侨式医师”。例如,在1935年工部局登记的945名医师中,在卫生署登记者只有32人,在上海市卫生局登记者也仅16人。

2. **法租界的医师登记制度** 上海法租界从1930年开始进行医师强制登记,主要侧重于开业

管理而不是资格认定,因此部分认可中国政府的相关法令,对曾经获得国民政府卫生部执照者或上海市卫生局开业执照者,均给予登记资格,但要求不论是在界内开业或是至法租界出诊者必须登记,违者即严加取缔。

从上述可知,上海市、法租界和公共租界实行不同的医师登记制度,致使1930年以后,上海的医师登记就出现了种种互相矛盾的局面:上海市卫生局原有的《管理医师暂行章程》已经失去效力,在上海市执业的医师,必须在卫生部(或卫生署)申请登记,被审核合格后凭部发医师证书向上海市卫生局登记,并领取开业执照。如果要在公共租界或法租界内开业或出诊,还必须到工部局或法公董局登记领照。但各级机关的登记资格并不一致,甚至相互冲突。如,按照中央政府规定只有国立或官立及立案之私立医校的毕业生才有登记资格。但上海各辖区除都以学校教育为免试登记之重要条件外,尚有诸多不同规定:上海市政府对学校是否立案未作严格规定,仅审查学制是否4年。此外,凡属医界专业团体会员,或曾因在沪行医5年以上而领有淞沪商埠执照者,或通过试验委员会考试者等都可登记;公共租界规定由医事委员会对学校资格进行认定,不考虑其是否立案;法租界规定,除符合中央政府要求之外,符合上海市政府的资格要求也可有登记资格。详细情况见表16-1。

表16-1　民国时期上海各辖区医师登记制度不同

上海各辖区	实际获得登记资格条件	与中央政府规定之异同
上海市政府	① 学制在4年以上医校毕业。② 在特别市成立前曾在内务部或淞沪商埠等地领有执照者。③ 市政府认可之医界团体会员。④ 通过试验委员会的审查或考试合格	都以学校教育为免试登记之重要条件,但对学校是否立案未作严格规定,仅审查学制是否4年。除满足此条件外,凡属医界专业团体会员,或曾因在沪行医5年以上而领有淞沪商埠执照者,或通过试验委员会考试者等都可登记
公共租界	① 各国医校毕业,经过医事委员会审查。② 曾领有上海市卫生局执照之中医(部分)	都以学校教育为免试登记之重要条件,由医事委员会对学校资格进行认定,不考虑其是否立案
法租界	领有中国官方执照	除符合中央政府要求之外,符合上海市政府的资格要求也可有登记资格

四、中医师地位下滑

民国时期的上海,相对于西医,中医地位是下滑的,其主要原因有三个方面。

首先，医政制度是首要因素。民国时期医政制度的制定和管理均由西医所把持，全国皆是如此。比如，南京国民政府建立的第二日，国民党中央政治会议即决定成立民政部，下设卫生司，掌管全国卫生行政。1928年中央又改设卫生部，为行政院之一部。卫生部成立后，采纳褚民谊等人意见，设立中央卫生委员会作为卫生决策之议决机关，并向全国征调医学专门人才作为委员。但由于中国政府所推行的卫生行政本身即来源于对西方国家体制的效仿，以西方现代医学思想理论与实践为基础，因此中央卫生委员会所邀请的专业人士，均接受过西方现代医学训练，其中没有一名中医。最后聘定的20名委员中，既有卫生部部长部员及各卫生局长，也包括了不少西医医团的主要领导人，如胡安定、汪企张、牛惠生、陈方之、颜福庆、余云岫等，均为上海乃至全国西医界的著名人物。此事足以说明当时国民政府不重视中医。就上海来说，医政管理者也多为西医，并且由于租界势力较强，为洋人所管理，自然重视西医。因此相关制度中带有歧视中医的条款，如前述的1922年北京民国政府内务部公布的《管理医师（士）暂行规则》，以及1927年上海特别市成立后，上海市卫生局颁布的《上海特别市政府卫生局管理医师（西医）暂行章程》及《上海特别市政府卫生局管理医士（中医）暂行章程》，要求在国内外官、公、私医科大学及医学专门学校学习，领有毕业文凭者才有资格成为医师。此规定就将所有的中医医生剔除在"医师"大门之外。因此，尽管上海中医人数众多，占1927—1935年上海市卫生局医生登记人数的85%[1]，但中医只能称"士"或"生"，西医称"师"，中医要特别标出"中"字，而西医直接称"医师"。"师"与"士"在汉语中是有明确内涵的，这本身就是一种歧视。[2]

其次，除了政治上的原因，西医的规模化医疗成效显著。与当时中国传统医疗的个体行医方式相比，西医医院的规模化医疗，使医生在有限的时间里可以诊疗更多的患者，工作效率大为提高。比如，仁济医院从1844年开办之初到1856这13年中，医治患者13万人次，其后的1860年为16 113人次，1861年达到38 069人次，1870年为42 695人次，1875年高达56 624人次。[3]这在当时是一个相当惊人的数字，当时上海市总人口仅60万。撇开疗效因素，单是西医的这种大规模医疗，符合社会的需求，受到政府重视，也是当时中医师地位下滑的重要因素。

其三，部分社会政要和精英人士的推波助澜是导致中医受歧视的重要因素。鸦片战争之后，西医的传入对中医产生了极大冲击。尤其是"五四运动"后，知识界推崇科学，批判封建文化，中

1　上海市政府秘书处.上海市政概要[M].1934.
2　文庠.移植与超越：民国中医医政[M].北京：中国中医药出版社，2007.
3　熊月之.西制东渐：近代制度的嬗变[M].长春：长春出版社，2005.

医成为受攻击的焦点。除余云岫、汪企张等西医人士外,一些社会精英的推波助澜,如鲁迅对中医的深恶痛绝、傅斯年"宁死不请教中医"[1]及批判中医的言论、梁启超拒绝接受中医治疗的传闻等,促使中医受到歧视。一些国民党政要的主导把中医推向被废止的边缘。如时任北洋政府教育总长的汪大燮就是1912年"教育系统漏列中医案"的关键人物,他在1913年接见要求将中医列入医学教育系统的京师医学会代表时曾明确表示:"余决意今后废去中医,不用中药。所以立案一节,难以照准。"[2]南京国民政府行政院院长汪精卫更是坚决反对中医,他的态度直接促成了1929年《废止中医案》的通过。这些歧视、废止中医的事件无疑对中医的社会地位造成了巨大影响。

| 第二节 | 中西医师生活水平比较

一般来说,诊金和出诊费是开业医生的直接经济来源,这也是决定医生生活水平的最主要因素。就医生个体来说,技术水平、家族背景、社会地位等都直接或间接地影响着其收入水平。此外,无论中西医,均有庸医和名医之别、水平高低之分,所以很难准确地比较中西医生之间生活水平的差距。医师群体是近代中产阶级的一部分[3],但从总体来说,西医师的收入与社会地位是优于中医的,与其他行业相比也有一定的优势。

一、诊金、出诊费的不同

近代上海开业医生的诊金和出诊收费在1929年以前并无统一标准,一般是按照各地的习惯和行业规定收取的。一般来说,中医开业医生的收费比西医要低。陈存仁在其《银元时代生活史》一书中对20世纪20年代的中西医师诊费有零星记录。书中称,当时中医夏应堂门诊6角6(即小洋6角,铜元6枚),殷受田门诊4角4,而张骧云门诊收费仅2角2,并且虽然规定收2角2,如果有人只给几个铜元,他也一样替人看病。西医陈一龙、庄德、臧伯庸收费都是小洋8角。[4]夏应堂、殷受田、张骧云皆为当时享誉一方的知名中医,其收费仍没有陈一龙、庄德等西医师高。

1 焦润明.中国现代文化论争[M].北京:社会科学文献出版社,2012.
2 张慰丰.中西医文化的撞击[M].南京:南京出版社,2013.
3 邵雍.社会史视野下的近代上海[M].上海:学林出版社,2013.
4 陈存仁.银元时代生活史[M].上海:上海人民出版社,2000.

至20世纪30年代，西医开业医师的收费更高。西医公会庞京周在他20世纪30年代的报告中称，当时一个西医通常的门诊费为4元，出诊费为10～20元。[1]因当时人们对西医尚不太信任，大多西医每日诊病人数不超过10人。如果按每日10个患者计算，一般西医师1个月的门诊收入几百元至1 200元，这还不包括出诊费。每月收入1 000～2 000元，在当时就算是高收入。[2]而同时期，即便如陈存仁这样的名医，其开业收入在中医界属上流，但与西医相比还是偏低。据载，陈存仁在20世纪20至30年代业务渐隆后，初诊费2元，复诊费1元2角，出诊费6元6角。[3]

由于当时各医院及医生所订诊金标准都比较高，1929年，上海特别市卫生局第一次颁布了有关医生收费的条例，旨在限制诊金。该条例规定：门诊诊金每次0.2～1.2元，出诊（普通）每次1～5元（含车费），特诊每次6～10元（随请随到）；住院费每日每床0.2～10元；手术费：小手术每次1～5元，普通手术6～10元，大手术10～500元，接生费每次5～50元。[4]该收费标准虽然低于当时医生的实际收费，但相较于当时经济水平，这个标准并不算低。在20世纪二三十年代的上海，一个普通工人家庭月收入也就几十元。因此，对于一般平民而言，超过1元以上的消费，就是一件大事。但即便如此，医界（尤其是西医界）还是普遍认为收费过低，一致抵制这一规定。上海医师公会向卫生部请愿要求撤销有关收费条例。

二、形成差距的原因

形成中西医医师收入差距的主要原因是，中医整体社会地位比西医低，西医入门较难，人数较少，又主要面向富裕阶层服务，所以其总体收入水平较高；而中医入门和开业均较容易，从业人员较多，医生水平差别较大，所以其总体收入水平与西医相比有一定差距。并且不同医生之间诊金和出诊费的收取，尤其是名医和普通医生之间数额差别很大。

1. **西医师人数较少**　西医医师待遇高与其人数相对较少有关，所谓物以稀为贵。据《上海卫生志》的数据，1928年，全市（包括租界）登记开业的西医有397人。至1948年底，西医也仅有1 081人，而同时期中医有3 000余人。当时私人诊所大多设在市区，名医以南京路、北京路、四川

1　庞京周.上海市近十年来医药鸟瞰[M].上海：上海科学公司,1933.
2　徐小群.民国时期的国家与社会[M].北京：新星出版社,2007.
3　陈存仁.我的医务生涯[M].桂林：广西师范大学出版社,2007.
4　上海市卫生局.上海卫生志[M].上海：上海社会科学出版社,1998.

路、凤阳路、新昌路和外滩一带最为集中。[1]

2. 医生的教育背景 近代西医对医生实行严格的资格认定和准入制度,规定没有经过正规学校教育毕业而获得文凭的医生,是不可以行医的。使西医医生职业门槛较高,成才较难。此外,当时条件下,培养医学人才的学校相对较少,毕业人数极为有限。而西医疗效大多直接而明显,能占领医疗市场的主要份额。人才少,效果好,其收入必然高。[2]

3. 医生的社会声誉 医生收入的差异与医疗技术和社会声誉直接相关。近代上海中西医师都有很多名医,导致其名气大的原因主要有:第一,是临床疗效,也是最重要的决定因素;第二,就是现在所说的"包装""明星效应"。上海是中国较早借鉴西方利用各类广告宣传扩大声誉影响手法的地方。中医也不例外,譬如,名医陈存仁所办的《康健报》3日之内就拉到了广告赞助经费1 600元,其中就有宣传或感谢医生的广告。名医治病疗效好,得到老百姓口碑传颂,再加上社会名流们在杂志报纸上的夸赞,促使一批沪上名医快速蹿红。第三,社交活动扩大了医生的影响范围。医家的社会活动能力也是近代商业化的产物,开放的气氛下使得沪上名医多有擅长社交者,使其活动交流范围大大扩展。如出席慈善活动、开展义诊或其他社交活动时额外增加的诊务等,明显改变原来只有圈内人士知晓的情况。由于活动范围大,实践范围扩展,就诊患者也逐渐增多,这些因素都有助于扩大医生的社会声誉,增加其额外收入。

第三节 | 中华人民共和国成立前上海中西医的整体状况

国民政府一贯采取歧视、消灭中医的政策,后经中医界不断抗争,《管理中医暂行规则》《医师法》等相继颁布,实现了在法律层面的中西医平等地位。据"上海市卫生局1927—1935医业管理事项统计表"[3]显示,从1927—1935年,中医生与中医士登记人数累计为6 447人次,占中、西医总数的85%,表明上海市的中医师开业管理纳入到了整个医事管理体制内,而未另行管理,并逐年进行登记。但是,国民政府歧视中医的态度并未完全改变,加上租界的存在,中医师在社会上的地位比不上西医。中华人民共和国成立前西医的总体状况优于中医。

1 上海市卫生局.上海卫生志[M].上海:上海社会科学院出版社,1998.
2 何小莲.略论近代上海西医的社会地位[J].社会科学,2009(8):143.
3 上海市政府秘书处.上海市政概要[M].1934.

一、卫生人才队伍

据《医界春秋》《上海医报》等记载：民国十八年（1929年），上海全市中医人员约3 000人，民国二十二年（1933年）降为2 018人。抗战爆发后，因中医界在战伤救护中的作用，以及复兴民族故有文化氛围等因素，国民政府对中医歧视政策有所缓解。抗战胜利后，国民政府延续前期政策，允许中医开业，中医师资格考试合格者发给行医执照，上海中医开业人数有所增加：民国三十五年（1946年）为1 966人，民国三十七年（1948年）为3 067人，到民国三十八年（1949年）达到3 308人。[1]

民国二十五年（1936年），在上海市政府注册登记的西医师增至1 000人左右，并拥有一批高级医学研究人员，开展具有世界水平的研究。至1948年底，西医有1 081人，牙医315人。

当时的上海，无论中医、西医技术力量均领全国之先。

二、卫生机构

1910年，上海有医院19所，床位2 100多张，占全国医院数的8.4％。至民国二十五年（1936年），全市医院发展至108所，共有床位9 000多张，占全国医院总数的5.9％，其中公立、市立医院10所，工部局办医院7所，教会办医院16所，私立医院74所，包括广益中医院、四明医院、谦益伤科医院等5所中医医院在内。

至民国三十八年（1949年）5月上海解放时，全市共有医疗卫生机构358所，其中市立公立医院28所，私立医院125所，医疗保健站188所，专科防治所3所，其他卫生事业机构14所；医院病床10 033张，卫生技术人员12 983人，每千人口医院病床2.0张，千人口卫生技术人员2.6人。[2]

三、教育机构

民国时期，上海医学院校发展比较迅速，到20世纪30年代末发展至18所，占当时全国医学院校总数的23.1％，其中国立2所、教会办3所、私立13所，包括上海中医学院、中国医学院、新中国医学院（"老三校"）三所中医学院在内。但由于国民党政府的歧视政策，上海中医"老三校"最终被

1　上海市卫生局.上海卫生志·中医和中西医结合[M].上海：上海社会科学院出版社，1998.
2　上海市卫生局.上海卫生志[M].上海：上海社会科学院出版社，1998.

取缔。1946年,国民党政府教育部以"设备简陋、办理欠善、未经呈准、擅行设立"等为借口,强令取缔上海中医"老三校"。奉教育部命令,上海市教育局分别于1946年8月和9月下令取缔该三所中医院校。虽经上海市中医师公会及三所学校共同组织的抗议和请愿,以及全国中医界的声援,但最终未能如愿。于1948年,民国上海最有影响力的三所中医院校被迫陆续停办。

结　语

晚清以前的中国,上有太医院执掌官方医疗及教育,下有私人诊所遍地开花,中医独掌乾坤。晚清以后,随着西学东渐,学习西方科学,废除旧传统、旧文化成为当时的潮流,中医在政策层面逐渐被边缘化。首先是清末光绪新政之后,在医政管理上一度新旧体制共存,民政部颁布了取缔医生规则,作为中医界在官方代表的太医院完全失去作用。[1]民国成立后继续进行制度改革,但这些制度"很大程度上是自西制而来,晚清军事制度的变革是对德国军事制度的模仿,清末司法制度的改革是日本司法制度的移植,民国初年的共和制度则是美国共和制度的引进"[2];北洋政府时期的教育制度改革基本模仿西方,凡与之不相符的一律予以改变或摒弃,如旧时的"学堂"改为"学校","学监"改为"校长"等。"西制"中没有中医教育,因此,在新的学校教育制度中中医被"漏列";民国政府时期设卫生局,但其部分官员由西医担任,其控制下的中央卫生委员会成员没有一个中医,卫生局俨然成为西医的代言机构,直接导致《废止中医案》的通过。虽然在中医界的抗争下,颁布了《中医条例》,但在许多医政制度中,仍有不少歧视中医的规定,凸显了民国时期中西医地位之间的差异(详见本节附)。

附　中华人民共和国成立以前上海地区卫生行政概况

上海地区的卫生行政机构始于元代。至元年间,崇明州、松江府有官医提领所之设。泰定年间,嘉定州设州医学。明、清两代,松江府设府医学,各县设县医学。鸦片战争后,

---

1　文庠.移植与超越:民国中医医政[M].北京:中国中医药出版社,2007.
2　熊月之.西制东渐:近代制度的嬗变[M].长春:长春出版社,2005.

清朝政治日趋腐败，地方卫生行政机构及医官任用制度逐渐废弃。光绪末年，上海、金山两县尚有县医学，只是徒托空名，其他各县均已无存。

元至元十四年（1277年）后，今上海南部地区属松江府管辖；北部为崇明州、嘉定州，独立建制。

崇明州：元至元十四年置官医提领所（州医学），设医学提领一人，负责管理卫生行政和医学教育事项。元大德八年（1304年）裁撤。

松江府：元至元二十六年（1289年）置官医提领所（府医学），设医学提领一人，地址在府治华亭（今松江县城厢）普照寺前中和楼。元大德三年（1299年）于官医提领所置惠民局，设提领，"择良医主之，以疗贫民之疾病者"。该局后废。元至大四年（1311年），孙华孙主持府医学，以房屋狭陋，择地另建新址，于元延祐三年（1316年）春建三皇庙，3年后庙成，迁府医学于庙右。

明代，府医学设医学正科一人，从九品。永乐年间李肃，其后孙之奕等人曾任此职。

清沿明制，置府医学，设医学正科一人，从九品。

嘉定州：元泰定年间（1324—1328）置州医学及惠民局于城西三皇庙，设医学教授、惠民局提领各一人。

明清时期，松江府辖7县1厅：华亭县、上海县、青浦县、娄县、金山县、奉贤县、南汇县、川沙抚民厅。崇明、嘉定、宝山三县属太仓州。华亭县为府医学所在地，不另建县医学。其他各县（厅）均建县（厅）医学，负责管理境内卫生行政包括施医施药、医户差役、医药诉讼、方剂鉴定以及医学教育等事项。县（厅）医学各设医官即医学训科一人，"土人任，不入流，无俸"，由县署从当地医生中遴选，经礼部核准后给札（公文一类）任事，属县衙杂职。

崇明于明洪武二年（1369年）由州改县，洪武十五年（1382年）建县医学。后于清乾隆三十六年（1771年）裁撤。

嘉定亦于明洪武二年（1369年）由州改县，后建县医学。明弘治年间（1488—1505）县医学累迁。清沿明制。

上海县于明洪武十七年（1384年）建县医学，地址在县署之南，姚士昂为首任医学训科。清光绪二十六年（1900年），《申报》尚有县医学情况的报道。

青浦于明嘉靖二十一年（1542年）置县；娄县于清顺治十三年（1656年）置县，民国元年（1912年）并入华亭县；宝山于清雍正二年（1724年）置县；金山、奉贤、南汇均于雍正四年（1726年）置县；川沙抚民厅于清嘉庆十五年（1810年）置，民国元年（1912年）改为川沙县。以上各县（厅）医学的设置时间均无考。

各县（厅）医学，除上海、崇明、嘉定外，都无固定办公地点。清末，县（厅）医学都已有名无实，或名实俱亡。

清道光二十三年（1843年）上海开埠后，公共租界工部局、法租界公董局各设卫生处，工部局卫生处又设14个卫生区，每区设一卫生分处。租界卫生处的各项管理措施以维护殖民利益为宗旨，有关近代卫生管理经验则受到国内卫生界的重视。

清光绪三十一年（1905年）前后，清政府举办地方自治，直至民国初年。上海历届自治机关以租界市政管理为借鉴，谋求改善城市卫生建设，均设卫生处（科），但业务范围主要为清道清洁。淞沪警察厅兼办的也属一般卫生违警事项的处理。

民国十五年（1926年）8月，淞沪警察厅卫生科，上海市公所卫生处、清道处，沪北工巡捐局巡务课，合并成立淞沪商埠卫生局，华界始有独立的卫生行政机构。

民国十六年（1927年）7月，上海特别市政府卫生局成立，旋改称上海特别市卫生局、上海市卫生局。其后10年中新建5所行政与业务合一的区卫生事务所，管理体制逐步改进。旋因"八一三事变"发生，此项建设遂告中断。沦陷期间，伪警察局和伪市府秘书处各设卫生科，政出多门。

民国三十年（1941年）2月，另建伪市卫生局，裁撤两卫生科。

民国三十二年（1943年）8月，伪市卫生局接管两租界卫生处，华界、租界"三足鼎立"的局面方告结束。

民国三十四年（1945年）9月，上海市卫生局恢复工作，统一管理全市卫生事业。分全市为8个卫生区，各设1卫生所，后改成区卫生事务所，至民国三十六年（1947年）9月共设置22所，为开展各区卫生工作进一步创造条件。

曙光篇

（1949—1978）
上海中医如沐春风

中华人民共和国成立前，由于国民党反动派对中医的限制，阻碍了中医的发展。中华人民共和国成立后，由于党的一系列发展中医政策，使中医焕发新春。上海中医更是如沐春风，并表现出海派文化吸纳创新的特质，发展迅速，屡有创举。本篇分六章从不同方面展现海派中医在中华人民共和国成立至"文革"这一时期的发展和创新：叙述党的一系列发展中医政策为上海中医带来的发展机遇及上海中医积极响应的措施；讲述中华人民共和国成立后上海各级中医医疗机构的创建概况；阐述上海著名中医在学术上的创新和发展及其特色；展示上海中医科研上的创新和成果及上海中药行业的发展和成果；追寻"文革"这一特殊时期，上海中医艰难前行的步伐。

第十七章 中华人民共和国的成立为上海中医带来曙光

中华人民共和国成立后，在党的一系列发展中医政策引导下，上海中医开展了多方举措，中医得以快速发展，取得明显成效，主要表现在中医人才队伍、医疗机构、教育建设等方面。

| 第一节 | 中华人民共和国成立初期党的中医政策

中华人民共和国成立之初，中医的发展并非一帆风顺。在1950年8月7日的第一次全国卫生会议上，提出"面向工农兵""预防为主"和"团结中西医"三大卫生工作方针。但其后，"团结中西医"的卫生工作方针未被认真彻底执行，轻视、歧视和排斥中医的现象也有所抬头，在很多方面对中医采取了不适当的限制。如，1951年公布的《中医师暂行条例》《中医师暂行条例实施细则》和1952年公布的《医师、中医师、牙医师、药师考试暂行办法》，规定了一些对中医要求苛刻、不合实际的办法。按此规定，绝大多数中医不能继续行医。此外，尚有一些不利于中医的规定和措施：公费医疗制度把中医排斥在外，服用中药不得报销；大医院不吸收中医参加工作；开办的中医进修班主要讲授简单的西医诊疗技术，片面鼓励中医改学西医；各高等医学院校，没有考虑讲授中医药课程；中华医学会不吸收中医会员；对中药的产、供、销无人管理；盲目取缔一些深受群众欢迎又确能治病的中成药等。这些均影响和制约了中医的发展。

在毛泽东和党中央的一系列讲话和批示，尤其是"西医学习中医"号召、"十·一一"批示等之后，采取了一系列重大措施，诸如1954年

11月中共中央批转国务院文委党组的《关于改进中医工作的报告》,1955年2月2日卫生部发出的《关于取消禁止中医使用白纸处方规定的通知》,以及1956年11月27日卫生部发布的《关于废除中医师暂行条例的通令》等,影响中医发展的状况逐步得以改善。

一、西医学习中医号召

1. **全国范围的"西医学习中医"运动** 中华人民共和国成立初期的西医学习中医运动(以下简称"西学中"),是根据毛泽东的指示,在中央人民政府卫生部的指引下,以保护传统文化遗产为出发点,继承和发扬中医药学为目的,自上而下,有领导、有组织、有计划地开展全国性西医学习中医运动。从1955年开始,各地卫生行政主管部门举办了以离职西学中班、短期西医离职学习班、在职学习班、函授学习、拜师学习为主要形式的西学中班,动员全国的西医医生学习中医的基础理论和临床技术。通过组织学习,增进了中西医的团结,逐步使此前西医医生对中医的偏见有所改变,推动了中医药学术研究的开展。西医学习中医,是做好中医工作,发扬中医学遗产的关键所在,是党中央在纠正卫生部门对待中医问题所犯的方针性错误时所做的重要指示[1]。

1958年,毛泽东肯定了全国第一届离职西学中班的成绩,并作出了"中国医药学是一个伟大宝库,应当努力发掘,加以提高"的重要批示。此后,更多的医务人员通过多种途径直接或间接地参加学习,至1959年前后,形成了相当规模的全国性的西学中运动,切实提高了中医的社会地位和学术地位,培养了一大批既懂现代医学科学又懂传统中医药学的新型医务人员,为我国中西医结合事业的发展奠定了基础。

2. **上海举办多种类型的"西学中"班** 自1954年起,上海部分西医与老中医建立了教学关系,学习研究中医。1954年10月5日至14日,华东暨上海市中医代表会议召开。该次会议传达了中共中央关于继承发扬中医药学、组织西医学习中医、建立中国新医学的指示精神。会后,全市各级医院立即开展群众性的西医学习中医的活动。1956年初,市卫生局成立中医学学习委员会,有计划组织西医学习中医。4月,举办中医学讲座,宣传中医政策,介绍中医药一般知识。开办医经、金匮、本草、方剂、针灸等12讲,听讲者880余人,大半为高级西医师和卫生行政部门的负责干部。继后,市中医学会和全市11个区举办讲座。[2]

1 中医工作文件汇编(1949—1983)[G].中华人民共和国卫生部,1985:59.
2 上海通志编纂委员会.上海通志7[M].上海:上海社会科学院出版社,2005.

1956年6月，按照"系统学习，全面掌握，整理提高"的教学方针，上海市卫生局委托上海中医学院举办首届西医离职学习中医研究班，作为贯彻中医政策的重要步骤。该届研究班学制3年，选招学员57人，学习中医基础理论和临床知识，并跟随老中医临诊实习，1959年3月毕业。到1964年止，共举办三届，学制2年半至3年，培养学生178名。"文革"期间，曾又举办三届，学制1年半左右，培养学生342名。[1]1960年1月，上海市卫生局举办首届西医在职学习中医研究班，学制3年，学员每周2个半天学习。首届学员280多人，多为高级西医师，至1989年共5届，学员400多人。

二、"双百方针"与"十·一一"批示

1. **双百方针**　双百方针指"百花齐放，百家争鸣"，是毛泽东提出的繁荣文化事业的基本方针。"百花齐放，百家争鸣"，具体地说就是，在文艺创作上，允许不同风格、不同流派、不同题材、不同手法的作品同时存在，自由发展；在学术理论上，提倡不同学派、不同观点互相争鸣，自由讨论。"百花齐放"是一个形象的比喻，"百家争鸣"借用了历史典故。

1951年，毛泽东为中国戏曲研究院题词"百花齐放，推陈出新"；1953年，他就中国历史研究问题提出了"百家争鸣"的主张；1956年4月25日，在中共中央政治局扩大会议上，毛泽东作了《论十大关系》的讲话。在讨论中陆定一发言，提出对于学术性质、艺术性质、技术性质的问题要让其自己讨论。他还表示不能同意"巴甫洛夫是社会主义的，魏尔啸、西医是资本主义的，中医是封建的"。4月28日，毛泽东在中共中央政治局扩大会议上说，艺术问题上的"百花齐放"，学术问题上的"百家争鸣"，应该成为我国发展科学、繁荣文学艺术的方针。这是由毛泽东正式提出的经中共中央确定的关于科学和文化工作的"双百方针"。

"双百方针"的提出为中华人民共和国成立后的科学研究带来了新的生机，对中医科研工作起到了积极的促进作用。

2. **"十·一一"批示**　1958年10月11日，毛泽东对卫生部党组《关于西医学中医离职班情况成绩和经验给中央的报告》的批示中指出："中国医药学是一个伟大的宝库，应当努力发掘，加以提高。"这就是著名的"十·一一"批示，具有深远的历史意义和重要的现实意义。这一批示让发

1　上海中医药大学校志编纂委员会.上海中医药大学志［M］.上海：上海中医药大学出版社,1997.

展中医药在思想认识上更加明确,在政策措施上有了保障,由此,全国兴起了一股西医学习中医的热潮,绵延至今。

第二节 | 提倡用现代科学发展中医

1954年后中医中药事业在党的中医政策推动下,加快了发展步伐。中医药机构在人民保健事业中的作用得以肯定。同时党中央提出,要大力加快发展中医中药事业,应把医学科学现代化同继承发扬中医药学遗产、实行中西医结合、创造我国的新医学新药学相结合。此时期的一系列政策旨在用现代科学发展中医。

上海响应党中央号召,积极开展中医研究:在学术上贯彻执行"百家争鸣"的方针,成立辨证论治专病专科研究组;大力推广中医师带徒模式,积极开展继承老中医药学术经验继承整理工作;有计划地从集体所有制医疗机构和分散在城乡的民间医生中,选拔一批具有真才实学的中医药人员,充实和加强全民所有制中医药教学、科研和医疗机构;为学有专长而由于种种原因没有落实工作的中医药人员予以妥善安排。

一、推广中医师带徒教育模式

中华人民共和国成立之后,随着中医院校的创建,院校式的规模化培养模式成为中医人才培养主体的同时,为了发扬中医师带徒的优良传统,1956年4月16日卫生部下达了《关于开展中医带徒弟工作的指示》[1],要求卫生部门各级领导机关,必须把中医带徒工作作为本部门的一项重要任务,从实践中吸取经验,并克服工作过程中可能遇到的一些困难,采取师徒双方自愿结合的原则,开展工作。全国各地积极响应,采取"个别带、集体教"的方式,组织中青年中医、西学中医师拜老中医为师,继承老中医学术经验。

上海方面开展的中医师带徒方式主要有两种。

1. 举办中医师带徒班　1957年7月,上海市卫生局制定《上海市中医师带徒暂行管理办

1　中华人民共和国卫生部.卫生部关于开展中医带徒弟工作的指示[G]//中华人民共和国卫生部.中医工作文件汇编(1949—1983),1985:82.

法》，规定中医师带徒班学制为5年，培养相当于大专毕业水平的中医师。学员和业师之间建立固定师徒关系。至1959年，先后举办3届带徒班，满师结业者454人。1960—1966年又续办5届，满师结业者993人。前后共8届，累计毕业学员1 447人。上海市卫生局制订有《上海市中医师带徒结业鉴定暂行办法》，并组成鉴定工作委员会，对毕业学员进行鉴定，鉴定合格准予毕业者1 050人[1]。

2. 实行拜师带徒的形式 1960年，为贯彻卫生部《关于继承老中医学术经验的紧急通知》，上海组织了199名中青年中医和西学中医师拜140名老中医为师，学习继承他们的专长经验，并整理总结出版老中医医案、医论，有的在老中医的指导下结合临床开展科学研究。1961年，对全市798位老中医的专长经验进行调查摸底，在此基础上选择有代表性的名老中医程门雪、黄文东、陈大年、朱小南、石筱山、陆瘦燕、夏仲方、顾筱岩、姚和清、朱春霆、董廷瑶、顾渭川、盛梦仙等83人为继承对象，组织有关单位中青年中西医师学习继承。1962年，全市700多名老中医共带徒1 300多人[2]。20世纪70年代后期，上海中医学院附属曙光医院（以下简称"曙光医院"）、上海中医学院附属龙华医院（以下简称"龙华医院"）和市中医门诊部等单位继续为老中医配备助手或弟子，明确教学关系，根据不同对象确定培养要求。助手或弟子们继承并定期整理、总结老中医的学术经验，有的撰写出有一定水平的学习心得。

二、成立"辨证论治研究组"

上海市自1954年召开"中医代表会议"以后，积极推进中医和中西医结合工作，创建中医医疗机构：先后成立了中医医院和中医门诊部等中医专业医疗机构，同时市、区、县综合医院、专科医院及基层医疗机构也逐步开展中医业务。1955年先在华东医院、徐汇医院、广慈医院、上海第一医学院附属第一医院以及江宁区、闸北区门诊部等13个医疗单位开辟了中医病房和门诊业务[3]，以后又在几个较大医院中增设了中医业务。至1966年全市市区级医疗机构基本上都开设了中医科，不少单位设置了中医病床。基层医疗单位绝大部分都开设了中医门诊。

此外，成立各种"辨证论治研究组"。很多单位积极开设中医专病专科门诊和专题研究组，

1　上海卫生工作丛书编委会.上海卫生(1949—1983)[M].上海：上海科学技术出版社,1986.

2　上海卫生工作丛书编委会.上海卫生(1949—1983)[M].上海：上海科学技术出版社,1986.

3　上海卫生工作丛书编委会.上海卫生(1949—1983)[M].上海：上海科学技术出版社,1986.

发扬中医诊疗特色优势，并对某些疾病作了重点研究，如肝硬化腹水、慢性肾炎、肿瘤、骨髓炎、颈肩腰腿痛，以及针灸治疗截瘫、割治疗法治疗小儿疳积等，均取得了良好的临床效果和社会反响。1956—1958年，上海市卫生局初步搜集了2年多来成效比较显著的治疗方法，汇编成《中医中药临床实验汇编》第一辑和第二辑（图17-1、图17-2）。书中载录了各个中医专科的治疗方法和方药，汇集了当时各医疗机构专病专科临床经验的总结。以下列举1955—1976年在中医医院开设的部分具有代表性的专科和专题组。

1. *高血压病专科*　上海市第一个市立中医医院——上海市立第十一人民医院于1955年10月在中医内科组成高血压专病小组，门诊每日达200～300人次。根据辨证施治原则，按类分型拟方，其中冲任型的二仙汤疗效较好，被收入中西医学教材。

2. *慢性支气管炎专科*　1971年1月曙光医院开设专科门诊，制成多种中成药，其中支气管糖

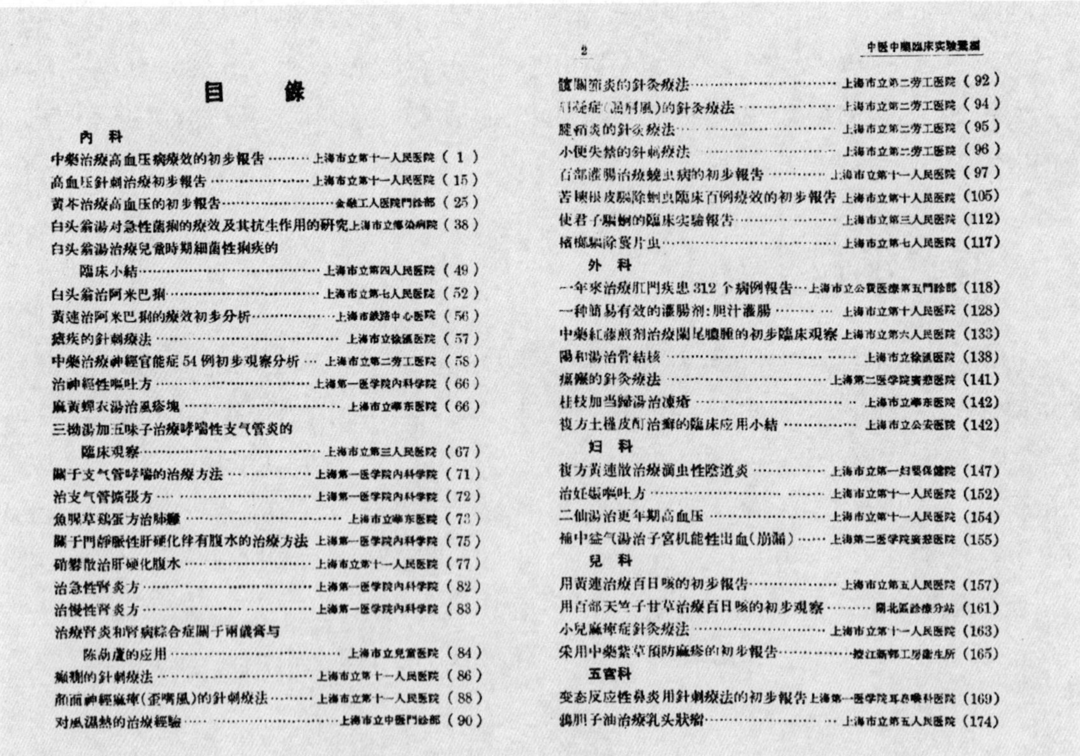
目　　錄

内　科

2　　中醫中藥臨床实驗彙編

外　科

妇　科

兒　科

五官科

图17-1　《中医中药临床实验汇编》第一辑目录

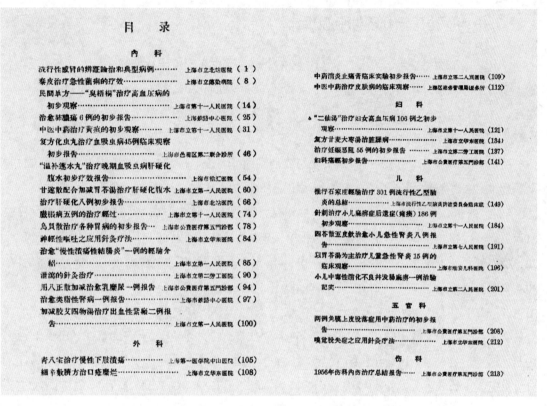

图17-2 《中医中药临床实验汇编》第二辑目录

浆、复方咳喘片、泽漆片都由制药厂正式投产。1978年"慢性支气管炎病人皮泡液巨噬细胞扫描电镜的初步观察"获全国医药卫生科学大会表彰。

3. **肺结核专题小组** 龙华医院于1962年成立肺结核专题小组，运用中医中药防治肺结核病。1964年开设肺科病房，床位24张，着重研究肺结核病和慢性阻塞性肺疾病的防治。该专科运用中医理论对结核病进行辨证施治，研制中药制剂芩部丹、三星片、八宝养肺汤，治疗肺结核和慢性纤维空洞，以及并发感染、咯血，病后的调理。

4. **甲状腺疾病专科** 1961年曙光医院中医外科开设治疗甲状腺肿瘤及甲状腺功能亢进症门诊。以中医"益气养阴法"治疗甲状腺功能亢进症，1978年获全国医学卫生科学大会表彰。

5. **甲状腺疾病专题组** 龙华医院中医外科于20世纪70年代初开设，治疗大量甲状腺肿瘤患者，研制"甲瘤合剂"。

三、中西医协作治疗晚期血吸虫病

1. 上海血吸虫病流行及防治　上海疫区是全国血吸虫病严重流行地区之一。上海血吸虫病始于何时无考。1924年，美国法司脱（Faust）和曼莱尼（Meleney）在《日本血吸虫病研究》上发表文章，文中提及上海市郊有血吸虫病流行，"波及上海今辖十县中之九县"。不少村庄房屋倒塌，田园荒芜，人烟萧疏，家破户绝。

据《上海志》记载：1930—1949年，上海青浦县莲盛乡任屯村275户居民，因血吸虫病，121户全家死绝，28户死剩1人。1949年，龙华区宝南乡北马村28个青壮年22人患晚期血吸虫病。吴淞区淞北乡杨家宅，1919年有40户200余人，因血吸虫病1952年剩4户4人，新迁入户55%感染血吸虫病。1949年夏秋，上海郊区驻军大批军人感染血吸虫病。1950年，上海市郊吴淞、江湾、真如、龙华、新泾5区流行血吸虫病。1956—1958年，对流行区3岁以上居民做粪便检查，平均阳性率20.5%，水上运输船民33.7%，重流行区80%以上。1956—1984年，全市累计查病2 934万人次，查出患者759 287人，其中晚期患者2万人[1]。

中华人民共和国成立后，上海血吸虫病防治工作得到中共中央、国务院的重视。1949年12月20日，上海市郊区血吸虫病防治委员会成立。次年春，1 400多名医务人员组成医疗队为驻军防治血吸虫病。市长陈毅为《血吸虫病防治手册》封面题签。1955年，在市和流行县、乡、镇建立血防领导小组，设置血防专业机构，坚持领导、群众和专业技术人员三结合，采取以消灭钉螺为主，同时查、治患者，辅以粪、水管理的综合性防治措施，全面开展血吸虫病防治工作。1956年，上海市血吸虫病防治所成立，县、乡镇设立防治专业机构，消灭钉螺、查治患者，加强粪、水管理。1957年，毛泽东在沪接见流行病学专家、教授苏德隆，询问血防情况。

2. 中西医结合治疗血吸虫病概况　20世纪50年代初，血吸虫病的检出主要用粪便沉淀孵化法。1956、1957年，用皮内试验筛选，再做粪便检查。同时，研制血清诊断方法环卵沉淀试验，提高了慢性晚期血吸虫病患者检出率，在全市推广应用。

在治疗上，20世纪50年代初期普遍沿用酒石酸锑钾20日疗法。对晚期血吸虫患者，亦采用中医内科保守治疗，但初期疗效差，病死率高。后提出以中西医结合的方法对晚期血吸虫病进行治疗，运用中医中药改善症状，或治疗夹杂疾病，或预防锑剂的副作用，或为患者争取时间接受脾切

1　上海通志编纂委员会.上海通志7［M］.上海：上海社会科学院出版社,2005.

消臌丹（徐汇医院自制）

处方：赤苓十两，茯苓十两，大茴十两，猪苓皮十两，白术八两，冬术八两，砂仁四两，制甘遂八两。

制法：诸药研细末，以大蒜膏为丸。

大蒜膏制法：先将干大蒜去外皮，炭火上烤熟软，加水，在火锅内煎熬成膏。

服用方法：每人三次，每次二钱，于术红枣汤代茶。

适应证：瘀热型腹水。

手术。20世纪50年代至60年代初，以上海市徐汇医院为代表的上海多家中医医院和综合性医院中医科纷纷组建血吸虫病治疗小组，运用中医中药治疗晚期血吸虫病。

上海市徐汇医院1958年起改为综合性医院后，其中医科在原有研究血吸虫病基础上，继续重点治疗晚期血吸虫病肝硬化腹水，以改善体征，创造锑剂及切脾条件。晚期血吸虫病，症状十分复杂。患者除了血吸虫病以外还夹杂其他疾病。徐汇医院中医科根据中医"辨证论治"的原则，初步分成虚损型、寒实型、瘀热型、轻浅型、败象型等5种类型，进行临床研究。运用温补逐水丸、含巴绛矾丸、加减胃苓丸、舟车神佑丸、控涎丹、十枣丸、消水丹、消臌丹、己椒苈黄丸等方并体虚患者配合复方防己黄芪丸、复方金蟾丸，治疗腹水，结果令人满意。同时对其他兼症，配合汤药，如用茵陈蒿汤、茵陈五苓散加味、麻黄连翘赤小豆汤、硝石矾石散等治疗黄疸；运用止红散治疗食管静脉破裂呕血；应用珠黄散治疗肝昏迷等[1]。根据不同症状，灵活掌握，均取得较满意疗效。

上海中西医结合治疗晚血夹杂症会战临床组，以活血化瘀、行气通络、去积解毒等为基本原则，根据临床证候，将晚期血吸腹水分为实证和虚证两类[2]。实证中分为一般型和郁热型（多见于夹杂肝炎患者），前者除腹水外，体质尚佳，舌苔较腻，脉较有力，多为肝络阻塞、水湿滞留所致，故治疗除上述原则外，宜加用利水化湿；后者常见面色晦暗或目黄肤黄，烦热口干，尿涩短赤，舌苔黄腻脉弦数，多为湿浊瘀阻、郁而化热，治以清热泻肝、利水解毒为宜。虚证中可分为偏阳虚、偏阴虚和阴阳两虚三型：偏阳虚者常见面色㿠白，肢冷畏寒，神倦气怯，面浮肢肿，大便多烂，舌质淡胖，苔

1　卫生部医学科学研究委员会血吸虫病研究委员会编辑小组.血吸虫病研究资料汇编（1958）［M］.上海：上海科学技术出版社，1961.
2　朱楚帆，洪嘉禾.中西医结合治疗血吸虫病的新进展［J］.上海中医药杂志，1979（4）.

白滑润,脉象沉细缓软等,多为脾肾阳虚、水湿停聚所致,治宜温肾健脾、行水化湿;偏阴虚者(多见肝炎夹杂的患者),常见面色憔悴或黧黑、形体消瘦、口干咽燥、鼻衄齿衄、腑秘尿少、舌质红绛少苔、脉弦细而数等症,多为郁热伤肝、肝肾阴虚所致,治宜养阴清热、柔肝益肾;阴阳两虚者,常见大肉削脱,毛发稀疏,肌肤甲错,神萎乏力,舌质淡或干萎无华,或舌光如镜,脉细小无力,或反浮大虚弦等,多为阴阳两耗、精气两虚所致,治宜温阳育阴、大补气血为主。

结　语

　　中华人民共和国成立初期,各级医疗机构的服务水平十分低下。在这种情况下,单单依靠西医或者中医都无法在短时期内迅速提高广大民众的健康状况。在毛泽东制定的卫生工作中"面向工农兵""预防为主""团结中西医""卫生工作与群众运动相结合"的四大方针指导下,在党的一系列发展中医政策引导下,上海中医开展了多方举措,中医得以快速发展,取得明显成效。在中医师带徒和西学中的学习活动中,摸索出了一套行之有效的教学方法,培养了一大批兼通中西医的复合型人才。

　　20世纪六七十年代,上海各县普遍推广中西医、内外科结合治疗血吸虫病,大批伴有腹水、上消化道出血的患者运用中药配合脾切,术后生存率显著提升,患者健康显著改善。

第十八章 中华人民共和国成立后的上海的中医机构

中华人民共和国成立后，上海市贯彻执行中国共产党和中央人民政府制定的保护和发展中医、团结中西医的方针，中医事业迅速复苏。1950年8月，陆渊雷、叶劲秋、章次公、丁济民等中医被特邀分别参加全国第一届卫生会议和华东区卫生工作会议，陆渊雷被推选为全国人民代表，中医的政治地位和社会地位得到重视。1952年7月，成立上海市中医学会，旋又成立上海市卫生工作者协会，不少中医担任两会各级组织的领导职务。上海市卫生局还建立首家直属公费医疗中医门诊部，拓展中医业务，改善中医的工作条件。广大中医在政策感召下积极参加各项政治运动和业务实践，在卫生防疫和医疗工作中做出了显著成绩。[1]

但是，这一时期由于卫生行政部门对中医的地位和作用认识不足，工作中出现过一些失误，如：组织中医进修时单纯学习现代医学知识，一度安排部分中医改做西医，忽视中医学本身的研究提高和继承发展。1954年10月，上海市卫生行政部门传达、学习中共中央和毛泽东主席关于中医工作的重要指示，统一了政策思想，中医工作又沿着正确轨道前进。是年，上海市立第十一人民医院（后与毗邻的上海市立第十人民医院合并为曙光医院）和直属榆林区中医门诊部成立。1956年4月，召开全市卫生行政干部会议，进一步落实中央有关指示，加快中医事业建设步伐。市卫生局成立中医处，市区各级医院陆续开设中医科，设立中医病房，吸收大批中医到国家医疗机构工作。中医教育相应发展。1956年，国家投资兴建上海中医学院和推拿医士训练班。同年，开办首届西医离职学习中医研究班。1957年起，持续举办中医带徒班，以传统方式

1　上海通志编纂委员会.上海通志［M］.上海：上海社会科学院出版社,2005.

培育人才。1960年新建龙华医院。同时组织中青年中医和西学中医师学习继承老中医学术经验，中医、西医团结合作，开展中医、中西医结合科学研究，学术活动空前活跃。

"文革"期间，中医医院、科研机构和学术团体的发展受到限制，不仅数量上有所减少，管理上也比较混乱，不少专业机构被撤并或停办，许多医院中医科被撤销，以致医、教、研活动陷于停顿状态，后继乏人、后继乏术的现象严重。

第一节 集体办医的联合诊所

自古以来，中医以医疗为基础，实践基地以私人开业的诊所、药店座堂或家庭病床为主。中华人民共和国成立初期，中医医疗机构的形式主要为个体中医诊所。联合诊所是中华人民共和国成立后在人民政府的倡导、扶持下，由社会上的散医自愿联合组成的集体性质的医疗机构。1951年卫生部召开了全国医政工作会议，会议精神中号召全国个体医生走集体办医的道路。上海市积极响应号召，1951年9月普陀区个体开业医生走集体办医的道路，率先在康定路成立中医联合诊所。随后，全市各区、县均陆续成立联合诊所。

据统计，1953年上海市共成立中医联合诊所13所，中西医联合诊所41所，参加联合诊所的中医人员为445人。1954年全市有中医联合诊所16所，中西医联合诊所60所，有600多名中医人员参加工作。[1]自1955年卫生部取消了禁止中医用白纸处方和1956年12月宣布废除1951年颁发的《中医诊所管理条例》及《中医诊所管理条例实施细则》等对中医机构规定的不合理限制后，联合诊所的数量有了一个新的增长高峰。1958年全市有中医联合诊所42所，中西医联合诊所137所，参加联合诊所的中医855人。[2]

联合诊所开设科目一般都有中医内科、外科、妇科、儿科，还有一些根据自身情况开设针灸科、痔瘘科、眼科，所治病证除常见病、多发病外，还收治臌胀、中风、黄疸、脱骨症、乳痈等疑难症。与此同时，到中医、中西医联合诊所就诊的患者随着联合诊所的发展逐步增加。据统计，1954年门诊人次为1 192 754人次，1956年门诊人次为3 534 668人次，增加近2倍。1957年门诊为5 570 122人

1 《上海卫生志》编纂委员会.上海卫生志[M].上海：上海社会科学院出版社，1998.
2 《上海卫生志》编纂委员会.上海卫生志[M].上海：上海社会科学院出版社，1998.

次,比1956年增加60%。[1]

1956年中央宣传部关于中医工作的报告中提到了联合诊所的开展情况:1955年以来,联合诊所在农业合作化高潮的影响下,全国已发展到50 000余所(据估计,其中80%是中医,将近200 000人)。联合诊所对发挥广大中医力量和开展农村保健事业是有重大作用的。但是,联合诊所不论城乡,存在的问题都很多,如义务劳动过多、内部制度混乱、药价过高、收益分配不合理等。[2]1958年后,全市中医、中西医联合诊所根据划区医疗的规划,先后被撤销或合并,按街道成立地段医院,承担该地段内的医疗任务。地段医院均设有中医门诊或中医科,以适应患者就诊需要。

| 第二节 | 公费医疗中医门诊部

一、上海市公费医疗第五门诊部

1952年10月,上海市卫生局直属中医门诊所成立,地址在石门一路251弄18号,负责全市干部的中医公费医疗,是当时上海第一个中医医疗机构。由陆渊雷任所长,丁济民、徐仲才、徐福民任副所长。设有内、外、妇、儿、针、伤6个科。

1955年9月,门诊部由石门一路迁至青海路49号,并改名为上海市公费医疗第五门诊部。1956年10月,徐福民担任门诊部主任。自1955年起,陆续增设痔、眼、推拿、气功4科。后将推拿、气功两科,划归推拿门诊部和气功疗养所。小儿科和眼科于1961年并入龙华医院。1964年以后又重设推拿科。此外,门诊部还设有化验室和药房。从1958年10月至1962年5月,上海市公费医疗第五门诊部还设立40张床位的简易病房,单纯运用中医药进行治疗,先后共收治患者1 190人次。[3]

门诊部的医务人员大多原是社会上的开业医生,其中伤科石筱山,外科顾伯华,喉科张赞臣,妇科朱小南、陈大年等,均为享有声誉的中医名家。痔科名医闻茂康于1954年参加上海市公费医疗第五门诊部,并就此在上海成立第一家上海公立医院中医肛肠专科。[4]针灸名家陆瘦燕于1953年参加上海市公费医疗第五门诊部,同年与夫人朱汝功一起设立针灸学习班,培养了一批学有专

1 王翘楚.医林春秋——上海中医中西医结合发展史[M].上海:文汇出版社,1998
2 中华人民共和国卫生部中医司.中医工作文件汇编(1949—1983)[G].1985:109—110.
3 上海中医药大学校志编纂委员会.上海中医药大学志[M].上海:上海中医药大学出版社,1997.
4 朱鼎成,李鑫.海派中医[M].上海:文汇出版社,2010.

长的针灸医务人员。[1]

随着业务的发展，到1956年底，医技人员增至81人，行政人员增至39人，共计120人。这期间，门诊部于1954年、1956年两次向上海市新成立的中医机构输送中医人员29人，其中主任级别医师21人。

上海市公费医疗第五门诊部开办20余年中，创造了许多卓有成效的医疗方法，其中影响较大的有小夹板治疗骨折、中西医结合治疗内痔和肛瘘、水针疗法及中草药治疗肝炎等。

1976年1月，上海市公费医疗第五门诊部和上海中医学院附属推拿门诊部合并，扩建为岳阳医院。

二、上海市中医推拿门诊部

为抢救面临萎缩的中医推拿学术，中共中央宣传部部长陆定一于1956年在上海倡办推拿医士训练班。该班设在上海市卫生学校，校址在南京西路，由上海市卫生局兼管。学员在学期间开办勤工俭学门诊部。

1958年5月正式成立上海市中医推拿门诊部，设在石门一路67弄1号；同年8月，推拿医士训练班及推拿门诊部两者均被划归至上海中医学院，并正式成立上海中医学院附属推拿医士学校，校址设在石门一路67弄1号。推拿门诊部作为推拿医士学校的临床实习基地，改设于陕西南路202号。[2]

上海市推拿门诊部被誉为"中国现代推拿摇篮"。首届主任为当时名震沪上、以一指禅和㨰法推拿手法著称的朱春霆。门诊部汇集沪上著名推拿老中医，按流派特色建立4个诊疗室，各有特色。

1. **一指禅诊疗室** 王百川、王纪松等，偏重治疗头痛、肠胃道等内科疾患。

2. **㨰法诊疗室** 丁季峰等，偏重治疗运动系统疾患。

3. **擦法诊疗室** 马万龙、李锡九等，偏重治疗呼吸系统及外伤等疾患。

4. **小儿推拿诊疗室** 吴金榜等，偏重治疗腹泻等小儿疾患。

20世纪60年代中期上海中医学院附属推拿医士学校停办，推拿门诊部不再作为其临床教学基地。1968年，推拿门诊部直属上海中医学院。1976年与上海市公费医疗第五门诊部合并，扩建为岳阳医院。

---

1 昆山市地方志办公室.昆山历代艺文志[M].南京：江苏科学技术出版社，2012.
2 上海中医药大学校志编纂委员会.上海中医药大学志[M].上海：上海中医药大学出版社，1997.

三、上海市立中医门诊部

上海市立中医门诊部建立于1954年9月1日，地址设在榆林区惠民路702号。该门诊部为市卫生局直属[1]，以适应该区工厂比较集中、广大工人就诊中医的需要。1956年下放为区属，改名为榆林区中医门诊部。次年扩充为榆林区中医医院，设床位20张。1959年区划调整后，改名为杨浦区中医医院，迁眉州路34号[2]。1979年7月复归市卫生局领导，改名为上海市中医医院。

四、黄浦区推拿门诊部

黄浦区推拿门诊部于1958年6月由戚子耀、叶大密、戴祖纯等发起筹建。地址在延安中路西藏路口，原名黄浦区推拿联合门诊部，为集体医疗机构性质，以小儿推拿著称。1963年迁至福建中路307号，改为现名。1974年迁至江西中路136弄2号。为上海市唯一的推拿专科门诊部。[3]

| 第三节 | 创办、改建中医医院

中华人民共和国成立后，由于社会主义经济发展的需要和党对中医政策的关怀和支持，上海市以国家投资和医院自筹资金相结合的方式，先后创办、改建了20所中医院，基本上形成了覆盖各层次的中医医疗体系。先后成立的市级中医院有曙光医院（1954年）、上海市中医医院（1954年）、龙华医院（1960年）、岳阳医院（1976年）等，各个区县也相继成立了区中医院。此外，在各大综合性医院、专科医院等148所医院中也设立了中医科。

一、上海市立第十一人民医院

1954年8月上海市立第十一人民医院建立。这是上海有史以来第一个国家办的中医医院，为

1 上海卫生工作丛书编委会.上海卫生（1949—1983）［M］.上海：上海科学技术出版社，1986.
2 熊月之.上海名人名事名物大观［M］.上海：上海人民出版社，2005.
3 王翘楚.医林春秋——上海中医中西医结合发展史［M］.上海：文汇出版社，1998.

中医药的临床和学术研究提供了实践基地。该院开始时设置病床150张,门诊各科俱全。先后聘请各科有名的中医坐诊和担任医院、科室的负责人。由于中医业务力量比较强大,门诊就诊人次日益增多。1958年划归上海中医学院领导。1960年为解决上海中医学院实习基地问题,该院与毗邻的上海市立第十人民医院合并,改称"上海中医学院附属曙光医院"。

二、上海市立第十人民医院

上海市立第十人民医院的前身为四明医院。1953年3月四明医院申请上海市卫生局接办,同年年底易名为上海市立第十人民医院。改建后临床及医技人员增至187人,病床也增至282张,门诊日均500人次。1956年于毗邻的上海市立第十一人民医院建成联合门诊大楼,且同进同出。1958年成立护校,1960年改为曙光医院护校,次年停办。

三、上海中医学院附属曙光医院

成立于1960年,由上海市立第十人民医院及上海市立第十一人民医院合并组建,是一所以中医为特色,集医疗、教学、科研于一体的上海中医学院附属医院,床位增加至450张,设置了10个临床教研组,有中医、西医和中西医结合医师共280余人。1966年时中医门诊量每日达3 000人次左右,并有重点地开展中医内科急诊工作。1964年率先在上海市实施针刺麻醉下的胃大部切除术获得成功。该院研制成功感冒退热冲剂,获得国家银质奖 [1]。

四、上海中医学院附属龙华医院

成立于1960年7月,是一所综合性中医医院,是上海中医学院附属医院。同年7月16日开始门诊,12月9日收住院患者。建院初期有病床136张,医务力量主要来源是从学校系统调配和社会招聘。沪上名医如顾伯华、石筱山、陈大年、徐仲才、陆瘦燕等,分别从学院所属各单位调配来院任职。该院在20世纪60年代取得的主要成果包括:与国际妇婴保健院合作的"针刺经络穴位麻醉

1 上海中医药大学校志编纂委员会.上海中医药大学志[M].上海:上海中医药大学出版社,1997.

用于输卵管结扎手术"，以及"中西医结合用竹夹板治疗胸腰椎压缩性骨折""针刺合谷、风池治疗电光性眼炎"等[1]。从1960年起龙华医院就开展了中医中药治疗肿瘤，以中医理论为指导，从整体观点出发，采用辨证与辨病、扶正与祛邪相结合，运用现代科学方法进行诊断和随访观察，治疗恶性肿瘤30余万人次。其"中医中药治疗肺癌"获得1979年上海市卫生系统重大科技成果奖及上海市中医、中西医结合科研成果三等奖。

| 第四节 | 中医学术团体

民国时期上海的中医社团呈现空前繁荣，在解放战争期间社团数量逐步萎缩，少部分中医社团延续至中华人民共和国成立初期。为了更好地开展中医药工作、团结全市的中医工作者，在党和政府支持帮助下，上海市中医学会和中国药学会上海分会等群众性中医学术团体先后成立。

一、上海市中医学会[2]

1952年7月27日成立。首任主任委员为陆渊雷。历届理事长、主任委员为：陆渊雷、程门雪、黄文东、王玉润、张镜人。至1956年底，先后设立内、外、妇、儿、伤、针灸[3]6个分科学会。

上海市中医学会是中医工作者群众性学术团体，是党和政府领导中医工作的参谋助手。1952—1965年，学会在上海市卫生局领导下，团结广大会员和全市中医工作者，配合各个时期的防治疾病和科研、教育工作任务，积极开展大、中、小型的学术活动860多次；举办了系统性的业务进修班、温课班、学习班19个。并在开展学术活动的基础上，提交了学术论文800多篇；编辑出版了《上海中医药杂志》《经络学说》《藏象学说》等期刊、书籍和各种疾病防治手册。开展的主要活动有如下几个方面。

1. **围绕防病治病中心任务总结经验，提高医疗质量** 各分科学会曾围绕流行性感冒、麻疹、百日咳、流行性脑脊髓膜炎、白喉、痢疾等6种传染病，通过交流临床经验，集体编写了《中医中药防

---

1 上海中医药大学校志编纂委员会.上海中医药大学志[M].上海：上海中医药大学出版社,1997.

2 上海市中医学会于1982年3月2日改名为中华全国中医学会上海分会。

3 上海市中医学会针灸科学会，建于1954年12月9日，先后有陆瘦燕、杨永璇、黄羡明等担任主任委员。1987年，经市卫生局同意和市科学技术协会批准，晋升为一级学会。

治六病手册》。在此基础上，各分科学会集体编写了《防治传染病手册》《防治寄生虫病手册》《防治职业病手册》《防治妇女病手册》。同时与中华医学会上海分会等兄弟学会联合编写出版了《病毒性肝炎防治手册》，供防治肝炎参考。

2. 加强中西医团结合作，组织下厂下乡，为工人、农民和工农业生产服务 从1959年起，上海市中医学会与兄弟学会一起组织中医内科、妇科、针灸等科医务人员，到川沙、奉贤、上海[1]、松江、南汇等县，为当地子宫脱垂、皮炎、下肢溃疡患者等开展中西医会诊。组织伤科、针灸科、推拿科会同西医外科、骨科到工厂，为职工多发病如腰背伤、重工业工厂职工的沥青皮炎和热疖、女工月经病以及防治高温中暑和矽肺等进行会诊。

3. 积极开展学术活动，推动各科总结临床疗效和理论研究心得 1961年学会与中华医学会上海分会、中国药学会上海分会联合举行了为时半年的学术年会。这是学会成立以来规模最大的一次学术会议。1962年，各分科在举行年会的基础上，在学术年会筹委会的统一安排下，分别举行年会活动。共收到论文268篇。在大会宣读的有41篇，分组讨论的有41篇，活动次数达42次，参加活动的达3 590人次。分科年会结束后，进一步征集到论文186篇，前后共454篇。此外，在1961年后，学会进一步发动各科发掘整理近代各家中医学术经验，陆续举行20余次学派交流；内科、针灸科、外科分别举行张仲景学说的讨论会以及《张氏类经》和《外科正宗》的读书会；编辑出版了《上海中医药杂志》，编写了《经络学说的理论及其运用》《藏象学说的理论及其运用》等著作，为广大中医工作者提供了交流经验、开展争鸣的园地，促进了中医学的继承发扬和整理研究工作。

4. 举办温课、进修和专科学习，提高中医政治与业务水平，帮助西医学习中医 1959年和1960年，结合两次全国性中医学术会议，在上海市组织各区和大部分县有2 100余名中医参加的经络学说、藏象学说、阴阳五行学说的温课。学会先后与市卫生局、兄弟学会联合举办了两次有1 300余名西医参加的中医学的系统讲座。举办了中医常见疾病讲习班2次、内科进修班2次、针灸进修班3次、伤科学习班3次、痔科学习班4次，以及外科学习班、妇科学习班、儿科学习班各1次。此外，还配合兄弟学会举办了工业外伤系统讲座、儿科、外科系统讲座和中医小儿常见疾病系统讲座等。

5. 配合卫生行政部门做好中医带徒工作 1956年市卫生局《上海市中医师带徒暂行办法》下达后，配合卫生行政部门进行了中医带徒的整顿工作和结业鉴定工作；拟定中医带徒教学的参考

---

1 上海县是上海市郊原10县之一。位于上海腹部，与上海市区西南部犬牙交错。1992年，上海县与老闵行区合并，成立新闵行区，上海县被撤。

意见、教学计划、教学要求；并组织带徒老师对内经、伤寒、金匮、温病四门课程进行集体备课；协助六个区带徒的伤科中医组织了集体教学；定期举行带徒老师座谈会和学徒座谈会。1952年起，先后举办7个中医进修班，每班上课600小时，首届学员72人于1952年12月结业。1955年，为提高针灸医师的理论和技术水平，举办两期半年制针灸医师进修班。1956—1966年，举办经典著作、内科、医古文、外科、妇科、儿科、伤科等讲座、报告会、讨论会数百次。

在"文化大革命"中，学会的正副理事长和各分科学会主委大都受到迫害，许多委员被批斗。《上海中医药杂志》被迫停刊，办事机构被撤销，工作人员被调离下放。大批中医文献、医学著作资料被销毁散失。直到1972年后，学会恢复了部分活动，但许多老年中医仍被排斥在学术活动之外。

二、上海市中医药学会

上海市中医药学会成立于1952年7月，是上海市中医药科技工作者和管理工作者的中医药学术团体。学会接受业务主管部门上海市科学技术协会和上海市卫生局及登记管理机关民政局的业务指导与监督管理，并接受中华中医药学会（总会）的业务指导。学会主要以上海市中医药医疗、教学、科研、出版、管理等相关领域的中高级技术或者管理人才为主。下设内科、外科、妇科、儿科、骨伤科等34个分会。学会和下属各分会定期召开中医药相关学术会议，开展各类学术活动。主要业务范围有：国内外学术交流、出版刊物、继续教育、科技咨询等。该会的最高权力机构是会员代表大会，每4年召开1次。学会出版发行的《上海中医药报》是国内首家专业权威的中医药养生保健科普报。

1954年以后，学会发展一度停滞，"文化大革命"中各分会停止活动。

三、延续至中华人民共和国成立初期的民国中医团体

1. *中华医学研究会* 前身为中华医药联合会，由李平书、余伯陶发起，于民国元年（1912年）8月22日在上海成立，会址为南京路保安堂，集中医中药两界人士。学会以研究学术、改进医药、辅助行政、启迪卫生为宗旨。组织发展不限于上海一隅。联合会会长由医界担任，副会长及议董均由医、药两界人士分任。民国元年（1912年）至民国二十年（1931年）7月，先后由李平书、费方壶担任会长。民国十九年（1930年）11月，国民党上海特别市党部民众训练委员会以医药团体须分

别组织为由，饬令该会停止活动，并入上海特别市中医协会。该会声辩为学术团体，与中医协会性质不同，获准于民国二十年（1931年）7月16日改组，改名为中华国医学会，执委常委主席先后为殷受田、倪颂廉等。民国二十六年（1937年）抗战军兴，会务停顿。民国三十四年（1945年）12月复员后理事长为姚云江，迁址北京路瑞康里。民国三十七年（1948年）12月改名中华医学研究会，理事长石筱山。1949年会员2 145人，分布于各省、市。1951年6月，结束会务。

2. **上海神州国医学会**　初名神州医药总会，余伯陶、王问樵、丁甘仁、李晋臣等为保存国粹，中西汇通，改良中医药，于民国元年（1912年）冬创立。翌年10月29日召开成立大会，中国北京、南京、河南、安徽、广东、福建、香港等地以及暹罗（泰国的旧称）、越南均有代表参加。大会通过组织医药救亡请愿团案，选举余伯陶为会长，会址在浙江路小花园西首宝安里。上海沦陷期间会务停顿。民国三十六年（1947年）6月恢复组织，改为理事制，理事长陈树修，理事会下设指导、顾问、学术、事务等组。1950年9月，会员494人。1951年宣告解散。

3. **上海市国医学会**　民国十年（1921年）11月12日，王一仁、戴达甫、丁甘仁、夏应堂等以上海中医专门学校为基础，组创上海中医学会，以发扬中医国粹、研究新知、利济人群。民国二十年（1931年）7月改名上海市国医学会。历任会长：丁甘仁、夏应堂。

上海沦陷期间，会务停顿。民国三十五年（1946年）8月13日恢复组织，常务理事为丁济万。1951年结束会务。会员：民国十三年（1924年）1 000余人，遍及苏、浙、粤、闽、鄂、辽等省。

4. **上海中医师学术研究会**　前身是上海医界春秋社，由张赞臣、朱少坡等人发起，于民国十五年（1926年）4月26日创立于霞飞路（今淮海路）宝康里56号。以"宣传中医学术，唤醒中医，应付新医之侵"为宗旨。该社初设社长、评议长、理事长、编辑长及文牍长各1人。民国十六年（1927年）6月改委员制，张赞臣为执委会主席。下设研究、编辑、宣传、经济、交际、文牍六股。民国二十六年（1937年）"八一三"事变后社务结束。民国三十五年（1946年）1月恢复会员活动。翌年10月改名上海市中医师学术研究会，张赞臣为理事长。1951年结束会务。社员：民国二十六年（1937年）前5 000余人，遍布19个省市及中国香港、新加坡、菲律宾等地。1949年会员为276人。

5. **中西医药研究社**　由宋大仁、褚民谊、梁心、丁福保、叶劲秋等人发起，于民国二十四年（1935年）1月26日正式成立，为全国性医药学术团体。社址设于北四川路永丰坊65号。该社理事会下设总务部、学术部、出版部。民国二十六年（1937年）增设董事会和学术审议、中医教育、医史学、本草学、民间药、出版6个委员会，另有经司法行政部批准特组的中医药讼案鉴定委员会。上海沦陷期间，对外社务停顿，但仍从事整理本草、编著汇刊及中医教本。民国三十四年（1945年）11

月恢复会员活动。1951年解散。常务理事先后为宋大仁、郭琦元、丁福保、范行准、叶劲秋。董事长：朱恒璧。中华人民共和国成立初，该社尚有座谈会及出版等活动。

第五节 │ 中医教育机构的创建

中华人民共和国成立前夕，由于国民党当局推行歧视和排斥中医的政策，上海三所著名的私立中医院校——上海中医学院（中医专门学校）、中国医学院、新中国医学院被迫停办。中华人民共和国成立初期，中医教育仍然走了一段弯路，到1956年中医学院诞生，中医学历教育才正式纳入学系，为中医事业的兴旺发达提供了人才保障。

从中华人民共和国成立初到1956年，上海卫生工作者协会和上海市中医学会，在市卫生局领导和支持下，举办了中医师进修班，培训1 600余名学员；上海市国医训练所又在新城区举办民办公助性质的中医师进修班。这段时期，进修人数之多和报名之踊跃，正反映出现实对中医现代教育事业的迫切需求。[1]

一、中医学院校——上海中医学院

1956年5月，上海中医学院的筹备工作正式开始。时任上海市立第十一人民医院医师章巨膺和上海市卫生局办公室主任王金城受上海市人民委员会委派，肩负起筹建上海中医学院的使命，筹建办公处就设在上海市立首家中医医院——上海市立第十一人民医院内。5月5日至11日，浙江省军区转业干部李林等4人，奉调来到筹建处，遂成立了上海中医学院筹备组和党支部，李林任支部书记。5月21日，他们租赁北苏州河路河滨大楼部分房屋，作为临时校舍；筹备组迁入办公。随即进行调配干部、聘任教师、拟订教学计划、确定课程设置等工作。

1956年9月1日，上海中医学院宣告成立。在国华大楼举行第一届开学典礼，金仲华副市长宣布市人大常委会决定，任命程门雪为院长，章巨膺为教务主任。根据卫生部1956年9月《关于筹建中医学院具体问题》的指示，中医学院的培养目标为：继承和发扬中医学遗产，有计划地培养为社会主义

1　上海中医药大学校志编纂委员会.上海中医药大学志［M］.上海：上海中医药大学出版社,1997.

建设、为人民保健事业服务，具有马列主义的世界观、体魄健全、掌握医学知识和医药技术的高级中医人才。发展规模暂定为1 200人（1957年调整为720人）。确定学制为5年（1957年改为6年）。当时学校只有教师38名、兼职教师26名。其中许多是著名的中医师，如程门雪、石筱山、秦伯未、章次公、陈大年、杨永璇、陆瘦燕、姜春华等，有的曾在20世纪二三十年代的中医院校任教和担任过教务处长等。[1]首届录取中医专业学生121名，其中调干生56人、应届高中毕业生56人、青年中医9人。

1956年6月8日《健康报》发表题为《迎接中医学院的诞生》的社论[2]，介绍了中华人民共和国成立后全国首批四所中医院校的筹备概况。社论还提到如何做好宣传工作，鼓励社会青年和在职青年中医积极报名[3]。

上海中医学院刚创建时属上海市卫生局管理。1958年2月起行政领导归属市高教局，教学业务由上海市卫生局指导。1958年位于零陵路的校舍竣工。1961年初步形成一套16种适用于本校教学的中医教材。1959年，学校成立第一个专业研究机构——上海市针灸研究所。1964年，成立科研处，并建立中医实验、中药、中医文献和中医内科等四个研究室。1960年曙光医院和龙华医院相继成为学校附属医院。1962年两所医院均实行教学医院规章制度，逐步适应临床教学的要求。建校以后，学校的医、教、研等各项工作逐步走向正轨。建院初期参加科研的仅是少数任课教师、附院的医务工作者，以及第一届西学中研究班的学员。到1964年，除上述人员外，已初步形成一支多学科的专业化队伍。开展了多项重点科研课题如：针刺麻醉，针刺治疗耳聋、菌痢，中医中药治疗血吸虫病、老年慢性支气管炎、慢性肾炎、高血压、急腹症、肺结核、胸腰椎骨折、电光性眼炎等。

因"文革"中医教研体制被打乱，1971年10月，龙华医院、上海市针灸研究所和上海第一医学院的经络研究所合并，成立上海市中医研究所，归属学校领导。1972年3月，上海市中医文献馆并入中医研究所。1974年，龙华医院又恢复建制。

二、中等中医学校

1. 上海中医学院附属推拿医士学校　1956年上海市首先创办中医推拿医士训练班，1958年8月，该推拿医士班划归上海中医学院，建立上海中医学院附属推拿医士学校，并任命申江名医世家

1　上海中医药大学校志编纂委员会.上海中医药大学志[M].上海：上海中医药大学出版社，1997.
2　社论.迎接中医学院的诞生[N].健康报，1956-06-08(1).
3　中华人民共和国卫生部中医司.中医工作文件汇编(1949—1983)[G].1985：89.

六代传人、推拿宗师丁树山嫡传弟子朱春霆为首任校长,并建立了该校的教学实习基地——上海市中医推拿门诊部。校址在石门一路67弄1号,学制3年。该校以培养几将绝传的中医推拿专科人才为目标,在1956—1966年共培养了八届毕业生共计500余人。学生来源第一批招收一部分卫生系统的在职职工,其余各届都招收应届初中毕业生。[1]

学校成立之初,校长朱春霆亲自授课且临床带教,并聘请了一指禅推拿传人王松山、王纪松、王百川、钱福卿,滚法推拿创始人丁季峰,内功推拿大家马万龙、李锡九等众多一流推拿名师为骨干教师。一大批对中国近代推拿医学发展做出过重要贡献的推拿耆宿在该校执鞭教学、开展科研,推拿专业教学从此走上了现代化院校教育模式的发展轨道。1959年,由上海中医学院附属推拿医士学校编著的《中医推拿学》,领教学风气之先,打破门户之见,将一指禅、滚法、内功三大流派的手法汇集在一起,融合推拿各个流派所长,描绘了中国推拿手法系统的基本框架。

1966年,上海中医学院附属推拿学校改办为上海中医学院附属莘庄卫生学校,把一所专科学校变为普通卫校。1966年7月至1971年,莘庄卫生学校停止招生。1978年迁回市区,更名为上海中医学院附属卫生学校。

1974年12月至1977年9月,嘉定、青浦、松江、川沙、普陀、杨浦、卢湾、南市、闸北等区县卫生学校相继举办中医士班,学制3年。毕业生共1 032名,分配在上海市区县和基层医疗单位工作,并为部分兄弟省市以及部队系统输送了推拿人才[2]。

2. 上海市中药学校　　1959年9月,在北京东路国华大楼五楼开办上海市中药学校,学制3年。1960年,迁址嘉定县外冈,1962年12月停办。[3]

第六节　中医研究机构的创建

一、上海市针灸研究所

1958年上海市卫生局决定成立上海市针灸研究所,由上海中医学院副院长唐志炯等人负责筹

1　《上海卫生工作丛书》编委会.上海卫生(1949—1983)[M].上海,上海科学技术出版社,1986.
2　《上海卫生工作丛书》编委会.上海卫生(1949—1983)[M].上海,上海科学技术出版社,1986.
3　杨忠华.上海当代名中医列传[M].康复杂志编辑部,1989.

备,11月16日正式成立,所长唐志炯(兼),由卫生局和中医学院双重领导。

上海市针灸研究所包括临床研究和机制研究两个部分。临床研究含两个门诊部:第一门诊部在国华大楼,主任杨永璇,副主任党波平,人员主要来自上海市立第十一人民医院针灸科。第二门诊部即"上海市公费医疗第五门诊部"的针灸科,由奚永江负责。机制研究工作则分散到学校各有关教研组及各协作单位进行,以后所内建立生理、生化、组织胚胎等3个实验室和资料室。

1963年底,市领导确定针灸研究所为市级研究机构,人员编制暂定为71人。任命陆瘦燕为所长,林海为党支部书记兼副所长,孙麦龄、黄羡明、杨永璇、周孝达为副所长。

由于针刺麻醉研究的进展,研究所的知名度迅速提高,也带动其他各项研究工作的开展。20世纪50年代,顾绣等运用针灸治疗耳聋取得一定疗效,获得卫生部嘉奖。20世纪60年代,汤颂延、党波平、金舒白、陈德尊等与上海市第一结核病院合作,运用针刺麻醉进行肺切除术获得成功。1965年12月,国家科委认定为国家级成果,对针灸学、麻醉学、外科学以及神经生理学的发展都有重要的推动作用。这一时期的成果还有烧山火、透天凉手法对体温和某些体液成分的影响,针刺手法仪65-1型,22例顽固性面神经麻痹应用刺络拔罐的疗效观察,针刺治疗头痛77例初步报告等。

1971年秋,上海市针灸研究所并入上海市中医研究所。

二、上海市经络研究所

1963年冬,《人民日报》刊载朝鲜关于经络系统凤汉小体和凤汉小管的论文,上海市委指示设点研究,卫生局决定建立研究组,由上海第一医学院王乐三院长任名誉组长,周沛华任组长,林雅谷和乔逸民任副组长,研究组设在第一医学院病理生理实验室。1964年3月迁至斜土路2094号。分设表层组、脉管外组和脉管内组,设有显微镜室和切片室等。同年8月,正式成立上海市经络研究所。

1971年6月,市革委会决定将经络研究所、针灸研究所迁到宛平南路650号内,与龙华医院合并,成立上海市中医研究所,隶属上海中医学院。

三、上海市中医研究所

1971年上海市中西医结合工作会议召开后,当时的市革命委员会于6月发出25号文件,决定以上海中医学院的龙华医院、针灸研究所和上海第一医学院的经络研究所为主体,成立中医研究所，作为中西医结合的研究机构，研究中医学理论和医学文献，收集、整理和提高验方、单方，积极总结、推广中西医结合的新药物、新疗法、新成果。市卫生局则将宛平南路原卫生学校划归中医研究所使用，以置换上海市针灸研究所租用的北京东路国华大楼。同年10月，进一步明确上海市中医研究所为上海中医学院附属单位，受学校和市卫生局双重领导。1972年2月正式成立上海市中医研究所。[1]1972年3月，市卫生局所属的市中医文献研究馆一度被并入上海市中医研究所。[2]

成立初期，上海市中医研究所与龙华医院实行两块牌子一套领导班子的体制，龙华医院即为研究所的临床部。另在宛平南路650号原市卫校内设实验部，设生理组、生化组、形态组、生药组、植物化学组、血吸虫病防治组、"523"（防治疟疾）组、文献资料组、仪器组和图书馆。并附设市针刺麻醉办公室，收集全市针刺麻醉研究资料和调度各单位的协作（1975年搬迁至市卫生局）。

1974年，龙华医院被划出上海市中医研究所。原上海市针灸研究所的临床部分并入龙华医院。研究所的实验部分归并上海中医学院，至1975年5月调整完毕。1980年3月，根据国家卫生部的意见，上海市中医研究所原上海市针灸研究所和经络研究所的部分人员及龙华医院的针灸科，重建上海市针灸经络研究所。上海市中医研究所其余的人员，则转而以研究气功为主，将原属龙华医院的气功门诊室，划归中医研究所，作为气功医疗门诊部。1985年3月，上海市中医研究所正式更名为上海市气功研究所。

四、上海市伤骨科研究所

上海市伤骨科研究所成立于1958年，为地方性独立研究机构，设在上海第二医学院附属瑞金医院内。该所按照中医、西医及中西医结合三条渠道，用现代科学方法对中医理论、伤科开展继承、整理、提高与发扬工作。[3]该所设有伤科、骨病、损伤和基础理论4个研究室。骨科由叶衍庆、柴本甫、过邦辅、钱不凡等教授领衔，从事基础理论与实验研究，先后获奖励约30次。伤科以魏氏伤科的内服与外用相结合，手法与导引相辅佐，局部与整体并重为其特点，并与骨科合作展开了中西医结合治疗骨伤科多种疾病的临床与实验研究。实验室建于1954年，为附属实验室。[4]

1　上海中医药大学校志编纂委员会.上海中医药大学志［M］.上海：上海中医药大学出版社,1997.
2　季伟苹.风雨六十年——上海市中医文献馆馆史（1956—2015）［M］.桂林：广西师范大学出版社,2016.
3　《上海科技》编辑部.上海科技（1949—1984）［M］.上海：上海科学技术出版社,1985.
4　《上海交通大学年鉴》编纂委员会.上海交通大学年鉴（2006）［M］.上海：上海交通大学出版社,2006.

五、上海市中医文献研究馆[1]

创办于1956年7月16日的上海市中医文献研究馆,是全国最早的专门从事中医文献研究的机构。中华人民共和国成立后,也是迄今唯一的一所以馆员制为特色、称谓为"馆"的中医文献研究机构。成立之初,上海市中医文献研究馆即为卫生局直属单位(1958年10月至1959年8月曾短暂划归上海中医学院领导),馆址设在当时的卢湾区南昌路218号,首任馆长是沪上名医顾渭川,首聘47位名老中医担任馆员,并配备了37名青壮年中医专业技术人员任助理馆员。[2]

上海市中医文献研究馆既发挥着中医统战作用,也是整理名家经验、培养中医后学的培训基地。自1956—1966年,开展中医文献研究的主要任务是整理研究本馆馆员的临床经验,以及历代文献、各家学说。为此,上海市中医文献研究馆先后设立了7个业务组,馆员根据业务专长分属于不同的组,开展不同的文献研究工作,助理馆员则协助整理馆员的学术经验。当时的助理馆员多是来自上海中医学院和各医院的中青年医师。7个业务组分别是:医史组、医经组、方药组、验方组、外科组、方书组、针灸推拿气功组。

1956—1966年10年间,上海市中医文献研究馆在文献研究方面硕果累累。自1956年始,根据"简、廉、便、验"四个原则,上海市中医文献研究馆的馆员们历时3年,搜集民间经验方数千张,从其中精选出982方,辑成《验方选辑(第一辑)》。1958年,上海市开展群众采风工作,收集验方以数十万计,其中由市属各医疗机构收集或群众直接献给上海市卫生局者,计5.7万余方,这些献方皆由上海市中医文献研究馆负责整理汇编,并根据市卫生局指示的原则,上海市中医文献研究馆组织专门力量进行访问了解,核实分析,研究整理,精选其中对防治疾病有效的方剂351方,编成《验方选辑(第二辑)》。医史组自1956年11月成立即着手《中国历代医史》的编撰工作,并于1959年出版。

作为上海市中医文献研究馆的馆员们文献研究的主要成果之一,"上海市中医文献研究馆丛刊"于1959—1963年由上海科学技术出版社出版。本丛刊从中医经典著作、历代名家学说、医案、医话中选录相关内容加以分析,撷菁摘要,并参合文献研究馆老中医几十年之临床心得编写而成。另出版了《脉诊选要》(1965年上海科学技术出版社出版)、《验方选编》(第一辑、第二辑)、《中国历代医史》(1957年出版)。自行编印的有《顾评温病条辨撮要》《女中医医案》(1959年)、《临症

---

1 1981年复馆后改名为上海市中医文献馆。
2 季伟苹.风雨六十年——上海市中医文献馆馆史(1956—2015)[M].桂林:广西师范大学出版社,2016.

一得》（1959年）、《中医霍乱治疗和预防》《肿胀病理疗法》《流行性感冒中医疗法》等。1965年、1966年分别出版《临床心得选集》（第一辑、第二辑），两书共选集30余位馆员的医案或医话，几乎涵盖了当时健在的所有馆员。其中医案计180则，包括内、外、妇、儿、咽喉、五官、针灸、推拿等科。

先后出版了10部专病专辑：《哮喘专辑》《中风专辑》《疟疾专辑》《黄疸专辑》《肿胀专辑》《调经专辑》《头痛专辑》《消渴专辑》《癃闭专辑》《重纂包氏喉证家宝》。其中《疟疾专辑》曾给获得诺贝尔奖的屠呦呦团队，在早期筛选抗疟药的过程中提供了重要线索[1]。

从1959年6月至1965年12月，上海市中医文献研究馆先后创办了《引玉》和《中医资料》两份内刊，主要为馆员、助理馆员交流学术思想之用。

1972年3月，在上海市卫生局革命委员会的主张下，上海市中医文献研究馆被撤销，人员、中医书籍、文献资料等并入上海市中医研究所，该所归属上海中医学院领导。

1981年7月14日，上海市卫生局转发市编制委员会（80）第192号文，同意建立"上海市中医文献馆"。

| 第七节 | 上海中医报刊发行机构及出版物

自1792年江苏吴县人唐大烈编辑出版了我国最早的中医期刊《吴医汇讲》始，我国的医学期刊就逐渐发展为最发达的期刊种类之一。1965年上海中医学院医史博物馆编的《六十年来中医报刊目录》共计收录了1905—1965年全国各地出版的中医报刊和国外用中文出版的中医报刊，计有杂志、会刊、特刊、纪念刊、丛刊、学报、公报、报纸副刊共506种。

在上海先后创刊的《上海中医药杂志》和《上海中医学报》为中华人民共和国成立初期的广大中医工作者提供了学习交流、讨论、争鸣的阵地，促进了中医学术交流，提高了中医学术水平。

一、《上海中医药杂志》

1954年华东及上海市中医代表大会决议，在上海市卫生局的领导下，成立《上海中医药杂志》

1　黎润红."523任务"与青蒿抗疟作用的再发现[J].中国科技史杂志,2011,32（4）：488-500.

创刊筹备小组。1955年1月召开了首届编委会第一次会议。

1955年6月正式出版发行创刊号,月刊,每期48页。主办单位为上海市中医学会。首任编委会主任为陈育鸣,副主任委员为张赞臣、王玉润、梁俊青[1]。1966年9月停刊,1978年11月卫生部批准复刊,双月刊,主办单位是上海中医学院和上海市中医学会。全国公开发行。

二、《上海中医学院学报》

1958年上海中医学院出版《科学研究论文汇编》,作为内部科学技术性刊物不定期出版。1960年更名为《上海中医学院学报》,成立了学报编辑委员会,程门雪院长任编委会主任委员。该学报为季刊,公开发行,188毫米×260毫米开本,铅印,64页,上海印刷五厂印刷,上海科学技术出版社出版,上海市报刊发行处发行[2]。1976年更名为《上海中医学报》,试刊1期,后因《上海中医药杂志》复刊而停刊。

结　语

中华人民共和国成立后,中医药事业得到了逐步发展。从20世纪50年代起,上海先后将分散的中医师个体组成了联合诊所,之后又办起了公费医疗的中医门诊部和中医医院,中医耆宿先后从自家开业的小诊所中走出,投身到社会医疗机构的大家庭中,悬壶临诊、带徒授业、执鞭教学及开展科研。1956年北京、上海、广州、成都4所中医学院的设立,标志着中医教育从此走上了现代化院校教育模式的发展轨道,中医药高等教育从无到有、从弱到强。在这种崭新的医疗、教育体制下,中医药封闭的流派门户渐渐被打开,学术隔阂的坚冰慢慢被融化,在随后的几十年中,高素质的中医专业人才不断涌现,各具特色的手法技能、学术观点与专业理论开始交流并逐渐融通,中医药科研成果的数量、范围与水平得到了全方位的提高。

1　上海中医药大学.杏苑光华——上海中医药大学建校五十周年纪念文集[M].上海:上海中医药大学出版社,2006.
2　黄万武.中国高等医药学院校学报发展史[M].北京:北京医科大学、中国协和医科大学联合出版社,2000.

第十九章 著名中医的学术及诊疗特色

中华人民共和国成立后，上海市贯彻执行中国共产党和中央人民政府制定的保护和发展中医、团结中西医的方针，中医事业迅速复苏。由于政府保护中医药，名医们如沐春风，上海中医药事业大发展，整体绽放光彩，出现了学术争鸣、名医辈出的局面，众多医家在学术与理论创新、临床诊疗特色方面做出了突出贡献。

第一节 学术与理论创新

学术与理论的革新是任何一门学问发展的必需，中医学也不例外。中华人民共和国成立后，由于政策环境的转好，中医生存改善，上海中医界的学术气氛越发浓烈，沪上各位名家都在寻求对于传统中医学的创新发展之路。主要体现在对中医经典的阐发和对中西医结合的实践与探索。

一、对中医经典的阐发

中医经典是中医的基础和灵魂，因此对于中医经典的新阐发与再革新，也是整个中医学术理论创新的关键。

1. *祝味菊、陈苏生《伤寒质难》* 自东汉末年张仲景撰《伤寒杂病论》以来，《伤寒论》基本统治外感热病，成为中医临床的经典。20世纪初虽然细菌学说兴起、抗生素的发明，使得急性传染病的疗效大大提高，但肠伤寒作为外感热病的一种，仍是危害人类生存的难治病。陈苏生在《伤寒质难》跋中，就谈到自己家人在短短数年中，一家人中3个当家人均患此病相继离去的痛苦经历。

1943年因仰慕祝味菊治疗伤寒病的大名,陈苏生拜祝味菊为师,之后二人每晚抽出一定时间质疑问难,探求中医真谛。陈苏生每日做好笔记,并命名为《师门问答录》。前后3年,编辑而成《伤寒质难》的初稿,并于1947年起在《济世日报》的"医药卫生专刊"上连载。但受到时局影响,仅刊出10余期部分内容,就停了下来。1949年5月上海解放,时年已65岁高龄的祝味菊,出于对中华人民共和国的热情和中医事业发展的关心,草拟了一份《创设中医实验医院》的建议书。[1]同时,中华人民共和国的中医政策大大鼓舞了祝味菊与陈苏生。1950年,他们决定将《伤寒质难》交付上海大众书局全文刊行出版。同年,陆渊雷进京参加第一届全国卫生会议时[2],携此书并在中西医同道中散发,征求《质难》之再质难。该书在整个医学界引起很大反响,被认为是中华人民共和国成立后中医界的早期佳作。[3]此书的一大贡献是提出以八纲论杂病,以五段论伤寒的辨证方法,受到后世伤寒名家的重视。

2. **秦伯未精研《内经》** 秦伯未(1901—1970),名之济,号谦斋,上海人。1919年进入上海中医专门学校深造,1923年毕业,他一生博览群书,由于他特别精于《内经》,又有"秦内经"之美誉。对于《内经》的学习,秦伯未推崇同为上海人的明代李中梓(1588—1655)《内经知要》。秦氏于1928年出版《读内经记》,1929年出版《内经类证》,1932年出版《内经病机十九条研究》,1934年出版《秦氏内经学》。20世纪30年代秦氏曾在上海中医专门学校和中国医学院讲授《内经》。秦氏自编《秦氏内经学》一书中,将《内经》有关条文分为:生理学、解剖学、诊断学、治疗学、方剂学、病理学、杂病学等七篇,将《内经》之学按现代医学特点编写,在当时堪称创举。

中华人民共和国成立后,秦伯未在党的中医政策的感召下,在《内经》研究方面更是成果辈出。1956年起在《中医杂志》上分期连载他对《内经》的最新研究成果,后经修订,于1957年由人民卫生出版社出版《内经知要浅解》[4],此书被认为是中华人民共和国成立后对《内经》研究的第一书,倍受后人推崇。

《内经知要浅解》分为八篇,分别为:道生、阴阳、色脉、脉诊、藏象、经络、治则、病能。每篇先释其意,下注原文,辅以语译和词解,并将秦伯未个人体会和应用经验附于段后。全书语言通俗易懂,解释医理深入浅出。

---

1 祝味菊述,陈苏生记.伤寒质难[M].北京:学苑出版社,2011.
2 祝味菊述.伤寒质难[M].福州:福建科学技术出版社,2007.
3 陈熠,陈明华,陈建平.陈苏生医集纂要[M].上海:上海科学技术文献出版社,1994.
4 秦伯未.内经知要浅解[M].北京:人民卫生出版社,1957.

3. **章次公深研本草学**　章次公（1903—1959），名成之，号之庵，江苏丹徒人。1919年就读于上海中医专门学校，师从孟河名医丁甘仁及经方大师曹颖甫，又问学于国学大师章太炎。章氏精研医书经典，于伤寒学造诣尤甚，且精通历代本草。临证主张运用中医之四诊八纲辨证论治，兼采现代科学诊断手段，倡"双重诊断，一重治疗"。章氏用药博采众方，临床擅长应用虫类药物。

中华人民共和国成立后，章次公积极团结中西医，主张取长补短，互相学习，努力继承发扬中医药学。1949年他将毕生研究本草所得，编成《药物学》一书，出版刊行。本书是参合中西医药学的专著，大抵以讨论《伤寒论》所用药物为主线编排，共论药102种（含文内附药8种）。每种药物的目次安排参考《和汉药考》及《和汉药物学》，分名称、科属、品考、产地、形态、药用之部、修治、性味、成分、用量、方剂名称、作用、效能、禁忌、编者按共15项，依次介绍内容。[1]

《药物学》对药物的介绍，突出了以《神农本草经》等为代表的对药物主治的经典讨论，又介绍了日本古方派、后世派、折衷派等医家对药物主治等的中西理念演绎。该书药物讨论主要铺设两条主线，一是历代主要本草著作对药物性味、效能的论述；二是引述日本医家对汉方、汉药的中西医理、药理的讨论，中西互参，中日医家的灼见显现其中。此外作者的临证经验与以六经辨证为主体的寒温观也陈述其间。它不同于一般的节要性、实用性的本草著作，而是汇集方论、医论、药论等有关《伤寒论》的中西互参的切合实用的本草著作。

二、中西医结合的实践与探索

上海是我国中西医汇通思潮产生最早的地区之一。近代上海中西医汇通思想的产生和发展在我国医学史中具有一定代表性。自19世纪末，革新中医的设想被一部分中医界精英提出后，在我国近代的中医学术派别中逐渐形成了的"中西医汇通派"。中华人民共和国成立后，中医药政策主张中西医结合，上海陆续培养了一批西医学习中医的高级临床人才，为中西医结合工作的深入开展奠定了基础。

1. **中西医汇通思想的代表人物**　近代中医的一大学术创新在于对西医学的吸收、引进和消化，形成了近代中医发展史上颇为重要的中西医汇通学派，"衷中参西"是早期中西医汇通学派的核心理念。陆渊雷、余无言是民国时期中西医汇通的代表人物。

1　章次公撰，叶新苗等点校.章次公药物学点校［M］.北京：科学出版社，2012.

（1）陆渊雷：陆渊雷（1894—1955）作为近代上海中西医汇通派代表性医家之一，倡导"中医科学化"，在临床上则十分推崇仲景学说。《伤寒论今释》是陆渊雷中医科学化的代表性著作。他认为中医讲"辨证"，西医讲"辨病"，这是两个医学体系在疾病分类上的重大差异。中医是通过望、闻、问、切等直观方法搜集资料，在中医理论指导下并结合实践经验加以条理化、系统化，说明病位、病性、病因、病机以及正邪交争情况，反映出中医对各种疾病的认识，并指导临床治疗。中医的证候与西医书上的症状不同，西医的症状主要描写病异常状态，与诊断治疗上没有多大关系，而中医的证候却是用药治疗的标准。

中华人民共和国成立后，陆渊雷积极从事中医教育事业。1950年，他受邀出席全国卫生会议，主办中医进修班多期，全面系统地学习西医课程。1954年他主办编纂中医教材，为发扬光大中医学遗产，不顾病体，鞠躬尽瘁。陆渊雷主张应该立足中医，吸取西医精华，相互取长补短，使中医科学化。直到晚年，疾病缠身还在倡导中医科学化，他对于中医科学化的目的，如何实现科学化都有非常详细的论述，而且还通过各种途径宣传中医科学化的思想。[1]

（2）余无言：余无言（1900—1963），原名余愚，字择明（或则民），江苏阜宁县人。民国九年（1920年）来沪问学于西医俞凤宾博士，习外科于德医维都富尔。民国十八年（1939年）与张赞臣合设诊所，共编《世界医报》，以改进中医为凤志。余氏在学术上主张"中医科学化，西医中国化"。尝谓"医分中西，系以国界限之。其实医为仁术，不应有所谓中西医之分，宜取长短补，熔冶一炉，以为人民司命"。1940年余氏出版《伤寒论新义》。

中华人民共和国成立后，余无言拥护党和政府的中医政策，1952年又编写出版了《金匮要略新义》，完成了他系统整理、研究仲景著作的凤愿。这两本书是他代表性著作，他编写该书"方法有四……三曰以新注经，即引西医之新说，以资汇通也"。1952年冬，余氏应邀出席华东及上海市中医代表会议，他向大会秘书处提出改进中医工作的提案多条。1956年春，余氏应卫生部和中医研究院之请，由沪来京主持中医研究院编审室（其后数年改为文献研究室）工作，又为卫生部主办之全国第一届西医学习中医研究班讲授部分课程（《金匮要略》等），还参与审订中医九种教材。[2]

2. 中西医结合的代表医家　　1954年毛泽东发出了西医学习中医的号召，主张中西医结合，其主旨是取中医和西医之长，创造一个既高于中医，又高于西医的新医学，为建设中华人民共和国服务。从这一时期开始，逐渐形成了中西医结合的趋势。在这其中，姜春华、邝安堃等是中西医结合

1　杨枝青，毕丽娟.陆渊雷医案[M].上海：上海科学技术出版社，2010.
2　余瀛鳌.精医善教，泽被杏林[J].中医药文化，2010，5（6）：20—22.

早期摸索阶段较有代表性的医家。

（1）姜春华：姜春华（1908—1992），字秋实，江苏南通人。姜氏自幼从父青云公习医，18岁到沪悬壶，复从陆渊雷游。陆渊雷是革新派，他教中医，也大胆地教西医，这对姜春华的学术思想影响很大。他从那时起就认为，中西医之间不应有门户之见，因为两种医学都是面对着患者。只要立足于中医，做到西为中用，古为今用，学点西医只有好处，没有坏处。为此他自学西医大学的教材，还利用晚上去听课，参加西医进修班学习，并从留德医学博士李邦振处学习听诊、叩诊，通过中西医会诊查房学习西医检查诊断。

1954年姜春华带头响应党的号召，放弃私人开业的优厚收入，进入上海第一医学院附属内科医院（今复旦大学附属华山医院）任中医科主任并兼任医学院中医教研室主任，使他的精湛技术得以更好地发挥。处身于国内一流的西医学院，给姜春华带来更多和西医交流学习的机会，使他逐渐形成新的观念。20世纪60年代初期，姜春华就明确提出"辨病与辨证相结合"的主张，认为"既要为病寻药，又不废辨证论治，为医者须识病辨证，才能做到辨病与辨证相结合"。[1]在诊疗过程中，他把西医的辨病与中医的辨证有机地结合起来。

正是在辨病与辨证思想的指导下，姜春华在温病的治疗上得以打破传统观念，他根据温病的病原特异性是以热毒为主的特点，结合吴又可《温疫论》"知邪之所在，早拔去病根为要"以及刘松峰《松峰说疫》"真知其邪在某处，单刀直入批隙导窾"的截断病源之说，将卫气营血辨证施治和截断病源辨病用药有机地结合起来，于20世纪70年代初首先提出在辨病辨证基础上应掌握"截断扭转"的学术观点。他认为，温热邪气侵入人体后，如果不迅速祛除，则邪逐步深入，侵犯重要脏器，病情愈益复杂。应采取"迎面击之"之法，截病于初。也就是说，姜春华认为对于温病（泛指各种传染病），必须抓住早期治疗，不必因循等待，必要时可以早期截断卫气营血的传变。具体采用"重用清热解毒""早用苦寒泄下""不失时机地清营凉血"三法进行治疗，是其"截断扭转"的三大法宝。实践证明，这三大法宝在温病治疗中能明显提高疗效，特别是对于急性传染病和急性感染性疾病，用截断方药能有效消灭病源，从而拦截阻断疾病向恶化方向发展。这无疑是一个创新的学术思想，为中医和中西医结合事业做出了可贵的贡献。

（2）邝安堃：邝安堃（1902—1992），广东台山人，出生于广东番禺，是我国中西医结合研究工作的开拓者和组织者之一。1919年赴法留学，在里昂大学及里昂化工学院攻读化学，1923年去巴

1　姜春华.我的学习过程［J］.山东中医学院学报,1981（1）：6–11.

黎大学攻读医科。1929年毕业时顺利通过了巴黎医院住院医师的严格考试,成为考上这个职务的第一个中国人。于1933年获法国巴黎大学医学院医学博士学位。同年回国,即任震旦大学医学院皮肤科和小儿科教授兼主任。

1952年上海第二医学院成立后,邝安堃担任内科教授兼主任一职。20世纪50年代中期,邝安堃拜名中医陈道隆为师,从此开始研究中医和中西医结合。基于"中西医从表面看是两套理论,由于真理只有一个,必将殊途同归"的认识,[1]邝安堃用现代科学方法从内分泌角度研究中国传统医学的基础理论和临床实践,致力于中西医结合实践,力求创立具有中国特色的医学体系。他认为:"创造中国的新医学、新药学是把现代西方医学和祖国医药学两方面的精华结合起来,它的特点是来源于中西医药,但是要超过单独西医药和单独中医药。"经多年努力,他在中西医结合研究方面取得卓越的成就。

| 第二节 | 临床诊疗特色

1956年4月,上海市召开全市卫生行政干部会议,进一步落实中央有关指示,加快中医事业建设步伐。市卫生局成立中医处,市区各级医院陆续开设中医科,设立中医病房,吸收大批中医到国家医疗机构工作。上海地区原有的众多医家流派,得以继续在各级医疗机构发挥临床诊疗特色。

一、内科名家及诊疗特色

内科古称大方脉,在中医13科中列为首科。上海地区内科名家荟萃,学术流派纷呈,且各怀绝技,各有特色。有延绵800多年的青浦何氏医家;有渊源于孟河,发达于上海的丁氏学派、费氏学派;有土生土长的龙华张氏内科;有原属新安医派,又在申城扎根发展的王氏内科;有善治时疫热病,用药以轻灵见长的夏氏内科;有长于伤寒,喜用温热药而著称的祝氏内科……限于篇幅,本节仅就20世纪50年代蜚声沪上的丁氏内科代表人物严苍山、程门雪、黄文东等名家分别予以叙述。

1. *温病名家严苍山* 严苍山(1898—1968),名云,浙江宁海人。曾就读于上海中医专门学校,

1 邝安堃. 用现代科学方法研究祖国医学基本理论的初步体会[J].江苏医药,1979(11): 1–3.

毕业后主持四明医院医务，开展急性热病中医住院治疗。中华人民共和国成立后，组织卢湾区第二联合诊所，兼任上海市中医文献馆馆员、上海市卫生工作者协会执行委员、上海中医学会常务委员兼秘书长。严氏在20世纪40年代编纂《汤头歌诀正续集》一书，于1956年12月修改注释并出版，成为当时最畅销的中医书籍，印数达80万册。1965年严氏根据当时临床实际，又编辑整理了《增辑汤头歌诀正续集》。

严苍山从事中医工作近50年，对医术精益求精，主张业医者必须革故鼎新。他认为国医学术数十年来之所以延绵不替，关键在于它始终富有时代的生命力。在杂病治疗中，严氏既服膺于丹溪的养阴论，又通达于明代医家张景岳的调治阴阳法则，临床上不仅善用养阴之品，也不避温热燥药。擅长以鹿茸与羚羊角同用，肉桂与黄柏共伍等，制方细心大胆，灵活奇特。他认为疾病复杂多变，处方用药也应随机变化，不嫌"杂""乱"，但必须"杂"而有法，"乱"中有序，故每奏效独捷。

2. 杂病大家程门雪　程门雪（1902—1972），名振辉，江西婺源人。程氏幼年从安徽歙县伤寒名家汪莲石学医，后拜江苏孟河名医丁甘仁为师。1916年入丁氏所办上海中医专门学校学习，为该校第一届毕业生，以成绩优异毕业。后留校任教，编写讲义，教授《金匮要略》、内科杂病等课程，不久即任教务主任（长）兼附属广益中医院医务主任，时年仅20余岁。民国十八年（1929年）程氏自设诊所于西门路宝安坊，疗效显著而收费低廉，颇得病家敬仰。

中华人民共和国成立后的1954年，程门雪出任上海市第十一人民医院中医科主任。之后，程氏响应党的号召，积极参与上海中医学院的筹建工作，于1956年任上海中医学院首任院长，并在教材建设、师资培养诸方面卓有贡献。1961—1962年，程氏倡导并组织近代中医学流派报告会10余次，对当时上海乃至全国中医界的学术争鸣起积极的推动作用。程氏曾受到毛泽东主席、周恩来总理等中央领导人接见。

程氏钻研各家学说，深得《内经》《金匮要略》以及叶天士学说之精华，毕生致力于伤寒、温病之学，触类旁通，融汇变化，综合运用于临床而有所发展，自成一家，为医林所推崇。在临床上，他博采众家之长，融合古今方药，处方简洁，用药精当。晚年以后，他常接诊久治不效的疑难杂症，针对患者虚实寒热错杂、病情复杂的情况，制定出一套"复方多法"的治疗方案。所谓"复方多法"，是糅合若干成方，撮其主药，汇集温散、疏化、宣导、渗利、祛瘀、清利诸法，加减变动，攻补兼施，寒热并用，根据病证主次标本等具体情况，先后逆从处治，从而提高了临床疗效。

3. 脾胃病名家黄文东　黄文东（1902—1981），字蔚春，江苏吴江人。14岁入上海中医专门学校，受业于孟河名医丁甘仁门下。黄氏聪颖好学，博闻强记，对中医医典的理解颇深，故深得丁甘仁的喜爱。他常与同窗切磋学术，有"小先生"之称。1921年黄文东以首届第一名的成绩毕业，后返回原籍震泽镇悬壶济世。因医德医术惠于乡里，济人甚众，而博得当地群众的爱戴。1931年应丁济万之邀，黄文东回母校上海中医学院执教，并担任教务长长达17年之久。中华人民共和国成立后，黄文东先后主办上海市中医进修班、中医师资训练班等。

黄氏对《内经》《难经》和仲景学说深有研究，强调调整脏腑间升降清浊之功，把握阴阳五行相互制约和依存关系。临证则以调理脾胃为先，认为脾胃乃后天之本，气血生化之源，久病不愈，体质亏虚，治疗外感内伤各类杂病，均应脾胃兼顾，以治其本。治疗慢性肠胃炎、胃溃疡、胃痛、慢性胃炎、再生障碍性贫血等症，善取各家之长，以灵轻之方、平淡之剂，屡见显效，为同道和学生所称颂。

二、外科名家及诊疗特色

由于受到历史的局限，特别是近代以后在西医外科强势冲击下，中医外科发展始终难以令人满意。但海派中医外科则是在借鉴西医外科的基础上，不断探索创新，闯出了自己的路子。尤其是中华人民共和国成立后，党的一系列发展中医政策使得海派中医外科快速发展。顾氏外科是近代以来上海著名中医外科名家流派，也是上海中医外科发展的典型代表，其代表人为顾筱岩、顾伯华父子。

1. 顾氏外科创始人顾筱岩　顾筱岩（1892—1968），名鸿贤，上海浦东人，顾氏外科流派创始人，1948年曾赴香港，悬壶于九龙。1956年人民政府和周恩来总理发出号召，希望港澳台和海外同胞为祖国建设和统一做出贡献。顾筱岩毅然放弃优越条件，关闭香港诊所，阖家离港返沪定居，此举在当时旅居港澳的同道中是前所未有的，在香港中医界引起了极大的震动。回沪后，顾筱岩受到政府和领导的接待和鼓励，并受聘为上海市中医文献研究馆馆员。

顾氏外科奠基于《内经》《难经》，取法于明代外科名家陈实功之《外科正宗》。顾氏在辨证施治和外用药的研制配方中，发明了许多经验良方，每逢疑症，往往出奇制胜，拯救危难患者，逐渐形成顾氏外科学术流派特色。顾氏在医疗方法上，不墨守成规，临床诊治疾病采用中西医结合之法。

2. 顾伯华传承创新，光大顾氏外科　顾伯华（1916—1993），顾筱岩之子。顾氏早年随父顾筱岩习医，1936年毕业于上海中医学院，即设诊所于上海。从事外科临床50余年，对《外科正宗》《外科心法》《洞天奥旨》《疡科心得集》等著作均有研究，学验俱丰，继承和发扬了顾氏外科学派独特的学术观点和临床经验，对疮疡、皮肤病、肛门病、乳腺病、血管病及急腹症等有丰富的治疗经验，治学博采众长，内治、外治相结合。在外科临床上常用生地、玄参、麦冬、天冬、石斛、龟甲等养阴药。治疗如骨结核、有头疽、急腹症、贝赫切特综合征以及系统性红斑狼疮等多种外科疾病和皮肤病均获良效。尤其在辨证施治乳部疾患方面具有独到的见解。如乳晕部瘘管一病，即现代所称的浆细胞性乳腺炎，顾氏在1958年首次发现此病，并定名为慢性复发性乳头内缩的乳晕部瘘管，创造性地运用外科挂线法和切开法进行治疗，疗效颇佳。顾氏对乳癖的辨证施治亦有独到见解，提出将"乳癖"分为肝郁气滞和冲任不调两型。对冲任不调型的治则除疏肝理气外，着重加用调摄冲任药物。顾氏还创制锦红新片、六应丸、胆宁片等中成药。

由于顾氏外科历代传承人一直秉持将传统中医技法和现代医学临床实际相结合的特色，因此该流派也是目前上海中医外科流派传承发展最好的。

三、妇科名家及诊疗特色

妇科是中医比较有特色的一个专科，朱氏、蔡氏妇科堪称海派中医妇科代表性流派，也是中华人民共和国成立后传承较好的妇科流派。

1. **"从合守变"的朱氏妇科**　朱小南（1901—1974），朱南山长子，原名鹤鸣。幼承家学，尽得其传，以女科著称，善治崩漏、痛经、带下、不孕、产后病等。1936年与二弟朱鹤皋秉承父志，操办新中国医学院，任副院长、院长。

中华人民共和国成立后，朱小南积极参与社会主义中医药建设事业，1952年入上海市公费中医门诊所（上海公费医疗第五门诊部、岳阳医院前身），1960年担任上海市中医学会妇科分会会长。女子疾患多隐微深奥，变化难测。朱氏以运动学纵观妇女一生，认为是一个动与静相对平衡、矛盾运动的过程。如经水盈亏满溢，周而复始；十月怀胎，一朝分娩；产褥哺乳，经水暂闭。动静平衡体现在妇女每个生理阶段和每月、每日的生理变化之中。阴阳乃变化之本，属抽象概念；而动静是具体表现，动静协调则健康，动静失衡必致病。《内经》"所胜平之，虚者补之，盛者泻之，不虚不盛，以经取之"及"谨察阴阳所在而调之，以平为期……"所谓"平""调"，就是审其动静之偏向，使之恢复平衡。故主张纠正动静失衡之大法应是：动之疾制之以静药；静之疾通之以动药；动静不匀者，通涩并用而调之；更有动之疾复用动药；静之疾再用静药以疗之者。临床则分

"从""合""守""变"四个方面。"从、合、守、变"四法看似迥然不同,实则紧扣病机,是朱氏临证经验的高度概括,其内涵充分体现在妇科病诊疗的各个环节中。

2. 绵延七世的蔡氏妇科　上海江湾蔡氏妇科,七代相传,迄今二百余载,久负盛名。近代以来蔡氏女科的发展与中西医汇通思想关系密切。早在宣统二年(1910年),蔡氏妇科五世传人蔡小香(1862—1912)在《医学报》首期发刊词中力主中西医汇通,强调:"今吾国当新旧交哄之际,诚宜痄砺精神,冒险进取,纳西方之鸿宝,保东国之粹言……沟而通之,合而铸之。"

中华人民共和国成立后,西医妇科女性激素周期规律的研究与发展,为七世传人蔡小荪(1923—)进一步发展蔡氏妇科提供了养料,他在中医天癸理论的基础上,结合女性月经周期变化的规律提出了"周期疗法",对于女性不孕症疗效颇佳。蔡小荪认为调经是孕育的先决条件,所谓"十不孕,九病经",故有"调经种子"之说。调经之旨,首调肾气。只有肾气旺盛,任脉通畅,冲脉充盈,月事才得以如期来潮,从而具备孕育之能。强调育肾为调经之根本,创育肾通络方于月经期后服用,7剂为宜,以达阴阳并调、育肾通络之功;至月经中期(排卵期),换服育肾培元方益肾促卵、祛寒健黄体,并加用河车大造丸,育肾温煦、暖宫摄精;到行经之期,则以自拟的四物调冲汤为主,随症加减,待主症消除,经候如常,则孕育有望。此法为诸多不孕症患者解除了病患之苦。

四、儿科名家及诊疗特色

儿科又称哑科,古人有"宁看十男子不看一妇人,宁看十妇人不看一小儿"之说,儿科难度可见一斑。

沪上民风素来重视小儿,海派中医儿科也因此名家辈出,流派纷呈,争奇斗艳。其中尤以江湾徐(小圃)氏儿科、宁波董氏儿科、武进钱氏儿科、常州单氏儿科、川沙徐(丽洲)氏儿科及苏州徐(小甫)氏儿科等代代相传,薪火不绝,学术上颇有特色。其他如殷受田、朱少坡、刘树农、奚伯初等皆为一代儿科名医,在海派中医儿科中占有一席之地。他们共同促进了沪上中医儿科的发展,使得沪上儿科成绩斐然。

江湾徐氏儿科是近代上海著名的儿科流派,中华人民共和国成立后更是得到了快速的发展,成为上海儿科界传承有序、影响力较大的代表性流派,其中徐小圃、徐仲才、王玉润是徐氏儿科的代表性医家。

徐小圃(1887—1959),名放,上海人。幼承庭训,弱冠失怙,即悬壶问世,设诊所于上海东武昌路，专业儿科。民国时期，徐氏就与祝味菊、徐相任、余伯陶、包识生、朱少坡等同道过从甚密。凡同道有所长，均竭诚求学请教，对祝味菊善用温阳药治疗内科疑难病症的经验尤为服膺。并与西医谭以礼、刁心德等常相交往，故对现代医学也较熟悉。例如他早在20世纪二三十年代就将患儿用过的压舌板进行消毒，以防传染。起初使用银制压舌板，用后置乙醇内消毒；后来改用木制压舌板，用后煮沸消毒，对传染病如白喉等患儿使用过的压舌板则作焚毁处理。早年抗生素尚未发现，西医对小儿肺炎等无特效药物，徐氏擅用小青龙汤、麻杏石甘汤加减，以麻黄宣肺为主治疗，其效卓著，因而有"徐麻黄"之称。[1]中华人民共和国成立后，徐氏不顾年过花甲，仍然积极参与中医振兴工作，并鼓励儿子和门人为中华人民共和国的中医儿科事业做出新的贡献。其中又以其次子徐仲才、门人王玉润最为出色。

徐仲才（1911—1991），又名树梓，徐小圃次子，上海人。自幼随父学医，后师从祝味菊，1935年开业行医。徐仲才于中华人民共和国成立前曾任神州国医学会常务理事，中华人民共和国成立后历任上海市中医门诊所副所长、上海市立第十一人民医院副院长、龙华医院副院长、上海市中医学会副主委、儿科学会主委等职。[2]徐氏早年秉承家学师传，强调温肾扶阳法在治病中的重要性，在总结其父徐小圃，其师祝味菊重视阳气理论的基础上，提出"阴为体，阳为用，阳气在生理情况下是生命的动力，在病理情况下又是抗病的主力"的学术观点，治愈不少疑难病例，尤具在治疗咳喘病方面积累了相当丰富的临床经验，研制"胆荚片"（已载入《中国药典》）等新药治疗慢性支气管炎哮喘。曾担任全国中医学院中医教材编审会议顾问，重点参加儿科教材编审。

王玉润（1919—1991），生于上海，出身于七代祖传中医世家，1935年考入新中国医学院，师从徐小圃。1939年毕业后悬壶行医，1952年参加上海市卫生局直属的中医门诊部工作，曾任上海中医学院院长，是我国中医界首位博士生导师。王氏一生著述甚丰，曾主编西医院校学习中医的《儿科学》教材、中医院校《儿科学》教材，发表了数十篇学术论文。

王氏医术精湛，认为治病必须求本，要从作用于机体的致病因子入手，消除其对机体的损害作用。提出了"识病治本"的原则。对许多疑难内儿科疾病都有独特见解。王玉润在血吸虫防治工作中，经过长期的研究，发现血吸虫病型肝硬化的本质为大量血吸虫的虫卵沉积在肝脏门脉的边支和束支，肝窦前的血管被阻塞，影响血流通畅，造成肝脏纤维化，最后形成肝硬化。因而首先提出晚期血吸虫病肝硬化的病机在于"经隧阻塞，气滞血瘀"，认为"活血化瘀"是其基本治疗原则。

1　陆鸿元，徐蓉娟.徐小圃医案医论集［M］.北京：中国中医药出版社，2010.
2　陆鸿元，徐蓉娟.徐仲才医案医论集［M］.北京：中国中医药出版社，2010.

其论文《桃仁提取物抗肝纤维化的研究》引起中外学者的高度重视,被认为是内科理论和临床领域的新突破。

五、针灸名家及诊疗特色

清末民初以降,上海专事针灸的医家渐多,开始出现针灸学术流派纷呈的局面。上海的针灸医家在其发展中比较明显地显现了海派中医融合、交流、创新的特点,比如上海的针灸医师最早将消毒应用于施治中,较早开展针灸理论和临床研究,并进行针灸医疗的宣传和开办各种类型的培训以培养人才等。中华人民共和国成立后,海派针灸继续发展,20世纪50年代就引进和应用了耳穴疗法,1958年进行了我国首例针刺麻醉,开展了针灸模型、经络穴位和针刺手法研究,从而推进了针灸学术的发展。著名者有陆瘦燕、方慎安、黄鸿舫、杨永璇等。

1. 陆氏针灸　陆氏针灸创始人陆瘦燕深具开拓精神,在继承传统针灸知识的基础上,不断汲取科技成果创新针灸技术,为近代海派针灸的发展做出巨大贡献。

陆瘦燕(1909—1969),名昌,江苏昆山人,生于嘉定。父李培卿(1865—1947),字怀德,系当地针灸名家,曾先后师从浙江四明陈慕兰及苏州乌采桥席上珍,尽得其传,有"神针"之美誉。陆氏出嗣随母姓陆。1927年,18岁的陆瘦燕就取得开业执照,悬壶开业,并加入神州医学会,求诊者络绎不绝,诊疗之余,钻研经络理论,考证穴位、手法。

中华人民共和国成立后,陆氏进行针灸试验,并进行针具改革,发明"瘦燕式毫针",被广泛采用,卓然成家,蜚声海上。除对针灸工具的改进外,陆氏与其夫人朱汝功总结经验,阐发心悟,编著了《针灸正宗》第一集(《中风预防法》《金针实验录》),第二集(《金针心传》《穴位释义》),分别于1950年、1951年出版。另在上海报刊上开辟了"燕庐医话"专栏,介绍其临诊感悟和经验。1952年,陆瘦燕在上海市公费医疗第五门诊部工作期间,创办针灸学习班,培养了大批针灸专业人才。1953年,陆氏被聘为第二军医大学中医顾问。1958年,陆氏受上海中医学院聘请,担任针灸教研室主任,并组建全国第一个针灸系,编写经络、腧穴、刺灸、治疗等临床经验和系统理论的"针灸学习丛书"。1959年9月,"针灸学习丛书"第一册《经络学图说》问世,以后其余分册《腧穴学概论》《刺灸法汇论》《针灸腧穴图谱》等书陆续出版。

陆氏还与上海教学模型厂协作创制经络腧穴电动玻璃模型,为针灸教学提供了现代化的直观教具。1959年,他作为中国医学代表团成员,到苏联进行学术交流。回国后,被任命为国家科委委员。1960年，任上海中医学院针灸系主任，兼任龙华医院针灸科主任、上海市针灸研究所所长等职。

2. **杨氏疯科针灸** 上海南汇的杨氏疯科针灸是较有特色的针灸分支流派，其代表人物杨永璇，在针灸技法和用具上均有创新。杨氏针灸的特色有针药并用，刺罐结合，重视脾胃，善调情志，注重手法，擅用补泻等。尤其值得一提的是，杨氏在临床上遇到剧烈疼痛或病久入深的患者，常用"龙虎交战"复式手法治疗。刺法补泻兼施，以捻旋为主，结合左转九阳数为"龙"，属补；右转六阴数为"虎"，属泻，反复施行，能起到疏通经气、舒筋活络而收定痛之功效。杨氏毕生致力于中医针灸事业，为继承发扬中医学遗产，培养中医人才，做出贡献。主要著作有《针灸治验录》等。传人有杨依方、杨容、徐明光、陈慰苍、张洪度、葛林宝等。

杨永璇（1901—1981），号静斋，上海南汇人。幼读诗书，长而习医，17岁受业于浦东唐家花园针灸名医王诵愚。随师临诊，3年学成，返回故里周浦，以"针灸疯科方脉"悬壶应诊。先后在上海董家渡、浦东三林塘等地设立定期分诊所，1937年迁居上海八仙桥行医，创立杨氏针灸流派，名闻沪上。杨氏从事针灸60余年，医术精湛，擅施针灸而兼通方脉，讲究针刺手法及温针艾灸，针药并用，自成一家。

中华人民共和国成立后，杨永璇率先参加公立医院工作，历任上海市中医门诊部义务特约医师、上海市第一人民医院针灸科主任、上海市针灸研究所副所长、上海中医学院针灸系副主任、曙光医院针灸科主任等职。1955年被评为上海市先进卫生工作者，受到陈毅市长嘉奖和周恩来总理接见。

杨氏治病擅长针药结合，针刺与拔罐结合。关于针药结合，杨氏认为针灸与中药虽有外治与内治的不同，但针药同源，医生的治疗观点和技术运用都是在中医学理论体系和治疗法则指导之下，从整体观念出发，以调和阴阳气血、祛邪扶正，达到治愈疾病的目的。因次，杨氏指出，针药同用能相辅相成、相得益彰，为医者如能熟练地掌握针灸和中药两套治疗方法，就能发挥更大的作用，提高疗效。

杨氏所采用的针刺与拔罐结合，是先针刺后加拔火罐的治疗方法。此法对头痛、面瘫、落枕、肩周炎、肩背酸板、腰背扭伤、腿股疼痛、四肢麻胀、脘腹痞闷诸症，均有显著疗效。杨氏学医伊始，即建议改进火罐，他自行设计制成每套6只的套叠式铜质火罐，后随杨氏到上海设诊而风靡沪上。20世纪60年代初期，杨氏又对针罐结合的方法进行改进，创造性地倡用七星针多针浅刺加拔火罐的"絮刺火罐疗法"。其中，七星针浅刺手法又有重叩和轻叩之分：用重叩手法，吸出瘀血凝块，可收祛瘀生新、舒筋活血之功；用轻叩手法，吸出汁沫稠液，可得疏通营卫、调和气血之效。"絮刺火罐疗法"适用于气滞血瘀之症，如脊椎肥大、粘连型肩周炎、顽固性周围性面瘫、复发性荨麻疹、肱骨外上髁炎等顽痹瘤疾。据杨氏临床验证，只要坚持治疗，每周1～2次，每10次为1个疗程，轻症1个疗程，重症3个疗程，即可收到满意疗效。

3. 黄氏针灸　以黄鸿舫（1879—1944）之子黄羡明（1920—2011）为代表的黄氏针灸也颇有特色。

黄羡明，江苏无锡人，1938年毕业于丁甘仁创办的上海中医学院。针灸医术得益于其父的传授，内科方脉师从包识生。中华人民共和国成立后，黄氏积极参与到振兴中医、发展针灸事业中，1952年担任上海市中医门诊部特约医师，1954年参加上海市立第十一医院的筹建工作并担任该院针灸科主任，两年后调任上海市立第一人民医院中医科主任，在那里与同事探索"针刺麻醉"并取得初步成果。1964年之后参与创建上海市针灸经络研究所并任副所长、所长，其后还担任世界卫生组织国际针灸培训上海中心主任。[1]

黄氏学医之初秉承父训，以《内》《难》两经典奠定其学术基础，后又精研李东垣、叶天士等脾胃学说理论，在临床实践中融合运用，疗效显著，屡起沉疴。黄氏在长期针灸临床实践中不断探索，确立了"病在太阴，当用灸治；病在阳明，当用针治"的思想。关于临证选穴，黄氏认为，善用针者，穴不在多而在精，在同一条经脉中穴异而治同，选穴配伍当权衡利弊而定取舍。特别在治疗慢性病过程中，常用一穴，疗效必逊，当交替用穴，使穴有调息之机，所谓备无畏也。而对于单纯病，他则一贯主张选单穴治之。

六、伤科名家及诊疗特色

近代上海涌现出了诸多伤科流派，有伤科八大家之说，中华人民共和国成立后石氏伤科、魏氏伤科、施氏伤科等发展较快。

1. 石氏伤科　石氏伤科的创始人石兰亭，本籍江苏无锡前州镇石家岩，原是武林中人，清道光年间在无锡开设镖局，行走于太湖与山东之间。他不仅武艺高强，而且精通伤科医术，研制的伤科秘方"三色敷药"十分有名。到了光绪年间，石兰亭解散镖局，举家东迁，在上海新新街（现上海市

1　黄羡明.黄羡明[J].针灸学报,1986(1):38.

杨家渡附近）开设诊所，悬壶济世，开创石氏伤科。作为石氏伤科的奠基人石晓山，自幼得父石兰亭所传，兼习针灸、外科。晓山有三子，长子石瑞清（1884—1921），精通医道及武学，擅长外科，是其父的得力助手。惜中年因肺疾而早逝。次子石筱山（1904—1964），季子石幼山（1920—1981）亦传家学。石筱山的传人有子石仰山、侄石纯农，门人有梁劲予、诸方受、蒋立人、沈德骅、石凤珍等。石幼山的主要传人有石印玉、石鉴玉，门人有曲克服、陆品兰、施杞、石凤霞、石关桐等。

自20世纪50年代以来传承模式发生了变化，从纯粹的家传继承演变为家传与门人传承相结合的发展模式，使流派繁衍的能力增强，而且在学术的发展上也更加充满活力。如今石氏伤科的学科特色，已经从传统治伤接骨扩展到伤骨科所及的各方面，尤其是在现代疾病谱中常见的颈椎、腰椎等病症的诊治方面有新的发展。

石仰山（1933—2015），石筱山之子，"国医大师"，主任医师，曾任上海市黄浦区中心医院副院长、黄浦区中医医院院长，为石氏伤科的拓展者。他自幼随父学医，并师从黄文东系统学习中医理论，中医功底较为扎实，临床经验丰富。几十年来，石仰山既遵循前辈"十三科一理以贯之"的辨证施治古训，又博采众长，把中医各派各科的长处融合应用于伤科临床。他熟练应用先贤"外伤内治"的手法，进一步强调"人体是一个有机整体"，气血是阴阳的物质基础，跌打损伤而导致产生的各种疾病，都会使气血阴阳失去平衡，因此治疗伤科疾病一定要内外兼顾，整体调治。石仰山对骨折延迟愈合、骨不连等疑难病症积累了丰富的治疗经验，主张从虚论治，以益肝肾、填精髓、补气血方药为主，可促使断端得以充养，骨折得以修复。

此外，石仰山与堂弟石鉴玉共同整理总结"石氏伤科"的历史渊源、理论体系、经验秘方、诊断手法等，并进行外敷药物剂型改革。在祖上沿用百余年"三色三黄敷药"基础上，经过几十次的调试，研制成新一代的骨伤外敷新药——石氏伤膏，通过了上海市科学技术成果鉴定，并经上海市新药委员会认可，作为新药开发而报国家卫生部。另外，石仰山和其他石氏伤科传人一起开发研制了16种系列药品，如石氏热敷袋、石氏熏洗剂、骨密胶囊等。1994年，石氏伤科经上海市卫生局批准成为领先特色专科；同年，石仰山被评为上海市名中医。

2. **魏氏伤科**[1,2] 魏氏伤科是上海乃至全国著名的中医骨伤科学术流派之一。魏氏伤科奠基人魏指薪（1896—1984）是山东曹县魏氏世医第二十一代传人，1925年只身来沪后，先做过武术教练，后在南市老西门方浜路寿祥里挂牌行医，并先后向武术名家王子平和内功名家农劲荪学习武

1　李飞跃,胡劲松.魏氏伤科外用药精粹[M].北京:中国中医药出版社,2015.
2　李飞跃.魏氏伤科治疗学——治伤手法、导引疗法及用药[M].上海:上海科学技术出版社,2015.

术和内家功法。凭借高超的技术,魏指薪在上海名声鹊起。中华人民共和国成立前后,他被称为沪上伤科八大家之一。其徒弟兼女婿李国衡(1924—2005)是魏氏伤科第二代代表性传人。

1952年"魏指薪医生"诊所内同时挂出"李国衡医生"牌额,翁婿合诊。1955年,魏指薪诊所关闭,先至卢湾区第三联合诊所,后进入上海第二医学院附属广慈医院(现上海交通大学医学院附属瑞金医院)。李国衡于1938—1943年师承魏指薪,1949年由师徒而成为翁婿,1956年到上海第二医学院附属仁济医院(现上海交通大学医学院附属仁济医院)工作,1962年调至上海第二医学院附属广慈医院。由此魏氏伤科完全进入公立医院。

魏氏伤科创立了"气血为纲,调摄脾胃;肝肾为目,筋骨并重;手法为要,调复平衡;导引为辅,突出防治"的学术思想。在治疗上将内服药与外用药相结合、手法与导引相辅佐。魏氏伤科治伤,第一,辨伤注意分类。将各种损伤归纳为硬伤、软伤、外伤和内伤四大类。第二,治伤注重手法。其在检查手法应用上有"轻摸皮,重摸骨,不轻不重摸肌筋"的独特经验。第三,疗伤重视导引。同时主张诸多损伤,都应考虑早期功能锻炼。第四,理伤注重内外合治。

魏氏伤科外治有辅料、散剂、膏药、洗方、药水、药膏、熨药多种剂型。内治则用丸散汤酒,治伤善逐瘀血、通经活络、和血镇痛,同时特别重视脾胃作用,故在理伤用药时重视调理气血,补益胃气。

1958年魏指薪献出家传秘方和治伤经验,研制数十种有效中成药和药方,外用方有三圣散、断骨丹、碎骨丹、四肢洗方等,内服方有扶气丹、黑虎丹、骨科丹、续骨活血汤、伸筋活血汤、二陈舒肺汤、异功酒等,并整理总结了伤科理、法、方、药和自己独创的魏氏伤科手法。

3. 施氏伤科 施氏伤科发轫于江苏海门,为祖传伤外科世家。三世传人施秀康善拳术,且钻研医学,于伤科之症经验丰富,名震海门、南通、启东三县之地。施秀康之子施元昌、施元亮均承祖业,以理伤闻名。施元昌医理精湛,兼通内科。施元昌之子施维智(1917—1998),幼承庭训,钻研医籍,在内科和伤科等方面都打下较好基础。1938年与叔父施元亮一同旅沪悬壶。施元亮在普陀区,而施维智在卢湾区。施维智初以内科为主,后专行伤科,善用内科方治疗内伤,对骨折处理尤具特色,因而声名卓著,被誉为申城伤科八大名家之一。[1]

施维智擅治内外损伤。其贯彻"十三科一理贯之",并且广泛吸收其他各科各家的学术思想,兼收并蓄。强调辨证论治,提倡对损伤之治疗,实际上就是根据内科辨证用药,再加补治之法。除应用祖传数代的膏药外敷外,常根据病情辨证论治,审虚实而施补泻;对骨折的治疗除手法复位

1　上海市中医文献馆,上海中医药大学医史博物馆.海派中医学术流派精粹[M].上海:上海交通大学出版社,2008.

外,敷贴夹缚和内治相结合。

施维智针对现代医学有关血液循环供血少的部位造成骨折不易恢复的特点,根据中医关于筋骨依靠肝肾精血和气血充养的理论,提出应尽早补肝肾、养精血,以促使断端生长接续的治疗原则。

七、推拿名家及诊疗特色

推拿是以手法治疗疾病的一种外治方法,通过"医者用手来探明穴道,而把手放在上面,不停地替人治病,调和营卫,流通气血,达到扶正祛邪的目的"(一指禅推拿传人朱春霆语)。手法与穴道的结合是中医推拿与国外按摩相区别的显著特点。中国医学共有六大推拿流派,分别是一指禅推拿、滚法推拿、内功推拿、正骨推拿、点穴推拿、小儿推拿。其中,一指禅推拿、滚法推拿、内功推拿均肇兴于近代的上海。海纳百川的上海在继承丁氏一指禅推拿、马氏少林内功推拿、丁氏滚法推拿三大学术流派临床经验的基础上,勇于探索创新,开拓进取,不断发展推拿学术,在推拿治疗各种脊柱疾病、内妇疾病和小儿疾病的方面奠定了国内外不可动摇的学科优势,其中又以丁氏一指禅推拿为典型代表。近代以来上海涌现了丁凤山、王松山、朱春霆等诸多名家。

1. 一指禅推拿　一指禅推拿相传是禅宗创始人菩提达摩在嵩山少林寺面壁9年后所创,其师传脉络最早可追溯到清代咸丰年间,由河南少林高手、一指禅推拿名家李鉴臣所创立。李鉴臣,河南洛阳人,相传曾为清宫御医,精少林武术,尤擅长达摩一指禅推拿。在达摩一指禅十大手法之外,又增加了摇、抖两法,演变为十二法。1861年前后,李氏漫游大江南北,至江苏邗江,适逢丁凤山与人比武负伤,李氏以一指禅为其点穴疗疾。病愈后,丁凤山遂拜李鉴臣为师,故后世一指禅流派传人皆尊李鉴臣为江南一指禅开山鼻祖。

朱春霆(1906—1990),字维震,上海嘉定人。1923—1925年在上海南市九亩地师从丁凤山堂侄丁树山习练"一指禅功"与"易筋经"。曾悬壶于西藏路平乐里,用一指禅手法为近代国画大师吴昌硕治疗半身不遂,妙手回春。1956年春,受聘于上海华东医院,并组建了全市第一个中医推拿科。1956年10月15日,在上海首创"中医推拿医士训练班",并出任班主任,其间编写了近10万字的《中医推拿讲义》。1958年5月,我国第一所推拿学校——上海市推拿医士学校(1959年更名为上海中医学院附属推拿医士学校)暨上海市推拿门诊部在沪诞生,朱春霆任校长,系统地传授推拿理论,开创课堂教学推拿之先河。王松山、钱福卿、沈希圣、王百川、马万龙、丁季峰先后应邀执鞭,形成了以"一指禅流派""滚法推拿""少林内功推拿"多种手法百花齐放的推拿教学体系。

2. 儿科推拿 儿科推拿也是中医儿科治疗手段的一大特色技术。上海的单氏儿科即以擅长小儿推拿结合内科治疗为特色,在申城中医儿科中占有一席之地,其代表人物单养和。

单养和(1890—1971),江苏武进芙蓉圩人,父镇安,擅长小儿推拿。单养和幼承家学,尽得父传,精通中医儿科和小儿推拿,尤其擅长小儿推拿,并积累了丰富经验。他指出,在给小儿患者治疗时医者态度必须和蔼可亲,善于诱嬉患儿,以争取合作,便于施术。施治时使用手法宜轻宜活,以不擦红皮肤为佳。医者必须轻常锻炼指力,熟练手法,使大拇指转动灵活,达到"推豆腐不碎"的轻灵程度。推拿的速度宜快,一般在15～20分钟内即应完成每个穴位200～300次的推拿,这样既利于小儿接受治疗,也由于速度之快,可加强对经络的刺激,促使筋脉流畅、气血调和,从而达到提高疗效的目的。他在推拿时常以具有挥发作用的油剂作为滑润剂,取其腻润及保护皮肤的优点。

八、喉科名家及诊疗特色

中医喉科作为一门独立的学科在18世纪中期已相当成熟。近代以来,喉科传染病如白喉、猩红热(烂喉痧)等多次在上海大肆流行,严重地威胁着人民群众的生命与健康。最初,中医喉科疾病大多由精通内、外、喉等各科的名医兼看,如近代名医丁甘仁就自述:"行道数十年,诊治烂喉痧不下万余人。"并撰写了疫喉专书《喉痧症治概要》(1927年)。继而出现了专门的喉科流派,主要有朱氏喉科、张氏喉科以及浦东的顾氏喉科、崇明的刁氏喉科等。

在上海这样一个大都市中,中医要想生存发展就必须有自己的特色,这种竞争则促进了各医家流派的学术特色和临床技能的提高。以中医喉科为例,当咽喉部红肿溃烂时,患者最难忍受,多希望尽快肿消溃愈,减轻痛苦。因此,喉科各家都在提高临床疗效、加快退肿消脓时间上下足工夫,纷纷研制出快速有效的喉科吹药、敷药;在诊疗方法上,也出现了吹喉药、噙漱药以及局部切开排脓相结合的综合疗法。不少医家更开展手术治疗,提高了临床效果。朱氏喉科就以手术闻名,而张氏喉科和马氏喉科则以喉科吹药、敷药取誉沪上。张氏喉科创制的"喉科牛黄散""银硼漱口液"一直是喉科良药。

张赞臣(1904—1993),字继勋,晚年自号壶叟,江苏武进蓉湖人,出生于中医世家,祖育铭、父伯熙均精于外、喉科。张氏幼承家学,16岁随父来沪,入上海中医专门学校,师从谢利恒、曹颖甫、包识生诸名家。

中华人民共和国成立后张氏放弃私人诊所，加入公立医疗单位工作，并筹建上海中医门诊部（上海市公费医疗第五门诊部前身），任副主任，1956年筹建上海市中医文献研究馆，后任副馆长。1956—1960年，张氏担任上海市卫生局中医处副处长期间，为发展中医、建设中医机构做了大量工作。张氏原以内科闻名，中华人民共和国成立后因感叹中医喉科后继乏力，力求振兴中医喉科，遂专事喉科。1956年在上海市第一人民医院主办中医喉科学习班；1976年兼任上海中医学院耳鼻咽喉科教研组主任，主办全国和上海耳鼻咽喉科医师进修班等；1983年培养指导全国第一位中医喉科硕士研究生毕业，在培育人才、学术研究各个方面，为中医耳鼻咽喉科的继承和发扬做出了一定的贡献，也培养了一大批中医耳鼻喉科人才。

九、眼科名家及诊疗特色

沪上著名的中医眼科有宁波迁沪的姚和清姚氏眼科、陆南山陆氏眼科和创派于上海市的范香孙范氏眼科、唐亮臣唐氏眼科、于寿昌于氏眼科等。其中陆氏眼科、姚氏眼科等都颇有特色，中华人民共和国成立后也获得了快速的发展。陆氏眼科的代表人物，陆南山的一些发展轨迹与思路，或许值得我们借鉴。

陆南山（1904—1988），浙江鄞县人，四代业医，自幼从其父陆光亮学医，17岁时随父在宁波开业，1926年到上海，初悬壶于虹口，抗战期间，先后在南京东路哈同大楼和鸿仁里设诊寓。陆氏以眼科为业，由于医术高，疗效好，闻名遐迩，求治者络绎不绝，其患者多为贫苦劳动者。陆氏仁术仁心，亲自调治，治愈者不计其数。中华人民共和国成立后，陆南山积极参加公立医疗机构的建设，1956年作为代表出席了中华医学会第一届全国代表大会，并被推为主席团成员，在中南海受到周恩来总理等党和国家领导人的接见。曾任上海第二医科大学中医学教研室主任，上海仁济医院眼科主任、中华医学会理事、中华医学会中医眼科学会名誉主任委员。

陆氏从事眼科60余年，主张中西医结合，强调眼科辨证也要用整体观，善于化裁古方。并能利用现代眼科器械，将现代医学辨病和中医辨证相结合，发挥中医宏观分析病情和西医观察眼部微观病理的长处，深入研究每种眼病的演变过程，对角膜炎、视网膜静脉周围炎、中心性视网膜炎、眼肌麻痹、视神经炎、视神经萎缩、青光眼、眼底出血病、老年性白内障等疑难杂症的诊治，均有丰富的经验，丰富和发展了中医眼科的辨证理论，总结出许多有效的经验方。先后发表多篇论文，参加编撰《中国医学百科全书·中医眼科分卷》《眼科临证录》《实用中医眼科学》等眼科专著。

注重检查是陆氏学术思想的基础。陆氏在眼科诊疗中特别重视望诊，认为每个眼科医师必须掌握现代眼科检查方法，明确病变情况，作出精确判断。眼科检查包括两方面：一是利用现代仪器，包括眼底镜、裂隙灯、视眼计等常规检查工具。还有荧光血管造影检查法及视诱发电位，视网膜电流图等方法详细检查病情。对眼科血证患者，还要求做各种生化检查以区别糖尿病、高血压、血液系统疾病等。陆氏还根据中医学特点，明确眼病发生发展过程中，寒热、气血、脏腑的相互关系。

结　语

传承和创新是上海海派中医发展中最鲜明的特点。中华人民共和国成立后，海派中医的传承从单一的家传模式演变为家传、师承、院校教育相结合的模式。中医精髓不断得到发展，在中医理论和临床诊疗的探索创新能力增强，流派的发展充满活力，对中医学术起到了承前启后的引领作用。

第二十章 中华人民共和国成立后上海开展的中医科学研究

　　科研是现代科学发展的结果，中医科研是应用现代科技手段和方法开展中医研究。

　　在20世纪中叶以后，伴随着中医的规模化教育，应用现代科技手段和方法研究中医成为必然，中医科研机构也相继成立。20世纪中叶后的上海，中医科研主要集中在中医证候的客观化和规范化方面进行了诸多尝试，主要有针刺麻醉、虚证研究、活血化瘀研究、天花粉终止妊娠研究等，在许多方面取得突破性成果。

　　20世纪60年代中期至70年代中期，上海第一医学院附属华山医院、第一结核病院、第一人民医院、肿瘤医院等成立中医、中西医结合的研究室，对冠状动脉粥样硬化性心脏病（简称"冠心病"）、高血压病、肿瘤、慢性肾类、妇科杂病等专项疾病进行研究和探讨。20世纪50年代后期，上海第二医学院教授邝安堃、第一医学院附属华山医院沈自尹应用现代科学方法，从内分泌、生化角度对中医"阴阳学说"与"肾本质"进行研究，后又从分子生物学、免疫学方面进一步研究。邝安堃根据中医阴阳对立消长规律，用中西医结合治疗甲状腺功能亢进症、甲状腺功能减退症及气功防治高血压、中风等，成绩显著。沈自尹应用补肾中药，调整下丘脑—肾上腺、性腺、甲状腺轴，提高机体免疫功能，有明显作用。20世纪60年代，上海在中西医结合方面有重大突破，小夹板固定治疗骨关节损伤，针刺麻醉应用于多种外科手术，均为中西医结合的范例。

　　本章选择对上海中医发展有较大影响、具有创新性且获得市级以上成果奖的代表性科研进行叙述。

第一节 针刺麻醉——针灸医学的突破

中华人民共和国成立后的中医在党的一系列政策沐浴下,迎来了快速发展的良好机遇,也为中医在现代条件下的科学研究带来强劲动力。针刺麻醉手术的开展无疑是当时颇具特色的,也是20世纪针灸学科中具有原创性的重要成果。它实现了两个突破:一个是由针刺镇痛向针刺麻醉手术的突破;另一个是以针刺麻醉为契机,使针灸走出国门,走向世界,带来世界针灸热,具有科技和政治两个层面的双重意义。

一、始于上海的针刺麻醉

1958年8月30日,上海市立第一人民医院耳鼻喉科青年医生伊惠珠单纯使用针刺麻醉的方法成功为患者施行了扁桃体摘除手术,这是迄今有记录可查的第一例针刺麻醉手术,并诞生了世界上第一份针刺麻醉病历。[1]此后,该院又以相同方法完成多例扁桃体摘除术,均获成功。1958年9

赠给尼克松的国礼

1972年2月21日至28日,美国总统尼克松应邀访华,开始中美建交史上的"破冰之旅"。期间,我国政府向美国人民赠送了大熊猫"兴兴"和"玲玲",向尼克松赠送了著名画家张锦标绘制的《熊猫图》以及上海生产的大白兔奶糖等国礼。除此之外,还有英文版《中国针刺麻醉》一书,收载了《针刺麻醉开发成功》《在针刺麻醉手术室》《针刺麻醉下进行脑外科手术目击记》和《从针刺治病到针刺麻醉》等4篇文章。其中的压轴之作——《从针刺治病到针刺麻醉》一文,出自上海中医药大学医史博物馆傅维康之手。该书虽是一本非常薄的小册子,却承载着特殊的历史意义,并向美国和世界人民简要地介绍了中国针灸学以及针刺麻醉的历史与现状,记录了针刺麻醉在临床上应用的实例,在中外医学交流史上占有重要的一席之地。[2]

---

1 张仁.关于针刺麻醉科研思路的反思[J].针刺研究.2006,31(6):325.
2 吴佐忻.赠送给尼克松的国礼——《中国针刺麻醉》[J].上海中医药杂志,2006,40(3):44.

月5日《解放日报》刊登了题为"中医针灸妙用无穷代替止痛药二针见分晓"的文章,对此进行了报道。由此拉开了针刺麻醉手术的序幕。

二、针刺麻醉下大手术的开展

受扁桃体摘除术的影响,多家医疗机构开始尝试针刺麻醉在大手术中的运用。20世纪60年代初,上海市第一结核病院与上海市针灸研究所合作,在针刺麻醉下成功为患者实施了肺切除手术,这是我国针刺麻醉首次成功应用于肺切除术[1]。至1961年7月,双方合作共开展42例肺切除术,成功37例,引起了党中央、国家科委和卫生部的重视。其后,上海市卫生局组织力量对针刺麻醉下的肺切除手术进行深入研究,共观察了196病例。这项成果于1965年12月通过国家科委鉴定,并获颁发"针刺经络穴位麻醉应用于胸腔(肺)手术的研究成果报告"(档案号006915)。[2]1965年11月,上海第一医学院附属华山医院首次用针刺麻醉成功为患者实施开颅手术,摘除脑瘤。受此影响,针刺麻醉在全国范围内迅速开展起来,几乎遍及各科常见手术。

三、针刺麻醉的成果及影响

从1960—1990年,仅上海所开展的针刺麻醉手术就达到25万例,获得过多项奖项:国家级1项,部级15项,市级2项,局级35项。其中,在国内外影响较大的有:上海市立第一人民医院甲状腺切除术、肾移植术,第一结核病院肺切除术,仁济医院体外循环心内直视术,五官科医院喉切除术,上海第一医学院附属华山医院颅脑术等。

1966年2月,国家科委和卫生部在上海召开全国"针刺麻醉研究工作座谈会",制订了《针刺穴位麻醉研究工作二年规划纲要草案(1966—1968)》,对针刺麻醉予以肯定。1970年5月,"第一期全国针刺麻醉学习班"在上海举办。1974年由上海电影制片厂拍摄的一部名为《无影灯下颂银针》的电影专门介绍了针刺麻醉,1979年又拍摄了《针刺麻醉》纪录片。[3]

1971年7月18日,新华社首次向世界宣布"我国医务工作者和科学工作者创造成功针刺麻

1 侯中伟."针刺麻醉"发展的历史浅探[C].2011中国针灸学会年会论文集(摘要):315.
2 张仁.中国针刺麻醉发展史[M].上海:上海科学技术文献出版社,1989.
3 史宏轶.针刺麻醉发展沿革探要[J].实用中医内科杂志,2008,22(8):74-75.

醉"，对国外产生了深远的影响。1972年，美国总统尼克松访华，把针刺麻醉的信息带回美国，促使美国形成"针灸热"，进而波及全世界[1]，促进了中医的发展。

四、针刺麻醉机制研究

1. 开展研究的背景　针刺麻醉手术的成功开展及其后暴露出的针刺麻醉镇痛不全、手术切口痛等问题，促使针刺麻醉机制研究渐趋活跃。1959年7月，全国中医经络针灸学术座谈会在上海召开，肯定了针刺麻醉，并对针刺麻醉工作经验进行交流。针刺麻醉得到了政府的高度重视，周恩来总理通过时任卫生部长钱信忠下达指示，要求抽调人力研究"针刺麻醉"[2]。从20世纪60年代中期开始，我国投入了大量人力和物力开展针刺麻醉机制研究，几乎当时所有的医学院校和各个大学的生物系都参与其中[3]。

2. 针刺痛阈测定　从20世纪60年代中期至20世纪90年代，上海针刺麻醉机制研究也十分活跃，曾一度走在全国的前列。1965年7月，上海集中了全市针刺麻醉研究力量，成立针刺麻醉协作组，分临床研究组和机制研究组，下又分几个专题组，开展包括对人体痛阈的测定、中枢神经系统的电生理研究、针刺"得气"研究、生化指标测定及进行动物模型的制作以及针刺麻醉时手术患者心理变化的研究等，并取得不同程度的结果，其中对人体痛阈的测定研究较多。上海第一医学院、上海中医学院、上海市第一结核病院组成联合研究组，经过反复测试，共选择29个穴位（阳经17个，阴经12个），测试痛试验624人次，获得了12万余个数据，为针刺的镇痛作用提供了较为科学的依据。

3. 制造动物模型　1966年初，上海中医学院曾兆麟等制造出针刺麻醉手术动物模型，把针刺麻醉下肺切除术的一套方法和程序照搬到实验犬上获得成功，证明针刺镇痛效果的客观性。华东师范大学学者研究发现，心理因素对提高痛阈有明显作用，并且针刺加心理因素复合作用优于单纯针刺的效果。

4. 神经生理学研究　上海第一医学院、上海第二医学院、上海中医学院、中国科学院上海生理研究所、脑研究所、华东师范大学、复旦大学等基础学科均参与针刺镇痛原理研究，从神经生理、神经递质等方面阐明了针刺镇痛的部分原理，受到国际医学界的高度重视。[4]诸多研究提示，针刺麻

1　侯中伟."针刺麻醉"发展的历史浅探［C］.2011中国针灸学会年会论文集,2011: 313.
2　韩济生.人生的转折和选择［J］.生理科学进展,2001,32（1）: 2.
3　黄艳红访问整理.针刺麻醉机理研究的回顾与反思——韩济生院士访谈录［J］.中国科技史杂志,2005,26（2）: 155–166.
4　王翘楚.医林春秋——上海中医中西医结合发展史［M］.上海: 文汇出版社,1998.

醉可能与机体内生化物质的变化有关。上海第一医学院生化教研组顾天爵等曾观察针刺麻醉前后患者体内某些体液成分（抗利尿激素、儿茶酚胺等）的变化及其他相关研究，虽因多种原因未能得出肯定的结论，但对于针刺麻醉物质基础的研究具有开拓性意义。

1986年，中国针灸学会针刺麻醉研究会成立大会暨学术讨论会在上海召开，肯定了针刺穴位的镇痛作用，分析了穴位的特异性及其物质基础，认为内源性吗啡样物质的发现是针刺麻醉机制研究的重大突破，推动了针刺麻醉的应用和研究。[1]

｜第二节｜肾虚证本质的探索

传统中医对虚证的诠释，其理论源于《内经》，如《素问·通评虚实论》有"邪气盛则实，精气夺则虚"的论述，其中"精气夺则虚"则成为中医虚证最基本的规范性论述，千百年来，在中医的临床实践活动中一直遵循于此。

近几十年来，借助现代科技手段，探索中医虚证本质，成为中医虚证科学研究的主攻方向。到目前为止，进行了3个层次的探索研究[2]：一是针对虚证的证候群进行传统理念的研究，即以大量临床实践为基础，把虚证概括为一类具体证候群。如，血虚证包括：面色萎黄不荣，口唇淡白，或头晕眼花、失眠、舌质淡脉细等症状。二是研究虚证的生理、病理基础，即通过现代技术手段探究虚证状态下的病理和生化指标的异常，以说明虚证与内在病理之间的联系。三是研究由组织细胞病理观察深入到分子病理学水平，已经由基因观察发展到目前的基因组学和蛋白质组学的水平。

20世纪中叶以后，上海对虚证的研究主要集中在探究虚证的生理、病理基础方面。而在肾虚证研究方面最先获得成功，也做得较为深入。

一、发现肾虚证物质基础

1959年，上海第一医学院附属第一医院（现复旦大学附属华山医院）沈自尹领衔研究"肾虚"

1　侯中伟."针刺麻醉"发展的历史浅探［C］.2011中国针灸学会年会论文集（摘要），2011：316.
2　黎波，张荣华.中西医结合虚证研究进展［J］.中国中西医结合杂志，2010，30（5）：557.

的物质基础。研究发现,"肾阳虚"的患者,其24小时尿中的17-羟皮质类固醇含量明显偏低,经选用相关补肾中药治疗后可以恢复正常。其后又深入系统地研究了中医滋阴补肾和温补肾阳方药分别治疗肾阴虚和肾阳虚证的临床疗效,肾阴虚和肾阳虚证相互转化规律。对肾虚患者与肾上腺皮质系统—垂体—下丘脑功能影响的相关性也进行深入研究。经过30多年对阿狄森病、系统性红斑狼疮、慢性支气管炎、哮喘等具有肾虚证候表现的慢性病进行临床观察及试验研究,最终证实肾虚证与下丘脑—垂体—肾上腺皮质系统功能低下密切相关。同时也证明,补肾中药可以加强免疫系统和神经内分泌系统之间的联系,增加机体代偿能力及功能储备,可有效改善老年人神经内分泌功能减退。[1]

二、研制肾阳虚动物模型

1958年,上海市高血压研究所首先研制成功"肾阳虚"动物模型[2]。1963年上海市第二医学院邝安堃首次用氢化可的松制作肾阳虚动物模型获得成功,成功将科学实验方法引入传统中医药学的研究领域。其后各种中医证候模型的造模方法相继出现。

氢化可的松制作肾阳虚动物模型,其机制是利用外源性的糖皮质激素(氢化可的松)的生理效应,产生类似于中医"肾阳虚"的临床症状。氢化可的松是肾上腺皮质激素,一定量的运用可使垂体前叶促肾上腺皮质激素(ACTH)的释放受到抑制,使肾上腺皮质分泌的类固醇激素减少,导致下丘脑—垂体—肾上腺皮质轴反馈抑制。这时突然停用氢化可的松,下丘脑—垂体—肾上腺皮质轴的被抑制状态即表现出来,动物就出现明显的"耗竭"现象,对外界环境变化的应激、适应能力显著下降,水、电解质代谢失调,出现一系列的临床表现[3],如精神不振、蜷卧、畏寒肢冷、神情淡漠、呼吸迟缓、性功能低下、尿白浊等。符合中医肾阳虚的证候表现。辨证施用温肾助阳中药可使症状得以改善,进一步说明动物模型辨证的准确性。[4]

肾阳虚动物模型的建立不仅推动了肾阳虚证本质的研究,而且为中药温补肾阳药的药效评价提供了工具[5]。

1　王翘楚.医林春秋——上海中西医结合发展史[M].上海:文汇出版社,1998.
2　王翘楚.医林春秋——上海中西医结合发展史[M].上海:文汇出版社,1998.
3　陈小野.实用中医证候动物模型学[M].北京:北京医科大学中国协和医科大学联合出版社,1993.
4　吴启端,熊带水,梁文能.肾阳虚动物模型的研究概况[J].中国实验方剂学杂志,2001,7(6):6.
5　陈素红,吕圭源,范景,等.海马不同提取物对雌二醇致肾阳虚小鼠的影响[J].中草药,2009,40(2):258-262.

三、肾虚证机制的深入探索

20世纪60年代初，上海市立第一人民医院生物化学家顾天爵曾与华山医院沈自尹合作，对中医肾本质进行研究，发现"肾阳虚"患者尿中17-酮类固醇和17-羟类固酶几乎都比正常人明显偏低。但研究发现，具有"肾阴虚"证候的患者尿中17-酮类固醇和17-羟类固醇含量并不增高，说明中医所讲的"肾阴虚"和"肾阳虚"虽然症状相反，但生化机制并不一定是相反的。这一现象成为激发顾天爵研究"阴虚火旺"本质的动因。临床发现，晚期癌症患者常有中医"阴虚内热"的症状表现，受此启发，顾天爵等从生物化学热力学的观点出发，进行思考并开展研究，于20世纪70年代初首先提出阴虚火旺证与细胞钠泵（Na^+-K^+-ATP）密切相关。临床上用滋阴降火的中药治疗，患者的阴虚内热症状改善后其钠泵也随之下降。其后，又对具有滋阴降火作用的中药知母皂苷进行了实验研究。

上海中医学院施玉华等制造小白鼠大剂量可的松动物模型，并对大鼠肝组织形态和组织化学进行研究。赵伟康、毛良等对甲状腺功能亢进症、高血压有阴虚火旺患者的尿肌酐、儿茶酚胺含量进行检测，结果均明显高于正常人，提示此类患者下丘脑—交感—肾上腺皮质功能活动增强，消耗能力较大。[1]

肾虚证与下丘脑—垂体—肾上腺皮质系统关系的研究获得成功，证实了肾虚证确实存在客观的生理病理学物质基础，也促使相关专家作更深入、更广泛的探索研究。1974年，邝安堃、夏宗勤经过大量实验研究，建立了血浆环核苷酸含量测定方法，并把血浆环核苷酸含量作为阴虚证、阳虚证及其用滋阴助阳药后转化的检测指标。20世纪80年代初，上海第二医学院易宁育、夏宗勤等开展实验研究，探讨肾虚证与细胞调控机制有关的M胆碱受体、肾上腺素受体、环核苷酸系统等之间的关系。研究表明，在多种疾病过程中，中医辨证为肾虚证时可出现 β 受体、cAMP及受体cGMP这一对细胞调控机制的失平衡。运用一些具有滋肾阴、助肾阳功效的中药有纠正作用。这两个系统在阴虚证与阳虚证时的失平衡方向相反：即在阴虚证时 β 受体cAMP系统占优势；在阳虚证时M受体cGMP系统占优势。滋阴药对前者有下调作用，对后者有上调作用。助阳药的作用则正好相反[2]。这些实验进一步证明了肾虚证的客观物质基础，也证明了传统滋阴

1　王翘楚.医林春秋——上海中西医结合发展史［M］.上海：文汇出版社,1998：94-95.
2　易宁育,夏宗勤.胡雅儿,等.滋肾阴助肾阳药对细胞调控机制的双向调节作用［J］.中医杂志,1989,30（10）：44.易宁育,胡雅儿,赵胜利,等.滋阴药知母对 β AR及MhcRo——对细胞调控机制的影响［J］.中药药理与临床,1990,6（3）：12.

助阳补肾中药的疗效,及此类中药纠正肾虚证的部分作用机制。

| 第三节 | 血瘀证本质和活血化瘀方药机制研究

活血化瘀法是针对血瘀证而设的重要治疗法则,属中医气血病机范畴。自清代医家王清任阐发血瘀病机,并创制逐瘀汤系列方剂之后,活血化瘀法逐渐被医家推崇并运用于临床实践。大量临床实践证明,中医活血化瘀法及其方药在临床上具有重要疗效和价值,但血瘀证的本质及活血化瘀药物的作用机制尚不清楚。近几十年来,血瘀证和活血化瘀研究逐渐成为传统中医药学和中西医结合中最为活跃的领域,并取得了较大成绩。

此项研究主要集中在对血瘀证本质的探讨、活血化瘀方药的机制和应用方面的研究上。

1961年第二军医大学长征医院殷德慤首先发表论文《306例瘀血病例的诊治探讨异病同治的规律》。20世纪70年代初,上海第一医学院在姜春华的倡议指导下成立活血化瘀研究组,姜春华担任组长,并对血瘀和活血化瘀的文献进行了系统的整理和研究。此后,上海第一医学院关于活血化瘀的研究工作蓬勃开展,其各附属医院如华山医院、中山医院、妇产科医院、肿瘤医院、儿科医院、五官科医院等对血瘀证及活血化瘀法进行了基础和临床的全面研究,从血液流变学、微循环、药物研究、动物实验、临床研究等方面开展了大量研究工作,基本阐明血瘀证的实质及活血化瘀药物的作用原理。其中梁子均、施永德等从血液流变学角度,研制了一套仪器,包括血液黏度仪、红细胞电泳仪、渗透压仪、血小板凝聚仪等,可用于临床检测血瘀证和活血化瘀疗效的客观手段和指标。这些仪器在上海市和全国各大医院得到推广应用;华山医院和上海第一医学院药学系与药厂协作研制丹参注射液治疗冠心病、心肌梗死等病;上海市伤骨科研究所柴本甫等研究丹参注射液对家兔骨折后肢体的血容量影响,结果提示,丹参注射液可使局部血容量增加,可加速骨折愈合。该项研究于1978年获得了全国科技大会颁发的重大科技成果奖1项,还获得过部级奖6项,市级奖1项,局级奖9项。姜春华是中国研究活血化瘀的倡导者之一,曾应邀在全国各地作了多次专题学术讲座,他主编的《活血化瘀研究》和《活血化瘀研究新编》两书分别于1981年、1990年出版发行,颇受国内外专家和读者赞誉。

此外,上海铁路中心医院颜德馨从中医气血学说提出"衡法"理论,认为"人体衰老的主要机制在于气血失调,因循环失衡,而致血瘀",并进行动物实验和临床观察,于1980年研制成"衡法Ⅱ

号"延缓衰老新药。上海中医学院教授王玉润等对传统活血药桃仁提取物合成人工虫草菌丝的抗肝纤维化作用进行了研究。这两项研究均获得部级、局级奖项。[1]

第四节 | 天花粉终止妊娠研究

天花粉为葫芦科植物栝蒌的根,属清热泻火类中药,且具有消肿排脓的功效,主要用天花粉治热病口渴、消渴、肺燥咳血、痈肿等病症。受中国传统文化的影响,中医药古籍中少有天花粉用于堕胎的记载,但有类似的描述,如宋代《太平圣惠方》中有天花粉"通月水"的记载,明代中药巨著《本草纲目》中称天花粉有"通月水""治胞衣不下"的作用。

1966年龙华医院妇科王大增在发掘民间秘方的基础上对天花粉终止妊娠的作用作深入研究,并获得成功。

1966年,中国科学院上海有机化学研究所(简称"上海有机所")的科研人员到四川、湖北等地调查堕胎秘方,在武汉调查到以中药天花粉、牙皂、细辛和狼毒等的复方流产药,将牙皂、细辛和狼毒研细,配以鲜天花粉汁调成糊状,用纱布扎成球状,塞入阴道外用引产,获得成功,但易引起发热的副作用。后经南京、武汉两地科研人员多次研究,以天花粉、牙皂两药研制成"天牙散"或"天皂合剂",制成胶囊外用引产。上海有机所通过大量的试验研究,证明天花粉中的蛋白质部分是引产有效成分,并于1968年提纯得到天花粉蛋白晶体。其对治疗宫外孕、绒毛膜上皮癌等亦有效果。1974年,上海有机所与中国科学院福建物质结构研究所合作,成功制备了可供 X-射线分析用的天花粉蛋白单晶体,并测定了其晶胞参数。[2]

1970年后至1972年,中国科学院的上海有机所、上海药物所、上海细胞所、上海生化所,龙华医院,上海第二医学院,瑞金医院,上海生化药厂和上海医药工业研究院合作形成天皂合剂会战组,进一步研究了天皂合剂的药理作用,经过大量实验和临床研究,研制成单味天花粉针剂,并经龙华医院、妇产科医院、妇幼保健院等单位协作,试用于中期妊娠引产7 600例,成功率达97.78%,曾向全国推广。该项研究共获得国家级奖2项,部级奖2项,市级奖1项,局级奖2项。[3]

1　王翘楚.医林春秋——上海中西医结合发展史[M].上海: 文汇出版社,1998.
2　金善炜.天花粉蛋白的故事——中药现代化的一个成功实例[J].生命的化学,2006,26(6): 564–567.
3　王翘楚.医林春秋——上海中西医结合发展史[M].上海: 文汇出版社,1998.

| 第五节 | 中医药防治肿瘤研究

中医药对肿瘤的防治历史悠久，但20世纪50年代以前多是一些经验治疗。半个多世纪以来，由于政府的重视和支持，中医肿瘤学科有了较快发展，逐渐运用现代科技手段探索研究中医、中西医结合治疗肿瘤的疗效。20世纪60年代注重中医治疗肿瘤的临床经验的总结、宣传与推广，20世纪70年代开始重视中医治疗肿瘤、防化疗减毒增效等方面的研究，20世纪80年代国家投入大量的人力财力寻找治疗防治肿瘤的中药。经过数十年来的中医肿瘤科学研究，如今中医药已经成为防治恶性肿瘤有力武器，其基础研究及临床相关研究的成果也越来越引起国际学术界重视。

20世纪50年代中期，上海市肿瘤医院和上海市立第十一人民医院分别应用中医中药治疗恶性肿瘤，并进行临床观察，有少数病例获得缓解和治愈。20世纪70年代后期，上海市肿瘤医院、龙华医院、曙光医院等纷纷建立中医药治疗肿瘤的临床基地，开展临床与实验研究，逐渐形成各有特色的、理法方药具备的辨证施治方案及经验方，并研制成10余种治癌新药。这些成果有效地提高了晚期肺癌、胃癌、肝癌等恶性肿瘤的生存率及放化疗患者的增效减毒作用。龙华医院的邱佳信、刘嘉湘，以及肿瘤医院的于尔辛因在中医防治肿瘤研究方面的突出贡献分别获得部级、市级、局级共15个奖项[1]。

| 第六节 | 中医药防治心血管病研究

一、心血管病制剂开发

从20世纪70年代开始，上海市华山医院、仁济医院、中山医院等尝试用中医药治疗心肌梗死、冠心病，开展了基础、临床研究，并运用与药厂协作等方式研制成多种治疗心肌梗死、冠心病的新的中成药，如丹参针剂、冠心苏合香丸、复方丹参片、麝香保心丸、温阳益气针剂等，为治疗心血管病、抢救心肌梗死提供了重要治疗手段，其中麝香保心丸影响最大，除在全国推广应用外，还远销

1　王翘楚.医林春秋——上海中西医结合发展史［M］.上海：文汇出版社，1998.

国外,获得较大的经济效益和社会效益。该项研究共获得部级奖3项,市级奖3项,局级奖7项。[1]

二、麝香保心丸的研发

麝香保心丸是20世纪70年代由上海市卫生局领衔,上海市华山医院、中山医院、心血管研究所、上海中药一厂等一批科研、医疗、生产单位组成科研攻关组,以华山医院戴瑞鸿为主要负责人,历经10年的科研攻关研制而成。

1972年,上海市华山医院戴瑞德在学习中医时,获悉芳香温通药物治疗心脉不通引起的心绞痛,受此启发,即在传统芳香温通名方苏合香丸的基础上开展动物实验,经过筛选,以7味药(苏合香、麝香、冰片、蟾酥、牛黄、人参、肉桂)制成麝香保心丸。后在上海市华山医院、中山医院、华东医院、胸科医院、仁济医院等十大医院开展了临床实验,结果显示,该药缓解心绞痛症状有效率达到80％,改善心电图有效率达到55％。其后的几十年,科学家们对麝香保心丸的作用机制不断深入研究,并开发出了新的适应证,使现代科技在中药研发中的作用发挥得淋漓尽致。[2]

| 第七节 | 舌诊、脉象研究

一、舌诊研究

1958年,上海市仁济医院陈梅芳开始对中医舌诊进行研究,并于1965年,与上海市中山医院陈泽霖合作,编撰并出版《舌诊研究》一书。该书博采中医学和现代医学有关舌诊研究的科研成果,尤其是运用现代医学知识,阐述各种舌象的形成机制。该书还附几百幅舌象照片,并通结合典型病例,对每一个病理舌象进行分析,是该研究领域重要的参考资料。

20世纪70年代,上海市中山医院陈泽霖、上海市五官科医院邱宗惠等继续对舌象的病理形态、血液流变学等方面进行研究,共获得部级奖4项,局级奖3项[3]。

1　王翘楚.医林春秋——上海中西医结合发展史［M］.上海：文汇出版社,1998.
2　单书健.戴瑞鸿教授与麝香保心丸［J］.中国社区医师,2006,22(2)：51.
3　王翘楚.医林春秋——上海中西医结合发展史［M］.上海：文汇出版社,1998.

二、脉象仪的研制

脉诊是中医四诊中的重要诊法,是中医的独特诊断方法,对疾病的诊断和治疗有着积极的意义。但中医脉诊具有一定的主观性,要准确掌握和运用有一定的难度。运用现代科技手段和方法,对脉象进行客观化研究,促使脉象仪应运而生。20世纪60年代初,上海市中山医院中医科李文杰医师与上海市医疗器械公司中心实验室李景唐工程师研制成第一代脉象仪。20世纪70年代中期,上海市医疗器械研究所与上海市中医门诊部协作研制成第二代MX-3C型脉象仪,经过16家单位的诸多老中医临床验证,该脉象仪可描记出12种脉象图形。该项目获1981年上海市人民政府三等奖。其后,上海中医学院在此基础上研制成脉象模拟装置,并获得国家中医药管理局乙等奖[1]。

结　语

中华人民共和国成立后,上海有了专门的中医药研究机构和研究人员,科研事业得到了前所未有的发展。受时代和环境等因素的制约,在这一时期的中医科研工作中,尚存在着简单效仿西医科研模式,照搬西医科研套路等问题。但即使在实验设备不完善、实验条件相对薄弱、研究推进步履艰难的艰苦情况下,上海的中医药科研人员仍然取得了举世瞩目的成就。上海针灸医生敢为人先的创新精神,促成了针刺麻醉在外科手术中的尝试和运用,并取得成功。针刺麻醉等方面的研究受到世界医学界的重视,促使针灸疗法走出国门并传播到世界。在经典理论阐发、基础藏象学说探究、临床证候本质探索等中医学各领域的科研工作都取得了一系列的成就。在天然药物、传统药物研究方面亦取得了显著的成就。

1　王翘楚.医林春秋——上海中西医结合发展史［M］.上海:文汇出版社,1998.

第二十一章 "文革"前上海的中药机构及研究成果

中华人民共和国成立初期，由于卫生政策对中医中药的不够重视，中药的生产、供销和研究等工作基本上处于放任自流的状态，存在着不少问题。药价不断暴涨，药材质量良莠不齐，甚至以次充好。中成药存在着剂型单一、药效不明、夸大宣传等问题。1954年7月3日，卫生部党组《关于加强中医工作的请示报告》中明确提出了"加强中药工作方案"[1]，建议通过对中药生产工作做出应有的计划和指导，对中药市场建立必要的领导和管理，加强对中药的管理和研究工作等措施，有计划地逐步改进中药方面的不良状况。

1955年中国药材公司上海市公司成立后，采用多种形式保障人民群众对中药的需求。除有计划地在全国各地开展中药材收购外，还想方设法开发货源，在上海市郊和全国各地建立生产基地、开辟新产区、开发新药源，解决了上海急需的紧缺药材。同时建立起了药材收购管理规范，在中药的栽培、炮制、鉴定、药理、药化、提纯等方面，做出不少成绩。

1958年后上海三个中药厂相继建立，标志着现代化的中成药工业体系逐渐形成，上海的中成药生产有了很大的发展，常年生产20多种剂型400余个品种。中药饮片工艺不断改进，中成药品种、剂型和工艺也屡屡创新。

第一节 中药机构

上海早在清康熙七年（1668年）就有专营中药的商店——伤外科

1　中华人民共和国卫生部.中医工作文件汇编（1949—1983）[G].1985：33.

医生姜宾远在上海县城小南门大街勾玉弄开设的姜衍泽药店,之后上海逐渐形成以"四大行""八大家"为主的中药店。开埠之后,各地富绅集居上海,购买力不断提高,经营高档补品的参茸行业也相继兴起。在1949年之前,上海中药行业基本由药店(专营零售)、药材行(专营批发)、参茸店(参燕银耳,批零兼营)三个行业组成,各成系统,各自经营。

1927年,全市有中药店约300家、参茸店50家。1930年,市内中药店营业总额约银元700万元。1936年,全市中药店约500家,从业人员5 400人;药材行108家,分行、拆两类,年销售额银元3 000万元,经营品种1 000余种。在抗战期间,上海沦陷后,南市、闸北、虹口的中药店遭毁或被迫停业的有百余家;开设在南市的参号、药材行竞相迁入租界。1949年5月,全市有中药店778家、药材行246家、参茸店75家,从业人员9 380人[1]。

中华人民共和国成立初期,上海中药市场主要由私商经营。全市共有私营企业1149家,其中药材行296家、中药店778家、参茸店75家;从业人员9 380人。1949年10月,中国土产公司上海市公司成立,开始兼营中药材商品。由于国营经济刚建立,经营药材品种不多,数量不大,尚无足够力量领导整个中药行业,绝大部分仍由私营商业经营。[2]

一、改造私营,成立上海市药材公司

20世纪50年代初期国营商业中,只有土产公司和供销合作社,经营部分大宗药材的收购、批发业务。全国10.4万户中药工商业、27万从业人员,缺乏国家的专业领导管理。药材生产恢复缓慢,供不应求状况日渐突出,影响了人民用药需求和中医药政策落实。1954年,毛泽东主席针对中医中药工作出现的偏差,及时做了重要指示:"中药应当很好的保护与发展,我国的中药有几千年的历史,是祖国极宝贵的遗产,如果任其衰落下去,那是我们的罪过。所以,对各省生产的药材应加以调查保护,鼓励生产,便利运输,改进推销。"同年,商业部、全国供销合作总社积极贯彻指示精神,向中央财政委员会提交了"关于中药材经营问题"的报告,决定成立中国药材公司,统一对全国中药工作的领导管理,加强中药经营,有重点地设立中药制药厂。

1954年10月,上海市药材交易所成立[3]。1955年3月,中国药材公司在商业部成立,接管了中国

1　上海通志编纂委员会.上海通志4[M].上海:上海社会科学院出版社,2005.
2　上海卫生工作丛书编委会.上海卫生(1949—1983)[M].上海:上海科学技术出版社,1986.
3　上海通志编纂委员会.上海通志4[M].上海:上海社会科学院出版社;上海:上海人民出版社,2005.

土产公司、全国供销合作总社和中国医药公司的中药业务[1]，中国药材公司上海市公司（即现在的
上海市药材公司）旋即创建，实行统一经营、统一管理、统一核算，结束了中药分散经营和私营商业
起主要作用的局面。

作为一个国营药材公司，中国药材公司上海市公司在当时起着双重作用：一方面，专业经营中
药材。经营品种由土产公司开始兼营时的2种扩大到526种，基本取代了私营药材行的批发业务。
同时组织货源，安排供应，起着稳定中药市场的作用；另一方面，发挥对全市中药行业的管理职能，
推动对私营中药商业的社会主义改造，起着宏观控制和微观调节的作用。

1956年1月，全行业私营商业实行公私合营，有药材行146家、参号67家、中药店777家。中药
行业实行了全行业公司合营，全市共设立15个区店。区店下设基层中心店，领导邻近的零售药店。
同时，对零售网点作了调整。[2] 1957年，中国药材上海市公司在重庆、天津等地设9个长驻采购组。
从1958年起，发展地产中药材，成立制药厂，中药店前店与后场（生产工场）分开；市和各区成立
中药饮片切制工场（后改厂），供应区内中药零售店的配方需要。是年11月，上海市药材公司批发
部成立，承担全市中药材、参茸和中成药的批发业务，实行按区销货，由区药材公司向区内药店分
配货源。1959年后调整网点。1965—1980年，全市中药店稳定在560家左右，其中市区占40%，
市郊占60%。1965年，全市中药零售额3 437万元。1966年、1976年，批发销售额分别为2 068万、
5 665万元，零售额分别为3 260万、7 512万元。

在扩大品种、促进销售的同时，调整零售药店的网点，陆续撤并了不合理的零售网点，在工厂
区和居民新村增设零售店30家，在医院内附设中药配方部30家。各区、县均相应设立区、县药材
（医药）公司，负责市场安排，还开展转批业务。

中国药材公司上海市公司成立后，为适应中成药需要量增大的新形势，在经济改组的基础上，
于1958年将上海著名的胡庆余、童涵春、雷允上、蔡同德四家大型中药店的成药制造部门，连同全
部中药制作人员、设备、技术、配方等合并建立"上海中药联合制药厂"，即现在的上海中药制药一
厂。合并后，童涵春堂国药号将原来长期自制的各种"涵春"牌中成药、药酒和保健品等，划归新
成立的上海中药联合制药厂生产，各类"涵春"牌中药饮片则由市药材公司饮片切制厂负责生产。
雷氏家族也本着爱国爱民的意愿，将世界级名药"六神丸"的配方（即上海地区研制的"显方"[3]）和

1　唐廷猷.中国药业史[M].北京：中国医药科技出版社，2001.

2　上海社会科学院《上海经济》编辑部.上海经济 1949—1982[M].上海：上海人民出版社，1983.

3　"九芝图"牌六神丸其"秘方"为家传。雷家五房分立时，每房各掌握一部分处方，互不通气。制造时，各房提供所掌握处方中的药材，最
后由他们推选的店务负责人合成成药。如雷氏后人雷显之出任上海店主时，就由他根据全部处方亲自监制，因此称作"显方"。

"九芝图"牌六神丸

雷允上诵芬堂药号上海分号生产的"九芝图"牌六神丸,是独家生产的世界级名药。早在19世纪后期,"神药"六神丸便销售至东南亚的新加坡、马来西亚、菲律宾和印度尼西亚等各国。1928年雷允上诵芬堂药铺业主雷文衍、雷南葑已经对"九芝图"牌六神丸商标进行了注册。中华人民共和国成立后,"九芝图"牌六神丸如沐春风,获得快速的发展,远销至苏联、德国、挪威和美国等80多个国家和地区。

"六神丸"药名含有两层意思:一是其药成分共有六味,如麝香、蟾蜍、珍珠、牛黄、冰片和明雄黄等中药材;二是服用六神丸之后,人体六腑心、肺、肝、肾、脾和胆皆安,且具有镇痛消炎、清凉解毒等功效。对咽喉肿痛、无名肿毒和痈疡疔疮等毒症,六神丸有既可内服又可外敷等诸多优点。

制作工艺,毫无保留地献给国家,作为保密材料永久存档。

1959年又将姜衍泽、达仁堂、郑福兰堂等中型药店和京、广帮药店的工场合并建立"黄浦中药联合制药厂",即现在的上海中药制药三厂。1965年又新建上海中药制药二厂。这三个厂除生产原来名牌传统产品外,同时开展新产品、新剂型的试制。三个中药厂的相继建立,改变了前店后场的小生产方式,让机械操作逐渐替代了古老的传统手工业,形成了具有先进的设备仪器和相当规模的中成药工业体系,使上海的中成药生产有了很大的发展,常年生产20多种剂型400余个品种。

二、中药房进医院

中华人民共和国成立后,各医院先后组建中医科,增设中药调剂室。但在中华人民共和国成立初期,中药并未被纳入公费医疗中。因此,在1954年的《关于改进中医工作问题的报告》中提出:"适当解决公费医疗中运用中医中药的问题。公费医疗在原则上应该包括请中医看病和吃中药在内。但解决这个问题有一个实际困难,就是目前中药一般比西药贵。因此,一方面必须改进和加强中药的产销工作,合理解决中药价格问题,同时应规定适当的制度。各地对于公费医疗中运用中医和吃中药报销问题,已有不少好的经验。中央卫生部应即进行调查,加以总结,提出公费医疗允许吃中药又可适当控制用费的办法。同时，这个问题必须联系到公费医疗制度本身的改善来解决。现在公费医疗中问题很多，浪费很大，我们已责成中央卫生部加以认真研究，在1954年底以前，一并提出具体方案请国务院批准实行。"[1]

在党的中医药政策指引下，1954年上海市立第十一人民医院成立，中药房也开始进入医院。1956—1958年，广慈医院、华山医院、上海市立第二人民医院、上海市立第九人民医院、徐汇医院先后设立中医科，并相继在医院内设中药房，以方便就诊患者。到1967年，全市共有51家医院内部开设了中药房。到20世纪70年代，部分医院的中药房被撤销。20世纪80年代后，随着中央〔78〕56号文件的贯彻落实，各区、县创建中医院，综合性医院恢复中医科，医院内中药房亦相应恢复建立。部分乡镇卫生院也设立了中药房。[2]

三、中药制剂室建设

中华人民共和国成立初期，上海尚无中药专门研究机构。1954年1月，由原市卫生试验所化学系与华东药品食物检验所合并，成立了市卫生局药品检验所。该所在20世纪50年代初期，建立了生物测定和毒性试验，以及生物统计检验方法。在中药检验方面，在继承老药工经验的基础上，运用现代科学，开展中药原植物的形态、组织鉴别和成分分析，同时整理药材品种和改进饮片炮制方法。近年还开展了核素药品的质量监督检验工作。

20世纪60年代初上海中药工业体系形成后，相继建立科学试验部门和化验室。1974年上海市药材公司建立中药研究室，1982年改组扩充为上海市中药研究所；各中药厂也把原来小型的科研试制室改建为中心试验室[3]。自此，上海有了中药科研的专门机构。

第二节 | 中药管理与人才培养

中药是特殊商品。它品种繁多，规格复杂，性能各异，技术性很强，与人民身体健康有密切关

1 中华人民共和国卫生部中共中央批转中央文委党组关于改进中医工作问题的报告（1954年11月23日）〔G〕.中医工作文件汇编（1949—1983），1985.
2 王翘楚.医林春秋——上海中医中西医结合发展史〔M〕.上海：文汇出版社，1998.
3 上海卫生工作丛书编委会.上海卫生（1949—1983）〔M〕.上海：上海科学技术出版社，1986.

系。这就要求中药行业在中药的收购、炮制、销售等方面都有规范的规定,对中药行业的职工也具有业务经验和技术水平上的相应要求。

1958年,上海市中药饮片切制厂建立,中药饮片的切制由原来各个药店分散加工改为集中加工。之后,每个区县又相继设立中药切制厂,使全市的饮片规格趋于一致。上海市卫生局先后制定了《上海市国药固有成方统一标准(草案)》《上海市饮片炮制规范》《上海市中药成药制剂规范》,作为饮片加工和中成药配置的依据。

在人才培养方面,中华人民共和国成立后中药行业招收学徒曾一度停顿。从1959年起,开展各种形式的中药培训,使上海市中药职工素质不断提高,中药业技术力量不断加强。

一、收购管理

中药材大部分系野生动植物。由于受地理、气候等自然条件的限制,往往某一种药材只产于某一个地区,这就是人们常说的"地道药材"。中药材的产区遍及全国,上海的药材货源有80%以上依靠全国各产地调入。在抗日战争爆发后至1949年以前,美国西药倾销中国,中药市场受挫,各地药材上市逐年减少,进货量下降。1949年10月,中国土产公司上海市公司第一营业部兼营中药材,经营龙骨、龙齿。1950年6月,从西南、西北地区收购当归、杜仲和其他药材4.7亿元。1951年,土产公司组织260家私营中药批发商下乡收购。1951—1952年,土产公司组织中药批发商参加25个地区的省、市、县物资交流会,收购中药材105个品种,收购药材240万元[1]。除到产地采购外,土产公司还与西南、西北、中南、湖北、广西贸易公司等驻沪办事处建立贸易关系。对于少数中药材,因国内无资源,依靠国外进口。土产公司先后向泰国、印尼等国进口药材30余种。

1955年,中国药材公司上海市公司成立后,为了确保上海人民用药需要,将组织货源作为首要任务。1956年7月,中国药材公司上海市公司设收购处,开始收购市内社会药用物资,有橘皮、鸡内金、甲鱼壳、海螵蛸、陈棕等10余种,此后,各中药店兼收药材。同时大力组织下乡收购,且与市内外土产、果品经营单位建立药材进货关系。

1958年,国务院发出"实行就地生产、就地供应"的指示后,为发展上海郊县家种药材生产,上

1 上海通志编纂委员会.上海通志4[M].上海:上海社会科学院出版社;上海:上海人民出版社,2005.

海市郊开始种植药材。上海近郊原有少数草药生产,但品种不多,数量有限,1958年开始有计划地引种外地药材,并在上海创办了一个药材培植厂,最初由市政府拨出土地6 500亩专种药材,后来扩大到12 000亩。经几年试验,常用药材生地、延胡索、菊花等20多个品种引种成功,并达到稳产;20世纪60年代初,在松江县天马山建立了养鹿场,饲养来自新疆的马鹿及吉林的梅花鹿,并生长良好。此外还进行了野生药材变家种及饲养药用动物的试验。

同时,对上海郊县家种药材和野生药材的收购也在1959年有计划的开始。1961年,收购市郊家种和野生药材1 177.9吨,价值105.64万元。是年,嵊泗列岛列入上海供应区,市药材公司调入鲜前胡、天冬、北沙参、海螵蛸、贝母等15余万千克[1]。

为了让药材保质保量,广开渠道,中国药材公司上海市公司还组织一支派往全国各地的专职采购队伍,经常保持四五十人,最多时超过百人。自20世纪60年代起,先后与江西省峡县土产公司签订竹沥油原料淡竹购销合同;到中南、华东、西北、华北采购雪上一支蒿、扦扦活、蒲公英等;前往安徽收购蟾酥;收购云南省红河州黄草片、鲜边草;先后派员11批至西藏协助当地收购麝香、鹿茸、冬虫夏草、贝母、大黄、秦艽、牛羊胆、鹿角、羌活、牡丹皮等药材。

二、制定炮制规范

中药饮片往往由于炮制方法得宜与否直接关系到疗效。中华人民共和国成立前,为了使中药、成药外表美观,饮片的整齐、光洁,在手工加工中使用了许多不合理的方法。中华人民共和国成立后,由上海市医务工会、中医学会组织胡庆余堂等五家国药店工会派出代表,组成了中药、成药加工试验小组。制定了第一批62种中药饮片的改良切制法,提高了成品率和药品质量。到1954年,统一饮片切制法的中药达275种,为制定中药饮片炮制规范打下了基础。1958年7月,上海筹建市中药饮片切制厂,把各个药店分散加工改为集中加工。从1965年起,每个区县相继设立中药切制厂,使全市的饮片规格趋于一致。同时解决了市、区、县饮片生产供应的合理分工,保证了市场需要。在中药丸散方面,于1952年废除了金箔包衣,降低了药品成本。以后,上海市药材公司将分散于各中药店少量生产的丸散实行集中大批量生产,既增加了产量,又保证了质量。[2]

1　上海通志编纂委员会.上海通志4[M].上海:上海社会科学院出版社;上海:上海人民出版社,2005.
2　上海卫生工作丛书编委会.上海卫生(1949—1983)[M].上海:上海科学技术出版社,1986.

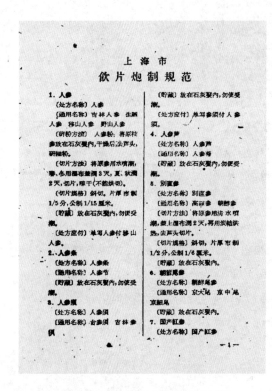

图21-1　《上海市饮片炮制规范》（1959年版）

中华人民共和国成立初期，上海市卫生局组织老药工总结从业人员的实际操作经验，参考有关医药资料，对每种中药的名称、炮制方法、切片规格、贮藏方法、配方应付作了具体规定。对操作中的一些习用名词也分别作了解释，编订出《上海市饮片炮制规范》（1959年版）[1]，使饮片加工有了可遵循的标准。该书共收载中药材933种，规定了各类药材的切片厚度、煅炒蒸煮的火候时间、辅料用量及成品外观要求等项；书末附有"处方上应用的生、炒、炙、煅的应付规定"表及索引；"凡列"部分计48个，包括淘、漂、浸、腌、蒸、烘等，对药品炮制加工常用名词术语作了解释。

1962年，上海市卫生局又组织老中医、老药工和药检人员成立"饮片炮制研究小组"，对1959年版的《上海市饮片炮制规范》加以补充修改，扩大了品种，增加了性味、效能、主治等项目，重新编印出版《上海市中药饮片炮制规范》（1962年版）。本版收载的中药材扩大到965种。规范中所用的度量衡，切片规格长度或厚度仍采用市制（寸、分），另注公制（厘米、毫米）以供对照，重量仍应用市制，16两等于1市斤。以后，又出版了《上海市中药饮片炮制规范》（1973年版），收载的中药材达783种。

中成药方面。1952年，上海市卫生局委托市国药业同业公会，汇集上海市流传的中药成方，并进行整理。在市卫生局药政处的指导下，于1953年编订《上海市国药固有成方统一标准（草案）》，就其名称、处方、制法、适应证、服法用量、禁忌等内容作出规定，内部印发参考。其中，有关国药店的独特成方，如雷允上的"六神丸"、胡庆余堂与童涵春的"人参再造丸"等未包括在内。从1957年开始，上海市卫生局成立中药成药整理小组，制定了《上海市中药成药制剂规范》（1965年版），《规范》中除了少数经卫生行政部门同意需要保密的外，共有358种统一处方，作为中药店配

1　上海市卫生局.上海市饮片炮制规范[M].上海：上海科学技术出版社，1959.

制成药的配方依据。为了不使传统的成方失传，过去中药店自行配制的、有参考价值的处方也列入附录中，作为历史资料供参考研究之用，但不作为生产依据。一些不常用的和非传统的成方以及广帮成药则均未收载。

三、传统收徒与院校结合，培养中药人才

中华人民共和国成立前，中药业的职工习惯以传统方式收徒传艺。中华人民共和国成立后招收学徒曾一度停顿。1955年上海市药材公司成立初期，主要业务人员（包括全市零售药店）绝大部分是中华人民共和国成立前私营企业的职工。从1959年起，上海恢复中药行业的传统人才培养方法，招收艺徒以培养接班人。1959年第一批招收初中毕业生200名，分配在全市中药系统当艺徒，指定有经验的老药工为师傅包教包学，采用课堂理论与实践操作相结合、业务学习与政治学习相结合的教学方法。跟师3年方能满师。以后逐年招收，从未间断。

在传统收徒的基础上，采用院校规模化教育的方式培养中药人才。1959年经上海市人民政府批准，在嘉定县外冈镇西建立上海市中药学校（中专）[1]，第一期招收初中毕业生75人，3年毕业后分配在全市中药系统工作。此后不久，由于国家处于暂时困难时期，1962年学校奉命停办，使第二期的124名学生未能修满全部课程，即分配在全市中药系统继续学习业务。

1964年又建立上海市中药职业学校，当年招生100名，第二年续招新生160名。并根据当时教育制度改为半工半读，规定一星期集中在校上课，由专职教师授课；一星期分散在全市中药系统定点劳动，指定老药工辅导技术。由于"文化大革命"的影响，学校于1970年被迫解散，一部分学生上山下乡去农村，1979年以后陆续返城到中药系统工作。1973年再次成立上海市中药技工学校。至1983年，共毕业13个班级，581人。[2]

此外，为了提高在职职工的业务技术水平，上海市药材公司还举办过多种形式的短期培训班和各种专题讲座。

除了上海市药材公司逐年招收艺徒及自办中药技工学校培养接班人外，尚有上海第一医学院、华东化工学院，特别是上海中医学院，每年输送毕业生充实中药行业，在生药鉴定、药材种植及成药制造等方面发挥了一定的作用。

1　上海市嘉定区地方志办公室.嘉定县简志[M].北京：方志出版社，2008.
2　《上海卫生工作丛书》编委会.上海卫生1949—1983[M].上海：上海科学技术出版社，1986.

| 第三节 | 中药科研及成果

为了满足中医诊疗的需求,提高中医的学术水平和实际疗效,加强对中药的科学研究工作成为必须。1954年《人民日报》作了题为"加强对中药的管理和研究工作"的社论,指出:"研究中药的目的是要使中药的疗效得到科学的理论说明,以便更好地掌握药性,保证处方用药的准确性,并从现有的药物中发现新的效用,以丰富药学内容,提高药学水平。加强中药的科学研究工作,对于改进剂型的工作,有重大的作用。"[1]

中药方面的创新,一方面是为了保证饮片质量而进行的工艺改进;另一方面,是为了提高中成药质量而进行的处方、剂型、工艺方面的改革。

中华人民共和国成立后,上海中药系统在党和政府的关怀及有关科研单位的支持下,以中医理论为指导,传统经验为基础,运用现代科学手段,开展了一系列的科研活动,取得一定成果。主要由以下几个方面。

一、饮片炮制工艺创新

运用现代科学方法,修改旧工艺,提高饮片质量。如治疗黄疸型肝炎的"黄芩",过去习惯用水浸泡较长时间后切片。黄芩的有效成分为黄芩苷,同时含有能水解黄芩苷的酶。浸水时间长,增大酶的活性,促使加速分解。为减少黄芩苷的分解,必须抑制酶的活性。改革后的新工艺将黄芩水浸改为水蒸1小时,破坏酶的活力,以保持有效成分。同时使黄芩受热变软,便于切片。

又如祛风止痛的"川乌",含有毒性"乌头碱",必须去除后才能内服。以前旧工艺采用与豆腐同煮较长时间。新工艺废除豆腐,改用清水先漂后煮,取得同样效果。经测定有效成分较旧法炮制有所提高,毒性也能按要求消除,既简化工序,减轻成本,节省辅料,又缩短生产周期。

此外,试制成真空加温润药机,使质地坚硬的药材加速软化,便于切片,并能减少有效成分的流失;且含水量低,易于干燥。

1　加强对中药的管理和研究工作.人民日报[N].1954–11–2.

二、中成药创新研发

中华人民共和国成立前，上海的中成药主要由各家私营药店以前店后场的形式自产自销。固有成方的生产由各家世代相传，缺乏操作工艺的文字记载和系统研究，更谈不上交流推广。1955年以前，沪上药店的中成药均采取自产（采）自销。是年7月，上海市药材公司开始向雷允上国药号收购六神丸、六味地黄丸2个品种。12月起，向12家私营中药店自产中成药加工订货包销，有51个品种，全年收购额74.6万元。1957年，扩大到48家226种品种，收购额441.1万元。1958年后，中药店工场归并成立中药厂，开始转向中药厂收购。1959年，收购1 564万元，1965年3 545万元。1965年，开始收购外地名牌中成药。1979年后，向17个省市收购。[1]

以上海市药材公司为龙头的上海中药行业，尝试并开展中成药创新研发，以剂型、产品、工艺等领域的多项首创性技术成果，取得了多个"第一"，成为我国中成药现代工业的摇篮。这些"第一"包括：1958年的中国第一张中药橡胶硬膏剂——伤湿宝珍膏；1958年中国第一个合成稀有（贵重）中药原料——人工牛黄；1960年，中国第一支中药注射剂——抗601注射液（银黄注射液）；1968年中国第一个中药颗粒剂——感冒退热颗粒；1976年中国第一个中药滴丸剂——苏冰滴丸；1977年中国第一个真菌类中成药——猴头菌片。在"文革"期间，上海中药行业与其他地方一样严重阻滞、无甚创新与进展。"文革"结束后，上海中成药生产和研制又恢复快速发展，1981年，公司中成药工业产值占全国的10.01％。[2]

中成药的创新主要包括四个方面：剂型开发、品种开发、工艺研究、质量研究。

1. **剂型开发**　20世纪50年代初试将一部分老式大粒蜜丸改成糖衣片剂，并将老式红布伤膏药改成新型硬质橡皮膏；20世纪60年代开发了注射液及冲剂；20世纪70年代发展了滴丸、膜剂、栓剂及口服液等。

比如有300多年历史的姜衍泽药店名牌产品"宝珍膏"，1958年试制成以橡胶、氧化锌为基质的新型布膏，取代了以黑膏药为基质、摊于红布上、容易污染衣物的旧剂型，既保持原来疗效，又贴用方便，清洁舒适。

上海中药制药二厂试制成功的"万年青苷膜"，采用作用快、性质稳定、携带方便的膜剂，为治

1　上海通志编纂委员会，上海通志4［M］.上海：上海社会科学院出版社，2005.
2　上海市药材有限公司网站，http：//www.shstcm.com/achievement.aspx.

疗心律失常提供了一种新型制剂。[1]

2. 品种开发 在传统产品或老中医长期经验的基础上,通过临床试验、药理实验等,精选药物,开发出不少新品种。如根据传统产品"苏合香丸"的配方,由原12味药物筛选出苏合香等5味药组成的"冠心苏合丸",治疗冠心病、心绞痛有佳效;又发现苏合香脂和冰片具有明显增加冠脉流量和耐缺氧作用,遂以这2味药组成了"苏冰滴丸"(原名"速效保心丸"),经临床验证,对防治急性心肌梗死、心绞痛等症同"苏合香丸""冠心苏合丸"具有相同疗效。

还有根据老中医经验制成的"清身饮冲剂";通过民间调查、处方筛选、药理实验等精选出5味药制成的"上海蛇药";中西医结合研制出的"珍菊降压片"等。

麝香保心丸:麝香保心丸是由上海中药制药一厂、华山医院、上海第一医学院及心血管病研究所研制的,我国第一个以西药标准研发的治疗冠心病的中成药。冠心病是内科临床常见的危急病症,在我国一直受到中西医工作者的重视。20世纪50年代中医学者首次明确提出了冠心病相当于中医的"胸痹""真心痛",并根据中医基础理论探讨心脏血管系统疾病的中医治疗方法。到了20世纪70年代,冠心病成为中医内科的"热门"。20世纪70年代初期,日本汉方药"救心丹"从香港进入中国大陆市场,因其对冠心病有较好的效果,旋即在国内掀起了抢购浪潮,许多冠心病患者千方百计求人代购,各大医院也纷纷将此用于临床冠心病急救,一些新闻媒体还把此药称为"救命药""救命丹"。此药价格昂贵,年销售额竟达1亿美元,几乎等于全中国中成药出口创汇总额。[2]

1974年在上海市卫生局的牵头下,上海中药制药一厂和以华山医院心内科戴瑞鸿为主的专家组受命,抱着一定要开发出比日本"救心丹"药效更好的中成药的决心,开始了新药的研制工作。专家组采用西医的先进技术来开发新型中成药,以《太平惠民和剂局方》中芳香温通代表方剂苏合香丸为根本,前后近10年,历经冠心苏合丸、苏冰滴丸、人参苏合香丸等阶段,最终在1981年优化确定了现有麝香保心丸的7味药组方和含量,并采用了独特的微粒丸技术,研发出麝香保心丸。

1981年,在上海市华山医院、中山医院等五大医院进行麝香保心丸与日本救心丹的双盲对照试验,结果两药临床疗效相近,而副反应以麝香保心丸为小;起效时间麝香保心丸最快为30秒,而救心丹为3分钟。麝香保心丸优于日本救心丹。[3]1982年底完成临床观察,1983年3月获上海市卫

1 努力发展中成药新产品新剂型[J].中成药研究,1979(5).
2 周俊杰.小药引,大故事:从古老的传奇走向国家机密[M].上海:上海中医药大学出版社,2009.
3 王致谱,蔡景峰.中国中医药50年(1949—1999)[M].福州:福建科学技术出版社,1999.

生局生产批文。其质量标准自1990年版开始收入《中国药典》。此产品自投产以来，产量连年上升，1998年全年产量达1 512万瓶，创产值4 200万元。[1]

3. **工艺研究**　中成药生产初期，由于受历史条件限制，设备、工艺比较简单，大多采用磨粉、水煎方法。为了改进中成药古老的加工技术，使药物发挥更好的疗效，上海中药制药一厂、二厂、三厂和中药研究室在新产品研制中，采用成分分析，提取分离等现代制药技术，使新产品在疗效和技术上显示新的水平。获得成功的有水提醇沉法、升膜浓缩法、减压蒸馏法、喷雾制粒法、密闭粉碎、封闭提取、真空干燥、沸腾制粒、机械制丸、喷雾包衣等新技术、新设备，已用于新产品及新剂型的开发。比如对"麻沸汤"改进制成的一套麻醉的中成药；由"茵陈蒿汤"制成、用于重症肝炎抢救的茵栀黄注射液；以降低谷丙转氨酶的有效成分五味子脂甲为质控指标的"五脂片"；以福寿草总苷为质控指标的"福寿草片"等。

有些技术在全国亦处于领先：如氯甲左箭毒注射液获国家创造发明三等奖；苏冰滴丸等16个项目（产品）获全国科学大会科技成果奖；麝香保心丸等25个项目（产品）获上海市级、局级科技成果奖。

丹参注射液、复方丹参注射液：在积极开展心血管疾病的防治科研工作中，1972年，上海第九制药厂[2]经与浙江卫生实验院、上海第一医学院药学系、中山医院、华山医院、上海市第三人民医院、瑞金医院、龙华医院、上海市第一人民医院、胸科医院、华东医院、静安区中心医院等有关单位的协作[3]，用丹参、降香配制成丹参及复方丹参注射液及丹参注射液。经临床和实验研究证明，复方丹参注射液具有活血化瘀、理气止痛的功效，对心绞痛、心肌梗死有显著疗效，被评为1980年上海市医药局优质产品[4]。

4. **质量研究**　中成药质量的传统检测手段主要靠人的感观，缺乏客观依据。随着生产发展，上海中药厂开始运用更客观、精密的理化方法检验质量。1949年后，上海各中药厂逐渐拥有一批比较先进的仪器，如紫外分光光度计、气相色谱层析仪、高速液相层析仪、原子吸收光谱仪等用于检验产品质量的测试，使得上海的中成药产品质量有显著提高。

1　张用刚.中国企业史·现代卷[M].北京：企业管理出版社,2002.
2　上海第九制药厂（原名上海通用药厂）创建于1939年。1954年10月实行公私合营。1956年后有10多个小厂并入，企业规模逐步扩大，
　　成为原料、制剂配套、各种剂型俱全的综合性药厂。
3　冠心病新药：丹参及复方丹参注射液的研究[J].医药工业,1973(1).
4　上海社会科学院《上海经济》编辑部.上海经济 1949—1982[M].上海：上海人民出版社,1983.

三、中药房的技术革新

在医院设置中药房后,药房在中药的碾碎、称取、煎煮、分装等方面做出了许多创新性的尝试。

在1960年《中国药学杂志》第五期上登载了一篇简讯[1],列举了20世纪50年代上海各医院中药房的技术革新。比如上海华东医院利用电磁铁原理,创制成功电动中药配药机,按动电钮,即能自动称药,如此药房配方人员可以坐着调配中药。上海纺织工业局第二医院根据天平原理,用低电压控制,制成电动药片药粉自动分装机。上海第一医学院附属妇产科医院利用损坏的割草机,制成电动碾碎中药机,比手工操作提高工效30倍以上。上海市第二人民医院药剂科利用抽气灭菌原理控制压力,制成眼药水分装装置,一次可以过滤分装几种药水。上海市第六人民医院试制成功离心式半自动数片机,利用离心力将药片甩出,落入药袋。

四、民间中药采风

中华人民共和国成立后,大规模开展群众性的献方运动始于1958年。1958年的全国中医中药工作会议上提出,为了更好地为人民健康服务,应该在各地开展一个群众性的采集验方秘方的运动,要"向群众进行深入的思想动员工作,号召他们献方献宝。要派人深入群众中求贤、访贤,进行采风,对献方的人经临床验证确有疗效的给予表扬或一定奖励,对采集的秘方、验方中西医师都有责任进行整理研究,加以推广"。[2]自此全国各地都广泛地进行了采风运动。

上海于1958年冬季成立了领导小组[3],广泛开展了群众性的采风运动,在短时期内发掘收集了散佚在民间的秘方、单方、验方和专门医疗技术近10万方。其中由市属各医疗机构收集或群众直接献给市卫生局者,达5.7万余方[4],这些献方由上海市中医文献研究馆负责整理汇编。

1959年6月12日卫生部下达了《关于整理研究推广秘方验方的通知》[5],要求各省、市、自治区卫生厅、局,对已收集的秘方和验方做好整理,不但要有重点地整理,还要深入访问献方的来源和治验病例,明确药物的名称、品种、配制方法、服用剂量、适应证以及禁忌、反应等。

---

1 医院药房技术革新简讯[J].中国药学杂志,1960(5).
2 中华人民共和国卫生部中医司.中医工作文件汇编(1949—1983)[G].1985:127.
3 袁秀荣,张瑞贤,张卫.20世纪50年代献方运动中的上海[C].2009年全国中药学术研讨会论文集,2009:80.
4 上海市中医文献研究馆.验方选编(第二辑)[M].上海:上海科学技术出版社,1960.
5 中华人民共和国卫生部中医司.中医工作文件汇编(1949—1983)[G].1985:162.

通知还要求各地认真推广应用,除了对具有特殊医疗价值的秘方、验方应注意保密外,对一般经过审查鉴定认为有效无害的秘方、验方亦应分门别类地整理成册,以便在群众的医疗实践中使用推广。

据此,上海各区县采取边收集、边试用、边整理、边提高的方法,及时将诸多医方整理汇编,在20世纪50年代末至60年代初刊印各类单方、验方汇编达20余辑(表21-1、图21-2)。

表21-1 上海部分区县1959年整理出版汇编类书目表[1]

汇编书名	编写单位	出版/印制时间
《验方选辑(第一辑)》	上海市中医文献研究馆	上海科学技术出版社1959年出版
《验方选辑(第二辑)》	上海市中医文献研究馆	上海科学技术出版社1960年出版
《上海市蓬莱区验方选录(第一辑)》	上海市蓬莱区人民委员会	上海科学技术出版社1959年出版
《三方汇编(第一辑)》	上海市黄浦区卫生局	1959年编者印
《三方汇编(第一辑)》	上海市提篮桥区卫生局	1959年编者印
《祖国医学集锦(第一辑)》	上海市闸北区卫生局	1959年编者印
《祖国医学三方汇编(第一辑)》	上海市新成区卫生局	1959年编者印
《祖国医学验方汇编(第一辑)》	上海市徐汇区卫生局	1959年编者印
《献选集》	上海市邑庙区卫生科	1959年编者印
《献方汇编(第一辑)》	上海市江宁区卫生局	1959年编者印
《三方选辑(第一辑)》	上海市奉贤区卫生科	1959年编者印
《祖国医学采风集(第一辑)》	上海市卢湾区祖国医学工作委员会	1959年编者印
《中医三方选编(第一辑)》	上海市青浦县科学技术协会	1959年编者印
《采方选编(第一辑)》	虹口区祖国医学单方验方秘方整编组	1959年编者印
《祖国医学采风集(第一辑)》	松江县人民委员会卫生科	1959年编者印
《祖国医学采风集(第一辑)》	上海市南汇县人民委员会卫生科	1959年编者印

---

1 部分书目参考了1980年上海中医学院图书馆编著的《上海中医学院中医图书目录》。

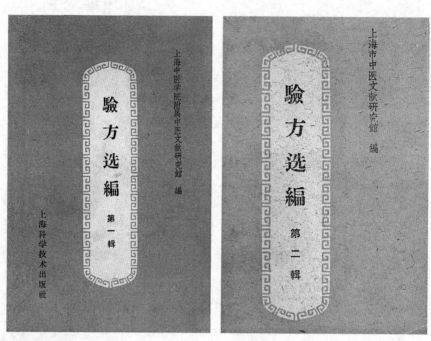

图21-2 上海市中医文献研究馆先后于1959年、1960年出版了《验方选编（第一辑）》和《验方选编（第二辑）》

结　语

民国时期上海的中药业饱受战争摧残，许多药业老字号辗转于内地或港澳地区，又面临着国外药品的冲击，发展缓慢。中华人民共和国成立后中药业恢复了生机，以雷允上六神丸为代表的一批老字号药店的制药秘方也献给国家。公私合营后，大部分老字号转为国营，制药工艺和设备得以改进，由手工艺生产提升为机械生产，并在传承传统药品的基础上，不断更新产品内容和种类。

随着中药科研的进步，在中药炮制原理和剂型改革方面取得了长足的进步，中药的剂型也突破了传统，出现了很多新剂型，如利用现代科学技术和方法，率先研制出的中国第一支中药注射剂——抗601注射液（银黄注射液）。这一时期，上海在中药领域取得了众多的率先研制成果，成为当之无愧的领头羊。中药科研的成果应用于临床治疗疾病之后，使中医的发展又上了一个台阶。

第二十二章 "文革"中艰难前行的上海中医（1966—1976）

1966年5月"文化大革命"正式开始，上海卫生事业受到一定程度的影响：各级卫生局建制被打乱，一些中医科研机构如上海市中医文献研究馆、上海市针灸研究所等被撤销合并，中医队伍大量减员等。但此期的赤脚医生以及"一根针、一把草"运动，客观上对当时缺医少药的中国开展农村合作医疗起到了一定的积极作用。

第一节 | 卫生局系统秩序混乱

一、各级卫生局建制打乱

1966年前上海市卫生局共有2室11处，干部192人。1967年1月，上海市卫生系统"造反"组织非法向市卫生局夺权，9月28日成立"上海市卫生局革命委员会"（简称"局革会"）并于1968年4月改组，对卫生系统实行全面控制。[1]

"局革会"改组后仅设办事、政工、医疗卫生三个工作组，10个工作人员[2]，负责处理日常工作。各区卫生局工作也被迫停顿，建制无形撤销，改在区革命委员会下设立卫生组或教卫组，行政管理陷于瘫痪，全市个体开业医生被迫停业。

---

1 上海卫生志编纂委员会.上海卫生志[M].上海：上海社会科学院出版社,1998：547.
2 上海卫生志编纂委员会.上海卫生志[M].上海：上海社会科学院出版社,1998：548.

二、中医科研机构被撤销、合并

"文革"前,上海市共有三家中医科研单位,分别是上海市中医文献研究馆(创建于1956年7月)、上海市伤骨科研究所(创建于1958年7月)、上海市针灸研究所(创建于1959年3月)。"文革"期间,上海市中医文献研究馆、上海市针灸研究所相继被撤销,与龙华医院合建为上海市中医研究所。

三、综合性医院管理混乱

"文革"期间,沪上各大医院成立了革命委员会,行使领导权。而后"工宣队""军宣队"进驻医院,形成工、军、革领导体制格局。许多综合性医院中医科被撤销,并将各种卫生管理条例、规章制度和技术规程视为修正主义的"管、卡、压"而全部废除。以曙光医院为例,在组织体制上,打乱了原来的分工,搞"医、护、工一条龙",医生、护士、工人处在同等的地位,都可以看病开药,护士可以坐诊看病、开处方、开医嘱,医生也要做护理工作;科研方面,原来在研的中医课题走向了低潮,有的还停顿下来。中医内科急诊研究工作形成了"时起时落""形存实亡"的局面。[1]

| 第二节 | 中医古籍视为封建四旧

一、《人民日报》社论《横扫一切牛鬼蛇神》

1966年6月1日《人民日报》社论《横扫一切牛鬼蛇神》,提出"破除几千年来一切剥削阶级所造成的毒害人民的旧思想、旧文化、旧风俗、旧习惯"的口号;后来《十六条》又明确规定"破四旧""立四新"("四新"即新思想、新文化、新风俗、新习惯)是"文革"的重要目标。中医古籍在此过程中被定义为"四旧",很多中医古籍被送进了造纸厂的化浆池。有人用对联描述了当时的处境,上联:惨,无知,破"四旧",万马齐喑,"文化大革命",老中医遭摧残;下联:悲,有罪,立三股,一派胡言,中西医结合,小大夫被毒害;横批:中医危矣。[2]

1　《上海卫生工作丛书》编委会.上海卫生1949—1983[M].上海:上海科学技术出版社,1986.
2　华东政法大学人文学院.人文社会科学新探(第5辑)[M].北京:知识产权出版社,2008.

二、上海中医古籍被集中保管封存

中医古籍被定为"四旧"，中医理论的很多内容被当作封建主义、唯心主义批判，许多老中医受到迫害，家中所藏字画、各类古籍在抄没中被部分焚毁；卫生系统相关单位被撤销、合并后，所有中医古籍被保管封存于上海中医学院图书馆。据《上海中医学院中医图书目录》记载，截至1976年6月底为止的上海中医学院馆藏中医图书、部分国外中医书共9 034种。[1]

| 第三节 | 中医队伍大量减员

一、中医教育机构受到影响

1966年至1972年，上海中医教育受到了冲击，中医学校的办学工作基本中断。1972年上海中医学院恢复招生，直至1976年共招生5届学生，共1 540人，毕业3届，共943人[2]。由于取消了入学文化考试，学生知识水平参差不齐，加上学制由6年压缩至3年，以及不断开展的政治运动的干扰，因而毕业大学生数量少、水平差。在"文革"期间，虽然教学质量严重下降，但上海中医学院有关教师在力所能及的范围内仍克服困难，编写了《中医学基础》《中草药学》和《医古文》等十二门教材。[3]

二、中医人才队伍缩小

据统计，1977年，全国西医73.8万人，中医队伍只剩下24万人，比1959年的36.1万人减少了三分之一；上海1965年中医人员为5 412人，至1973年降至4 156人，减少了近两成多的人。

此外，许多名老中医被打击和迫害，被称为"反动学术权威"。"文革"前上海市有63名著名的老中医，到1978年能坚持上半日班的仅有9人。[4]其中具有代表性的有上海市中医文献研究馆馆员严苍山，从医近50年，为医学事业做出了卓越的贡献。然而，严苍山在"文革"中被隔离审查，备受

1　吉文辉.中医文献检索实用手册［M］.江苏：江苏科学技术出版社，1986.
2　《上海卫生工作丛书》编委会.上海卫生1949—1983［M］.上海：上海科学技术出版社，1986.
3　《上海卫生工作丛书》编委会.上海卫生1949—1983［M］.上海：上海科学技术出版社，1986.
4　陈珞珈.发展中医事业的一个历史性文件——纪念中共中央中发〔1978〕56号文件颁发20周年［J］.卫生软科学，1998（5）：4-5.

折磨,于1968年4月14日含恨逝世,终年70岁。[1]自1966年起,由于众多名老中医遭到迫害,师带徒中医师承工作被迫中断,中医出现了严重的后继无人、后继乏术现象。至20世纪70年代中后期,名老中医带徒工作才开始逐渐恢复。

| 第四节 | 农村的"一根银针、一把草药"

一、农村合作医疗制度

1965年6月26日,毛泽东主席发出了"把医疗卫生的重点放到农村去"的指示(即"六二六"指示)。9月3日,卫生部党组向毛泽东并中央上报《关于把卫生工作重点转向农村的报告》,报告中提出:"今后要做到经常保持三分之一的城市医药卫生技术人员和行政人员在农村,大力加强农村卫生工作。"随后中央批转了卫生部的报告[2],强调"必须把卫生工作的重点放在农村,认真组织城市卫生人员到农村去,为农民服务,培养农村卫生人员,建立和健全农村基层卫生组织,有计划有步骤地解

"六二六"指示

1965年6月26日,毛泽东在谈话中提出,要把医疗卫生工作的重点放到农村去。毛泽东认为,当时卫生部的工作只为全国人口的15%服务,而这15%主要还是"城市老爷"。广大农民却得不到医疗,他们一无医,二无药。再这样下去,卫生部可改名为"城市老爷卫生部"。医疗卫生工作应该把主要人力、物力放在一些常见病、多发病、普遍存在的病的预防和医疗上。城市里的医院应该留下一些毕业一二年,本事不大的医生,其余的都到农村去。根据毛泽东的这些意见,卫生部党委提出《关于把卫生工作重点放到农村的报告》。[3]

1　《宁波人在上海》系列丛书编委会.战斗在大上海[M].上海:东方出版中心,2004.
2　中共中央批转卫生部党委《关于把卫生工作重点放到农村的报告》,1965年9月21日。
3　摘自人民网——《历史上的今天》。

决农村医药卫生问题。"合作医疗制度作为农村卫生服务模式的主体地位逐步确立起来。[1]

上海市卫生局于1960年在全郊县推广试行"半农半医、互助共济"的合作医疗制度。据统计，到1969年底，全郊县197个乡共2 879个村中有144个乡、995个村实行了合作医疗。1969年12月，上海市卫生局进一步推广运用"一根针，一把草，一双手（推拿）"开展农村合作医疗的经验。1970年初，郊县2 700个村全部实行合作医疗。[2]

创建时期的农村合作医疗基金绝大多数来源于农民和村集体，他们各自出一半，具体数额视各个村的具体经济情况而定，低者个人、集体每年共2元，高者每年共8元，一般情况下是3～4元。医药费用报销比例也各有不同，一般报销50%，有的全部报销，初创阶段农村合作医疗制度管理形式单一，基金筹集少，补偿能力低，远远不能满足农民群众的基本医疗需求。虽然农民患大病、重病的风险很高，但合作医疗制度在一定程度上也解决了农民"看不上病"和"看不起病"的困难，推动了农村三级医疗卫生网的建设，促进了我国医疗保健制度结构形成，对于保障贫困地区农民健康，推动农村卫生事业发展起了重要作用。

二、赤脚医生在农村的兴起

农村实行的是集体出资举办的集体医疗制度，由于看病不要钱，或可以有不同比例的报销，致使看病吃药的社员大大增加。另一方面，由于合作医疗资金微薄，西医西药的成本较高，可购买的药品也有限，而农村长期生产力发展滞后，农民群众难以承担高额费用，因此西医难以在广大农村地区推广和应用。

相对于西医而言，中医具有"简便验廉"的特点，适合于当时条件下合作医疗的开展。因此，为了巩固和发展合作医疗，国家提出大力培养"赤脚医生"。为了减轻群众和集体的负担，各地"赤脚医生"大都半农半医，采用工分制而非工资制的计酬办法。在人员分布上，大约每500农村人口配备一名"赤脚医生"，每个生产大队有1～3名"赤脚医生"[3]。

由于当时西药稀缺，医疗设备匮乏，能够采种的廉价中草药就成为赤脚医生主要的治疗手段。当时提倡"一根针，一把草，治大病少花钱，治大病不花钱，也治病"的原则，要求赤脚医生大量使

1　樊小钢,陈薇.公共政策：统筹城乡社会保障［M］.北京：经济管理出版社,2013.
2　王龙兴,徐建光.探索卫生发展之路［M］.上海：文汇出版社,2008.
3　曹普.人民公社时期中国农村合作医疗制度的历史演变(1958—1984)［J］.中共石家庄市委党校学报,2009(5)：12.

用不花钱和花钱少的中草药、土单验方和针灸为群众治疗疾病。有赤脚医生回忆说："当时看病能用的药和设备很少，都是土方子、偏方。村里有些偏方又了什么的，我就收集一些，给老百姓治。那时候没有西药，草药、针灸、推拿和拔火罐都用上了。"[1]"赤脚医生两件宝，一根银针、一把草药，治疗靠银针，药物山里寻。"这个顺口溜是当时广大赤脚医生的真实写照。[2]

"赤脚医生"在上岗前一般要经过1～2个月的短期速成培训。上海市川沙县率先在全国办起了一个农村医疗知识培训班。20世纪60年代初，医学专科毕业的大学生黄钰祥和妻子张蔼平相继分配到江镇公社卫生院，担负起了组织培训"赤脚医生"的重任。黄钰祥培养农村医生的典型事迹被有关部门发现后，也被作为引路的典型。1965年12月，江镇公社21个生产大队派出28人参加了为期4个月的培训，其中就包括后来被誉为"中国第一赤脚医生"的王桂珍。1965年，王桂珍进入江镇公社卫生院组织的"赤脚医生"学习班学习，并以优异的成绩结业。回到大队后，王桂珍把学到的知识及时地运用到工作实践中去，人们经常在田间地头看到王桂珍背着药箱为人治病的身影。她还利用大队的黑板报，宣传普及卫生知识。1968年夏天，《文汇报》记者到上海市川沙县江镇公社采访，撰写了《关于上海郊县赤脚医生发展状况的调查报告》，对上海川沙县江镇公社开展合作医疗、培养"赤脚医生"的情况进行报道。形象地把"不拿工资，帮助种地，亦工亦农，赤脚行医"的农村卫生员称作"赤脚医生"。同年9月19日，中共中央机关理论刊物《红旗》杂志转载了《文汇报》的调查文章，同时给这篇文章加了题为《从赤脚医生的成长看医学教育革命的发展方向》的社论。此文刊登后，在全国产生了强烈的反响。从此公社卫生员一律被称为"赤脚医生"，这一名称也得到了广泛认同和迅速传播。9月14日《人民日报》全文转载，毛泽东在这篇文章眉头批示"赤脚医生就是好"，由此掀起了全国各地学习川沙"赤脚医生"工作经验的热潮。1968年后，全国各地前来学习王桂珍经验者络绎不绝。作为中国赤脚医生的代表，王桂珍还出席了第二十七届世界卫生大会。川沙"赤脚医生"王桂珍的名字在20世纪70年代几乎家喻户晓，她的形象曾被印在1977年上海市"壹斤版"的粮票上（图22-1）。[3]

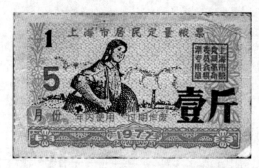

图22-1　1977年上海"壹斤版"粮票上的川沙县"赤脚医生"王桂珍

1　张开宁,温益群,梁苹.从赤脚医生到乡村医生[M].昆明:云南人民出版社,2002.
2　《北京日报》纪事采写组.历史的背影[M].北京:解放军文艺出版社,2009.
3　海天,易肖炜.中医劫——百年中医存废之争[M].北京:中国友谊出版公司,2008.

赤脚医生大量采用土药偏方，虽然效果不如宣传的那样好，但确实缓解了广大农村药品缺乏的压力，让群众增加了中草药知识和土单方的运用，增强了自我医疗的能力，减少了对合作医疗的依赖，也减轻了农民的医疗负担。赤脚医生的推行不仅仅让医疗服务普及化，也让卫生知识普及化。到1975年底，全国"赤脚医生"的数量达到150多万名。[1]

三、"一根针、一把草"方法的推广运用

根据毛泽东主席1965年"六二六"指示，"一根针、一把草"治百病的简易治疗方法在农村如火如荼地开展，上海各大医院纷纷成立中草药组，推广用针灸和中草药的治疗方法。1974年至1975年6月，上海市有1 000多名医务人员组成58个医疗队奔赴黑龙江、云南、贵州、西藏、安徽、江西、浙江、山东等省、自治区的边远山区和农村为贫下中农服务。医疗队深入农村，除送医送药上门外，往往就地取材，运用当地所产的中草药治疗疾病。[2]由于长期从事重体力活，农村不少人都患有腰肌劳损的毛病，"赤脚医生"运用针灸加热敷的办法进行治疗效果显著，简便验廉的中医药为保障基层群众身体健康发挥了不可替代的作用。

大批优秀的医疗人员去农村，城市里只留下了少量的毕业不久的医生。而下到农村的教授，因为农村落后的条件，却很难发挥自己的医学特长。这种做法，对医学发展与城市里医疗卫生建设产生了一些影响。此外，县级医疗卫生机构发展缓慢，房屋简陋，设备陈旧，管理不善，导致农民看病难成为当时社会的一大矛盾，广大群众迫切希望完善合作医疗制度。

不可否认的是，这一时期的"赤脚医生"，依靠一根针、一把草，在为农村人民群众开展初级医疗保健服务实践中积累了宝贵的经验。在实践中探索并诞生的农村合作医疗制度也反映了国情民意，别有成效。有文章评论称[3]：曾经的"赤脚医生"为解救中国一些农村地区缺医少药的燃眉之急做出了积极的贡献。联合国妇女儿童基金会在1980—1981年年报中指出，中国的"赤脚医生"制度在落后的农村地区提供了初级护理，为不发达国家提高医疗卫生水平提供了样本。

1　刘继同.中国乡村医生的未来与医务社会工作者队伍建设工程[J].中国卫生人才，2007（3）：37.
2　张卫，张瑞贤.撑起农村基本医疗卫生这片天[N].中国中医药报，2009-4-13（3）.
3　《新中国超级工程》编委会.振兴中华的雄师伟业[M].北京：研究出版社，2013.

结　语

1966年"文革"开始后，上海的各行各业都受到了冲击，中医系统也未能幸免，遭到严重破坏，多个机构被撤销，部分历史资料散失，人员被调走，星散四方。工作被迫停顿，医疗服务治疗不断下降。中医科研机构被拆并，科研队伍被打散，科研课题多有中断。中医药的发展陷入艰难困顿的局面。

虽然中医药的工作开展受到制约，但是中草药群众运动和赤脚医生，将医疗卫生的重点放到了农村。中医药专家下乡指导赤脚医生看病用药，开展了妇幼保健、饮食饮水卫生以及传染病的访视工作。中医药科研人员走到农村田间地头，直入中药资源源头，指导广大农民群众积极学习辨认中草药，利用田间地头、住家周围种植中草药，解决了当时许多常见病的防治问题。"文革"中的"一根针、一把草"方法的推广运用，为方便广大农村群众就医、保护劳动力、促进农业生产做出了贡献。此外，针刺麻醉在外科手术中的尝试和运用，不仅有所创新，而且促进"针刺麻醉"相关的科研热潮，对中医走向世界起到了促进作用，客观上对中医药的发展有一定的积极意义。

振兴篇

（1978—2015）
上海中医多格局发展

改革开放之后,党的一系列发展中医政策不断出台,尤其是衡阳会议以后,上海迈开了振兴中医药事业的步伐,呈现出多格局发展的态势,不断开拓创新,在中医教育模式的探索、中医科研创新发展、中药研发、中医药国际化交流与合作等方面作出开创性的工作,取得显著成果,许多项目引领全国乃至世界。

第二十三章 上海中医的复兴

"文革"以后，中医药事业面临着人才匮乏、机构萎缩等诸多问题。1978年中央"56号文件"和1982年衡阳会议的召开为中医带来了新的发展契机，上海积极贯彻执行中央各项政策，以医疗机构建设和人才培养为主要内容，在恢复的基础上创新发展，开启了上海中医振兴的步伐。

| 第一节 | 中央〔1978〕"56号文件"

"文革"结束时，全国中医专业技术人员只有23万，仅占总人口的0.23‰，远低于中华人民共和国成立初期1‰的比例，其中相当一部分人员为初、中级职称，高级职称人员所占比例很小。此外，中医医疗机构萎缩严重，全国371所中医院，仅剩下171所[1]。

1978年中共中央批转了"56号文件"《关于认真贯彻党的中医政策，解决中医队伍后继乏人问题的报告》指出："必须大力加快发展中医中药事业，特别是要为中医创造良好的发展与提高的物质条件，抓紧解决中医队伍后继乏人的问题。"此后经过一段时间的恢复，中医药事业略有起色。全国的中医医院从1976年的171所发展到1982年的753所，8 000多所县以上综合医院大都设立了中医科，中医病床从1.5万张发展到5.7万张。全国中医队伍人数从23万人增加到29万人[2]。

上海积极贯彻落实"56号文件"精神，恢复或新办各级各类人才培养项目、创建中医医疗机构。

1　徐书麟.月犁：崔月犁自述及纪念文章［M］.北京：中国中医药出版社.2002.
2　崔月犁.我们要在中医事业上有所作为［N］.健康报，1982-7-8.

中央〔1978〕"56号文件" 精神

卫生部在该文件中建议：认真贯彻落实党的中医政策，切实纠正对待中医中药人员的错误态度；认真办好中医院校，积极培养中医中药的新生力量；整顿和办好中医医院；加强中医药研究机构的建设；继续组织西医学习中医；建议各省、市、自治区在安排基建计划时要优先考虑发展中医机构，在分配经费时要重点照顾中医机构等。

与之前相比，这一时期人才培养模式更加多样，注重中医药的传承，也非常注重西医学习中医人才的培养，培养的人才数量也明显增加。这些人才成为之后上海中医药事业发展的中坚力量。此阶段的中医医疗机构建设，也为上海中医事业的复兴奠定了基础。

一、中医人才培养

（一）西医离职学习中医研究班

如在"曙光篇"中所述：自1956年上海市卫生局举办首届西医离职学习中医研究班，至1976年共举办六届，培养了520名西学中学员。"文革"后，西医离职学习中医研究班继续举办，从1978—1987年，继续委托上海中医学院举办了第七、第八、第九共三届，恢复学制为2～3年。其中，第七届毕业学员73名（其中有中青年中医14名参加学习，边进修提高，边起辅导作用）；第八届毕业学员48名，第九届学员32名。至此，九届研究班共培养毕业生673人，[1]分布在全市70多个医疗、教育、科研单位，成为中西医结合临床和科学研究骨干。形成了一支能运用现代医学方法研究中医药学理论和临床经验、开展中西医结合科学研究工作的骨干队伍。[2]

（二）西学中专科短期学习班

1975—1981年，上海市举办了5期中医妇科半脱产学习班，约150名西医师参加了学习。其他

1 上海中医药大学校志编纂委员会.上海中医药大学志［M］.上海：上海中医药大学出版社,1997.
2 《上海卫生工作丛书》编委会.上海卫生 1949—1983［M］.上海：上海科学技术出版社.1986.

还举办中医内、外、眼、皮肤等科的西学中短训班8期,培训学员200余人。这些学习班均聘请上海市相关名老中医任教。通过学习,使这些西医师具备了中西医两套专业知识,有效地促进了上海市中西医结合工作的开展。[1]

（三）组织在职中医进修提高

为了弥补"文革"带来的损失,1977年后,上海中医学院和部分区、县卫生学校分别对"文革"期间毕业的大、中专学生进行了复训。同时,为了解决中医专科人才及技术的短缺,上海市中医学会等单位举办外、妇、伤、针灸、推拿、气功、喉、眼等专科短训班14个,促进了中医专科诊疗业务的发展和特色技术的传承。[2]

（四）老中医经验的继承

1976年以后,上海的继承老中医经验工作得到进一步发展。如龙华医院外科、曙光医院内耳鼻喉等科为老中医配备中年中医师或研究生,以研究继承老中医学术经验,取得一定成效;其他如上海市中医门诊部、卢湾区中心医院中医门诊部等,也为老中医配备助手或徒弟,形成固定带教关系,定期总结经验,撰写心得,并根据不同对象制定不同的计划和培养目标。其中,上海市中医门诊部为17名老中医配备了34名学生,收效较好。[3]

二、中药人才培养

传统中药业以收徒形式进行传艺,中华人民共和国成立后,中药师招收学徒曾一度停顿。1959年起,上海市恢复中药行业的传统收徒,培养接班人,并在嘉定县外冈镇西首次创办上海市中药学校(中专)[4],1964年又创建上海市中药职业学校,1970年解散。"文革"期间中药人才培养受到影响。

"文革"后,上海市恢复中药人才培养。1973年,上海市中药技工学校成立,至1983年,共培养13班,581名学员。1978年1月,上海市药材公司成立"七二一工人大学",地址在陆家浜路914号,设药

1 《上海卫生工作丛书》编委会.上海卫生1949—1983[M].上海:上海科学技术出版社.1986.
2 《上海卫生工作丛书》编委会.上海卫生1949—1983[M].上海:上海科学技术出版社.1986.
3 《上海卫生工作丛书》编委会.上海卫生1949—1983[M].上海:上海科学技术出版社.1986.
4 上海市嘉定区地方志办公室.嘉定县简志[M].北京:方志出版社,2008.

学班,学制3年,并被列为上海市高教局大学专科。同年3月,在全市中药系统招收32名职工入学。1981年,经考核毕业学生22名,由市高教局发给大专毕业证书。同年,因条件限制而停办。[1]

上海市药材公司还举办过多种形式的短期培训班和专题讲座。如中药师资学习班、营业员外语商业会话学习班、零售店经理学习班等10余种。上海市药材公司还与中国药学会上海分会、工商联、市民建等单位协作,举办各种专题讲座,并分批选送有一定文化基础的职工到相关大专院校进修学习。此外,上海中医学院、华东化工学院、上海第一医学院等院校每年有药学专业毕业生充实到中药行业,在生药鉴定、药材种植及成药制造等方面起了一定的作用。[2]

三、医疗机构建设

1976年,上海中医学院附属推拿门诊部与原上海市公费医疗第五门诊部合并成立岳阳医院。1979年,原杨浦区中医医院划归上海市卫生局直属单位,改名为上海市中医医院。1980年上海市针灸经络研究所恢复成立。1981年上海市中医文献研究馆复馆,并更名为上海市中医文献馆。至1982年,上海龙华、曙光、岳阳、市中医院四家医院共有职工2 494人,其中主任医师69人,中医主任医师39人,床位数1 034张[3]。

| 第二节 | 衡阳会议吹响中医全面复兴的号角

20世纪80年代初期,经过一系列措施,中医药事业有所恢复,但发展尚较缓慢,距离人民群众的医疗需求还有很大的差距。为了进一步解决发展中医、中西医结合工作的指导思想和方针政策问题,1982年4月16日至22日,卫生部在湖南省衡阳市召开了"全国中医医院和高等中医教育工作会议",史称"衡阳会议"。会议认真总结了贯彻中医政策的历史经验,进一步强调"保持和发扬中医特色"是中医医院和中医学院的办院方向,通过了《关于加强中医医院整顿和建设的意见》《全国中医医院工作条例(试行)》和《努力提高教育质量,切实办好中医学院》等文件。衡阳会议

1 上海市药材公司.六十征程——1955—2015"上海药材"大事记(内部资料);25.
2 《上海卫生工作丛书》编委会.上海卫生1949—1983[M].上海:上海科学技术出版社,1986.
3 上海中医学院.中医年鉴1983[M].北京:人民卫生出版社,1984.

的召开主要解决了两个问题：一是提出了当前中医是卫生事业的短线，必须在人力、物力、财力等方面，认真加强这条短线；二是强调了保持和发扬中医特色是发展中医事业的根本方向[1]。

衡阳会议是中华人民共和国成立以来首次召开的全国中医医院和高等中医院校建设工作会议，对全面贯彻党的中医药方针政策，提高对中医药事业发展的认识，保持和发挥中医药特色，产生了积极的影响。对中医药事业而言，本次会议具有里程碑式意义，无异于中医界的"遵义会议"，可以说衡阳会议吹响了中医全面复兴的号角，也为上海的中医药事业开启了振兴的希望。

一、恢复并创建各类中医机构

衡阳会议之后，上海市积极贯彻会议精神，全力振兴中医药事业，积极创建中医医疗机构。这一时期中医医疗机构的建设和中医人才的培养，为上海中医的全面复兴及繁荣发展奠定了坚实基础。

（一）创建区县中医医院

1979年6月，嘉定县将城厢镇卫生院改建为县中医医院；1980—1983年，川沙、青浦县相继建立县中医医院；1982年原普陀街道医院扩建为普陀区中医医院；1983年原奉贤县江海公社卫生院改建为奉贤县中医医院；1984年在南汇县中心医院中医科基础上成立南汇县中医门诊部并于同年年底扩建为南汇县中医医院；1985年原卢湾区中心医院中医门诊部和卢湾区医院中医科合并成立香山中医医院；1981年成立松江县中医门诊部，至1986年改建为松江县中医医院；1987年由南市区浦江医院和南市区中医门诊部合并成立南市区中医医院；1988年原长宁区天山医院扩建为天山中医医院；1988年建立闸北区中医医院；1985年原宝山县中心医院中医科扩建为宝山县中医门诊部，至1990年改名为宝山区中医医院；1986年在黄浦区中心医院中医科基础上成立黄浦区中医门诊部，至1990年扩建为黄浦区中医医院等。

（二）确立两所中西医结合试点医院

1983年，光华医院被上海市卫生局确定为中西医结合试点医院[2]，2003年第二冠名为"上海市光华中西医结合类风关专科医院"，2013年经国家中医药管理局评审考核定为三级甲等中西医结

1　上海中医学院.中医年鉴1983［M］.北京：人民卫生出版社，1984.
2　史宇广.中国中医机构志［M］.北京：中医古籍出版社，1989.

合专科医院。1985年,虹口区中心医院被上海市卫生局确定为上海市中西医结合试点医院,1994年更名为上海市中西医结合医院。[1]

(三)加强综合性医院中医科建设

按照当时卫生部规定,综合性医院的中医科床位一般应占总床位数的5%,有条件的可达到10%。根据这一要求,上海市普陀区中心医院、利群医院、虹口区中心医院、上海市第四人民医院等11所医院调整充实了中医病床,达到各医院床位总数的5%以上。如普陀区中心医院总床位420张,其中中医床位70张,占16.6%,1983年共收治患者1 109例,床位使用率达91.63%,周转率18.07%,治愈好转率达95.2%[2]。

在综合性医院中医科设立强化的基础上,上海自1996年开展综合性医院中医科建设工作,分别制定了《上海市综合性医院示范中医科建设方案》和《上海市综合性医院示范中医科建设标准》,坚持好中选优、兼顾布局的原则,加强考核评估,并给予相应的经费支持。此项工作成效明显,对上海100余所综合性医院中医科起到了龙头、示范、辐射带头作用。[3]

(四)成立上海市中医药研究院

经国家科委和上海市人民政府批准,上海市中医药研究院于1985年12月成立。首任院长陆德铭,副院长施杞、赵伟康、严世芸、陈汉平、王洪珍。成立之初研究院所属机构有:针灸经络研究所、中医文献研究所、气功研究所、中药研究所及中医内科急症、中医血液病、中医心血管病、气血理论、老中医经验、民间医药、中医病理七个研究室;图书情报、实验测试和实验动物三个中心及中医出版社。研究院的临床基地分设在曙光医院、龙华医院、岳阳医院、上海市中医医院及上海市针灸经络研究所等单位,共有床位500张。正如陆德铭所说:上海市中医药研究院的成立,标志着上海市中医药的研究工作已经进入一个新的阶段。[4]

经过这一轮的医疗机构建设,到20世纪90年代初,上海市级、区县、社区三级中医医疗机构布局基本形成,为中医医疗、教育、科研工作的开展提供了良好平台。

1 张璐,刘涛,栗晨静.最新上海就医指南[M].北京:中国大百科全书出版社,2005.
2 张明岛,邵浩奇.上海卫生志[M].上海:上海社会科学院出版社,1998.
3 刘文选,方松春.中医药管理杂志[J].1999,9(3):50-51.
4 张玉萍.上海市中医药研究院正式成立[J].上海针灸杂志,1986(1):4.

二、恢复并拓展中医人才培养

中华人民共和国成立后，上海的中医师承工作开展得较好，继衡阳会议之后该项工作重新步入正轨，并且拓展了多方培养中医人才的模式。

（一）老中医子女班

1980年，上海市卫生局委托上海卫生职工医学院举办了一期"中医学员班"（即老中医子女班），招生对象为老中医子女，共招收学员61名。该班学制5年，采用集中上理论课，分散跟老中医临诊实践的方式。学员毕业后按大专学历待遇，分配在老中医所在单位工作。

（二）中医研究班

1981年，上海市卫生局委托上海市中医文献馆举办了第一届上海市中医研究班，招收具有15年以上临床经验的中青年中医学员，聘请有丰富教学和临床经验的名老中医任教。通过重温中医经典，跟师临床实践，继承整理老师经验等方式，以培养精通中医理论，又有丰富临床经验的高水平中医人才。学员经考核合格后发给结业证书，仍回原单位工作。至1989年共举办五届，其中1～4届学习期限1年，第五届学习期限2年，共结业学员147名[1]。

（三）全国老中医药专家学术经验继承班（上海地区）

1990年根据国家人事部、卫生部、国家中医药管理局《关于采取紧急措施做好老中医药专家学术经验继承工作的决定》精神，上海举办了首批老中医药专家学术经验继承班（上海地区）。1997—2015年分别举办了第二、第三、第四、第五批全国老中医药专家学术经验继承班，共228名继承人参加学习。

（四）上海中医学院1982—1993年在校学生[2]

以1982—1993年上海中医学院在校生为例，总数逐年递增趋势，学历水平走高趋势，学历种类越来越丰富（表23-1）。

1　王翘楚.医林春秋——上海中医中西医结合发展史［M］.上海：文汇出版社，1998.
2　上海中医药大学校志编纂委员会.上海中医药大学志［M］.上海：上海中医药大学出版社，1997.

表23-1　上海中医学院1982—1993年在校学生统计

年份	总数	博士生	硕士生	研究生班	理工科第二学士学位	西医学习中医	西学中第二学士学位	本科	大专	中医七年制
1982	1 211		61			48		1 102		
1983	1 034		56					978		
1984	1 124	3	76			32		1 013		
1985	1 276	4	106	27		32		1 107		
1986	1 394	6	126	55		32		1 175		
1987	1 468	6	142	42				1 278		
1988	1 497	9	141	15				1 332		
1989	1 531	18	120					1 309	84	
1990	1 529	24	123					1 197	185	
1991	1 527	31	96					1 142	223	25
1992	1 631	41	95				25	1 205	215	50
1993	1 655	51	104		20		45	1 191	169	75

（五）师资进修班

经中央卫生部批准,上海中医学院自1980年9月起,举办全国高等中医院校师资进修班,分学科进行,每期进修学习时间一般为半年,至1993年,已举办17门学科23期,有543人参加学习。[1]

（六）港、台、澳中国课程进修班

经国家教委批准,上海中医学院于1989年开始对港、台、澳中医人士开办中医进修班,学习1年,截至1995年,已办过7期,有53人参加学习。[2]

1　上海中医药大学校志编纂委员会.上海中医药大学志［M］.上海：上海中医药大学出版社,1997.
2　上海中医药大学校志编纂委员会.上海中医药大学志［M］.上海：上海中医药大学出版社,1997.

（七）助教进修班

经国家教委授权，上海中医学院于1985年起，开办以攻读相当于硕士研究生为内容的助教进修班。学制1年，学习结束考核合格，由国家教委发给"高等院校助教进修班结业证书"。至1994年，已举办了14门学科36期，有350人参加学习。[1]

三、出版《中医年鉴》

《中医年鉴》是一部中医的综合性专科年鉴，属于资料性的工具书，按年度记录中医药事业和中医学术发展的基本情况。1983年创刊，由上海中医学院主编，人民卫生出版社出版。主要内容有概况、专论、基础与临床、研究动态、老中医学术经验、医史文献、中医教育、政策与行政管理、资料9部分。1984年的《中医年鉴》在首卷本的基础上又增加了"特载"和"国外中医药动态"两部分。1989年更名为《中国中医药年鉴》。从2003年开始，《中国中医药年鉴》分为"行政卷"和"学术卷"分别出版，向国内外发行。"行政卷"编写组织由中国中医药出版社承办，"学术卷"编写组织由上海中医药大学文献研究所承办。截至2012年，已逐年连续出版30卷，全面系统地记录了30年来我国中医药事业的重要事件、重要法规、重要学术进展。

《中医年鉴》提供了中医药领域政府法规、方针、政策等方面的情报信息，反映了中医药领域的学术动态和重要科研成果，提供了文献资料的线索，可查证逐年可比的有关资料，汇总了有实用价值的指南性资料等，其出版为上海及全国的中医药主管部门提供决策支持，为中医药医疗、教学、科研工作提供参考资料，对中医药事业的繁荣发展有重要的作用和意义。

四、住院医师规范化培训的探索

上海住院医师规范化培训工作启动较早。早在1988年，上海的一些二三级中医院内部就开始了中医住院医师规范化培训试点。1989年上海市出台了《上海市中医住院医师规范化培训实施细则》，中医住院医师规范化培训开始由三级医院逐步向二级医院推广，到1999年已经对《上海市中

1　上海中医药大学校志编纂委员会.上海中医药大学志［M］.上海：上海中医药大学出版社,1997.

医住院医师规范化培训实施细则》进行了4次修订。此时,上海市的中医住院医师规范化培训已经覆盖二级专科医院。在5年住院医师规范化培训中,培训对象同时还要接受医疗系统的各类培训并取得15学分,完成相当数量的论文和一篇文献综述。整个培养过程,除了医院相关科室对住院医师进行培训之外,其他相关部门还要组织集中培训和考核,包括住院医师的"三基""三严"培训,基本技能的集中授课,外语及基础理论的考试等。经过5年的规范化培训,住院医师基本上可以胜任主治医师的岗位。[1]

　　2010年2月,上海市卫生局、发改委等五部门联合印发了《上海市住院医师规范化培训实施办法(试行)》,全市建立起统一标准规范和考核评估的住院医师规范化培训制度。[2]在中医尚无统一的培训方案和实施细则、培训基地尚无国家统一标准的情况下,上海在全国率先建立与国际接轨的"统一标准、统一考核"的住院医师规范化培训制度。出台了包括培训基地认定、培训标准、质量控制、培训考核、培训效用、培训对象招录、身份认定、收入待遇、社会保障、学位衔接、经费保障、组织管理等一系列政策措施。按照规定要求,培训对象均为具有本科及以上学历、拟从事临床工作的医学毕业生。本科生培训时间为3年,硕士至少为2年,博士至少为1年。上海的培训按卫生部和国家中医药管理局的规定在19个临床学科和8个中医学科(中医内科、中医外科、中医妇科、中医儿科、中医针灸推拿、中医五官科、中医骨伤和中医全科)开展。培训期间,培训医院与培训对象签订培训暨劳动合同,培训期限为合同期限。劳动关系委托上海市卫生人才交流服务中心管理。培训结束后,合同自然终止,培训对象自主择业。培训对象在培训期间的工资待遇按照其学历和资历情况,参照其所在培训医院同类人员水平发放。培训期间依法参加并享有养老、医疗、失业、生育、工伤、公积金等社会保障,享受国家法律法规规定的以及合同约定的相关福利待遇。目前在上海,未经过住院医师规范化培训的医学院校毕业生已不能从事临床工作。截至2012年8月,培训考核合格的住院医生总体就业率达94%,到二级医院及以下单位就业势头良好[3]。

　　上海的培训工作为建立国家中医住院医师规范化培训奠定了扎实的基础。上海市培训核心注重临床能力培养,体现中医特色。同时,通科加专科培训模式,体现了中医整体性、系统性和实践性特点。[4]

1　洪净,石鹏建.中国中医药教育发展战略研究[M].北京:中国中医药出版社,2008.
2　黄红,许铁峰,李宏为,等.上海市建立住院医师规范化培训制度的探索与实践[J].中华医院管理杂志,2011,27(7):514-516.
3　任丽梅.上海建立住院医师规范化培训制度培养合格医生[N].中国改革报,2012-10-26.
4　张怀琼,刘胜,管红叶,等.上海市中医住院医师规范化培训探索[J].中国卫生资源,2011,14(6):363-365.

五、中医医院等级评审

中医医院分级管理是汲取国际"区域卫生发展规划"的新思想,借鉴国际医院综合评审的经验,参照卫生部制定的有关办法而实行的具有中医特点的中医医院宏观管理体制。中医医院实行分级管理,就是根据不同区域的卫生服务要求,赋予医院不同的级别,并对其规模、设备、功能、任务、人员配备、技术水平、服务质量、管理效应等提出不同的要求,对中医医院实行全方位的科学管理。这是我国中医医院管理体制的一项重大改革,是当代中医医院管理的主要模式之一。

中医医院分级管理工作于1989年初酝酿,经与卫生部协商,中医医院分级管理标准由国家中医药管理局制定,随即成立了国家中医药管理局医政司组织领导的专家起草小组。1989年7月28日至8月1日,在辽宁省兴城召开了"全国中医医院分级管理第一次会议",起草了《全国中医医院分级管理办法(暂行)》《中医医院基本标准》《中医医院分级分等标准》。从1990年开始,中医医院全面转入以内涵建设为主,并开始实施中医医院分级管理阶段。国家中医药管理局于1991—1993年又先后两次召开全国中医医院分级管理工作会议,下发了《中医医院分级管理办法与标准》等文件,在14个省市进行试评的基础上,向全国逐步铺开。

上海市医院等级评审工作于1992年开始试点,1993年全面推开。1994年上海市有90%的综合性医院通过第一周期评审。上海市卫生局组建医院等级评审委员会。确定第一周期医院等级评审坚持基本标准与分等标准相结合,注重基础管理、基础质量和医德医风建设,并制订了各级医院等级评审标准和实施细则,市卫生局选择了4家一级医院、3家二级医院作为评审试点。制订下发了《关于评审工作若干规定》和《关于加强一级医院质控的意见》。随着医院等级评审工作全面铺开,对等级评审的措施、标准又作适当调整,1993年10月,上海市卫生局把病史质量,患者和社会对医院医疗服务的满意度,医务人员的基础理论、基本技能、基本操作(简称"三基")的合格率及医德医风等5项内容作为医院上等达标的必备条件,同时建立了复评审制度。

1994年底,上海有16家三级医院,64家二级医院和279家一级医院通过了等级评审,其中14家为三级甲等,2家为三级乙等;43家为二级甲等,21家为二级乙等;250家为一级甲等医院,29家被定为一级乙等医院。其中包含18所中医医院,15所为三级、二级甲等,3所为二级乙等。以上医院实行了按等级收费制度。

经过医院等级评审,增强了医务人员的质量意识,上海市各级医院完善了医院管理体制和科室建制。据对400家医院调查统计,甲级病案率达80%以上的医院占83.22%;医务人员"三基"

合格率达80%以上的医院占95.69%。各医院建立职工医德医风档案,定期考核,并与职工奖惩、晋升、评定职称挂钩。[1]

2012年5月国家中医药管理局印发《中医医院评审暂行办法》(国中医药医政函〔2012〕96号),开始了新一轮的中医医院等级评审工作。上海中医药管理部门十分重视该项工作,专门成立了上海市中医、中西医结合医院综合评价(评审)中心负责此项工作。截至2013年底[2],上海中医药大学附属龙华医院、上海中医药大学附属曙光医院、上海中医药大学附属岳阳中西医结合医院、上海中医药大学附属市中医医院4家三级医院和上海市中西医结合医院、宝山区中西医结合医院、长宁区光华中西医结合医院、浦东新区中西医结合医院4家"二升三"医院全部通过国家中医药管理局评审,确认为三级甲等中医或中西医结合医院。组织开展对黄浦区香山中医医院等11家二级中医医院进行复评审,确定为二级甲等中医或中西医结合医院。

通过认真分步有序开展上海市中医及中西医结合医院等级评审工作,以"以评促建、以评促改、评建并举、重在内涵"为原则,有效提升了全市中医及中西医结合医院的综合服务能力和水平。

结　语

1978年之后,上海中医药事业走上复兴之路,紧抓发展契机,在中医机构建设和人才培养等方面取得良好成效,创建各区县中医院、举办各类中医人才培训班等。并且在诸如中医专科(病)医疗协作中心建设、综合医院示范中医科建设、师承教育、住院医师规范化培训等方面积极探索,卓有创新,体现了海派中医引领精神和创新意识。

1　《中国卫生年鉴》编辑委员会.中国卫生年鉴1995[M].北京:人民卫生出版社,1995.
2　2013年上海市中医药工作总结与2014年中医药工作要点。

第二十四章　中医教育新模式探索

上海中医始终注重中医人才的培养。中华人民共和国成立以后，中医药院校教育得到充分发展，教育结构不断完善，教育层次不断提升，目前有专科、本科、七年制、二学位、硕士、博士、博士后等。师承教育成为院校教育的有力补充，在国家中医药管理局、上海市卫生局的领导下，上海市开展了不同模式、不同层次的中医师承教育，如有以跟师为主的老中医子女班、中医研究班、老中医药专家学术经验继承班、高层次中医临床人才培训班等，有以师承与学位结合的上海市老中医药专家学术经验继承高级研修班，全国第四、第五批老中医药专家学术经验继承班，有以培养领军人才为主的上海市中医药领军人才建设项目，有以培养青年人才为主旨的杏林新星项目，有以培养区县中医骨干人才为主的区县中医临床骨干人才培训班，有以培养中医紧缺人才为主的针推伤、眼耳鼻喉、皮肤科人才班等。在多方的共同努力下，上海的中医教育模式不断尝试创新与突破，为上海中医事业发展培养了各级各类人才。

第一节 ｜ 七年制高等中医教育

自20世纪50年代我国高等中医教育事业兴起，到20世纪80年代末30多年的艰难创业，特别是改革开放后的快速发展，高等中医院校向社会输送了大批本科生、专科生、硕士生、博士研究生及西学中人员。但是随着社会的发展、科学的进步，医学模式和疾病谱的改变，对中医药人才的培养提出了更新、更高的要求。另一方面，随着国际社会对中医药的广泛关注和深入研究，对我国中医药领域提出了严峻的挑战。学术的竞争，归根结底还是人才的竞争、教育的竞争。[1]创新教育模式、培养高层次中医人才成为必须。因此，在1988年国家教委正式决定在我国试办七年制高等医学教育后，国家教委与国家中医药管理局就着手研究试办七年制高等中医教育问题，并于1990年11月13日在上海联合召开"试办七年制高等中医教育论证会"。

一、上海成为三个试点之一

经国家教育委员会批准，自1991年秋季开始试办七年制高等中医教育，培养理论基础和实践能力达到硕士水平的高级中医专门人才。上海中医学院积极申请七年制试办学校。根据各申请试办学校的实际办学条件，经国家教委研究决定，在北京、上海、广州中医学院试办七年制中医学专业，并规定了招生人数：北京中医学院20人，上海中医学院25人，广州中医学院20人。[2]上海中医学院成为全国首批试办七年制中医学专业的三所学校之一，上海七年制学生由上海中医学院附属曙光医院直接管理。

二、模式的创新与突破

高教委在上海举办的"试办七年制高等中医教育论证会"讨论意见的基础上修订了《七年制中医学专业基本规范（试行）》，为七年制中医学专业的教育定下了基调。业务培养目标：培养达到医学硕士水平的中医专门人才。业务培养要求：学生应具有必要而扎实的自然科学基础理论和人文社会科学基础；掌握必要的现代医学基本理论及诊疗技能；掌握系统而深厚的中医学基础理论和临床诊疗技能；具有从事中医学临床和一定中医学科研研究能力，毕业后能从事中医临床或科研工作。其主干学科为中医学、基础医学。

中医课程设置基本上是按高教委修订的《七年制中医学专业基本规范》进行设置的，各校根据自身的特点进行部分调整。[3]1998年国家教委明确提出了"七年制培养目标定位于七年一贯，本硕融通，整体优化，基础宽厚，注重素质，面向临床的临床医学硕士专业学位的培养目标。"

1　高学敏.试办中医学七年制本科教育的必要性和可行性［J］.中医教育,1990(2): 10.
2　《中国中医药年鉴》编辑委员会.中国中医药年鉴1992［M］.北京: 中国中医药出版社,1993.
3　彭万年,徐志伟.中医专业七年制研究生临床教学改革研究进展［M］.北京: 中国科学技术出版社,2005.

上海中医药大学附属曙光医院提出了"以培养高层次临床研究型学生为目标"的培养计划：第一，实施和完善临床导师制，根据传统中医药师承教育的特点，制定《中医学专业七年制学生导师职责规定》；第二，定期举办"研究生论坛"，并要求七年制学生参加此项活动，通过此论坛，拓展学生的视野，活跃学生的创新思维和学术氛围，加强师生之间和学生之间的交流，使学生了解不同领域的知识；第三，设立萌芽计划。为了进一步加强学生临床研究能力，为培养青年科技人才奠定坚实的基础，曙光临床医学院特设立"萌芽计划"科学研究资助基金。七年制培养以突出中医临床特色优势为主旨，通过首创"传统中医科、整理临床跟师抄方医案、强化中医经典学习"等加强七年制中医人才的培养。[1]

三、成果与反思

上海中医专业七年制毕业生由于经过综合性大学两年的学习和中医药院校的系统学习，基础知识较扎实，知识面较宽，专业理论水平较强，外语和科研能力较高，整体素质比较好，因而成为较抢手的中医临床人才。但是，从调查中也看到，随着社会就业形势的逐渐严峻，中医专业七年制毕业生的就业情况受到很大的影响，从96级起，毕业生的一次性就业率已从100%逐渐下降到79%。[2]

同时，在七年制硕士生的教学中，特别是其主干课程的临床教学等方面，还存在不尽如人意之处。如没有完全摆脱原有人才培养模式的影响，需对教学过程做进一步的整体优化；忽视临床基本功训练，需进一步加强临床实践能力的培养；教学管理体制需进一步理顺和完善。七年制定位于培养临床高层次应用型人才，必须保持其原有的特色和优势，注重整体素质和能力的提高。事实证明，国家对七年制高等医学教育是重视的，其发展前景是光明的。因此，明确其发展方向也是非常重要的。[3]

第二节 | 师承与学位相结合的教育模式

师承教育曾经是中医学培养人才的主要方式，与院校教育相比有更契合中医特色的优势。如

1 蒋健，林勋，高月求，等.中医学专业七年制实践教学改革的回顾与思考[J].中医教育，2007(6)：46-49.
2 吴荫梅.中医七年制毕业生就业情况调查分析[J].中国中医药现代远程教育，2004(12)：39-40.
3 彭万年，徐志伟.中医专业七年制研究生临床教学改革研究进展[M].北京：中国科学技术出版社，2005.

何将师承与现行的院校教育有机融合，是中医界与教育界一直探索的议题。上海首创的师承与学位相结合的教育模式即是其中有益并成功的一种。

1990年根据国家人事部、卫生部、国家中医药管理局《关于采取紧急措施做好老中医药专家学术经验继承工作的决定》精神，上海举办了首批老中医药专家学术经验继承班（上海地区），并于1997年、2002年分别举办了第二、第三届。继承班采取统一管理，集中上课，分散带教，定期考核的办法。学员每周跟师临床实践不少于2日，集中上理论课1日，其余时间仍从事中医医疗科研或教学工作。中医师承教育采取跟名师做临床的教育模式，相较于院校教育，培养了一批特色鲜明、临床水平较好的中医临床人才。然而，师承教育培养的毕业生不能授予相应的学位，不能充分调动学员的积极性。

上海市卫生局中医处曾开展当代著名中医药专家成才规律的专项调查研究，研究结果表明，学校培养与师承教育的结合是造就现代名医的最佳途径，建议将师承教育纳入国家教委学位教育系列，这样既有利于提升名老中医带教和学生学习的积极性，也有利于我国中医药人才和学术成果对外的交流和推广。[1]

因此，如何将师承与学位相结合，培养一批中医基础理论扎实，又具有中医特色、临床水平较高的中医人才，成为中医界以及管理部门关注的焦点。

一、上海率先尝试

2006年9月，上海市卫生局印发了《关于举办上海市老中医药专家学术经验继承高级研修班的通知》（沪卫办中医［2006］9号），招收具有硕士学历、主治医师资格2年以上的优秀中医临床医师作为继承人，正式启动了中医师承与博士学位相结合的教育模式。上海市老中医药专家学术经验继承高级研修班，由上海市卫生局主办，具体教学和日常管理由上海市中医药师承教育管理办公室会同上海中医药大学研究生院负责。该班在继承老中医药专家学术经验的基础上，对符合在职临床医师以同等学力申请临床医学专业博士学位的继承人，授予相应学位。这是我国首次将中医师承与专业学位衔接付诸实践的尝试。经过3年多的努力，通过对课程体系、教学内容、教学方法、学位授予全方位的探索和实践，取得较为满意的成效，2010年我国首次14位学员获得中医学临

1 季伟苹，黄素英，张挹芳，等.当代著名中医药专家成才规律浅析［J］.上海中医药杂志，2008（10）：1-5.

床专业博士（师承）学位。[1]

二、全国推广

2008年，经过组织专家反复论证，国家中医药管理局借鉴并完善上海开展的师承教育与学位相结合的人才培养模式，于2008年在全国范围内开展第四批全国老中医药专家学术经验继承工作，将师承教育与学位教育相结合。规定：具有本科、硕士学位的继承人，通过在职人员攻读学位全国统一入学考试，可以分别申请硕士、博士学位。如果已经具有博士学位的学员不再申请学位，按以往中医师承方式进行出师考核。

上海市全国第四批老中医药专家学术经验继承班共有21名导师、42名学员，经3年多的理论和跟师学习，有25人申请并获得学位（7人申请博士学位，18人申请硕士学位），其余17名学员均通过结业考核。第五批全国老中医药专家学术经验继承工作截至2015年底，共有10位继承人获得硕士学位，17人获得博士学位。

三、突破与创新

上海试点的中医师承与学位教育相结合的培养模式，兼顾了国务院学位条例的基本要求和中医师承教育的特点，并使其优势互补，主要措施有：① 师承导师（名老中医）认同为研究生导师或学位论文推荐人。② 师承课程认同为临床医学专业学位的专业基础课和专业课。③ 师承的跟师学习和临床工作认同为临床医学专业学位临床轮转。④ 师承的临床考核过程视同为临床医学专业学位临床能力考核。⑤ 师承人员的总结报告或结业论文与学位论文答辩合二为一，通过答辩者，授予相应的临床医学专业学位等。为更好地实施这一工作，在上海市卫生局、上海市教委的领导下，上海中医药大学编制了《上海市老中医药专家学术经验继承高级研修班在职临床医师以同等学力申请临床医学专业博士学位》管理手册，以指导各项工作的顺利开展。[2]

按照规定，申请博士学位的学员，一定要通过在职临床医师申请临床医学博士专业学位全国外语统一考试，才能获得博士学位。因此，上海市老中医药专家学术经验继承高级研修班有6名学

1 谢建群,杨永清,季伟苹.现代中医师承与临床医学专业学位衔接培养模式的探索与实践[J].上海中医药大学学报,2010,24（4）:87-89.
2 谢建群,杨永清,季伟苹.现代中医师承与临床医学专业学位衔接培养模式的探索与实践[J].上海中医药大学学报,2010,24（4）:87-89.

员因未通过英语考试而不能授予博士学位。第四批全国老中医药专家学术经验继承班申请学位的规定有所变化：申请学位的学员继承工作结业考核合格，并通过国家组织的在职人员申请攻读硕士学位医古文（中级）、博士学位医古文（高级）、中医综合入学考试，取得相应临床医学专业硕士（博士）学位所规定的课程学分，通过学位论文答辩后，由学位授予单位审核批准，方可授予临床医学专业硕士（博士）学位。

第三节 ｜ 上海开展的各层次地方性师承教育

传统意义上的师承教育是沿袭了千百年的中医特有的授业方式，一般以家传师授为主。教者言传身教，传道、授业、解惑，学者侍诊于师，耳濡目染，潜移默化，实践性较强。但其理论上缺乏系统性，内容上往往较狭隘，形式上较保守，导致知识结构较局限。新时代的中医药工作者，尤其是一些大、中型医院的医务人员，不仅要具备较高的临床诊疗水平，还要紧跟国际医学发展新动态，中医医疗、科研、教学几副担子同时挑。因此，上海市从1996年开始将现代教育中的导师制引入各种中医药继续教育中，先后在优秀青年中医临床人才"希望之星"班、"区县专科专病技术骨干""高层次中医临床人才""高层次中西医结合临床科研人才"及"上海市中医紧缺专科临床人才"等培养项目中引入了导师制，在传统跟师学习的基础上，根据不同对象、不同培养目的采取不同形式的导师制，开展了理论与实践相结合、临床与科研及教学相结合、中西医相结合的全方位综合教育。

一、上海市高层次中医临床人才的培养

上海市1999年底启动"上海市高层次中医临床人才"培养计划，共选拔10名培养对象，他们均是来自各医学院校附属医院及三级甲等中医医院临床第一线的中青年中医骨干，年龄45岁以下，具有副主任医师以上职称，承担局级以上科研课题的主要负责人。在教学中采用了多导师制的培养模式，分别根据他们的不同特点和培养方向，为每人配备了3～4位导师。或传授中医临诊经验，或指导强化中医理论思维模式，或在中医教学上予以帮助，或在科学研究中指点迷津。有的较长时间随师临诊，也有不定期请教面授者。大部分学员在相关学科拜师，也有跨学科学习者。

经过3年的学习,师生普遍反映很好,收获颇丰,多导师制形式得到了肯定。通过这种形式,使学员在有限时间内学到了相较传统方法更多的知识,并消化吸收,因此专业技术进步很快,并在学术上逐渐形成了自己的特色,正在成为或已经成为部分学科的中青年学术带头人。10位学员中已有2位成为博士生导师,4位成为硕士生导师,在学术上起到了承前启后的作用。

二、上海市高层次中西医结合临床科研人才的培养

2000年"上海市高层次中西医结合临床科研人才"培养项目启动,运用了"双导师制",即为每位入选的培养对象分别配备一位中医导师及一位中西医结合导师。这批遴选出的学员共有30名,均是主治医师职称以上的西医工作者,起点较高,其中硕士6名,博士生6名,博士后1名,具有副主任医师以上职称者13名,许多学员在三级甲等医院重点学科工作。此次培养目标不仅是继承中医导师的中医辨证思维方式,还要利用上海中西医结合科研优势和人才优势,由一批学术上富有成就的中西医结合专家担任导师指导进行中西医结合临床科学研究,提升上海中医、中西医结合学术水平。通过实践,学员无论是在中医理论基础知识还是在中医临床实践方面都有相当大的收获,并提高了中西医结合临床科研工作的水平和兴趣,为今后从事中西医结合临床及科研的纵深研究奠定了良好的基础。

三、上海市中医紧缺专科临床人才的培养

医疗市场的竞争,从根本上说就是医疗特色、医疗质量的竞争,随着"后继乏人"问题逐步改善,"后继乏才""后继乏术"的矛盾日显突出,尤其是一些专业人员较少的学科,如中医眼科、中医耳鼻喉科、中医皮肤科等。随着20世纪八九十年代一批老年专业医务人员的退出和有关学科的现代化诊疗手段加快更新提高,上述相关学科的中医特色正在不断弱化、淡出甚至失传。这种状况确实令中医药卫生行政部门及广大中医界人士担忧。因此,上海市卫生局于2001年底推出了"上海市中医紧缺专科临床人才培养"方案,从眼科、耳鼻喉科及中医皮肤科专业人员中筛选了23名有志于继承和发扬中医临床特色的优秀青年业务骨干作为培养对象,并首次尝试跨省市导师制,拜诸多省市身怀绝技的中医眼科、耳鼻喉科、皮肤科名家为师,以此开拓视野,强化中医特色,改关闭式培养为开放式培养。除为每名学员配备一位本市相关学科的专家作经常性跟师学习外,还在

有关省市中医卫生行政部门及医院各级领导和专家的支持下,配备一位兄弟省市名师带教。学员们分赴北京、天津、南京、成都、长沙等地拜师取经,进行为期半年的跟师学习。

对各种专项培养计划的学员,上海市制定实施了"统一领导,集中上课,分散带教,定期考核"的十六字教学方针,即将跟随导师继承学习作为始终贯穿其整个培养期间的主线,又将定期组织的理论学习穿插在每年的学习计划中,并将其纳入继续教育的轨道。[1]

四、上海市优秀青年中医临床人才的培养

2012年上海市卫生和计划生育委员会(以下简称"上海市卫计委")启动上海市"优秀青年中医临床人才"培养计划,以打造一支新的优秀中医青年人才骨干队伍,培育德才兼备的中医学专家后备力量。此培养计划培养对象为全市二级及以下医疗机构中,从事中医临床工作8年以上,具有大学本科以上学历、主治医师以上职称,且年龄不超过40周岁的医师。采取人才培养与项目研究相结合的方式,项目研究的期限为3年。由学员自主依据专业及意愿选择导师,双向选择组合。

2013年上海市卫计委启动"杏林新星"计划,培养对象的选拔面向全市各级各类医疗机构的中医、中西医结合类别执业医师。以固定导师在第一线带教培养为主要方式,经过3年的严格培养,使一批青年中医成长为热爱中医药事业、医德高尚、具有扎实理论基础和丰富实践经验、医技水平国内外领先的德才兼备的优秀中医临床人才,为上海市卫生系统创建新一代中医学专家队伍、形成优秀学科带头人梯队奠定基础。延续"优秀青年中医临床人才"自选导师模式,双向自由选择组合,避免了导师与学员之间不能完全匹配的矛盾。

五、上海市高级中西医结合人才的培养

2013年,根据《上海市中医药事业发展三年行动计划》中有关人才建设要求,上海市卫计委和上海市中医药发展办公室决定启动"上海市高级中西医结合人才培养项目",以加快上海市高层次中西医结合人才的培养,建设一支新的中西医结合领军人才队伍。申报条件为:具有硕士

1　祝培英.中医药师承学习模式的新实践——不同形式的导师制[J].中医药管理杂志,2003(2):41-43.

及以上学位，副高及以上职称；原则上应为临床医学专业毕业，具有中西医结合背景［即本科阶段为临床医学专业、研究生阶段为中医学（含中西医结合医学）专业，或者参加过西学中培训班，或者承担或参加过重大中西医结合研究专项并有一定成果］；连续从事临床工作10年以上，年龄原则上不超过45周岁；临床诊疗水平较高，治疗本学科疑难病症有独到之处，在本学科领域有较高的学术影响。

六、上海市中医药领军人才的培养

经过不懈努力，上海中医药人才队伍已初具规模，但与部分兄弟省市相比，特别是与上海"亚洲医学中心城市之一"的地位相匹配，仍存在较大差距。如中医药大师级人物年事已高，中层领军人物在全国的知名度尚待提升；由于多种原因，中医药人才出现西化趋势；曾经辉煌的海派中医学术流派中已经断代或濒临断代者众多等。这些问题已经严重制约了上海中医药事业的发展，上海急需加强中医药临床人才梯队建设，培养造就一批中医药临床领域的领军人才，借助领军人才带动优秀团队，促进中医药事业整体水平的进一步提升。

2012年10月，上海市卫生局为贯彻《中共中央、国务院关于进一步加强人才工作的决定》和《上海市人民政府关于促进中医药事业发展的意见》精神，根据《上海市中医药事业发展三年行动计划》中有关人才队伍建设计划，下发了《关于启动上海市中医药领军人才建设项目海上名医传承高级研修班计划的通知》和《上海市中医药领军人才建设项目——海上名医传承高级研修班计划实施办法》，并委托上海中医药大学承办"海上名医传承高级研修班"（以下称"研修班"）。培养目标是遴选已经具有较长期的临床经验，具备扎实中医药基础理论功底的中医临床人才为基本培养对象，通过2～3年的研修培养，使其成为具备深厚中国传统文化底蕴、扎实中医药理论基础和掌握各具特色中医诊疗技能水平的新一代名医大家。同时成为既能解决中医临床疑难问题，又具备创新思路、组织领导能力的德才兼备的中医药领军人才。

上海中医药领军人才的培养方式采取集中授课和自学、实践相结合，中国传统文化学习与人文知识学习相结合，文学艺术与中医药文化相结合，中医药理论学习与临床技能培训相结合，拜师结对与国内外游学跟师学习相结合。每位学员除与固定名师结对外，以参师游学的形式，跟师学习百家之长，吸收不同流派、学派的经验、方法和技术，丰富自身临床技能、经验和学术思想，提高中医诊疗水平。

研修班以"发皇古义、融会新知、海纳百川、开拓创新"为办班宗旨,提出"厚基础、博文化、会新知"理念,设计了"经典理论研读,临诊经验传承,人文知识学习,社科知识拓展"四项内容。

2014年12月,"海上名医传承高级研修班"建设项目获得上海市进一步加快中医药事业发展第二轮三年行动计划(2014—2016)立项(项目编号:ZY3-RCPY-1-1001),该班30名学员将在前期基础上继续深入学习。

结　　语

上海一直将人才培养视为上海中医事业发展的重要工作,不断创新与实践,致力于打造具有中医特色,适应时代需求,彰显海派特色的多层次中医人才梯队。在教育模式上多有创新,在全国起到了一定的引领作用。

第二十五章　当代名医大家

　　名医群体在一定程度上反映了中医药的发展水平,高度凝聚了人文精华,是中医药的宝贵财富。各级名医的评聘是对优秀中医人才的鼓励,是对优秀中医药文化的弘扬,也是促进中医药发展的重要推动力,是中医振兴发展的结果。上海的"国医大师"、中医学科院士、名中医、文献馆馆员各具特色,各有特长,真正体现了中医的百花齐放、百家争鸣。

第一节　上海的"国医大师"

　　"国医大师"的评选,是由国家人力资源和社会保障部、卫生部（今卫生和计划生育委员会）、国家中医药管理局共同组织的。该活动旨在为中医药界树立一批德艺双馨的国家级楷模,弘扬作为我国独具特色的医学科学和优秀传统文化的中医药,通过总结和借鉴"国医大师"的成长规律,探索现代中医药人才培养的方法和途径,使国医大师们宝贵的学术思想和经验尽快得到传承,做到代有传人,生生不息,能够为人民群众提供更加优质的中医医疗保健服务。国医大师评选不仅体现了对名老中医在中医药事业中地位和作用的充分肯定,同时能带动中医药人才队伍建设,推动当地中医药事业发展。

　　首届"国医大师"评选工作于2008年10月启动,2009年完成,全国共评选表彰了30名;第二届于2013年10月启动,至2014年8月完成,共评选30名国医大师。上海市裘沛然、张镜人、颜德馨三位教授当选为首届"国医大师",石仰山当选为第二届"国医大师",也是上海第四位"国医大师"。

一、裘沛然

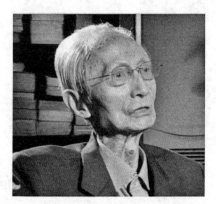

图25-1 裘沛然

裘沛然(1916—2010),原名维龙(图25-1)。1916年1月30日出生于浙江省慈溪市裘市村。7岁入私塾读书,11岁师事姚江学者施叔范2年,1928—1930年在家自学经史百家之书以及文学、历史和自然科学书籍,1931年只身来到上海,求学于一代医擘丁甘仁创办的上海中医学院,在1934年毕业后至1958年先后悬壶于慈溪、宁波、上海,以行医自给,临诊之余,勤研中医学和历史、文学、哲学等。1958年应聘进入上海中医学院从事教学工作,历任针灸、经络、内经、中医基础理论、各家学说教研室主任。1980年担任国家科委中医组成员,1981年任卫生部医学科学委员会委员,1984年任上海中医学院专家委员会主任委员。后任上海中医药大学终身教授,上海文史馆馆员,《辞海》编辑委员会副主编兼中医学科主编,华东师范大学和同济大学兼职教授,安徽中医学院顾问,浙江中医药大学学术顾问,是全国首批500名老中医药专家学术经验继承工作指导老师之一。1979年被评为上海市劳动模范,同年担任上海市政协委员,1983年任市政协常务委员,1988年兼任市政协医卫体委员会副主任。1991年被国务院批准享受突出贡献科技人员特殊津贴。1993年荣获英国剑桥国际名人传记中心颁发的20世纪成就奖。1995年被评为上海市名中医。2008年获上海市医学贡献奖。

裘沛然是我国著名的中医学家,在医学上有高深的造诣,临床以善治疑难杂病著称,活人无数,医泽广被(图25-2)。尤其难能可贵的是,他还是一位通晓文、史、哲的学者和诗人,人称一代鸿儒大医,曾主持编写和主编的著作达40部。其中,《裘沛然选

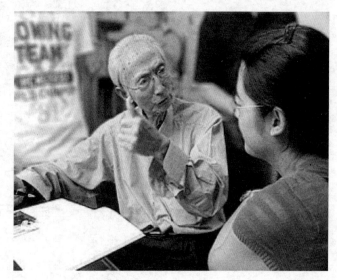

图25-2 裘沛然(左一)在为患者诊疗

集》获中华中医药学会学术著作奖一等奖，《中国医籍大辞典》获国家辞书奖一等奖、教育部科技进步二等奖。撰写论文30余篇，其中《疑难病症中医治法研究》一文获中华全国中医学会颁布的优秀论文一等奖。早年主持研究的"经络玻璃人"模型及脉象模型，分别荣获国家工业二等奖、三等奖。[1]

二、张镜人

张镜人（1923—2009），名存鉴（图25-3），上海人，主任医师，终身教授，全国著名中医理论家，中医临床学家，首届上海市名中医，首届全国老中医药专家学术经验继承工作指导老师。出生于名医世家，其曾叔祖张骧云，以擅治伤寒，医德高尚而称誉社会，口碑极佳。张镜人幼承庭训，立志杏林，为第十二代传人。年未及冠，既学习古典文学，又攻读《内经》《伤寒论》《金匮要略》《神农本草经》等中医经典著作及历代名著。18岁开始单独应诊，虽属初出茅庐，但已显露头角，脱颖而出。1946年应国民政府考试院举行的中医师考试，一榜成名。中华人民共和国成立初期，率先关闭私人诊所，参加上海市卫生局工作。历任上海市第一人民医院中医科暨中医气血理论研究室主任，上海医科大学教授，上海市卫生局副局长、顾问，全国中医药学会副会长，上海市科学技

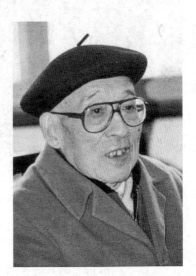

图25-3 张镜人

术协会委员，上海市中医药学会理事长、顾问，上海中医药大学、上海市中医药研究院专家委员会顾问，上海市中医文献馆、上海市中医药情报研究所顾问等职。曾任全国政协第七、第八届委员，中国民主同盟中央委员会委员。在海内外享有盛誉，深受中医同道的爱戴与尊重，被香港报刊誉为"沪上中医第一人"。1991年起享受国务院政府特殊津贴待遇，1994年荣获首届上海市医学荣誉奖，1996年荣获中央保健委员会优秀保健奖。发表科研论文108篇，主编及参编著作有《中华名中医治病囊秘：张镜人卷》及《辞海·中医学科》等20部。曾获多项国家级重大科研成果奖（图25-4）。[2]

1 王庆其.国医大师裘沛然人学思想研究及诗文赏析［M］.北京：中国中医药出版社,2014.
2 杨建宇.国医大师治疗中风经典医案［M］.郑州：中原农民出版社,2013.

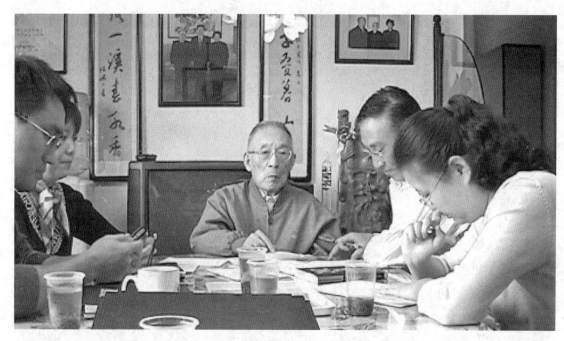

图25-4　2005年张镜人（中）和学生进行课题总结

三、颜德馨

颜德馨（1920—），江苏丹阳人（图25-5），祖籍山东。中国著名中医学家，上海市第十人民医院（原上海铁路中心医院）教授、主任医师，全国老中医药专家学术经验继承工作指导老师，上海市名中医，国家级非物质文化遗产传统医药项目代表性传承人。颜德馨系先贤亚圣颜渊之后裔，出身中医世家，幼承家学，尊翁颜亦鲁为名中医。1939年夏毕业于中国医学院，悬壶后屡起沉疴，不坠家声。1949年后调入上海铁路中心医院主持中医业务。1992年创建上海铁路中医技术中心，为推动全国中医药工作起到促进作用。历任中国中医药学会理事，国家中医药管理局科技进步奖评审委员会委员，上海师范大学、长春中医药大学、成都中医药大学、上海中医药大学特聘教授、博

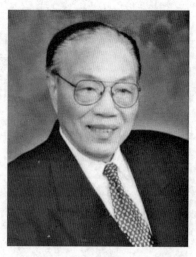

图25-5　颜德馨

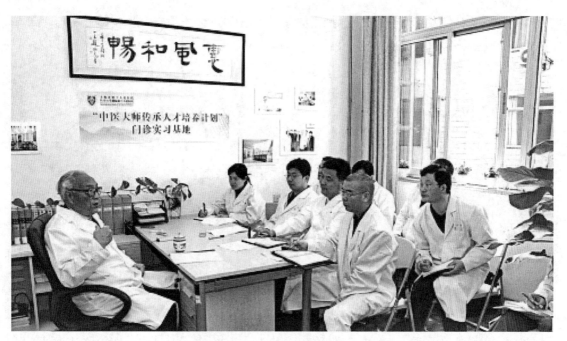

图25-6　颜德馨在给弟子授课

士生导师，及上海市中医药工作咨询委员会顾问、上海市医学领先专业专家委员会委员、国家自然科学基金评委等职，专职于同济大学医学院中医研究室主任。

学术上倡导"久病必有瘀""怪病必有瘀"，开辟治疗新途径，提出衡法新治则，受到中医界普遍重视。多年来从事生命科学研究，主持"瘀血与衰老"科研项目，荣获国家中医药管理局科技进步二等奖；由上海科教电影制片厂根据颜氏学说拍摄的《抗衰老》科教片，参加国际生命科学电影展览并获奖。著作有《餐芝轩医集》《活血化瘀疗法临床实践》《医方囊秘》《气血与长寿》《中国中医抗衰老秘诀》等，并著有《衰老和瘀血》一书英文版在全世界发行。在延缓衰老的领域中，独树一帜，多次去台湾地区和美国、法国、加拿大、泰国、印度尼西亚等地讲学，并受聘为学术顾问达10余处。历年来发表论文200余篇，曾获各级科技进步奖多项与第六届国际针灸东方会议、第一届世界传统医学优秀论文研讨会的金奖。1994年获英国剑桥大学世界名人成就贡献奖状及美国名人传记学会20世纪成就奖。并获得"铁路科技先进个人"及"第三届上海市医学荣誉奖"等光荣称号。1999年个人捐资设立"颜德馨人才奖励基金"，为培养中医中药接班人做出了卓越的贡献（图25-6）。2001年在上海市卫生局领导下组建上海市中医心脑血管病临床医学中心，目前中心建设已取得初步成效。2003年"非典"期间,受命担任上海市中医防治专家组顾问、上海市中医治疗指导组组长及华东地区防治非典首席科学家。[1]

四、石仰山

石仰山(1931—2015),江苏无锡人,中共党员,石氏伤科第四代传人,上海市黄浦区中心医院主任医师、名誉院长(图25-7)。1950年高中毕业后,从父石筱山学习中医伤科及针灸,后又师从黄文东学习5年,深得石氏伤科和黄氏真传。1955年正式开业行医,曾任上海市中医药学会常务理事,上海市伤科学会主任委员,中国中医药研究院特约研究员,上海中医药大学首批兼职教授、研究生导师,上海中医药大学、上海中医药研究院专家委员会名誉委员,上海市名中医,享受国务院政府特殊津贴专家。1986年被卫生部授予"全国卫生文明先进工作者",分别于1983年、1985年、1987年被上海市政府授予"上海市劳动模范"。2006年被中华中医药学会授予"中医药传承特别贡献奖",2012年被中华非物质文化遗产保护中心授予"中华非物质文化遗产传承人薪传奖"。

学术上强调伤科治疗内外并重,"十三科一理贯之",以中医理论辨证施治的整体观指导伤科的临床实践,形成了一系列较为完整的石氏伤科理法方药体系,有效地运用于伤科临床实践(图25-8)。

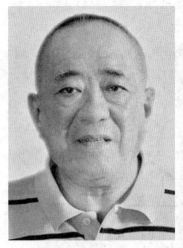

图25-7　石仰山

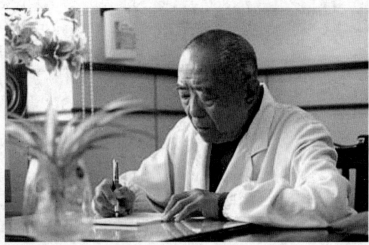

图25-8　石仰山门诊照

1　颜德馨.颜德馨膏方真迹[M].上海:上海科学技术出版社,2000.

编撰出版《中国百年百名中医临床家丛书·石筱山石仰山卷》《中华名中医治病囊秘·石筱山石仰山卷》《石仰山谈软组织损伤》等多部专著，论文50余篇。主持完成课题研究多项，其中一项科研成果（石氏伤膏）1999年获得卫生部三类新药批文，二项课题获得上海市科学技术进步奖三等奖，三项课题获黄浦区科学技术进步奖一等奖。

石仰山积极参政议政，曾担任上海市政协委员，多届黄浦区政协副主席，积极献计献策，对促进本地区中医药事业的建设做出了杰出贡献。其"促进中医药发展的若干建议"及"关于解决卫生系统职工住房困难"等提案获得优秀提案奖。

上海的四位国医大师，是上海中医的典型代表，均是学验俱丰、医德高尚的名家。同时又具有鲜明的海派特色：既有上海本地人，也有自江苏、浙江等地来沪的；既有广拜名师成才者，也有祖传承家者；既能传承，也能创新。

| 第二节 | 上海的中医药两院院士

中国科学院院士是中国设立的科学技术方面的最高学术称号，为终身荣誉。中国工程院院士是中国设立的工程科学技术方面的最高学术称号，为终身荣誉。院士由选举产生，是中国最优秀的科学精英和学术权威群体。上海中医药界的两院院士有中国工程院院士胡之璧和中国科学院院士沈自尹。

中国科学院学部

中国科学院学部成立于1955年，是国家在科学技术方面的最高咨询机构，负责对国家科学技术发展规划、计划和重大科学技术决策提供咨询，对国家经济建设和社会发展中的重大科学技术问题提出研究报告，对学科发展战略和中长期目标提出建议，对重要研究领域和研究机构的学术问题进行评议和指导。

中国科学院院士从全国最优秀的科学家中选出，每2年增选1次，全体院士大会是学部的最高组织形式，学部主席团是院士大会闭会期间的常设领导机构，由中国科学院院长担任学部主席团执行主席。现设有数学物理学部、化学部、生命科学和医学学部、地学部、信息技术科学部和技术科学部六个学部。

60年来，中国科学院学部为我国科学技术发展做出了重要贡献。1993年，在王大珩、师昌绪等学部委员的倡议下，成立了中国工程院，极大推动和提升了我国工程科技事业的发展。1993年10月，经国务院批准，中国科学院学部委员改称中国科学院院士[1]。

一、胡之璧

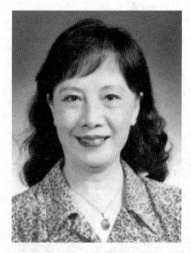

图25-9　胡之璧

胡之璧（1934—），女，中药生物工程专家，安徽省潜山县人（图25-9）。1959年华东药学院研究生毕业。1984年获联邦德国图宾根大学理学博士学位。上海中医药大学中药研究所所长、研究员。主要从事中药生物技术研究。应用现代细胞生物工程技术，在国际上首先培育出转化得率最高的洋地黄细胞株，即著名的"胡氏细胞株"；将近代分子生物学、植物基因工程等高新技术应用于中药研究，在国际上首先将农杆菌Ri质粒，成功地引入几十种中草药基因组中，培育出多种转化器官培养系，其中有些品种有效成分含量为天然中药的几十倍，为克服中药资源紧张、开创中药生产与研究的新局面，做出贡献。1995年当选为中国工程院院士。[2]

二、沈自尹

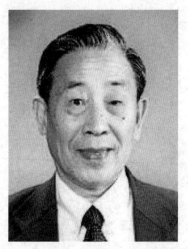

图25-10　沈自尹

沈自尹（1928—），男，生于上海，祖籍浙江镇海，中西医结合学家（图25-10）。1952年毕业于上海第一医学院医学系。1997年当选为中国科学院院士。曾任上海医科大学中医教研室主任、中西医结合研究所所长，国务院学位委员会医学评议组成员，卫

1　摘自中国科学院官网。
2　中国工程院.中国工程院院士（2）[M].北京:高等教育出版社,2000.

生部中药评审委员会主任委员。

从事中西医结合思路和方法的开拓,特别是首次在国际上证实肾阳虚证有特定的物质基础,并将主要调节枢纽定位在小丘脑,对中医向科学化和客观化发展做出了重要贡献。[1]

院士精神之一就是创新精神,胡之璧和沈自尹正是以不断坚持的创新精神取得了令人瞩目的成就,这也是上海中医药发展始终秉承与坚持的精神。

| 第三节 | 上海市名中医

为了进一步贯彻党的中医政策,继承发扬中医药学,提高中医药学术技术水平,推动中医事业的发展,上海市决定评选一批热爱中医事业,医德高尚,医术精湛,在中医界和社会上声望高的中医专家为新一代名中医。评选工作确立"三为主、三兼顾"的原则,突出"名"字,通过组织推荐和上海市评选名中医专家委员会采用无记名投票表决,再经上海市名中医评选工作领导小组审核同意,评出上海市名中医,每3～5年举行1次。到2011年为止,已评选三批108位上海市名中医(附录附二附表2-2),遍布全市各级中医医疗机构及科研院所,基本涵盖了中医各科,展现了上海中医全面发展的态势。

一、三批上海市名中医概况

1995年在上海市中医工作大会上公布了首届上海市名中医评选结果,张镜人、裘沛然、颜德馨等57名专家获此殊荣。2004年,经上海市人事局、卫生局研究决定,会同上海市中医药学会在本市开展"上海市名中医"增补工作,共确定20人为"上海市名中医"增补人选。在上海市委、市政府的高度重视下,2010年,上海市专门发布了《上海市人民政府关于进一步加快上海中医药事业发展的意见》,推出了一系列措施推进中医药人才培养和中医药事业的发展,其中根据文件中有关"百名名中医工程"要求,为打造中医药人才高地,建设一支在上海市和全国有影响的高水平中医专家队伍。2011年,确定31名专家为第三批上海市名中医。

1 裘法祖.共和国院士回忆录(一)[M].上海:东方出版中心,2012.

二、名中医评选的意义

名中医评选工作是促进上海中医药事业发展的重要举措之一。首先通过评选名中医,在社会树立了一个德技双馨的榜样,名中医在发扬高尚医德医风,突出中医药特色与优势,不断提高临床及学术水平的同时也扩大了社会影响,展示了上海中医的水平和形象。其次,向社会推出一批医德高尚、学术精湛的著名中医药专家,能充分调动广大中医药工作者的积极性,推进实施中医"三名"(名医、名科、名院)发展战略,建设一支在上海市和全国有影响的高水平中医专家队伍,以加快上海中医药事业的发展。

上海市名中医群体是上海中医的典型代表,但由于名额有限,尚有众多医德双馨、兢兢业业服务民众的中医没能获评,但是"上海市名中医"荣誉称号对上海中医的激励作用及对上海中医药事业的促进作用是肯定的。

│第四节│ 上海市中医文献馆馆员

上海市中医文献馆馆员是特定历史时期产生的具有特殊历史意义的一个群体,在新的历史阶段又不断被赋予新的历史意义,为上海中医药事业尤其是中医文献研究做出了重要贡献。

一、馆员评聘概况

1. **首批馆员**　为了响应党的中医统战政策,汇集散落在各地而又年事已高的名医学者,发挥其余热,造福中医,在上海市卫生局的筹划下,1956年7月16日,上海市中医文献研究馆(上海市中医文献馆前身)成立,为卫生局直属单位,上海名医顾渭川任首任馆长,首批聘任47位名老中医任上海市中医文献研究馆馆员。这些馆员均是由各区县卫生科推荐的社会各方反响良好、年龄在60岁以上的老专家。1960—1964年又续聘15位。截至1972年共有馆员62名,其中17位为专职馆员,45位为兼职馆员。

2. **第二批馆员**　1981年7月14日,在"文革"中被撤并的上海市中医文献研究馆恢复建制,并更名为"上海市中医文献馆"。复馆后重启馆员聘任工作,经各区推荐、市卫生局中医处审核，聘请了陈苏生、沈小芳、余子贞、恽慧庄、张友琴、石蕴华等12名老中医为馆员，之后又陆续聘请了24名。至1994年，上海市中医文献馆共聘第二批馆员36名（上海市中医文献馆史上第二批）。

3. 第三批馆员　为进一步推动上海市中医药事业的发展，上海市卫计委决定开展"上海市中医文献馆馆员"增聘工作，并发布《关于开展"上海市中医文献馆馆员"聘任工作的通知》（沪卫计中发〔2013〕002号），确定聘任对象为"在全市从事中医药（中西医结合）教学、临床、科研等工作及与上海市中医药事业发展密切相关，做出过重要贡献的专家学者中，聘任部分有代表性者作为上海市中医文献馆馆员。其他省市德高望重、关注上海中医药事业发展的中医药专家学者，或热心本市中医药事业并做出重大贡献的社会人士等可选聘为上海市中医文献馆名誉馆员"。2014年9月，完成第三批馆员聘任工作，此次聘任馆员32位，名誉馆员3位（图25-11）。其中，3位名誉馆员均是外省市知名专家（朱良春、张灿玾、余瀛鳌），这也是上海市中医文献馆史上首次聘任外省市名誉馆员。

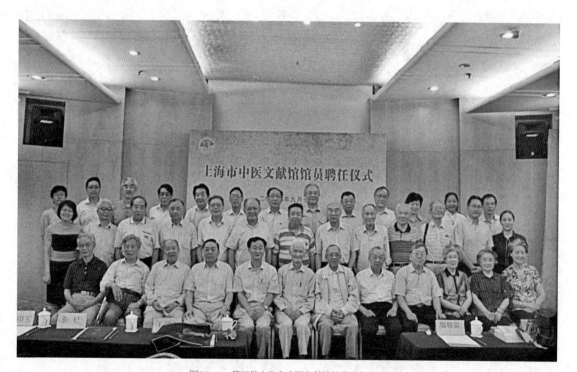

图25-11　第三批上海市中医文献馆馆员聘任仪式

二、馆员学术成果简述

学术成果主要是馆员及助理馆员在整理研究馆员临床经验、历代典籍文献、各家学说等基础上,编辑学术刊物,编撰出版学术论著、发表学术论文等。

先后编写出版的专著有《临床心得选集》(第一辑、第二辑)、《验方选辑(第一辑)》,10部专病专辑:《哮喘专辑》《中风专辑》《疟疾专辑》《黄疸专辑》《肿胀专辑》《调经专辑》《头痛专辑》《消渴专辑》《癃闭专辑》《重纂包氏喉证家宝》等。创办内部刊物——《引玉》,逐步发展至今日的全国唯一一本专业的中医文献杂志《中医文献杂志》。

三、建立学术之家

1992年2月,由上海市卫生局、上海市药材公司、上海市中医文献馆、上海市中医药情报研究所联合组成了筹建领导小组,筹建成立"上海市名老中医学术之家",挂靠上海市中医文献馆,为以上海市中医文献馆馆员为主的上海中医界老专家们提供以医会友、切磋技艺、交流思想的场所。为了使这些专家们更好地发挥作用,提高上海中医药专家在国内外的声望,1994年5月27日,上海市中医文献馆为这些专家们举行了隆重的颁证仪式。

上海市中医文献馆馆员制的设立,当时在全国中医界尚属首创,迄今为止也是全国中医界的唯一。馆员制为中医药文献的研究、中医药学术的传承开启了一种有益的尝试,馆员制的传承模式是中医师承教育的延伸,符合中医的思维方式,颇具中医特色。馆员聘任工作充分贯彻落实了党的中医政策,为继承发扬中医学遗产和积极培养新生力量乃至对整个上海中医的发展起到了推动作用(本节附,即表25-1~表25-4)。

附　三批馆员名录

表25-1　上海市中医文献研究馆(1956—1966)馆员名单

姓　名	性　别	生卒年月	聘任时间	职　务	专　长
顾渭川	男	1885—1966	1956年7月	馆长	内科
徐相任	男	1881—1959	1956年7月	馆务委员	内科

（续表）

姓　名	性　别	生卒年月	聘任时间	职　务	专　长
顾筱岩	男	1892—1968	1956年7月	馆务委员	外科
郭柏良	男	1884—1967	1956年7月	馆务委员	内科
向迪琮	男	1890—1969	1956年7月	馆务委员	气功
曹惕寅	男	1881—1969	1956年7月	馆务委员	内科
梁少甫	男	1877—1957	1956年7月	馆务委员	肝病
蔡济平	男	1883—1957	1956年7月	馆务委员	内科
张梦痕	男	—	1956年7月	专职馆员	内科
包句香	男	1893—1960	1956年7月	专职馆员	外科
张汝伟	男	1894—1966	1956年7月	专职馆员	喉、内科
陈树修	男	1884—1960	1956年7月	专职馆员	内妇儿科
李卓英	男	1898—1965	1956年7月	专职馆员	内妇儿科
张慕岐	男	1894—1981	1956年7月	专职馆员	内妇科
赵景生	男	？—1975	1960年1月	专职馆员	内科
张赞臣	男	1904—1993	1960年1月	专职馆员	喉科
姚揖君	男	1895—1981	1964年12月	专职馆员	内科
刘可斋	男	1882—1959	1956年7月	兼职馆员	外科
尹仲选	男	1878—1959	1956年7月	兼职馆员	内科
殷震贤	男	1890—1960	1956年7月	兼职馆员	伤骨科
卜培基	男	1884—1967	1956年7月	兼职馆员	内科
倪文鼎	男	1888—1965	1956年7月	兼职馆员	外科
刘镜湖	男	1884—？	1956年7月	兼职馆员	
金翰章	男	1894—1969	1956年7月	兼职馆员	内儿科
邵若舟	男	1882—1966	1956年7月	兼职馆员	针灸
傅晋康	男	1882—1969	1956年7月	兼职馆员	外科针灸

（续表）

姓　名	性　别	生卒年月	聘任时间	职　务	专　长
刘少方	男	1881—1969	1956年7月	兼职馆员	眼科
沈梦庐	男	1880—1969	1956年7月	兼职馆员	男、妇、内科
方维行	男	1886—1964	1956年7月	兼职馆员	内科
高咏霓	男	1883—1963	1956年7月	兼职馆员	内、妇、外科
窦雄伯	男	1891—1962	1956年7月	兼职馆员	儿科、推拿
濮起元	男	1896—1964	1956年7月	兼职馆员	推拿
崔灼三	男	1888—1962	1956年7月	兼职馆员	
康醒华	男	1888—1983	1956年7月	兼职馆员	肺科
章芝山	男	1862—1959	1956年7月	兼职馆员	内科
蒋维乔	男	1873—1958	1956年7月	兼职馆员	气功
孙汉庭	男	1876—1962	1956年7月	兼职馆员	内科
王剑宾	男	1886—1958	1956年7月	兼职馆员	内科
沈杏苑	男	1870—1956	1956年7月	兼职馆员	内科
王松山	男	1870—1962	1956年7月	兼职馆员	推拿
蒋鹤鸣	男	1886—1961	1956年7月	兼职馆员	内、外科
黄宝忠	男	1889—1968	1956年7月	兼职馆员	外科
罗泽民	男	1895—1968	1956年7月	兼职馆员	
葛养民	女	1892—1973	1956年7月	兼职馆员	内科
吴秉卿	男	1889—1959	1956年1月	兼职馆员	内科
杨光泽	男	1879—1967	1956年1月	兼职馆员	内科
韩纪臣	男	1890—1966	1956年1月	兼职馆员	
谢炳耀	男	1863—1960	1956年1月	兼职馆员	内科
范禾安	男	1899—1973	1956年10月	兼职馆员	内科
耿午楼	男	1884—1961	1956年11月	兼职馆员	气功

（续表）

姓　名	性　别	生卒年月	聘任时间	职　务	专　长
曾子明	男	1880—1960	1956年12月	兼职馆员	麻痘
萧范群	男	1897—?	1961年1月	兼职馆员	
叶大密	男	1889—1973	1962年6月	兼职馆员	推拿
严苍山	男	1898—1968	1962年6月	兼职馆员	内科
王寄尘	男	1883—1966	1962年6月	兼职馆员	眼科
陈其昌	男	1889—1968	1962年6月	兼职馆员	内、外科
王泰亨	男	1891—1982	1962年6月	兼职馆员	针灸
单养和	男	1891—1969	1962年6月	兼职馆员	小儿推拿
孙　恒	男	1885—1969	1962年6月	兼职馆员	内科、针灸
杨中一	男	1890—1965	1962年6月	兼职馆员	气功
陆眉寿	女	1885—1964	1962年6月	兼职馆员	推拿正骨
俞大同	男	1900—1974	1964年5月	兼职馆员	眼、内科

表25-2　1981年复馆后上海市中医文献馆馆员及顾问名单（合计34人）

姓　名	性　别	生卒年月	聘任时间	职　务	专　长
董廷瑶	男	1903—2002	1981年5月	专职馆员	儿科
丁济仁	男	1915—1998	1981年7月	兼职馆员	内科
王天德	男	1915—1998	1981年7月	兼职馆员	内、妇科
石蕴华	男	1906—1993	1981年7月	兼职馆员	伤科
余子贞	男	1896—1991	1981年7月	兼职馆员	内、外、伤科
张寿杰	男	1912—1995	1981年7月	兼职馆员	内科
张友琴	男	1911—2005	1981年7月	兼职馆员	内、外科
沈小芳	男	1907—1998	1981年7月	兼职馆员	儿科

（续表）

姓　名	性　别	生卒年月	聘任时间	职　务	专　长
陈苏生	男	1909—1999	1981年7月	兼职馆员	内科
陈寿松	男	1914—1990	1981年7月	兼职馆员	内科
陈百平	男	1916—2012	1981年7月	兼职馆员	内科
杨伯衡	男	1912—1989	1981年7月	兼职馆员	内科
孟友松	男	1922—1988	1981年7月	兼职馆员	内科
茹十眉	男	1908—1989	1985年5月	兼职馆员	内科
俞志鸿	男	1920—1996	1981年1月	兼职馆员	妇科
恽慧庄	女	1909—1993	1981年1月	兼职馆员	内、妇、儿科
柳琴韵	女	1919—1986	1981年1月	兼职馆员	内科
陶斗元	男	1912—1993	1985年1月	兼职馆员	气功
曹寿民	男	1909—1986	1981年1月	兼职馆员	针灸
颜德馨	男	1920—	1993年1月	兼职馆员	内科
施维智	男	1917—1998	1993年1月	兼职馆员	伤科
江克明	男	1921—2009	1989年5月	兼职馆员	内科
王正公	男	1912—1991	1988年5月	兼职馆员	内科
郭镜我	女	1924—2012	1988年5月	兼职馆员	内科
袁云瑞	男	1919—2004	1988年5月	专职馆员	内科
李国衡	男	1924—2005	1993年1月	兼职馆员	骨伤科
朱南孙	女	1921—	1993年1月	兼职馆员	妇科
钱伯文	男	1917—2015	1993年1月	兼职馆员	肿瘤科
施梓桥	男	1921—1999	1993年1月	兼职馆员	外科
沈惠民	男	1930—2007	1993年1月	兼职馆员	中药
谢霖富	男	1924—1989	1988年1月	兼职馆员	中药
张镜人	男	1923—2009	1986年1月	顾问	内科

（续表）

姓　名	性　别	生卒年月	聘任时间	职务	专　长
姜春华	男	1908—1992	1986年1月	顾问	内科
邝安堃	男	1902—1992	1986年1月	顾问	中西医结合
裘沛然	男	1913—2010	1988年10月	顾问	内科

表25–3　2014年上海市中医文献馆增聘馆员及名誉馆员名单（合计32人）

姓　名	性　别	出生年月	单　　位
柏连松	男	1936年1月	上海中医药大学附属曙光医院
蔡　淦	男	1938年8月	上海中医药大学附属曙光医院
蔡小荪	男	1923年12月	上海交通大学附属第一人民医院
陈汉平	男	1937年11月	上海市针灸经络研究所
陈以平	女	1938年7月	上海中医药大学附属龙华医院
丁学屏	男	1935年4月	上海中医药大学附属曙光医院
段逸山	男	1940年7月	上海中医药大学
何立人	男	1942年1月	上海中医药大学附属岳阳中西医结合医院
黄吉赓	男	1929年9月	上海中医药大学附属曙光医院
李　鼎	男	1929年12月	上海中医药大学
马绍尧	男	1939年3月	上海中医药大学附属龙华医院
彭培初	男	1936年3月	上海市第一人民医院分院
邱佳信	男	1937年3月	上海中医药大学附属龙华医院
沈丕安	男	1937年12月	上海中医药大学附属市中医医院
沈自尹	男	1928年3月	复旦大学附属华山医院
施　杞	男	1937年8月	上海中医药大学附属龙华医院
石仰山	男	1931年3月	上海市黄浦区中心医院
石印玉	男	1942年11月	上海中医药大学附属曙光医院

（续表）

姓 名	性 别	出生年月	单 位
唐汉钧	男	1938年3月	上海中医药大学附属龙华医院
王灵台	男	1940年9月	上海中医药大学附属曙光医院
王翘楚	男	1927年2月	上海中医药大学附属市中医医院
王霞芳	女	1937年12月	上海中医药大学附属市中医医院
吴银根	男	1940年8月	上海中医药大学附属龙华医院
奚九一	男	1923年4月	上海市中西医结合医院
夏 翔	男	1938年1月	上海交通大学医学院附属瑞金医院
许锦柏	男	1943年6月	上海市药材有限公司
严隽陶	男	1942年9月	上海中医药大学附属岳阳中西医结合医院
严世芸	男	1940年5月	上海中医药大学
于尔辛	男	1931年8月	复旦大学附属肿瘤医院
俞 瑾	女	1935年10月	复旦大学附属妇产科医院
张云鹏	男	1930年10月	上海市中医文献馆
朱培庭	男	1939年12月	上海中医药大学附属龙华医院

表25-4　名誉馆员聘任名单（2014年）（按姓氏拼音排序）

姓 名	性 别	出生年月	单 位
余瀛鳌	男	1933年1月	中国中医科学院医史文献研究所
张灿玾	男	1928年7月	山东中医药大学
朱良春	男	1917年8月	南通良春中医药研究所

第二十六章 上海中医发展的创新成果

上海中医的科研,从基层的中医适宜技术研究推广、国家临床基地建设、名中医工作室创建、"治未病"研究、海派中医研究以及中医国际标准化研究,到融汇创新的中西医结合研究,都是在不断发现、探索与创新中推进的,也取得了一定成果。

| 第一节 | 社区中医适宜技术推广

一、国内开展现状

中医药适宜技术,又称"中医传统疗法""中医保健技能""中医特色疗法"或"中医民间疗法",具有"简、便、验、效、廉"的特点,从技术上可分为针、灸、按摩、外治、内服和炮制等六类。发掘、研究、利用和推广中医药适宜技术是一项重要的中医药传承工作,深受基层社区群众的欢迎。为进一步发挥中医特色优势,使简便实用的中医诊疗技术更大范围地服务于临床,国家中医药管理局相继出台了相关措施和通知。

2006年5月,国家中医药管理局根据《国家中医药管理局关于实施中医临床适宜技术推广计划的通知》(国中医药函〔2006〕58号)精神,组织专家从"中医临床诊疗技术整理与研究专项"通过鉴定的项目中,筛选出农村适宜技术35项,社区适宜技术38项,需要特定医疗条件的适宜技术15项,作为国家中医药管理局第一批中医临床适宜技术推广计划项目(参见国中医药通〔2006〕1号文件)。

2007年4月,国家中医药管理局筛选出农村和社区适宜技术19项,作为第二批中医临床适宜技术推广项目(参见国中医药通〔2007〕1号文件）。

2008年8月，国家中医药管理局发布《国家中医药管理局办公室关于做好基层常见病多发病中医药适宜技术推广项目实施工作的通知》（国中医药办发〔2008〕38号），进一步明确提出《基层常见病多发病中医药适宜技术推广项目目标与要求》，确定《46个基层常见多发病种中医药适宜技术推广目录》，制定《25个基层常见病针灸推拿刮痧技术推广目录》，再次筛选出农村和社区适宜技术25项，作为国家中医药管理局第三批中医临床适宜技术推广项目，其中农村和社区适宜技术19项，需要特定医疗条件的适宜技术6项。

2009年5月，国家中医药管理局印发《基层常见病多发病中医药适宜技术推广实施方案（2009—2010）》（国中医药办发〔2009〕18号）。2009年7月，推出第四批中医临床适宜技术推广项目，其中农村和社区适宜技术15项，需要特定医疗条件的适宜技术5项（参见国中医药通〔2009〕1号文件）。

2011年，国家中医药管理局推出第五批适宜技术推广项目40项，并在广东省中医院建立"中医适宜技术推广基地"。

二、上海市四批中医药适宜技术的推广

上海市就中医药适宜技术的研究推广工作先后共开展了四批。

上海市卫生局自2005年起将中医药适宜技术社区推广工作确定为社区中医药服务重点工作之一，分别于2005年、2006年在全市范围内遴选招标了7项专项中医药适宜技术推广研究项目，并在研究的基础上进行社区推广。同时，市卫生局给予每项专项技术5万元的资助，从政策和经费上给予保障。

2006年11月，上海市卫生局2006年度中医药适宜技术社区推广应用研究共4个项目立项（沪卫中医〔2006〕15号）。

在推广模式方面，上海市全面构建三级社区中医药服务技术网络，多渠道普及社区中医药适宜技术，形成了以专家委员会为顾问、以各适宜技术领衔专家为讲师、以社区卫生服务机构中医药技术骨干为应用主体的推广模式。

2009年，针对常见病、多发病，在全市范围内挑选出经过临床长期使用、疗效确切并适宜在基层开展的中医特色治疗技术，由权威专家组成团队指导培训，在全市228家社区卫生服务中心推广

应用，易筋经、针灸、推拿、养生功等各种中医适宜技术已经达到社区卫生全覆盖，使群众在家门口就感受到中医药适宜技术的独特魅力。首批推广的12项适宜技术包括针灸、推拿、药膳、练功等，凝聚了临床和科研人员的集体智慧，在具备相当科技含量的同时，安全有效，便捷易学，经济实用，针对性强。2012年再次推出12项基层中医药适宜技术推广项目。

继全市所有社区卫生服务中心均设立中医科之后，上海市又进一步建设和完善"1+18+240"的适宜技术推广应用体系。"1"是一家省市级推广基地（上海中医药大学附属岳阳中西医结合医院），负责全市推广项目制定，师资培训，效果评估，技术产品形成；"18"是18家区县基地，负责本区域社区人员培训，技术指导，质量督导；"240"是240家社区卫生服务中心，直接面向社区居民提供中医药适宜技术项目，收集技术推广过程中的反馈信息，不断完善技术。同时做好上海市级非物质文化遗产项目中传统医药石氏伤科疗法、六神丸制作技艺、朱氏一指禅等13个项目的推广（上海市卫生局4批中医药适宜技术社区推广应用研究项目见表26-1）。

表26-1　上海市卫生局4批中医药适宜技术社区推广应用研究项目

年份	项目名称	单位	负责人
	电针治疗腰椎间盘突出症	上海交通大学附属第六人民医院	吴耀持
2005	电针加手法针刺急迫性尿失禁	上海中医药大学附属岳阳中西医结合医院	陈跃来
	维生素K_3三阴交穴位注射治疗盆腔痛症	复旦大学附属妇产科医院	归绥琪
	推拿治疗急性腰扭伤	上海中医药大学附属岳阳中西医结合医院	房　敏
	隔药灸治疗溃疡性结肠炎	上海市针灸经络研究所	吴焕淦
2006	慢性阻塞性肺疾病传统康复运动处方的社区推广	上海交通大学附属第一人民医院	金先桥、陈文华
	推拿治疗落枕	上海交通大学附属第六人民医院	吴耀持
	董氏指压法治疗婴儿吐乳症	上海中医药大学附属市中医医院	封玉琳
	温针治疗老年膝骨关节炎	上海市徐汇区华泾镇社区卫生服务中心	王剑波
2008	施氏十二字养生功防治颈椎病	上海中医药大学附属龙华医院	叶秀兰
	耳背静脉针刀割刺治疗面部扁平疣	上海市皮肤病性病医院	王海俊
	推拿功法易筋经防治老年骨骼肌减少症	上海中医药大学附属岳阳中西医结合医院	龚　利

（续表）

年份	项 目 名 称	单 位	负责人
2011	社区推广穴位敷贴防治慢性呼吸系统疾病	上海中医药大学附属岳阳中西医结合医院	杨佩兰
	棍棒操防治中风后肩关节活动障碍	上海市长宁区天山中医医院	倪欢欢
	督脉灸联合耳穴贴法治疗失眠	上海市长宁区虹桥街道社区卫生服务中心	马恰恰
	五行健骨操	上海中医药大学附属岳阳中西医结合医院	史 晓
	"六步奶结疏通法"治疗积乳症	上海中医药大学附属曙光医院	赵春英
	中药肠痹方结合推拿手法及龙形六式操治疗慢性便秘	上海市普陀区中医医院	陈 倚
	艾灸治疗膝骨性关节炎	上海中医药大学附属岳阳中西医结合医院	李 璟
	"项八针"防治颈椎病	上海中医药大学附属曙光医院	沈卫东
	"阳明法"防治老年咳喘病	上海中医药大学附属龙华医院	方邦江、曹 敏
	电针浅刺法治疗面瘫	上海市闸北区彭浦镇卫生服务中心	桑久华
	腕踝针	第二军医大学附属长海医院	周庆辉
	中药足疗对糖尿病足周围神经病变的早期干预	上海市普陀区曹杨卫生服务中心	韩振翔

第二节　国家中医临床基地建设

2008年，国家中医药管理局决定加强对防治重大疾病的科研攻关，以国家中医临床研究基地建设为重要载体，整合优势科研资源，集中力量组织针对心脑血管、肿瘤、病毒性肝炎、结核病等重大疾病、传染性疾病防治的联合攻关。该项目分别被纳入国家和国家中医药管理局"十一五"规划。国家中医临床研究基地建设项目是中华人民共和国成立以来，在中医药领域国家财政投入最大、重视程度最高、行业内外关注度最高的一项基础性建设项目，是振兴和发展中医药的一项战略措施，也是中医药发展的一次难得的极好机遇。各中医临床研究基地通过国家和地方的共同投入和强化管理，改善条件，深化改革，创新机制，建成分布合理、具有较强辐射带动作用的国家中医临床研究基地，在中医药理论研究、重大疾病防治和健康维护等研究方面取得突破性进展，全面提高中医药防病治病能力和自主创新能力,促进中医药事业发展。

一、项目概况及成果

2008年12月,该项目正式启动,国家发改委、国家中医药管理局确定了全国16家中医临床基地建设单位,重点研究冠心病、中风等14类疾病。总投资40.4亿元,其中中央计划安排专项资金11.4亿元,其余部分由地方政府为主负责落实。

通过5年建设,截至2013年,16家国家中医临床研究基地建设累计获投入55亿元,新增建筑面积111多万平方米,新增专职科研编制1 464个,中医药临床和科研工作投入不足、硬件落后、复合型人才匮乏等问题得到缓解。多家基地承担的重大疑难疾病中医药临床研究课题取得明确结果,并显示出良好前景。如上海中医药大学附属龙华医院以国家中医临床研究基地建设为契机,着力开展重点病种(恶性肿瘤和骨退行性病变)和拓展病种的相关研究工作,重点建设上海市"重中之重"中医慢性病防治临床医学中心,科研与临床相结合,力争在研究中有所突破,以点带面,联动共赢,全面带动研究平台建设,进一步加强学科建设和人才队伍建设,进一步提升临床及科研能力,建立健全"医研双赢"的中医临床科研运行新模式。其参加中国中医科学院广安门医院牵头进行的多中心大样本临床队列研究证实,辨证与辨病结合的中西医综合方案治疗晚期非小细胞肺癌,比单纯化疗的中位生存期延长5.27个月等。

二、上海的恶性肿瘤、骨退行性病变基地

上海中医药大学附属龙华医院是上海唯一一家国家中医临床研究基地建设单位(图26-1),重点研究恶性肿瘤、骨退行性病变,也是全国唯一一家独立承担两个研究病种的中医院。上海中医药大学附属龙华医院的中医临床基地建设得到了地方政府的大力支持。2009年9月23日,上海市徐汇区人民政府(以下简称"徐汇区")与上海中医药大学签署战略合作协议,双方就进一步加强区校合作,共同推进上海中医药大学附属龙华医院"国家中医临床研究基地"的建设和生物医药产业发展等达成协议。徐汇区将基地的建设项目列为区政府重大项目,以突出源头创新,为枫林生命科学园区建设提供强有力的支撑,深入推进生物医药产业功能区建设。徐汇区一次性投入基地建设专项经费5 000万元人民币,主要用于基地的学科创新团队建设、人才引进和培养等软件建

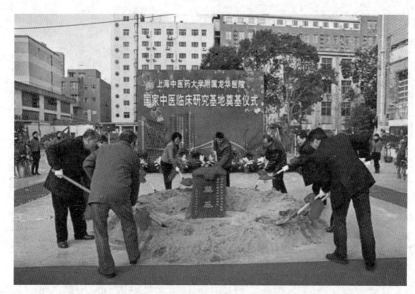

图26-1 上海中医药大学附属龙华医院国家中医临床研究基地奠基仪式

设。上海中医药大学附属龙华医院正朝着建设国家中医药服务和科技创新体系中发挥龙头作用的国际知名现代化中医院而奋斗。

2009年，上海中医药大学附属曙光医院"创建研究型中医院"被国家科技部与上海市纳入部市共建创新试点项目。其后，又被国家中医药管理局纳入其"临床科研基地"建设体系，该院以"国家中医药肝病临床研究联盟"组长单位的身份领衔开展中医临床基地建设项目的"慢病专项"项目建设。

第三节 | 名中医工作室建设

据对453名国家确认的第一批老中医药专家学术经验继承工作指导老师的成才经验分析，所选择的学医途径依次为中医世家、跟师、院校教育、学徒[1]。可见师承不仅是我国古代医学教育的一种主要形式，在中医药教育中占有重要地位，也是现代许多名医的成才之路。名中医工作室建设

1 邓铁涛.名师与高徒——第五届著名中医药学家学术传承高层论坛选粹[M].北京：中国中医药出版社，2011.

则是师承教育模式的一种创新、一次拓展,对名老中医经验的传承与创新具有重要意义。

一、上海首创名中医工作室模式

上海中医药大学附属龙华医院首先创立了名中医工作室的学术传承模式。

上海中医药大学附属龙华医院成立之初,荟萃了当时上海诸多的中医名家,如黄文东、石筱山、顾伯华、陈大年、徐仲才、丁济民、陆瘦燕等。如何更好地传承名家经验是事关医院学术发展的大事。上海中医药大学附属龙华医院在总结借鉴以往师徒结对工作经验的基础上,构思了以建立名老中医工作室为载体,全面实施中医药的继承、发展、创新工作,推进医院中医内涵建设的发展战略。于2001年6月28日在全国率先成立了首批名老中医工作室,又先后于2002年2月、2003年3月、2009年3月、2011年9月、2012年8月成立了第二、第三、第四、第五、第六批名老中医工作室,共31个。医院成立了由分管院长、医务处、人事处、科教处组成的工作室管理小组,工作室实行年度考核制,优胜劣汰。名中医工作室的建设目标:收集和整理名老中医的学术思想和临床经验,提高中青年骨干的中医理论与临床水平,培养中医事业的优秀接班人;查房、门诊、讲座传授三位一体,带动工作室所在的专科专病建设;在学习继承的基础上,提炼学术精华形成论文和医案,并与科研相结合,促进中医理论的提高与创新,全面推进医院的内涵建设,创医院品牌效应,促进医院的可持续发展。[1]

进入工作室的学生是经过医院层层选拔,具有发展潜力的中青年骨干医师。截至2013年,先后共有113名中青年骨干医师得到系统培养,平均培养时间为6年,最长的8年。其中3位获得全国

上海中医药大学附属龙华医院名中医工作室名单（共31个）

姚培发、胡建华、王大增、邵长荣、刘嘉湘、施杞、陈以平、陈湘君、陆德铭、唐汉钧、周智恒、姚乃中、邹菊生、吴银根、徐蓉娟、顾仁樾、林钟香、朱培庭、李祥云、林水淼、马绍尧、马贵同、王育群、陆金根、徐振晔、周端、王庆其、谢建群、夏翔、费兆馥、陆瘦燕

1　谢建群.中国中医药年鉴2006·学术卷[M].上海:上海中医药大学出版社,2006.

第二批中医临床优秀人才培养项目，2位获得"全国百名杰出青年中医"称号，先后承担国家重点基础研究发展计划项目（国家"973"计划）、长江学者特聘教授计划、国家杰出青年科学基金、国家科技攻关计划、国家科技支撑计划、国家教育部新世纪优秀人才计划、国家自然科学基金等国家级科研项目50多项。

二、名中医工作室模式的创新与特色

名中医工作室有别于以往的传承模式，以病房、门诊、讲座传授三位一体，多渠道开展学习与继承，以录像、录音、数据库、文字等不同形式保留名老中医诊疗过程和经验，开创了病房形式系统传承老中医经验的新模式。导师口授心传，学生虚心求教，工作室师生每周共同门诊2～4个半天，并定期开展学术沙龙，加强学术氛围，提炼名老中医学术思想，进行系统总结和整理。通过名医查房，提高了诊治疑难杂症的水平。这种固定的、能够保证时间的、高质量的、系统、全过程的培养，迅速提高了大批中青年骨干的中医理论与实践水平，培养了中医事业的优秀接班人。

名中医工作室的成立搭建了一个中医传承的平台，为一批年轻有为的中医人提供了学习—实践—再学习—再实践，不断提高中医基础理论和临床诊疗水平的机会。通过名中医工作室模式，将老师—学生—临床科室、医疗—教学—科研—人才培养、常规工作—学科长远发展、中医的继承—发展—创新等各项工作有机结合，形成一条紧密联系的"链"，从而有力地促进学科建设，有效地带动医院整体内涵的提升。

三、上海市名中医工作室建设与成果

上海中医药大学附属龙华医院的实践经验，引起上海市卫生局的重视。上海市卫生局于2004年10月发出《关于确定上海市名老中医学术经验研究工作室建设项目名单的通知》，在"十五"期间启动上海市名老中医学术经验研究工作室建设工作，根据《中华人民共和国中医药条例》《上海市发展中医条例》及《上海市中医药事业发展"十五"计划》的要求，有计划、有步骤地建设一批上海市名老中医工作室，以实施中医品牌发展战略，进一步做大做强上海中医特色优势，力争形成一批国内领先、世界一流、具有上海特点的中医临床特色优势学科，首批设立23家上海市名中医工作室（表26-2）。

表26-2　2004年度上海市名老中医学术经验研究工作室建设项目

姓　名	工作室属性	单　　位
张镜人	首席名老中医工作室	上海交通大学附属第一人民医院、上海中医药大学附属市中医医院
颜德馨	首席名老中医工作室	同济大学附属第十人民医院
朱南孙	首席名老中医工作室	上海中医药大学附属岳阳中西医结合医院
夏　翔	名老中医工作室	上海交通大学医学院附属瑞金医院
沈丕安	名老中医工作室	上海中医药大学附属市中医医院
彭培初	名老中医工作室	上海市第一人民医院分院
刘嘉湘	名老中医工作室	上海中医药大学附属龙华医院
朱培庭	名老中医工作室	上海中医药大学附属龙华医院
唐汉钧	名老中医工作室	上海中医药大学附属龙华医院
施　杞	名老中医工作室	上海中医药大学附属龙华医院
马绍尧	名老中医工作室	上海中医药大学附属龙华医院
邹菊生	名老中医工作室	上海中医药大学附属龙华医院
陈湘君	名老中医工作室	上海中医药大学附属龙华医院
陈以平	名老中医工作室	上海中医药大学附属龙华医院
王　左	名老中医工作室	上海中医药大学附属曙光医院
王灵台	名老中医工作室	上海中医药大学附属曙光医院
柏连松	名老中医工作室	上海中医药大学附属曙光医院
蔡　淦	名老中医工作室	上海中医药大学附属曙光医院
严世芸	名老中医工作室	上海中医药大学附属曙光医院
石印玉	名老中医工作室	上海中医药大学附属曙光医院
黄振翘	名老中医工作室	上海中医药大学附属岳阳中西医结合医院
陈汉平	名老中医工作室	上海中医药大学附属岳阳中西医结合医院
严隽陶	名老中医工作室	上海中医药大学附属岳阳中西医结合医院

2006年9月,上海市卫生局发出《关于增补邱佳信等15个专家工作室为上海市名老中医学术经验研究工作室建设项目的通知》(沪卫中医〔2006〕11号),增补15个上海市名中医工作室建设项目(表26-3)。

表26-3　2006年上海市名老中医学术经验研究工作室建设项目

姓　名	工作室属性	单　　位
邱佳信	名老中医工作室	上海中医药大学附属龙华医院
邵长荣	名老中医工作室	上海中医药大学附属龙华医院
张云鹏	名老中医工作室	上海市中医文献馆
何立人	名老中医工作室	上海中医药大学附属岳阳中西医结合医院
吴银根	名老中医工作室	上海中医药大学附属龙华医院
马贵同	名老中医工作室	上海中医药大学附属龙华医院
郑平东	名老中医工作室	上海中医药大学附属曙光医院
叶景华	名老中医工作室	上海市第七人民医院
王翘楚	名老中医工作室	上海中医药大学附属市中医医院
魏品康	名老中医工作室	上海第二军医大学附属长征医院
陆德铭	名老中医工作室	上海中医药大学附属龙华医院
王辉萍	名老中医工作室	上海市浦东新区中医医院
丁学屏	名老中医工作室	上海中医药大学附属曙光医院
赵粹英	名老中医工作室	上海中医药大学附属岳阳中西医结合医院
曹玲仙	名老中医工作室	复旦大学附属妇产科医院

"名老中医工作室"传承模式的发展成果丰硕。各位名中医行医数十载,临床经验经过总结提炼成为科室的诊疗常规,促进了一批特色诊疗技术创新和诊疗规范形成,部分已列入"中药新药临床研究指导原则";以中医诊疗规范、中医特色诊疗技术为支持,全面总结名老中医的学术思想、丰富的临床经验,形成了确有疗效的中医综合治疗方案,提高了临床疗效。如刘嘉湘工作室用中医扶正法治疗晚期原发性肺腺癌治后5年生存率为24.22%,为国内领先、达国际先进水平;总结、凝

练和提升名老中医的学术思想，促进了中医基础理论的发展，如施杞提出"调和气血"防治椎间盘退变性疾病的学术思想，形成"益气化瘀法"和"中医药防治颈腰椎疾病"的学术思想体系，创立"动力失衡为主，静力失衡为先"的颈椎病形成机制的理论，以及"痰瘀兼顾，肝脾肾同治"治疗伤科内伤疾病，先后获得中华中医药科技进步奖一等奖以及中华医学科技进步奖一等奖；促进了学术全面发展，提高了中医药原创成果的表达度，如上海中医药大学附属龙华医院通过10余年的工作室建设，出版了《邵长荣学术经验撷英》《胡建华学术经验撷英》《王育群学术经验撷英》《陈湘君学术经验撷英》《唐汉钧学术经验撷英》《吴银根学术经验撷英》等专著，并以主编教材、发表论文等形式推出一大批研究成果。上海中医药大学附属龙华医院的院级名中医工作室涵盖21个临床科室，部分通过数年建设，已进入上海中医药大学校级和市级"工作室"的建设行列。全国先后有100多家单位前来参观学习。

上海中医药大学附属龙华医院首创的名中医工作室形式促进和带动了医院临床医疗、科研、教学和重点学科工作，以典型引路的方式带动全市中医传承工作的发展；上海市制定了严密细致的项目《建设方案》和《建设标准》，确保工作室建设全方位、立体化推进；上海市成立了由一批著名医学专家和管理专家组成的项目建设专家委员会，指导、督察各工作室建设，并设立专项建设经费，保障委员会开展工作。通过典型引路、规范实施、保障投入，上海市名中医工作室建设有声有色。

2010年中医药三年行动计划启动，围绕《国务院关于扶持和促进中医药事业发展的若干意见》和《上海市人民政府关于进一步加快上海中医药事业发展的意见》确定的战略目标，全面推进中医药传承与创新建设，第一轮三年行动计划共成立市级名中医工作室54家，其中2011年37家（表26-4），2012年17家（表26-5），建设周期为3年。

表26-4 2011年上海市名老中医学术经验研究工作室建设项目

姓 名	工作室属性	单 位
唐为勇	名老中医工作室	上海中医药大学附属曙光医院
程家正	名老中医工作室	上海中医药大学附属曙光医院
陈建杰	名老中医工作室	上海中医药大学附属曙光医院
曹仁发	名老中医工作室	上海中医药大学附属岳阳中西医结合医院

（续表）

姓　名	工作室属性	单　　位
东贵荣	名老中医工作室	上海中医药大学附属岳阳中西医结合医院
浦蕴星	名老中医工作室	上海中医药大学附属岳阳中西医结合医院
吴焕淦	名老中医工作室	上海中医药大学附属岳阳中西医结合医院
王大增	名老中医工作室	上海中医药大学附属龙华医院
姚乃中	名老中医工作室	上海中医药大学附属龙华医院
王育群	名老中医工作室	上海中医药大学附属龙华医院
周智恒	名老中医工作室	上海中医药大学附属龙华医院
陆金根	名老中医工作室	上海中医药大学附属龙华医院
徐振晔	名老中医工作室	上海中医药大学附属龙华医院
凌耀星	名老中医工作室	上海中医药大学
费兆馥	名老中医工作室	上海中医药大学
乐秀珍	名老中医工作室	上海中医药大学
林水淼	名老中医工作室	上海中医药大学
谢建群	名老中医工作室	上海中医药大学
刘　平	名老中医工作室	上海中医药大学
王庆其	名老中医工作室	上海中医药大学
李　鼎	名老中医工作室	上海中医药大学
朱松毅	名老中医工作室	上海中医药大学附属市中医医院
严君白	名老中医工作室	上海交通大学附属第一人民医院
颜乾麟	名老中医工作室	同济大学附属第十人民医院
石仰山	名老中医工作室	上海市黄浦区中心医院
赵国定	名老中医工作室	上海市黄浦区中心医院
奚九一	名老中医工作室	上海市中西医结合医院
李庚和	名老中医工作室	上海市中西医结合医院

（续表）

姓　名	工作室属性	单　　位
徐敏华	名老中医工作室	上海市第二人民医院
俞　瑾	名老中医工作室	复旦大学附属妇产科医院
于尔辛	名老中医工作室	复旦大学附属肿瘤医院
刘鲁明	名老中医工作室	复旦大学附属肿瘤医院
张重华	名老中医工作室	复旦大学附属眼耳鼻喉科医院
王文健	名老中医工作室	复旦大学附属华山医院
蔡定芳	名老中医工作室	复旦大学附属中山医院
范忠泽	名老中医工作室	上海市普陀区中心医院
凌昌全	名老中医工作室	第二军医大学附属长海医院

表26-5　2012年上海市名老中医学术经验研究工作室建设项目

姓　名	工作室属性	单　　位
朱培庭	名老中医工作室	上海中医药大学附属龙华医院
吴银根	名老中医工作室	上海中医药大学附属龙华医院
陈以平	名老中医工作室	上海中医药大学附属龙华医院
马贵同	名老中医工作室	上海中医药大学附属龙华医院
邱佳信	名老中医工作室	上海中医药大学附属龙华医院
李祥云	名老中医工作室	上海中医药大学附属龙华医院
郑平东	名老中医工作室	上海中医药大学附属曙光医院
王灵台	名老中医工作室	上海中医药大学附属曙光医院
丁学屏	名老中医工作室	上海中医药大学附属曙光医院
陈汉平	名老中医工作室	上海市针灸经络研究所
沈丕安	名老中医工作室	上海中医药大学附属市中医医院
虞坚尔	名老中医工作室	上海中医药大学附属市中医医院

（续表）

姓　名	工作室属性	单　位
胡国华	名老中医工作室	上海中医药大学附属市中医医院
陈　熠	名老中医工作室	上海市中医文献馆
时毓民	名老中医工作室	复旦大学附属儿科医院
曹玲仙	名老中医工作室	复旦大学附属妇产科医院
魏品康	名老中医工作室	第二军医大学附属长征医院

四、名中医工作室模式的推广

随着名中医工作室模式取得了越来越多的成效，这一新颖的学术传承模式得以在国内迅速推广。2008年8月，黑龙江省首个名中医工作室成立；2010年11月，陕西省启动名老中医工作室建设；2009年6月，安徽省启动名中医工作室建设。

国家中医药管理局于2010年11月成立第一批国家级名老中医药专家传承工作室。为切实做好名老中医药专家学术思想传承工作，探索建立中医药学术传承和推广应用的有效方法和创新模式，国家中医药管理局下发《关于确定2010年全国名老中医药专家传承工作建设项目专家名单的通知》(国中医药人教发〔2010〕59号)，设立邓铁涛等181位名老中医药专家命名的2010年全国名老中医药专家传承工作室建设项目，上海市有13位专家入选（表26-6）。经过3年建设周期，上述工作室于2014年10月通过国家中医药管理局组织的专家验收。

表26-6　2010年全国名老中医药专家传承工作室建设项目（上海市）

姓　名	单　位
张镜人	上海交通大学附属第一人民医院
裘沛然	上海中医药大学
颜德馨	同济大学附属第十人民医院
钱伯文	上海中医药大学

（续表）

姓　名	单　　位
邵长荣	上海中医药大学附属龙华医院
胡建华	上海中医药大学附属龙华医院
蔡小荪	上海市中医文献馆
张云鹏	上海市中医文献馆
朱南孙	上海中医药大学附属岳阳中西医结合医院
黄吉赓	上海中医药大学附属曙光医院
李国衡	上海交通大学医学院附属瑞金医院
秦亮甫	上海交通大学医学院附属仁济医院
王翘楚	上海中医药大学附属市中医医院

2011年8月，国家中医药管理局《关于确定2011年全国名老中医传承工作室建设项目专家名单的通知》（国中医药人教发〔2011〕41号），确定了200名2011年全国名老中医传承工作室建设项目专家，其中上海市有15位专家入选（表26-7）。

表26-7　2011年全国名老中医传承工作室建设项目专家（上海市）

姓　名	单　　位
施　杞	上海中医药大学附属龙华医院
陆德铭	上海中医药大学附属龙华医院
刘嘉湘	上海中医药大学附属龙华医院
陈湘君	上海中医药大学附属龙华医院
马绍尧	上海中医药大学附属龙华医院
严世芸	上海中医药大学附属曙光医院
石印玉	上海中医药大学附属曙光医院
蔡　淦	上海中医药大学附属曙光医院

（续表）

姓　名	单　　位
柏连松	上海中医药大学附属曙光医院
黄振翘	上海中医药大学附属岳阳中西医结合医院
彭培初	上海中医药大学附属岳阳中西医结合医院
王霞芳	上海中医药大学附属市中医医院
沈自尹	复旦大学附属华山医院
夏　翔	上海交通大学医学院附属瑞金医院
叶景华	上海市第七人民医院

2012年7月，国家中医药管理局下发《关于确定2012年全国名老中医药专家传承工作室建设项目专家名单的通知》（国中医药人教函〔2012〕149号），确定210名2012年全国名老中医药专家传承工作室建设项目专家，其中上海市有5人入选（表26-8）。

表26-8　2012年全国名老中医药专家传承工作室建设项目专家（上海市）

姓　名	单　　位
唐汉钧	上海中医药大学附属龙华医院
邹菊生	上海中医药大学附属龙华医院
严隽陶	上海中医药大学附属岳阳中西医结合医院
何立人	上海中医药大学附属岳阳中西医结合医院
颜乾麟	同济大学附属第十人民医院

2013年9月，国家中医药管理局下发《关于确定2013年全国名老中医药专家传承工作室建设项目专家名单的通知》（国中医药人教发〔2013〕47号），确定144名2013年全国名老中医药专家传承工作室建设项目专家，其中上海市有10名专家入选（表26-9）。

表26-9　　2013年全国名老中医药专家传承工作室建设项目专家（上海市）

姓　名	单　　　　位
林水淼	上海中医药大学附属龙华医院
王庆其	上海中医药大学附属龙华医院
吴银根	上海中医药大学附属龙华医院
邱佳信	上海中医药大学附属龙华医院
王灵台	上海中医药大学附属曙光医院
东贵荣	上海中医药大学附属岳阳中西医结合医院
奚九一	上海市中西医结合医院
虞坚尔	上海中医药大学附属市中医医院
于尔辛	复旦大学附属肿瘤医院
丁学屏	上海中医药大学附属曙光医院

名老中医药专家传承工作室是传承名老中医药专家学术思想和临床经验,培养中医药传承人才的重要载体。名中医工作室作为中医继承、发展、创新的平台,培养出大批德才兼备的中青年骨干,成为医院专科发展的栋梁。正是这些平台、特色诊疗技术、人才的支持和发展,不断地创造和完善了有利于“新名医”成长的机制,促进了名科的发展和“新名科”的产生,在一定程度上“短、平、快”地造就了新一批的“名医、名科”,促进了中医药事业的发展。

| 第四节 | 中医“治未病”特色研究

中医“治未病”一词首见于《内经》,其内涵大体呈现三方面的内容:① “未病先防,调摄养生”,即未病养生,防病于先,避免疾病的发生才是根本。② “既病防变”,即在疾病侵入人体后,宜尽快治疗,阻止病情发展。③ 病后康复,即在病愈后,宜有所禁忌,防止病情复发[1]。其“未病先防,

---

1　刘征彦,王河宝,曹征.“治未病”思想研究综述［J］.江西中医药大学学报,2010,22(5):98-100.

既病防变,病后防复"的核心价值理论是中医学中重要的预防思想。进入21世纪,医学模式和健康观念的更新,使得预防医学成为一项重大课题。中医"治未病"理论经过历代医学家的发展与丰富,被赋予了新的内涵,主张"防重于治",根据人体所表现出的征象,通过精神调节、改善生活方式、合理运动、药物辨证治疗等方式进行及早调治,防患于未然。

2007年,国务院副总理吴仪在全国中医药工作会议上发表重要讲话:推进传承创新,发挥特色优势——坚定不移地发展中医药事业,并指出中医药最具原始创新潜力。2008年1月25日,首届中医"治未病"高峰论坛在北京举行,国家卫生部副部长、国家中医药管理局局长王国强宣布,"治未病"健康工程正式启动,将发挥中医治未病的特色和优势,提高全民健康水平。标志着"治未病"作为一项预防医学的重大工程已上升到国家层面。

一、上海成立"治未病"发展研究中心

为进一步在上海市开展"治未病"试点工作,实施"治未病健康工程",2008年1月10日上海市"治未病"发展研究中心(以下简称"研究中心")成立。该研究中心接受上海市卫生局"治未病"试点工作领导小组的领导,承担上海市卫生局"治未病"试点工作办公室布置的工作任务。经公开招标形式确定挂靠单位为长宁区公共卫生中心,同时首个全国中医治未病试点区工作也在长宁区正式启动,该区内所有社区卫生服务中心和两家区级中医医院全部参加。2013年11月,研究中心正式落户于长宁区天山中医医院。同时,为推进长宁区"治未病"工作,成立长宁区"治未病"工作办公室,对接研究中心工作,并接受区卫计委委托,探索"院所合一"的管理模式,加强区域政府对"治未病"服务的业务管理和综合协调,承担"治未病"服务工作的日常监管和机制运行等具体事务。研究中心也承担一部分科研任务,《区域中医预防保健服务体系管理模式探索》《"治未病"预防保健纳入基本公共卫生服务研究》等研究成果为主管部门的决策提供参考。

二、"治未病"的实施与推广

上海中医药大学附属曙光医院整合原有的特需门诊、体检部和国际健康部,于2007年5月创建"曙光治未病中心",位于曙光东院特需1、2、4楼的三个区域,是一个具有鲜明中医特色的独立的一级学科,是中医养生保健的科研试点和教学基地。

> ### "KY3H" 模式
>
> 21世纪初,面对全球医疗危机、三重疾病谱,医学目的调整和模式转变的核心是:以人的健康为中心(医学目的),实现个体化诊疗(新医学模式)。2007年1月11日、12日由10名老中医、11位两院院士和19家专业机构,通过《人民日报·海外版》向全球联合推出了:昆仑—炎黄"治未病"健康保险模式(KY3H)。

上海的探索实践给全国试点工作提供了有益经验。2008年10月,国家中医药管理局采纳上海市"治未病"健康工程实施方案,并列入试点范围。上海中医药大学附属曙光医院、上海中医药大学附属岳阳中西医结合医院及长海医院等按照国家中医药管理局的要求组建了KY3H治未病中心,开展以中医体质辨识为基础的"治未病"服务工作。上海市各医院导入"治未病"理念后,先由市级中医医院领衔各区(县)中医医院,再深入到各社区卫生服务中心。

为配合"治未病"在基层的推广,国家中医药管理局于2010年9月组建中医药文化科普巡讲团,致力于中医疾病预防理论的宣传普及。上海市也开展了一系列科普宣教,如2010年11月开讲的"上海健康大讲堂",体现中医药文化博大精深的底蕴,突出中医理论的指导价值,紧密结合群众养生防病的生活实际,有例证,生动活泼,通俗易懂。

2014年8月,由上海市卫计委副主任、上海市中医药发展办公室主任郑锦亲自挂帅,上海市"治未病"工作指导委员会成立,主要工作是审议本市"治未病"相关工作计划和项目实施方案,研究"治未病"预防保健服务体系建设重要政策和措施。在上海市中医药事业发展领导小组的领导下,该委员会贯彻落实《国务院关于扶持和促进中医药事业发展的若干意见》《上海市人民政府关于进一步加快上海中医药事业发展的意见》精神和本市中医药工作部署,加强对本市"治未病"预防保健服务体系建设工作的指导。上海市"治未病"工作指导委员会办公室设在市"治未病"发展研究中心,主要职责为:负责具体实施市"治未病"工作指导委员会确定的各项工作,组建本市"治未病"工作专家咨询库,做好本市"治未病"预防保健服务体系建设日常管理工作。

三、"治未病"工作成果

近年来上海市的治未病工作成果丰硕:建有长宁、浦东、闸北、嘉定、宝山5个国家级"治未病"

预防保健试点区；完成国家中医药管理局《区域中医预防保健服务工作指南（试用稿）》的编写工作；成为全国"治未病"预防保健试点区牵头单位；组织全市21家中医医院开展中医"治未病"预防保健服务达标建设；承担了《上海市加强公共卫生体系建设三年行动计划（2011—2013）——中医预防保健服务体系示范基地建设》项目等，并在"治未病"政策理论研究、适宜技术开发应用、中医健康文化宣传、产品研发、信息平台建设等方面不断努力探索，初步形成在政策、规范、技术、社会效益等方面的应用成果。

第五节 ｜ "海派中医"研究

"海派中医"是具有海派文化特质的上海中医药，属于地域性医派范畴，以一大批享誉海内外的名医群体为代表，是一种特定地域环境的医学文化现象，具有"开放、兼容、吸纳、变化"的鲜明特征。"海派中医"的概念可诠释为："坚持开放、兼容中西医学、善于吸纳新知、不断发展变化、敢为人先、勇于创新的上海中医医学。"[1]

一、海派中医流派传承工程建设

近年来，海派中医研究以学术流派研究为主，以"海派中医流派研究工程"的实施为契机，以上海市具有重要影响和良好基础的若干中医流派为重点，开展以中医理论研究为核心，以继承发扬中医学术经验和诊疗技术为目标的中医流派继承研究，重塑"海派"中医辉煌。

上海曾经流派云集，在近代医学史上产生过重大影响，一大批社会公认的中医流派都曾名噪一时，特色独具、疗效显著、影响深远，共同促进了上海近代中医学术繁荣和临床优势的发挥。但目前海派中医流派发展现状不容乐观，中华人民共和国成立前上海中医流派达54家，至2010年已有10余家难觅踪迹，发展较好的仅剩10余家，近50%处于濒临断代的危境。彼时上海健在的70岁以上名老中医有五六十人，其中将近一半是流派代表性传承人，由于流派未得到应有保护和弘扬，其传承的积极性、主动性得不到充分发挥，流派逐渐断层，特色优势日趋淡化，传承乏人，诊疗阵地

1　陈沛沛,季伟苹."海派中医"特征及上海中药老字号[J].中医药文化,2007,2(6):27–29.

不断萎缩，这些都严重制约了上海中医药诊疗优势的发挥和中医药的持续发展。对海派中医流派的抢救性、保护性、传承性研究与弘扬迫在眉睫、刻不容缓。

有鉴于此，2011年上海市卫生局、上海市中医药发展办公室将工程建设纳入《上海市人民政府关于进一步加快上海中医药事业发展的意见》《上海市中医药事业发展十二五规划》和《上海市进一步加快中医药事业发展三年行动计划（2010—2012）》重点项目，实施"流派传承研究基地"建设和"流派及特色技术扶持项目"建设，兼顾了发展规模较大、基础平台较好的流派和濒临失传流派技术的传承。获资助经费7 200万，成为近年来上海投入中医药专项经费最大的项目之一。海派中医流派传承工程是上海中医药事业发展"十二五"规划的重中之重，经遴选共确立15个海派中医流派传承研究基地建设项目和11项特色技术扶持建设项目（表26-10、表26-11）。

表26-10　海派中医流派传承研究基地建设项目

序号	流派名称	项目负责人	基　　地	分　基　地
1	丁氏内科	严世芸		
2	顾氏外科	陆金根	上海中医药大学附属龙华医院	/
3	石氏伤科	石印玉	上海中医药大学附属曙光医院	黄浦区中心医院
4	陆氏针灸	陆焱垚、裴建、施征	上海中医药大学附属龙华医院	上海市针灸经络研究所
5	徐氏儿科	虞坚尔	上海中医药大学附属市中医医院	上海中医药大学附属龙华医院 上海中医药大学附属曙光医院
6	张氏内科	张存钧、王松坡	上海交通大学附属第一人民医院	上海中医药大学附属市中医医院
7	颜氏内科	颜德馨	同济大学附属第十人民医院	/
8	朱氏妇科	朱南孙、董莉、胡国华	上海中医药大学附属岳阳中西医结合医院	上海中医药大学附属市中医医院
9	蔡氏妇科	黄素英	上海市中医文献馆	上海中医药大学附属龙华医院
10	魏氏伤科	李飞跃	上海交通大学医学院附属瑞金医院	/
11	丁氏推拿	房　敏	上海中医药大学附属岳阳中西医结合医院	/
12	夏氏外科	柏连松	上海中医药大学附属曙光医院	上海中医药大学附属岳阳中西医结合医院

（续表）

序号	流派名称	项目负责人	基　地	分　基　地
13	董氏儿科	王霞芳	上海中医药大学附属市中医医院	/
14	杨氏针灸	李国安	上海中医药大学附属曙光医院	浦东新区南汇中心医院
15	恽氏中西医汇通	董竞成	复旦大学附属华山医院	/

表26-11　11项特色技术扶持建设项目

序号	项目名称	申报单位	项目负责人
1	陈氏女科	上海中医药大学附属龙华医院	李佶、郑锦
2	范氏眼科	上海中医药大学附属龙华医院	张殷建
3	张氏喉科	上海中医药大学附属曙光医院	忻耀杰
4	施氏伤科	上海市香山中医医院	陈建华、孙波、吴云定
5	陈氏外科	上海中医药大学附属市中医医院	陈诗吟、李萍
6	祝氏内科	上海市中医文献馆	陈熠
7	陆氏伤科	上海市静安区中心医院	陆念祖
8	竿山何氏	上海市青浦区中医医院	王扣珍
9	奚氏针法	上海中医药大学附属岳阳中西医结合医院	韩建中、徐佳
10	秦氏督脉病	上海交通大学医学院附属仁济医院	李鹤
11	严氏化脓灸	上海交通大学附属第一人民医院	严君白

通过本轮建设，以期推动一批学术底蕴深厚、特色技术鲜明、临床疗效显著、人才梯队完备、群众影响广泛的中医特色流派的发展；力争形成一批优秀研究成果，培育一批拔尖传承人才，打造一批优秀传承团队，推广一批流派特色诊疗技术，形成一批创新性流派传承基地，成为体现海派特点、时代特征、上海水平，凸显示范引领作用的中医药学术传承与创新基地。

二、海派中医论坛

上海市中医文献馆于2007年开始举办"海派中医论坛"，每年一届，至2015年已连续举办八届，每届论坛围绕一个主题展开研讨，如"弘扬海派中医药特色""海派中医'和而不同'之特色""中医学术流派的传承与发展""海派中医流派传承工程建设""流派传承人才培养模式实践与思考""海派中医流派传承工程实践与探索""近代中西医汇通历史及借鉴""海派中医文化的回顾与展望"，逐渐成为名家荟粹、百家争鸣且极具影响力的学术年会（表26-12）。

表26-12　八届海派中医论坛一览[1]

届　次	论　坛　名　称	举办时间	主　题　与　特　点
第一届	"海派、海派中医"名称之界定	2007年2月4日	裘沛然、颜德馨、严世芸、施杞演讲，界定"海派中医"定义与特色
第二届	海派中医"和而不同"之特色	2008年11月28日	熊月之、何小莲等文化界代表参会，"海派中医"融入"海派文化"
	上海市名老中医学术传承方法	2008年12月12日	探讨名老中医学术经验传承方法
第三届	中医学术流派的传承与发展	2009年12月18日	交流"海派中医"学术流派传承经验与心得
第四届	海派中医流派传承工程建设	2010年12月19日	对"海派中医流派传承工程建设"项目的回顾与思考
第五届	流派传承人才培养模式实践与思考	2011年12月2日	本地与广东、安徽、常州等各地的代表性中医流派参会，探讨流派传承人才的培养模式与经验
第六届	海派中医流派传承工程实践与探索	2012年12月2日	"海派中医流派传承工程"工作小结，以推进15个流派传承基地和11个扶持项目的内涵建设
第七届	近代中西医汇通历史及借鉴	2014年3月28日	回顾中西医汇通史，探索中西医汇通对当代中医发展的影响，展现中西医汇通最新成果
第八届	海派中医文化的回顾与展望	2015年10月23日	对海派中医文化的系统回顾，对下一步文化建设的展望

1　季伟苹.风雨六十年——上海市中医文献馆馆史［M］.桂林：广西师范大学出版社,2016.

│第六节│ 中医药标准化研究

随着中医药巨大的医疗价值和市场潜力日益显现,中医药在越来越多的国家和地区迅速普及,中医药标准化的国际呼声和需求因而也日益高涨。日本、韩国和欧美等国家纷纷开展了中医药标准的研究制定,通过各种形式和途径争取国际标准制定的主导权。某种意义上,在国际标准制定方面是"自主"还是"依附",决定了我国中医药国际发展的前途和命运。中医药标准化是推动中医药全球化发展和应用的重要手段和步骤。

一、中医药标准化研究发展历程

自2003年以来,全国中医标准化技术委员会在国家中医药管理局的大力支持下,开展了一系列标准的制定审查、发布实施等工作,有力推动了全国中医标准技术委员会标准化工作进程。2011年,广东省成立了全国首家省级中医标准化技术委员会。2012年10月,上海市中医药标准化技术委员会成立,标志着上海市中医药标准化工作进入了新的阶段,将进一步推动上海市中医药标准化发展(图26-2)。秘书处挂靠单位为上海市中医药研究院,由沈远东担任主任委员。上海市中医药标准化

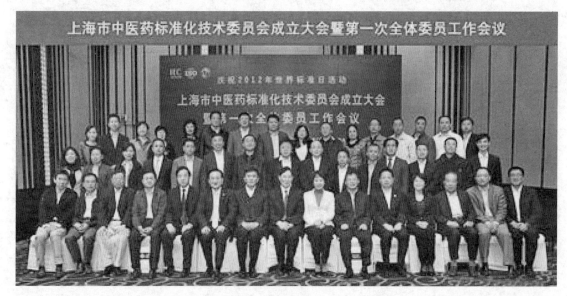

图26-2 上海市中医药标准化技术委员会成立大会

技术委员会主要负责上海市中医药领域地方标准化技术归口管理及标准化相关工作,组织开展中医医疗、预防、保健、教育、科研、产业等领域上海市地方标准的研究制定及实施推广工作。

近年来,在上海市政府的重视和支持下,上海市卫生局、中医药发展办公室组织上海中医药大学及其附属龙华医院、曙光医院等单位积极承担中医药标准的制定和修订任务,加强了中医药标准研究推广基地(试点)建设,开展了中医药标准应用评价和中医药标准实施推广培训。上海的中医药标准化各项工作都走在全国前列。

在中医药国际标准化领域,上海也占有重要的地位。2009年9月,国际标准化组织(ISO)通过我国提案,成立了传统中医药技术委员会,代号TC249,并由我国承担秘书处工作,落户于上海,秘书处由国家标准化管理委员会和国家中医药管理局共同负责指导和管理。上海市积极承担了国际标准化组织中医药技术委员会(ISO/TC249)秘书处工作和世界卫生组织(WHO)国际疾病分类(ICD-11)传统医学部分研究起草工作,沈远东任ISO/TC249秘书长。2010年上海市结合国际传统医学标准化建设计划,建立中医药国际标准化研究中心,开展WHO《国际疾病分类标准》第十一版《中医疾病分类标准》及中医药行业其他国际标准的研究制定工作。

二、中医药标准化的研究成果

近年来,ISO/TC249为中医药标准化作出了许多有益探索。如:立项制作15项国际标准提案,其中2项国际标准提案已进入到国际标准最后阶段(批准阶段FDIS);上海市首个中医药地方标准《DB/T 703—2013 小包装中药饮片包装剂量规格与色标》于2014年5月21日正式发布,并于同年9月1日正式实施;撰写的《上海市中医药标准化战略研究》报告入选2013年上海市卫生政策研究年度报告;研究室成员入选上海以及国家标准化专家人才库,为中医药标准化研究工作输送了一批人才。

三、上海中药标准化研究中心

上海中药标准化研究中心(以下简称"中心")创立于2001年,是经上海市人民政府批准,依托于上海中医药大学,并由中国科学院上海药物研究所、上海新药研究开发中心共同参与组建的全国第一家中药标准化研究中心。中心落户于国家生物医药产业基地——上海张江高科技园区中医药创新园内,与国家新药筛选中心、国家药物安全评价中心、国家中药制药工程中心、南方基因中心等单位共同构筑中药现代化与现代中药产业化开发的网络群体和技术高地。按现代企业机制管理,实行理事会领导下的主任负责制。著名中药学家胡之璧院士任中心名誉主任、专家委员会主任委员。中心主任为王峥涛博士。

中心重点研究中药材、饮片、标准提取物、制剂质量标准、有毒中草药的安全性评价、中药化学对照品开发、中药药效物质基础与作用机制、中药材 DNA 分子标记鉴定技术、中药材 GAP 相关基础以及中药、天然药物开发研究。以建设国际领先水平的中药质量标准研究技术平台、中国最大的中药化学对照品研究和开发基地为目标,同时期望建成中药质量标准研究高级人才培养基地和国内外合作与交流中心。

第七节 | 中西医结合研究成果

中西医结合学科是在我国既有传统中医药学的基础上,又吸收西医药这样特殊的历史过程和现实条件下产生的,是现代医学科学发展,相邻学科彼此渗透、相互促进、相互补充和相互融合的必然结果,是我国医学科学在近50年发展的产物。上海以其特殊的地理位置,素来就是东西方文化交融的桥头堡,于医学亦不例外,因此上海的中西医结合研究开展的较早,并取得了一定成果。

一、针刺麻醉的后续研究

自20世纪60年代开展第一例针刺麻醉下扁桃体摘除术后,针刺麻醉机制研究,以及在大手术中的应用在各地轰轰烈烈地开展起来。至1979年,全国已用针刺麻醉进行大小手术100多种,达200余万例。1972—1979年国内还开展了针刺麻醉体外循环心内直视手术350余例,二尖瓣狭窄扩张术使用针刺麻醉较多,优良率在70%左右。[1]但由于针刺麻醉本身存在的一些缺点和现代麻醉学的巨大进步,20世纪90年代后期针刺麻醉临床和机制研究逐渐低落,国家在"七五""八五""九五"连续3个五年科技攻关计划资助后,"十五"期间未再继续资助,各地也大幅

---

1 中国科学技术协会.中国中西医结合学科史[M].北京:中国科学技术出版社,2010.

度地减少了对针刺麻醉的立项，使得我国这一具有原始创新意义的工作处于低潮阶段。大部分地方放弃针刺麻醉手术，临床科研队伍老化涣散，后继乏人。

（一）上海市针刺麻醉研究现状

上海是针刺麻醉临床和机制研究的发祥地，人才队伍齐全，基础雄厚，工作始终未曾放弃，特别是在高难度的心、肺、脑、肾手术上一直坚持工作。在"十五"期间国家不再资助针刺麻醉研究的情况下，上海市卫生局特别拨出100万元专项经费投入研究，有力地保障了工作的持续开展，同时使一批中青年骨干脱颖而出，保持了人才队伍的稳定，使得上海始终在这一领域处于领先地位。针药复合麻醉一直在上海市各大医院中得以保持开展，如上海交通大学医学院附属仁济医院、复旦大学附属华山医院、上海市肺科医院、上海中医药大学附属曙光医院（图26-3）、上海交通大学附属第一人民医院、复旦大学附属眼耳鼻喉科医院、上海中医药大学附属岳阳中西医结合医院等，机制研究主要在复旦大学（原上海医科大学针麻原理研究所）、中国科学院上海分院等单位进行。由上海医科大学许绍芬等完成的《针药结合提高镇痛作用的临床应用与机制研究》，获1997年国家科技进步三等奖。

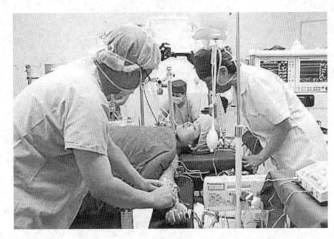

图26-3　曙光医院脑外科将针刺麻醉运用于丘脑肿瘤全切术，术中患者始终处于清醒状态，有效协助医生避开脑功能区完整切除肿瘤[1]

（二）针刺麻醉列入国家"973"计划

针刺麻醉获得国家有关部门重视并在2007年列入"973"计划，是由于这样一个机缘：2005年英国BBC电视科技频道专程赴我国拍摄针刺麻醉专题报道，当时全国几乎只有上海开展针刺麻醉，中国针灸学会特地与上海市联系，落实在上海交通大学医学院附属仁济医院实地拍摄一例针

1　《健康时报》2012年3月26日23版，王姿英摄。

国家 "973" 计划

国家重点基础研究发展计划（"973"计划），由国家科学技术部于1997年设立，旨在解决国家战略需求中的重大科学问题，以及对人类认识世界将会起到重要作用的科学前沿问题，坚持"面向战略需求，聚焦科学目标，造就将帅人才，攀登科学高峰，实现重点突破，服务长远发展"的指导思想，坚持"指南引导，单位申报，专家评审，政府决策"的立项方式，以原始性创新作为遴选项目的重要标准，坚持"择需、择重、择优"和"公平、公正、公开"的原则，坚持项目、人才、基地的密切结合，面向前沿高科技战略领域超前部署基础研究。

刺麻醉手术。此次针刺麻醉二尖瓣换瓣手术十分成功，患者不仅术后恢复快，术后第二日即自行从ICU走回普通病房，而且总费用降低一半。这一成功大大震惊了英国记者，他们不仅完整记录了手术前后全过程，而且术后2个月又进行回访。BBC专题片播出后，在国际上引起很大反响。

此事引起国家中医药管理局有关领导高度重视，认为以针刺麻醉为突破口进行研究，可能对针灸学发展起重要推动作用，具有国际示范意义，建议上海市卫生局整理情况，提出方案，作为来年"973"中医专项内容之一。上海市卫生局中医处多次组织专家就该项目进行研讨、论证、设计、调整，并进京向科技部、国家中医药管理局汇报。最终国家中医药管理局采纳了上海市卫生局提出的"973"项目建议书，2007年国家科技部正式批准建立"973"计划项目"基于临床的针麻镇痛的基础研究"。该项目分为7个课题，包括北京大学、复旦大学、首都医科大学、中国中医科学院、上海中医药大学和浙江中医药大学等10余所大学及研究机构参加研究，上海市有上海中医药大学附属曙光医院、上海市肺科医院等单位参与，中国科学院院士韩济生任首席科学家。该项目在中医针灸理论指导下，选择了临床上针刺麻醉基础好的开颅手术、心脏手术、甲状腺手术和肺叶切除手术，希望确定针刺麻醉效果最优的穴位组合，制定针刺麻醉手术规范和选穴标准，阐明针刺麻醉镇痛以及针刺保护的理论依据和科学内涵，争取理论创新，为针刺麻醉临床的推广应用提供科学依据。

如今针刺麻醉已形成了以针灸学、麻醉学、外科手术学和现代神经生理学为基础的多学科相互渗透的新兴边缘学科。

二、中医"肾"的研究

自 20 世纪 50 年代末,上海第一医学院姜春华、沈自尹等人开始"肾"本质的探索性研究[1],并取得了一定成果。1985 年,由上海市华山医院、中山医院、肿瘤医院、儿科医院和妇产科医院五所附属医院的中西医结合科室组成的复旦大学中西医结合研究所成立,沈自尹为首任所长。经过姜春华、沈自尹、王文健、董竞成、蔡定芳等几代人坚持不懈的努力,终于获得了丰硕的成果,一批原创性科研成果得到国内外学术界认可。

(一)肾阳虚证的物质基础研究

自 1979 年起,项目组采用同病异证组进行下丘脑—垂体—靶腺轴功能对比观察,推测肾阳虚证主要发病环节在下丘脑。沈自尹在 20 世纪 80 年代提出的"微观辨证和辨证微观化",对中医辨证向科学化、客观化发展起到了积极推动作用。20 世纪 90 年代进一步采用分子水平的检测方法证明唯有补肾药才能作用并提高下丘脑 CRF mRNA 的基因表达,对肾阳虚证达到能定性、定量,以至于将主要调节中枢定位在下丘脑提出多方面有力证据,首次用现代科学方法在国际上证实肾阳虚证有特定的物质基础。

项目组通过研究发现,补肾能使老年人和鼠的 T 淋巴细胞下调促凋亡基因表达,上调抗凋亡基因表达,从而重塑基因平衡,降低老年 T 细胞的过度凋亡,延缓免疫衰老。并在系统生物学观点和肾虚证的基因表达谱基础上,绘制了肾虚证的神经、内分泌、免疫及神经—内分泌、骨代谢两大基因网络调控路线图谱。

(二)肾本质理论相关研究

"肾本质理论研究及临床应用"是国家"七五"攻关、国家自然科学基金重点项目,由复旦大学附属华山医院、附属妇产科医院和附属儿科医院共同完成,于 2005 年 2 月通过上海市卫生局的鉴定,成果达到国际领先水平。该项目获得 2005 年中国中西医结合学会科技进步一等奖。

该项目在对中医历代文献有关肾的功能和病证的记载研究整理的基础上,运用现代科学,对中医肾的内涵及补肾调节阴阳的作用机制进行了深入和系统的研究,发现中医的肾具有复杂的分

1　中国科学技术协会.中国中西医结合学科史[M].北京:中国科学技术出版社,2010.

子调控网络背景,其功能涵盖了以下丘脑—垂体—肾上腺、甲状腺、性腺及免疫为主轴的神经内分泌免疫网络,下丘脑在其中起调控整合作用。在此基础上,将理论研究和临床应用密切结合,以肾本质研究的成果指导内、妇、儿科等的临床实践,明显提高了支气管哮喘、无排卵性功能性子宫出血、儿童性早熟、衰老等多种疑难病症的疗效。该项目发现异病同证具有相同的病理环节,首先提出了辨病与辨证相结合的中西医结合重要原则;证明了实验室检测对于中医辨证病证相结合的中西医结合重要原则;证明了实验室检测对于中医辨证和理法方药同样具有指导意义,且更加有利于揭示隐匿性病变,由此首先提出了宏观辨证与微观辨证相结合的另一中西医结合的重要原则。该项目制定的肾虚证辨证标准得到了国内外学术界的普遍认可,并为国家《中药新药临床指导原则》采用,临床经验已在许多省市推广应用;研发的补肾防喘片、急支糖浆、补肾益寿胶囊、宫泰冲剂等新药,累计销售已达33.35亿元;先后在十几个国家讲学,包括在美国国家卫生研究院(NIH)的政策论证会上发言,为中医药走向世界起到了重要的推动作用。[1]

"肾阳虚证的神经内分泌学基础与临床应用"由复旦大学附属华山医院、复旦大学附属妇产科医院、复旦大学附属中山医院、复旦大学附属儿科医院共同完成,获2010年度国家科技进步二等奖。

该项目寻找补肾药物改善肾阳虚证的靶点和作用机制,发现补肾药物能系统纠正相关基因表达失调,并刺激内源性肾上腺皮质干细胞的增殖和迁移,促使肾上腺皮质再生,从而提高肾上腺皮质的储备功能。"补肾"通过提高肾上腺皮质功能,抑制了特异性IgE的季节性升高,并通过提高肾上腺皮质功能,有效地降低并减轻了支气管哮喘季节性发作的频率及程度。

出版的专著有《肾的研究》(1964年第一版和1982年第二版)、《肾的研究续集》(1990年第一版)、《中医治则研究》(1960年第一版和1983年第二版)、《中医理论现代研究》(1988年第一版)、

生物转化

利用生物体系的催化作用,将外源底物转化为产物的过程。生物体系主要包括各种细胞、组织、器官、原生质体、细胞器、无细胞提取物、游离酶和固定化酶等。[2]

1 《上海科技年鉴》编辑部.上海科技年鉴2006[M].上海:上海科学普及出版社,2006.
2 郭勇.植物细胞培养技术与应用[M].北京:化学工业出版社,2004.

《虚证研究》（1991年第一版）等，其中《肾的研究》已在日本两次翻译出版[1]。

历经半个多世纪对于中医"肾"的探索，使中医藏象理论的核心概念之一——"肾阳虚证"及治疗机制的研究达到定性和定位的水平；提出了产生全国性影响的中西医结合方法论原则；明确了中西医结合发展的基本原则，即"辨病与辨证相结合""微观辨证与宏观辨证相结合"，有力推动了全国的中医和中西医结合科技进步和中医国际化。

三、胡氏细胞株与中药生物工程[2]

胡之璧，主要从事中药生物技术研究，中药生物工程研究的创始人之一，应用现代细胞生物工程技术，在国际上首先培育出转化得率最高的洋地黄细胞株，即著名的"胡氏细胞株"，应用现代生物技术为中药资源保护和可持续利用以及中药的现代化研究做出了重大贡献。

1980年，胡之璧前往联邦德国图宾根大学，在著名生物学家莱因哈达教授的实验室工作。她参与了当时分子生物学、分子遗传学与生物技术引入传统中药的研发工作，将毛花洋地黄植物中含量很高的洋地黄毒苷用植物细胞生物转化成药用价值高的地高辛。前期工作虽然已获成功，但细胞株退化很快，而且底物的投料量很低，只有理论上的意义，无法实际应用。凭着创新意识和想在中药研制中引入生物技术的强烈欲望，胡之璧设计出一条完全不同的科研路径：选育出耐高浓度洋地黄毒苷与地高辛的细胞株，同时提高其羟基化能力。经过2年多的努力，终于培育出既耐高浓度洋地黄毒苷与高浓度的地高辛，又能将毒苷100％地转化为地高辛的细胞株。经300升生物反应器与长期传代验证，其转化力稳定，为工业规模利用植物培养细胞进行生物转化开创了先例，也为莱因哈达实验室这项研究课题画上了圆满的句号。莱因哈达教授将这个细胞株命名为"胡氏细胞株"。回国后，胡之璧对植物细胞生物转化洋地黄毒苷的机制又进行了深入研究。该项成果"药用植物洋地黄细胞培养与强心苷的生物转化研究"荣获1996年度国家科技进步奖二等奖。

胡之璧把西方先进的生物技术与我国传统的中药研究联系起来。她带领的研究团队率先将发根农杆菌Ri质粒成功引入40多种中草药基因组中，使其生长速度和有效成分含量大大超过天然药材。多项科研成果获得国家级奖项。"66种常用中药材质量标准及其对照品的研究"获得2001年度国家科技进步二等奖。"黄芪毛状根培养体系与转基因技术平台的关键技术研究"获2006年

1　董竞成.肾虚与科学——沈自尹院士的中西结合研究心中历程［M］.北京：人民卫生出版社，2007.
2　上海市青少年科普促进会，上海市教育发展基金会.科学梦与成才路：院士的故事［M］.上海教育出版社，2008.

度上海市科技进步一等奖、2007年度国家科技进步二等奖,创建了中药生物活性产物代谢相关内源基因扩增技术,成功地构建了偶联基因载体,同时首创克隆了黄芪中两个与有效成分生物合成相关的糖苷转移酶基因,从而突破性地解决了黄芪毛状根30升规模培养体系,为工业规模培养提供了重要的技术支撑,创建了自主知识产权的技术平台。胡之璧多年的科研探索不仅获得了丰硕的成果,而且培养了一大批中青年科研人才。如上海中医药大学王峥涛领衔的科研项目"中药质量控制综合评价技术创新及其应用"获2010年度国家科技进步二等奖。

四、扶正化瘀治疗肝纤维化

肝纤维化几乎是各种慢性肝病向终末期发展过程中必经的病理过程,患者数量庞大。上海中医药大学刘平带领的研究团队,是中国最早研究肝纤维化的机构之一,他们坚持"辨证"与"求证"相结合,中医理论与现代最新研究手段相结合的研究思路;辨证重在分析中医基本病机,提出"正虚血瘀"是肝纤维化基本病机的假说,针对性地以"扶正化瘀"为治法;求证采用国际认同的肝组织纤维化分期"金标准",观察该治法的疗效。从桃红饮→桃仁提取物到桃仁提取物合虫草菌丝→扶正化瘀复方及其药效物质基础,走"复方—单药—复方""临床—实验—再临床"反复求证的研究道路。研制出有效的抗肝纤维化新药——扶正化瘀胶囊,获得发明专利和新药证书并投放市场。肝组织纤维化分期的逆转率达52%～58.3%。立足中药复方,运用先进实验技术,多途径揭示了扶正化瘀方药抗肝纤维化的作用机制以及"扶正"药与"化瘀"药配伍的药理学基础,发现扶正化瘀复方抗肝纤维化的物质基础及其影响靶细胞内信号转导的作用机制。在国内率先将肝星状细胞和药物血清法引入中药抗肝纤维化的研究,推动了中国中医药肝纤维化研究的发展。"扶正化瘀在肝纤维化治疗中的应用及相关基础研究"获2003年国家科技进步二等奖。

五、益气化瘀治疗颈腰椎病

"益气化瘀法治疗椎间盘退变性疾病的基础研究和临床应用",由上海中医药大学施杞领衔的研究团队为主,由上海中医药大学附属龙华医院、黄浦区中心医院、上海现代中医药股份有限公司等单位共同完成,获2011年度国家科技进步二等奖。

该研究继承和创新著名的石氏伤科理论和治疗方法,经过三代人50年的不懈努力,不断探索

"气血兼顾、脏腑同治、筋骨并重"理论内涵,通过构建慢性筋骨病理论知识库、建立慢性筋骨病临床科研信息共享系统等,在中医药治疗颈腰椎疾病技术与疗效机制方面获得重大突破。其创新点有三：一是形成了"调和气血法"临床指导原则,建立了益气化瘀法治疗颈腰椎疾病的"病证结合、分型论治"临床规范化方案；二是建立了颈腰椎病模式生物学研究平台,揭示了椎间盘退变早、中、晚"三期变化"规律,阐明了益气化瘀法延缓椎间盘退变的疗效机制；三是形成了"盘源性颈腰痛""椎体骨赘来源于软骨终板""恢复脊柱平衡"等原创性学术见解以及益气化瘀法的作用规律。

开发新药"芪麝丸"并完成成果转化,共获国家发明专利3项。2007年成为国家"973"课题的主要用药,2009年获国家新药证书,并进入上海市基本药物目录。

六、灸法治疗肠腑病症[1]

"灸法治疗肠腑病症的技术与临床应用"由上海市针灸经络研究所吴焕淦领衔完成,获得2013年度国家科技进步二等奖。

该项目针对国内外关注的医学难题难治性肠腑病症（溃疡性结肠炎、克罗恩病、肠易激综合征）的治疗,继承并创新了元代医学家罗天益温养脾胃的学术思想,历经30多年临床实践,结合系统运用循证医学方法,对艾灸治疗肠腑病症开展临床观察和机制研究,提出了艾灸"温养脾胃,调和肠腑气血"的治疗学观点,以临床规范化和推广应用为切入点,形成了3项中医特色新技术：温养脾胃,调和阴阳治疗溃疡性结肠炎艾灸技术；温养脾胃,补肾通络艾灸结合针刺治疗轻度克罗恩病技术；温养脾胃,疏调肠腑气血治疗腹泻型肠易激综合征艾灸技术,为难治性肠腑病症（溃疡性结肠炎、克罗恩病、肠易激综合征）这一国内外关注的医学难题,提供了疗效确切的新技术、新方法。

第八节 | 中医药科技信息服务与创新

随着时代的发展,信息技术也越来越成为中医药发展的重要助手,上海的中医药信息服务开展较早,并在发展的过程中不断创新与突破。

---

1 《上海年鉴》编纂委员会.上海年鉴[M].上海：上海年鉴编辑部,2014.

　　1990年2月成立"上海市中医药科技情报研究所"，建制在上海市中医文献馆，以该馆中医情报研究室为工作主体，开展文献检索工作。早在1989年上海市中医文献馆就着手中医文献题录库的建设工作，边建设边服务，先后为上海市及云南、江西、浙江等地的用户开展中医文献检索和定题服务。进入20世纪90年代，上海市中医药科技情报研究所已广泛开展国内外文献检索服务，成为国内最早提供中医药外文检索服务的机构之一。1995年，通过与长征医院、中国图书进出口总公司合作，由台湾汉珍资讯系统公司出版发行了国内首张"中国中药文献光盘数据库"。

　　1994年中国中医药文献检索中心成立，并计划在全国设立若干分中心。经过5年努力，1999年7月，经国家中医药管理局审核批准，根据"关于对国家中医药管理局中医药文献检索中心第一批分中心调查评估情况的通报和确定第二批分中心单位的通知"（国中医药科基〔1999〕65号）文件精神，上海市中医文献馆成为"中国中医药文献检索中心上海分中心"，是当时13家国家级中医药检索查新单位之一，也是国家中医药管理局课题招标的指定查新单位。

结　语

　　改革开放30多年以来，上海中医的科研成果不胜枚举，倾注了广大科研和临床工作者的心血与汗水，这里列出的部分成果只是一个缩影。上海中医科研在实践中不断探索、认知；在探索与认知中传承；秉承了继承与创新并重的原则，在深度与广度上不断地拓展和延伸。这一过程从未停止……

第二十七章 上海中医药非物质文化遗产项目

　　中医药作为社会实践的知识与技能，是我国文化独特的表现形式之一。中医药的治疗方法如伤科手法、针灸、推拿等带有一定技艺性质；整体观念、辨证论治等中医中药的核心理念，对临床治疗具有指导性价值，均属于优秀的非物质文化。中医药的"申遗"以保护为主，并在此基础上，使这些优秀的文化有所发展、提高，进行推广，能够继续为人民的健康事业做出贡献。保存是手段，真正的目的在于发扬和创新。上海非常重视中医药申遗工作，较早开展申报及保护工作，并注重申遗核心要素的弘扬与建设。

第一节 中医药"申遗"开展背景及概况

　　国务院2005年3月26日发出的《国务院办公厅关于加强我国非物质文化遗产保护工作的意见》当中，提出了"建立非物质文化遗产代表作名录体系"的问题：要通过制定评审标准并经过科学认定，建立国家级和省、市、县级非物质文化遗产代表作名录体系。国家级非物质文化遗产代表作名录由国务院批准公布。省、市、县级非物质文化遗产代表作名录由同级政府批准公布，并报上一级政府备案。

一、国家级概况

　　中医"申遗"始于2005年11月，国家中医药管理局向文化部报送了《中医药申报国家级非物质文化遗产保护草案》，正式申请国家级"非

联合国教科文组织《保护非物质文化遗产公约》定义

非物质文化遗产（intangible cultural heritage）指被各群体、团体、有时为个人所视为其文化遗产的各种实践、表演、表现形式、知识体系和技能及其有关的工具、实物、工艺品和文化场所。各个群体和团体随着其所处环境、与自然界的相互关系和历史条件的变化不断使这种代代相传的非物质文化遗产得到创新，同时使他们自己具有一种认同感和历史感，从而促进了文化多样性和激发人类的创造力。

遗"。2006年5月20日，国务院以国发〔2016〕18号文件正式公布了《第一批国家级非物质文化遗产名录》，共分10个类别：① 民间文学。② 民间音乐。③ 民间舞蹈。④ 传统戏剧。⑤ 曲艺。⑥ 杂技与竞技。⑦ 民间美术。⑧ 传统手工技艺。⑨ 传统医药。⑩ 民俗。2008年、2011年、2015年又公布了第二批、第三批和第四批国家非物质文化遗产名录。到2013年为止，上海有四项入选国家级中医非物质文化遗产项目：石氏伤科疗法（2008年第二批）、六神丸制作技艺（2011年第三批）、朱氏一指禅推拿疗法（2011年第三批）、陆氏针灸疗法（2011年第三批）。

二、上海市概况

上海市传统医药非物质文化遗产项目申报工作始于2007年。此次传统医学类的非遗项目共申报了6项，最后只通过了1项，即"石氏伤科疗法"，这也是首个成为上海市级传统医学非物质文化遗产的项目。此后每2年评审1次，至2013年共有4批17项入选。内容涉及广泛，临床学科包括中医伤科、针灸、推拿、中医外科、中医内科及中医眼科等，药物方面包括成药六神丸、敛痔散的制作技艺和中药饮片的炮制技艺，此外，还涉及了传统中医药文化的诸多方面，如竿山何氏中医文化、海派膏方文化、传统老药店的经营文化等。

上海对"非遗"的申报、评审工作是完全按照联合国教科文组织的定义和要求进行的。申遗项目通过评审之后的第二年，再对项目代表性传承人进行认定，或补充代表性传承人。在认定非物质文化遗产的实际工作中，评审专家主要考虑的因素有三个方面：一是要有脉络明确、谱系清楚的传承关系，传承时间一般要求超过100年。其传承形式可以是父子（家庭）、师徒或学校等，一般都在三代或以上。二是要有价值。就传统医药而言，非物质文化遗产项目必须具有显著的临床治疗价值，并在当地有一定影响。第三就是要有地方特色。此外，今后的推广平台、项目是否有传承人等因素也在考虑之列。

│第二节│ 中医非物质文化遗产要素

一、明确的传承体系是申遗的关键

纵观已列入上海市级非物质文化遗产的项目，无一不是具有悠久的、连绵不断的传承关系，举例说明如下。

1. **石氏伤科疗法**　上海首个非物质文化遗产项目，2008年被列入第二批"国家级非物质文化遗产"项目。"石氏伤科"从清代光绪年间的石兰亭起，到石晓山，再到石颂平、石筱山、石幼山兄弟，直到第四代、第五代和第六代学生及传承团队，经历了百余年，其间，既出现流派分支，又有相互融合创新，石氏伤科在此过程中不断得到发扬光大，成为江浙沪地区伤科流派之翘楚，拥有广泛的社会知晓度和影响力，成为江南八大伤科流派中的一大流派。

目前，上海市黄浦区中心医院、上海市黄浦区中医医院是石氏伤科的非物质文化遗产保护单位，致力于石氏伤科的保护、传承和发展。此外，石氏伤科还在上海中医药大学附属龙华医院、上海中医药大学附属曙光医院等医疗单位设立有石氏伤科专科门诊，并在广东和江苏、南京等地有所继承和发扬。

2. **陆氏针灸疗法**　"陆氏针灸"是我国目前在国内外影响最大的针灸流派之一，2009年被列入上海市非物质文化遗产名录，2011年被列入国家级非物质文化遗产名录。作为一个地方流派，"陆氏针灸"是至今唯一进入国家级非物质文化遗产名录的针灸项目。

"陆氏针灸"流派形成于清末民初，至今也有百余年历史了。其奠基人李培卿（1865—1947）为民国时名医，重视脾肾的虚实，强调经络理论的指导作用，注重补泻手法，晚年提倡慢针细捻，创用温针、伏针、伏灸，有"神针"之美誉。

第二代陆瘦燕、朱汝功伉俪是陆氏针灸的创始人，陆瘦燕系李培卿之子，原姓李，自幼跟随生父李培卿学医，与朱汝功一起，数十年如一日，刻苦钻研，在医疗技术上突飞猛进，其针术精湛，疗效显著,终于形成了独特的陆氏针灸流派。

陆氏针灸在传承方面,除了传统带徒之外,1948年,陆氏伉俪共同创办了"新中国针灸学研究社"及针灸函授班,分别担任社长和副社长。1952年和1955年,他们先后开办了2期"陆瘦燕、朱汝功针灸学习班",采用边教学、边临证,集体上课、个别带教的教学形式,培养了一批学有专长的针灸人才,其中有不少人后来成为针灸事业的骨干。

"陆氏针灸疗法"的第三代传人们,在上海中医药大学附属龙华医院成立了"陆瘦燕名老中医工作室""海派中医陆氏针灸流派传承研究基地",并在内蒙古呼伦贝尔市海拉尔区人民医院成立了"陆氏中医针灸海拉尔传承中心"。其代表性传承人陆焱垚为陆瘦燕、朱汝功之女,是上海中医药大学附属岳阳中西医结合医院上海近代中医流派传承导师。

3. 顾氏外科疗法 2011年被列入上海市非物质文化遗产名录。顾氏外科是崇明的祖传外科世医,最早可考证的顾氏外科传人为顾云岩,以其为第一代,至今也已传承了五代。100多年前,顾云岩从崇明迁至上海,带着祖传的中医外科医术先后在浦东、浦西开设诊所,由于医术高明,兼之医德高尚,颇受当地平民及工人的信赖,业务鼎盛而医名远播。

第二代传人顾筱岩(1892—1968)先后悬壶于浦东和南市城里,以治疗疔疮、乳痈等疡科杂症誉满沪上,被称为"疔疮大王",与当时的伤科名医石筱山、妇科名医陈筱宝并称为"上海三筱",为现代顾氏外科的奠基人。

第三代传人顾伯华(1916—1993)是顾筱岩之子,自幼随父习医,1936年毕业于私立上海中医学院,旋即在上海悬壶开业。顾伯华丰富了顾氏外科的学术内涵,奠定了现代中医外科的学术体系,成为学术界公认的中医外科学术泰斗。

如今,第四代传人,如陆德铭、马绍尧、唐汉钧、朱培庭、顾乃强等也都已成了中医外科领域的权威专家。众多第五代传人又将顾氏外科在新的发展时期提升到了一个新的高度,使之成为国家及上海市的重点学科,确立了顾氏外科在现代中医外科学术界的领军地位。

二、显著的临床疗效是非物质文化遗产的价值所在

中医药以保障民众健康,防病、治病为最高宗旨,成为申遗项目首先要有显著的临床疗效是其价值所在,举例说明如下。

1. 陆氏针灸疗法 在20世纪五六十年代,"陆瘦燕"三个字在上海可以说是家喻户晓,妇孺

皆知。神奇的疗效在患者中口口相传。前来求治的患者不仅仅是各种风湿痹痛及内科杂病，还有精神病、麻风之类的特殊患者。陆瘦燕门诊半日即有数百人，朱汝功从下午2时开始门诊，到晚上6时结束，亦有200人。疗效显著才能使一家私人诊所每日要接诊如此多的患者。后来更被香港《大公报》誉为"针灸大王"。

2. **六神丸制作技艺**　2011年被列入第三批国家非物质文化遗产名录。六神丸源于清代同治年间的雷允上诵芬堂祖传秘方，至今已近150年的历史了。六神丸由麝香等天然中药组成，具有清热解毒、消炎止痛功效，是治疗烂喉丹痧、咽喉肿痛等病症的要药，在民间享有盛誉，并远销港澳地区及日本和东南亚各国。六神丸目前是上海雷允上药业有限公司的著名特色品种、国家保密品种，也是国家中药保护品种，3次获得国家质量金奖，屡次荣获上海市优质产品、上海市名牌产品等称号。

三、文化内涵是非物质文化遗产的命脉

中医药具有文化和医学双重特性，需要保护的是其独具特色的文化和文化传统所依附的实物、技艺。中医申遗的意义在于：一是让中医中药成为世界认可的一种世界性传统文化；二是使中医药对文化发展和人类健康做出的贡献得到世界范围的认可，更重要的是"申遗"的过程也是中医药传播和发展的过程，对传统医药长远的发展有很大的促进作用，同时也丰富了世界文化。[1]举例说明如下。

1. **张氏风科疗法**　张氏风科疗法是深受上海地域文化影响而形成的。其起源于清乾隆年间的南汇祝桥镇，迄今已有近300年历史。江南气候潮湿，以农耕渔业为主，风湿成了当地乡镇居民的常见病、多发病。于是张氏祖先创立了专治风湿病的张氏风科，并代代相传。历代都有不少优秀人才，或编写专著传世，或在丸散汤药的基础上结合针灸治疗，使疗效得以大幅提高。其"非大热不能祛大寒"的治疗理念，以及"两大"（辛温大毒、大剂量）的处方特点体现了江南水乡的地域特点。根据患者病性、病程、体质、居住地、性别等的不同，从小剂量开始治疗，逐步加大剂量，在掌握配伍、炮制、用法后，可保证患者不会中毒。

2. **余天成堂传统中药文化**　余天成堂创始于1782年（清乾隆四十七年），距今已有230余年历史，可以说是上海地区建成最早的中华老字号中药房。

1　王昕,刘振海,赵明亮,等.从中医药的文化价值看申遗的重要性[J].世界中医药,2011,6(3):187.

余天成堂的传统中药文化集中体现在余天成堂"24字"办店方针内,即"道地药材,修制务精,货真价实,童叟无欺,名医坐堂,治病救人"。此"24字"经营宗旨包含了对药材质量的要求和诚信经营的要求,如对原药材的采购,均选择有名产地生产的药材:川贝母,选四川松潘县产的;浙贝母,选浙江象山县产的;三七,选云南文山产的等。有时,对"道地药材"的要求之高甚至到了近乎苛刻的地步,如辟瘟丹中的石龙子,一定要选用端午节前后5日内从杭州灵隐寺后面竹园内捉到的。加之在炮制过程中,严格按照炮制传统,精工细作,不惜工本。从原料加工到成品制作全过程都做到了精益求精,保证了药品的质量,故疗效十分显著,如他们制作的全鹿丸、人参再造丸治疗脱力、腰酸背痛效果好,深受许多老人和病家所喜爱。

经营宗旨中也包含了"医药不分家"的传统经营理念,店家聘请名医坐堂应诊,一方面满足周边地区老百姓求医问药的需求,体现了医药为民众服务的人文精神;另一方面,通过优质的服务,赢得病家对药品的信赖,促进中药材的经营和销售。

结　语

上海通过积极申请中医药各级非物质文化遗产项目,在全面保护珍贵中医药文化的同时,也促进了上海中医药的发展与推广,也为上海的中医药提供了更加广阔的发展空间。中医药申请非物质文化遗产是利在当代功在千秋的一项工作(表27-1)。

表27-1　上海中医非物质文化遗产项目

项目名称	级别	通过年份	代表性传承人
石氏伤科疗法	国家级	上海市级2007年,国家级2008年(第二批)	石仰山、石印玉、石鉴玉、邱德华、詹红生、李浩钢等12人
六神丸制作技艺	国家级	上海市级2009年,国家级2011年(第三批)	劳三申、陈逸红、张雄毅
朱氏一指禅推拿疗法	国家级	上海市级2009年,国家级2011年(第三批)	朱鼎成
陆氏针灸疗法	国家级	上海市级2009年,国家级2011年(第三批)	陆焱垚

（续表）

项 目 名 称	级 别	通 过 年 份	代表性传承人
"敛痔散"制作技艺	上海市级	2009年	吴伟光
余天成堂传统中药文化	上海市级	2009年	应博君
顾氏外科疗法	上海市级	2011年	陆德铭、唐汉钧、马绍尧、顾乃强、朱培庭、顾乃芬、顾乃芳、陆金根
杨氏针灸疗法	上海市级	2011年	杨容
陆氏伤科疗法	上海市级	2011年	陆念祖
施氏伤科疗法	上海市级	2011年	吴云定、陈建华、李麟平
魏氏伤科疗法	上海市级	2011年	施荣庭、胡大佑、李飞跃
张氏风科疗法	上海市级	2011年	张云飞
竿山何氏中医文化	上海市级	2013年	王扣珍（青浦）、何新慧（上海中医药大学）
夏氏外科疗法	上海市级	2013年	柏连松、张雅明、张卫刚
益大中药饮片炮制技艺	上海市级	2013年	陈维荣
范氏眼科疗法	上海市级	2013年	张殷建
海派膏方文化	上海市级	2013年	上海中医药大学附属曙光医院（归民俗类）

第二十八章 浦东张江"药谷"的中药研发

国家上海生物医药科技产业基地——张江生物医药基地,始建于1994年,位于上海张江高新技术产业开发区的核心园张江高科技园区,基地重点集聚和发展生物技术与现代医药产业领域创新企业,被誉为"张江药谷"。作为上海国家生物产业基地、国家科技兴贸创新基地、国家医药出口基地的核心区,基地内集聚国内外生命科学领域企业、科研院所及配套服务机构400多个,形成了完善的生物医药创新体系和产业集群,是国内生物医药领域研发机构最集中、创新实力最强、新药创制成果最突出的基地之一。

虽然张江"药谷"以生物医药为主,但借助其良好的平台,"药谷"内的中药研发也有良好的发展,并在中药创新开发方面取得一定成绩。

第一节 中药研究机构

一、上海中药创新研究中心

上海中药创新研究中心是一家中药现代化研究和开发机构,2000年初由上海市科委、上海市浦东新区政府和上海张江(集团)有限公司共同投资组建的中药现代化研究开发机构,是国家生物医药基地重点建设的"一所六中心"之一,是国家生物医药基地重点建设的国家级专业孵化器,也是国家国际科技合作基地和上海市研究生联合培养基地。中心拥有功能较为齐全的新药创新研发体系,包括中医药信息研究、植物化学、中药基因组、药物设计等，并拥有公斤级中试车间等实验室，而且还成功搭建了中医药研发信息服务公共平台、中药基因组学药物筛选研究平台和皂苷类化学药物合成等平台。

经过多年努力，该中心取得了一定的成绩，例如创新药物优欣定的研制。

优欣定由中心独立研制，是我国神经精神类领域第一个获得临床批件的国家1类创新药物，拥有包括其工艺及应用专利在内的自主知识产权。其专利范围涵盖中国、美国、德国、法国、英国、意大利、瑞典、日本及韩国等。该药获得了"十一五"及"十二五"国家重大新药创制专线的支持。优欣定的研制源于传统中药人参的临床抗抑郁功效，从人参口服后的代谢物中得到该化合物；生产工艺上以人参类植物为原料，经过半合成方法获得高纯度的单一化合物。

2015年1月26日，上海中药创新研究中心与上海凯宝药业股份有限公司正式签署"优欣定胶囊"合作开发协议。一旦优欣定的开发获得成功，则有可能使抑郁症患者摆脱现有临床抗抑郁药物毒副作用的困扰，进入抑郁症安全治疗新时代。

二、上海中药制药工程技术研究中心

由国家中药制药工程技术研究中心通过改制而成立，并经国家科技部批准，由国家中医药管理局和上海市科委直接领导，由上海张江生物医药基地开发有限公司、上海医药（集团）有限公司、上海市新药研究开发中心、浙江省中药研究所有限公司、上海市药材有限公司、上海中医大资产经营有限公司、北京市新技术应用研究所七家股东共同参加组建的科技型企业，亦是国家中药产业现代化战略研究的一个技术平台。2001年被正式认定为上海市高新技术企业。2005年通过国家食品药品监督管理总局（CFDA）认证获得GMP证书。

中心目前已经拥有中药多功能提取、分离、浓缩、干燥生产流水线及其自动控制系统、中药微波诱导萃取（microwave-assisted extraction, MAE）与超临界萃取（supercritical extraction, SPE）中试生产线及其自动控制系统、中药薄膜包衣生产线及其自动控制系统等先进的提取、制剂工艺技术和生产设备，以及符合GMP规范的净化制剂车间。同时还集聚了各类中药工程技术型管理人才和研究型开发人才；专业人员均具备大学以上学历，并拥有多名博士、硕士和高级工程师，具有医、药密切结合、学科交叉、互相渗透等特色。还具有紧密跟踪当今中药制药科研前沿动态和创新研发新产品的强大技术能力，是一个现代化的中药制药生产经营企业。

公司紧密围绕"中药现代化、产业化与国际化"的战略目标,近年来连续承担完成了多项国家重点科技(攻关)项目、国家重大科技专项,以及10多项国家中医药管理局重大项目与市科委科技专项。积极实施知识产权战略,经过多年创新积累,已经申报并积累了中药新产品及新技术方面的20多项国内外发明专利。为推广先进技术、服务中药行业,积极与企业合作,多年来已经与上海信谊药业、上海雷允上药业、江苏正大天晴、桂林三金药业等国内几十家知名制药企业开展项目合作、技术转让与服务。公司研发的双黄连分散片等国际化中药,以及复方肝舒贴、糖克软胶囊等国际先进的中药制剂,受到企业欢迎。

第二节 | 人才培养与项目建设

在中药新药科研领域,一批来自张江药谷的中药研发人才和项目成功入选2010年度上海市优秀学科带头人计划(A类、B类,见表28-1、表28-2),以及2010年度上海市自然科学基金的名单。

表28-1 入选2010年度上海市优秀学科带头人计划(B类)

项 目 名 称	承 担 单 位	负责人
注射用丹参多酚酸盐工业化生产的质量控制研究	上海绿谷制药有限公司	任大伟
抗病毒一类新药——注射用连翘酯苷的抗病毒谱及作用机制研究	上海玉森新药开发有限公司	玄振玉
人参皂苷调控Nrf2对神经细胞氧化损伤保护作用研究	上海中药创新研究中心	许长江

表28-2 入选2010年度上海市自然科学基金项目

项 目 名 称	承 担 单 位	负责人
龙胆属狭蕊组等5组及相关属化学成分与系统分类的相关性	上海中药标准化研究中心	吴立宏
抗癌中药藤黄的药物代谢研究	中国科学院上海药物研究所	杨 敏
用于检测生物样品中人参皂苷成分谱的新型分析技术研究	中国科学院上海药物研究所	虞 科

此外，中国科学院上海药物所的"若干重要中草药的化学与生物活性成分的研究"获2013年度国家自然科学二等奖。

| 第三节 | 成 果 转 化

在中药新药成果转化方面，张江"药谷"取得了众多成绩。如中国科学院上海药物研究所科学家历经13年自主研发获得的科研成果注射用丹参多酚酸盐，是治疗冠心病、心绞痛的现代中药。该项新药成果在2005年通过国家审评获得新药证书，由合作企业上海绿谷制药有限公司生产上市，并获准进入《国家基本医疗保险、工伤保险和生育保险药品目录（2009年版）》，列为基本药品目录规定的中成药乙类药品。该产品2008年取得销售1.39亿的良好业绩。

| 第四节 | 国 际 平 台

随着不断的发展，张江"药谷"在全球生物医药产业的全新版图上，成了一个不得不提及的名字，并由此成为中药创新发展与走向国际的平台。

"首届中国国际中药与植物药博览会"2013年5月17日在上海世博展览馆盛大开幕，由中国中药协会、华侨传媒共同主办，中国医药保健品进出口商会、中国中医科学院、中华中医药学会等中国相关中医药行业协会共同协办。作为我国重要的现代生物医药科技创新和产品研发基地，张江园区在中药和植物药领域有着显著的研发优势和领先的创新平台，集聚了国家多个重点研发中心、大批创新企业和创新成果，此次共有13家中医药相关企业、院校、科研团体参展，展示了张江生物医药产业完善的创新药物研发产业链以及园区的发展概况。

此次博览会旨在整合中药全行业资源，搭建行业展示和交流平台，树立中药产业形象，推广中药企业品牌和产品品牌，传承、发展和弘扬中医药文化。通过组织全球中医药产业大聚会、大舞台的形式，更好地促进中药产业科技化、国际化发展。活动吸引了200余家国内外企业和单位参展，13个国家和地区的专家学者与会。展览面积达25 000平方米，分设中药原料及成品、机械类、中药行业人才交流、全国"十一五"中药科技进步成果展、海外中医植物药、中医药保健产品、草本添加剂综合区展区,涵盖了中药、植物药、保健品全产业链。

结　语

　　综上所述,浦东张江"药谷"虽然是以生物制药为发展主体,但是借助"药谷"的国际视野与平台、政府支持与扶持、管理机制灵活、孵化项目助力等多种优势,中药创新研发也取得了一定的成绩:建成了高水平的科研及创新中心、开发了一些中药新药、培养了一批先进的研究人才、逐步建立了走向国际的交流平台。虽然相对于生物医药创研,中药创研力量尚显弱小,相对于品种丰富的中药成果也很微小,但是却引领了中药创新发展的新方向。

第二十九章　上海中医国际化交流与合作

　　上海历来是我国对外开放和交流的一个重要窗口。鉴于近代特殊的时代和社会背景，上海处于被动开放的状态，中医学不可避免地受到西方医学的冲击。中华人民共和国成立后，尤其是改革开放以来，上海中医以积极的姿态推进中医药的国际化交流与合作，体现在办医、办学、科研等多方面。其中尤以针灸走在中医国际化的前列，表现最为突出。

第一节　概　况

一、清末民初的中西医交流

　　清代后期，帝国主义的坚船利炮打开中国闭关自守的大门，西学东渐，西洋医学随着大批传教士来华和教会医院的建立，迅速地在我国立足并逐渐壮大。在众多通商口岸中，上海以得天独厚的地理优势和日渐显露的政治经济地位，成为西医传教士们注目的中心。19世纪中叶，外国传教士、医生来沪开办西医医院，用西方医疗技术和西药诊治疾病，进行学术交流（表29-1）。

　　20世纪初，随着中西医学交流活动逐步频繁深入，中西医学相互促进，对上海的中医药发展产生了深远的影响，中西汇通名家辈出，大量中西医汇通名著在上海出版、发行，如唐容川《中西汇通医学五种》、罗定昌《中西医粹》、顾鸣盛《中西医学丛书四种》等，有力地推动了中西汇通医学在上海的发展。上海的中西汇通医家以周雪樵、丁福保、恽铁樵、陆渊雷、祝味菊等一批名医为代表，他们在临床诊疗、带徒授业、著书立

表29-1　外国来华办医院列表 [1]

时间	国家	创办人	名称	备注
1844年	英国	伦敦会医师雒魏林（William Lockhart）	雒氏诊所（上海仁济医院前身）	基督教医学传教事业在上海的开始
1866年	美国	圣公会传教士	同仁医局	圣约翰大学医学院最早溯源
1885年	美国	女公会传教医师弗莱斯内德（Elizabeth Reifsnyder）	西门妇孺医院（Margaret Williamson Hospital）	
1888年	美国	圣公会李思伦	圣彼得教堂附设诊所	后发展为广仁医院

说等医事活动中,不断体现并逐渐丰富中西医汇通思想和意识,对于后来的中西医结合研究,产生了深远的影响。[2]

二、中华人民共和国成立之初的上海中医药国际交流

中华人民共和国成立初期,由于西方的经济封锁,对外医学交流以苏联和东欧、越南、朝鲜等社会主义国家为主。1957年,上海中医药大学接待了来自朝鲜民主主义人民共和国的卫生部代表团。1959年中华人民共和国卫生部针灸代表团赴苏联莫斯科第一医学院附属神经病院讲学,代表团由上海市卫生局副局长杜大公任团长,团员有陆瘦燕、孙振寰、王大增、王连生等。[3] "文化大革命"前期,对外交流一度中断,20世纪70年代初才逐步恢复。

1980年5月3日至1981年3月3日,上海市卫生局应日本神奈川县卫生部邀请,派以张伯讷为团长的五人医学交流代表团,赴日本神奈川县交流中西医学,历时10个月。由于广受欢迎,后连续每年一期,直到1985年共办五期结束。合计为该县医院培养西医学习中医的医师40余名。

1980年,日本绿会会长派人来上海东昌路地段医院学习练功十八法,学成回国并加以广泛推广。每年由医疗保健群众团体来上海学习和交流活动,并邀请庄元明副主任医师数次去日本指

1　魏洲阳.上海英美派高等医学教育研究——以圣约翰大学医学教育为中心(1896—1952)[D].上海:上海大学,2011:11-12.
2　陈沛沛,张晶滢.百年上海中药文化概述[C].第十二届全国中医药文化学术研讨会论文集,2009:227.
3　王翘楚.医林春秋——上海中医中西医结合发展史[M].上海:文汇出版社,1998.

导和交流。[1]

三、改革开放后的中医药国际交流

1987年,上海举办了中国有史以来第一次全面系统展示中医药学术新成果的大型国际学术活动——中医药国际学术会议。会议收到2 000多篇论文,其中国外论文50篇,参加学术会议的有日本、美国、新加坡、印度尼西亚、菲律宾、泰国、马来西亚、墨西哥、新西兰、加拿大、联邦德国、英国、奥地利、澳大利亚、荷兰等国家的专家220余人,就中医药学基本理论研究,内、外、妇、儿、骨、伤、肛肠、皮肤、眼耳鼻喉等科疑难病的临床研究,针灸、推拿、气功临床或机制研究,中药、方剂、食疗研究,以及传统医学仪器、现代医学仪器设备在中医诊断和治疗中的应用等11个专题内容进行了大规模的学术交流。此次会议不仅展示了中医药的发展水平,更表达了中医药为世界人类健康服务的意愿。

此后国际的学术交流也更加便捷、频繁。如张镜人、颜德馨、秦亮甫等著名中医,先后应邀赴日、美、德、英、法等国进行中医学术讲座,开展学术交流活动。截至2015年,上海已经连续举办了13届国际医学气功研讨会。

| 第二节 | 以针灸为"铭牌"的国际化交流与合作

一、针刺麻醉引领全球"针灸热"

1972年美国总统尼克松访华团参观肺叶切除针刺麻醉手术,这一历史事件成为世界范围兴起针灸热的契机。尼克松访华期间我国政府向美国人民赠送的礼物之一是英文版《中国针刺麻醉》(acupuncture anaesthesia)。它向世界人民简明扼要地介绍了针灸学以及针刺麻醉的历史与现状,记录了针刺麻醉在临床上应用的实例。据《科技日报》2001年9月25日发表的署名文章追述:"1972年,尼克松将针刺麻醉带回美国,从此,针灸的影响开始在美国扩大。"[2]

1　王翘楚.医林春秋——上海中医中西医结合发展史[M].上海:文汇出版社,1998.
2　吴佐忻.赠送给尼克松的国礼——《中国针刺麻醉》[J].上海中医药杂志,2006,40(3):44.

1973年美国麻省首先承认针灸合法化，其后的10多年时间，美国先后有48个州和1个特区以不同形式允许从事针灸活动，有10个州有权批准或注册针灸师。1975年成立美国传统针灸基金会，1986年成立美国针灸学会，同时还建立了美国针灸与东方医学协会、全国针灸学院与学校委员会等组织，以及国际针刺与电疗协会、国际针灸研究会、世界针灸学会等学术团体。创办的国内刊物有《针刺新闻》《传统针刺法研究》，国际刊物有《美国针灸杂志》《针刺与电疗研究》《疼痛》等。兴办了针灸大学、针灸专科学校等30多所，有17所达到了授予学位的水平，有些著名大学开设了针灸专业课。

法国1970年针灸从业人员有3 000人，而此后的20年里，从业针灸师猛增至1万多人，新建针灸大学1所，针灸专科学校8所，针灸学术团体和研究单位18个，出版针灸杂志近10种，几乎所有医院都设有针灸科，耳针疗法和经络实质研究在世界上有一定影响。

俄罗斯、日本等国针灸师人数、针灸教育和研究机构、学术团体、杂志出版等均有很大发展。[1]

至2007年，针灸医学已推广到140多个国家和地区，治疗的病症达数百种，部分国家还将针灸医疗列入医疗保险。事实证明，针灸医学成为中医药国际化的先锋。[2]

二、以针灸连接世界

1978年中共十一届三中全会后，上海贯彻执行对外开放政策，对外医学交流蓬勃发展。此时国际上兴起的针灸热成为中医药走向世界的契机。

1. 举办针灸学习班　WHO委托中国在北京、上海、南京举办外国医生针灸学习班，为其他国家和地区培训针灸师。1974年初，上海中医药大学按照国家卫生部、外交部、外经部联合签发的〔74〕卫外第611号文件精神，筹办"外国医生针灸学习班"。1975年9月1日，外国医生针灸学习班接受由WHO派遣的第一批学员12人，来自毛里塔尼亚、加蓬、刚果、马达加斯加、扎伊尔［今刚果（金）］、老挝、马里等11个国家，学习期限为3个月，理论教学与临床实习相结合。1976年8月16日，上海中医药大学接受市外办安排的日本友好城市大阪医疗交流先遣团进修任务，开办"日本

1　祝世讷.中医文化的复兴［M］.南京：南京出版社，2013.
2　潘锋.针灸医学成为中医药国际化先锋［N］.科学时报，2007-10-23.

医生针灸学习班"。至1984年连续9年接受大阪市派遣医生进修,共培训52名学员。1975—1982年,外国医生针灸学习班共培训43个国家的215名外国医生。1983年WHO把外国医生针灸学习班改名为中国国际针灸培训中心,上海中医药大学为中国的三个中心(北京、上海、南京)之一,全称"中国上海国际针灸培训中心"(简称"国针班")。每年举办2期,9—11月为基础班,4—6月为进修班,每期均为3个月,考试合格后发给结业证书。

2. **开展学术交流**　针灸相关的国际学术交流日趋密切。如1995年10月召开首届上海中外针灸临床研讨会,会议由上海中医药大学主办、上海市针灸经络研究所承办,来自香港地区与美国、日本等国及22个省市的代表近百人参会。研讨会旨在弘扬中国传统的针灸医学,加强国际针灸医学界的学术交流。会议收到国内外论文165篇,论文内容充分显示了针灸在临床上的良好效果,还展示了针灸学应用免疫、生理、生化组织形态等现代科技手段进行研究取得的新成果[1]。另据不完全统计,1980—1996年仅上海市针灸经络研究所公派出国和出境的科技人员达38人次。例如1990年上海的陈汉平、黄羡明到法国巴黎参加了"世界针联第二次学术大会",1986年张时宜赴意大利米兰讲学,1987年奚桂芳赴美国讲学,1991年陈汉平赴日本讲学等[2]。

3. **完善组织机构**　1983年,受联合国WHO委托,上海中医药大学成立了"联合国世界卫生组织传统医学合作中心"。来访外宾、留学生人数激增,出国考察、友好访问、进修人员也大幅度增加。交流内容向深度、广度扩展,形式更加多样。相应的对外交流管理机构也逐步建立和完善。1990年上海中医药大学成立国际交流处,主要职能是负责组织承办和对口管理学校教职工的出国讲学、进修、访问交流,外国学者、专家来校讲学、访问,留学生来校学习、进修,以及有关对外联络交往、国际医教研合作等事宜。1993年上海中医药大学的国际针灸培训中心、留学生教育中心、传统医学教育中心,合并建立国际培训部,1994年在此基础上成立了国际教育学院[3],负责对来校学习的国外留学生、短期学员进行教育和培训。从20世纪80年代起,上海中医药大学附属龙华医院、上海中医药大学附属曙光医院、上海中医药大学附属岳阳中西医结合医院等均设立由院长办公室分管、专人负责的外事工作机构[4]。

1　中国中医药年鉴编辑委员会.中国中医药年鉴1996[M].北京:中国中医药出版社,1996.
2　上海中医药大学校志编纂委员会.上海中医药大学志[M].上海:上海中医药大学出版社,1997.
3　上海中医药大学校志编纂委员会.上海中医药大学志[M].上海:上海中医药大学出版社,1997.
4　上海中医药大学校志编纂委员会.上海中医药大学志[M].上海:上海中医药大学出版社,1997.

| 第三节 | 教育、医疗、科研的国际交流与合作

一、教育的国际化交流与合作

（一）留学生教育

据不完全统计,自1994年12月30日上海中医药大学国际教育学院成立至2006年的12年间,培养了来自世界100多个国家和地区的各类长短期留学生累计1万余人。来校留学、进修的留学生人数从每年数十人扩大到千人以上规模,位居全国中医院校的前列。[1]国际教育学院已通过ISO 9001：2008国际质量管理体系认证,并获得了中国合格评定国家认可委员会（CANS）和美国国家标准协会—美国质量学会认证机构认可委员会（ANAB）证书。2008年学院被国家中医药管理局命名为"中医药国际合作基地"。在上海中医药大学学习和培训的学生毕业后回到各自的国家和地区参加医疗教学和实践,有力地推动了当地的中医药传播和推广。

ANAB

系美国国家标准协会—美国质量学会认证机构认可委员会的英文（ANSI-ASQ National Accreditation Board）缩写,该机构是美国从事管理体系认证机构认可的管理机构。

（二）合作办学

上海中医药大学不断拓展国际教育交流与合作,国际合作办学项目稳步推进,并已初见成效。

1. 中英合作药学项目　自2003年起,经国家教育部和上海市教委批准（沪教高字第168号）,上海中医药大学与英国伦敦城市大学（London Metropolitan University）开始联合举办中英合作药学专业。该高等教育项目由上海中医药大学中药学院和伦敦城市大学人类与健康学院具体承办。项目采用4+0培养模式,学生在上海中医药大学完成4年本科学习后,可前往伦敦都市大学攻读硕

1　张文勇,童瑶,俞宝英.上海中医药文化史［M］.上海：上海科学技术出版社,2014.

士学位。课程设置涵盖中英两国相关专业本科教育的主要科目。课程教学注重英语能力的培养，部分主要课程由伦敦城市大学教师全英语授课。学生在掌握英语语言技能的同时，学习药学各主要分支学科的基本理论与知识，接受药学实验方法和技能的基本训练，具有药物制备、质量控制评价及指导合理用药的基本能力。该专业为适应中医药事业的发展和社会对中医药国际化人才的需求而设立，旨在培养具有较强双语能力和掌握相关药学知识及技能，适合在药品生产、检验、流通、使用和研究领域从事药物鉴定、药物设计、药品质量控制、药效评价、药物制备、药物销售及临床合理应用等方面工作的药学专业技术人才。经过10余年办学的探索与实践，通过与英国院校的合作，在教学过程中引入了国际药学教育的基本要素，积极转变教学观念、改革教学方法、更新教学手段，初步形成了国际化药学专业教育教学体系。

2. **中英合作护理学专业项目**　经国家教育部和上海市教委批准，上海中医药大学于2003年9月起与英国诺森比亚大学合作举办护理专业专科教育项目。项目自开办以来，运行良好，于2008年通过了上海市教委的项目复核。学生经国家普通高等教育招生考试统一录取，学制3年，迄今已连续招收11届学生，毕业8届学生，总计460人。全部教学过程和学生管理均在上海中医药大学完成，合作过程中涉及的重大事宜由中英两校组成的联合管理委员会负责决定。

3. **中泰合作中医学本科专业项目**　该项目为第一个被列入泰国教育部专业目录的中医六年制本科专业项目，由泰国卫生部牵头，上海中医药大学和泰国华侨崇圣大学合作办学。根据合作协议，由上海中医药大学派出专业教师授课，所有的中医药学专业课程全部采用中文教材。专业学制为6年，前4年在泰国华侨崇圣大学完成基础理论学习，后2年在上海中医药大学完成1年后期临床课程和6个月的毕业实习。项目于2003年9月正式实施，2004年首批招生，2010年首批中医专业学生毕业，至今已经培养了数百名中医药专业人才。该项目的毕业生活跃在泰国中医药医疗和教学等领域的第一线，进一步扩大了我国传统医学以及我国的中医药教学在泰国的影响力。该项目探索出一条中医药教育国际化合作的双赢模式，为中医药教育的国际化发展起到示范作用。

此外，上海中医药大学2009年与马来西亚国际医科大学（IMU）等国外西医院校合作，"量身定做"吸纳西医学生来校留学的中医个性化课程。2010年与日本著名职业教育机构"大阪滋庆学园"的医疗科学大学院大学合作开展针灸专业研究生培养项目，首批日籍研究生已顺利毕业。2013年与美国佐治亚瑞金斯大学（Georgia Regents University）合作的"中医孔子学院"已经获得国家汉语办公室（汉办〔2013〕439号）批准成立，成为美国第一所中医特色的孔子学院，将充分发挥孔子学院综合文化交流平台的功能，进一步推进中医药教育走向世界。

二、医疗的国际化交流与合作

随着上海中医药国际化进程的加速,近年来上海的国际合作办医项目逐渐增多。

(一)新加坡宝中堂

2007年上海申康医院发展中心和新加坡保健服务集团共同合作投资创建"宝中堂"。经过数年的发展,宝中堂目前已经可以提供全方位的中医服务,包括中医诊疗、传统汤剂、颗粒配方、秘制膏方、针灸推拿等。截至2010年7月已经完成了近3万人次的诊疗服务,并与新加坡中央医院共同协作完成了一项中医治疗血液病的临床科研课题。

宝中堂是上海申康医院发展中心和新加坡最大的医疗保健集团——新加坡保健集团的首度合作,该中心成功构建了一个突出上海中医特色的医疗服务体系,有助于提高中医的国际影响力,推进中医医疗国际化的模式探索。

(二)澳大利亚中医康复中心

上海中医药大学附属曙光医院与澳大利亚澳森国际有限公司于2004年签定了合作组建"澳大利亚中医康复中心"的合作意向书,该中心在当地赢得了较高的声誉,业务得到了很好的发展,除了报刊宣传,上海中医药大学附属曙光医院派出的医师还受聘到当地大学的中医及替代医学专业开设课程,担任讲师,传授中医学术理论和实践经验,应邀到社区、老年协会等团体开设讲座,传播中医文化。

另外上海中医药大学附属曙光医院与韩国东国大学校附属庆州韩方病院建立了姐妹医院关系,并已成为国家中医药管理局遴选出的国际交流合作基地(医疗类)之一。上海中医药大学附属龙华医院在德国不来梅市建立了中医药研究所,与泰国华侨中医院、新加坡义安公司开展了医疗合作项目,每年均派遣专家开展医疗服务活动[1]。

(三)中捷中医中心

2015年6月,中国国务院副总理刘延东出访捷克共和国时,两国领导人共同为中捷两国共建的

---

1 程勇,肖臻,阮龙德,等.上海中医药国际化的现状、问题与对策[J].上海中医药大学学报,2008,22(6):72.

上海中医药大学穆拉德中药研究中心揭牌
——国内中医院校与诺贝尔奖得主首度合作

上海中医药大学穆拉德中药现代化研究中心2月15日揭牌。这是国内中医药院校首度与诺贝尔奖得主合作，为推进中医药现代化、国际化开辟了一条新途径。

穆拉德教授是美国国家科学院院士和美国医学科学院院士，因发现一氧化氮能促使心血管扩张而获得1998年诺贝尔医学／生理学奖；而一氧化氮理论与中医药的关联正是上海中医药大学潜心研究的内容之一。

新成立的研究中心将致力于引进和创新中药研究方法与新药开发技术，借鉴现代医药和国际植物药的开发经验，开发符合国际标准的具有自主知识产权的中药创新产品。换言之，就是用现代方法去研究、用现代的科学语汇去表达、用最先进的生命科学原理去衡量传统的中医药理论，从而推进中医药的现代化、国际化。[1]

"中医中心"举行了揭牌仪式。作为此项目的进一步推进，同年9月，"中医中心"门诊部在捷克共和国建立并开诊。门诊由上海中医药大学附属曙光医院和捷克赫拉德茨·克拉洛韦市大学医院合作建成。这是中国医疗界实施推动"一带一路战略"的第一个医疗项目。

这些合作医疗项目为中医走向世界开展了有益的尝试和探索，弘扬了中医文化，展示了中医疗效，在海外逐步打响上海中医品牌。

三、科研的国际化交流与合作

（一）合作开展科学研究

随着中医药的蓬勃发展，中医药日益为国际医学界所了解和接受，上海中医药科研的国际化交流与合作日趋繁荣。

上海中医药大学与诺贝尔奖获得者合作共建的穆拉德中药现代化研究中心、与伦敦都市大学合作的中药联合实验室、上海中医药大学附属曙光医院与法国Forenep公司合作的新药一期临床

1　摘自2003年2月16日《光明日报》。

试验基地等均已建设完成,开始发挥重要作用。上海中医药大学与德国马普研究所的针灸合作研究、与日本千叶国立DNA研究所合作的珍稀濒危药用植物研究、与英国帝国理工大学合作的代谢组学研究等重大合作项目,也已进入具体的合作阶段。经美国FDA批准,截至2008年已有上海中医药大学附属龙华医院研发的金复康口服液、上海中医药大学肝病研究所研发的扶正化瘀片在美国正式开展Ⅱ期临床试验,上海雷允上药业的杏灵制剂也正准备启动Ⅲ期临床研究[1]。

(二)国际学术会议

近年来上海召开的国际性中医药学术研讨会、论坛等逐渐增多,影响不断扩大。例如上海中医药大学2012—2014年举办的国际会议就有7次(表29-2)。

表29-2 2012—2014年上海中医药大学举办的国际会议

会 议 名 称	举 办 时 间
中医药与传统医学国际标准化论坛	2014年12月14—15日
ICD-11传统医学章节术语协调工作组会议	2014年11月16—18日
WHO传统和补充医学服务质量保障和改进工作会议	2014年10月22—24日
第七届中泰传统医学学术研讨会	2014年7月24日
第三届张江中医药国际论坛	2014年5月28—29日
第十二届上海国际气功科学研讨会	2013年10月18—19日
2012上海中医药国际论坛	2012年11月16—17日

(三)学术交流活动

上海中医药界与国际同仁的学术交流日益密切。以上海中医药大学附属曙光医院为例,2001—2006年医院共派遣554人次赴我国港澳台地区与美国、澳大利亚、法国、希腊、瑞典、葡萄牙、西班牙、土耳其、印度、新加坡、马来西亚、泰国、日本、韩国等国家进行学术交流、进修培训、从事援外医疗活动,并曾多次邀请国外学者来院作学术交流,其中2001年美国耶鲁大学医学院肝病中心主任Boyer教授作有关胆汁淤积性肝病的报告,2003年邀请日本大阪市立大学医学院生化学教授

---

1 程勇,肖臻,阮龙德,等.上海中医药国际化的现状、问题与对策[J].上海中医药大学学报,2008,22(6):72.

作氧化损伤的生化机制报告，2004年英国伦敦城市大学肝病中心主任作铁过载与肝病的学术报告，2005年邀请芬兰 Kuopio 大学 Hani El-Nezami 教授和埃及 Minia 大学 Mohammed 教授分别作了学术交流等。2001—2006年共接待重要来访外宾144批次，共计1 790人次。拉脱维亚议会议长、希腊卫生部长、新加坡总统、摩尔多瓦卫生部长、土耳其卫生部长、萨摩亚卫生部长、罗马尼亚卫生与家庭部长、奥地利前总理、奥地利内阁副总理、奥地利驻华大使、德国卫生与社会保障部国务秘书、菲律宾参议院副议长、柬埔寨卫生部长、WHO西太区委员会第五十五届会议代表等先后访问该院。

| 第四节 | 浦东自贸区中医药对外服务贸易

中国（上海）自由贸易试验区，简称"上海自由贸易区"或"上海自贸区"，是中国政府设立在上海的区域性自由贸易园区，也是中国大陆境内第一个自由贸易区，位于浦东境内，属中国自由贸易区范畴。

该试验区于2013年8月22日经国务院正式批准设立，于9月29日正式挂牌。2014年12月，上海自贸区由原有的28.78平方千米扩至120.72平方千米。上海自由贸易试验区范围涵盖上海市外高桥保税区、外高桥保税物流园区、洋山保税港区和上海浦东机场综合保税区、金桥出口加工区、张江高科技园区和陆家嘴金融贸易区七个区域。

国务院批准的《中国（上海）自由贸易试验区总体方案》提出，自贸区的总体目标是经过2～3年的改革试验，力争建设成为具有国际水准的投资贸易便利、货币兑换自由、监管高效便捷、法制环境规范的自由贸易试验区，为我国扩大开放和深化改革探索新思路和新途径，更好地为全国服务。其主要任务和措施包括：加快政府职能转变、扩大投资领域的开放、推进贸易发展方式转变、深化金融领域的开放创新、完善法制领域的制度保障等。

在服务业扩大开放方面，与中医药相关的主要有：① 社会服务领域的医疗服务——允许设立外商独资医疗机构。② 金融服务领域的专业健康医疗保险——试点设立外资专业健康医疗保险机构。③ 教育培训等。

从公布的《中国（上海）自由贸易试验区外商、投资准入特别管理措施（负面清单）（2013）》来看，与中医药相关的主要有：① 投资中药材种植、养殖须合资、合作。② 禁止投资列入《野生药材资源保护条例》和《中国珍稀、濒危保护植物名录》的中药材加工。③ 禁止投资中药饮片的蒸、炒、炙、煅等炮制技术应用及中成药保密处方产品的生产。④ 投资医疗机构投资总额不得低于2 000万元人民币，不允许设立分支机构，经营期限不超过20年。此外还有禁止投资人体干细胞、基因诊断与治疗技术开发和应用等。

结　　语

上海以其素有的地理位置优势、国际化视角，一直是对外交流合作的桥头堡，中医药方面亦不例外。在上海市各项政策的支持下，在上海市卫计委、上海市中医药发展办公室及各医疗机构的共同努力下，上海的中医药在医、教、研、贸易等多方面都取得了明显成效，走在了全国的前列。

第三十章 上海中医药管理

1976年后，中医药原有管理机构、体制得到恢复。1986年以后，上海市卫生局改革管理体制，理顺条块关系，加强宏观调控，全市卫生管理网络逐步健全，管理制度不断完善。20世纪90年代，上海卫生事业综合实力明显增强。1991年起，着手建设市（省）级、县级示范中医院、农村中医工作试点县和若干中医专科（专病）医疗协作中心。开始举办老中医药专家学术经验继承班，培养高层次中医药人才或学科带头人。

第一节 主要管理机构

一、上海市卫生局中医处

（一）成立背景

中华人民共和国成立后，党的"团结中西医"政策未被认真执行，在许多方面对中医采取了不适当的限制。对此，1953年12月毛泽东发表《对卫生工作的指示》，1954年6月底7月初，毛泽东再次发表重要讲话，对中西医结合提出具体的建议和要求。1954年10月，中共中央华东局和华东卫生部在上海召开华东暨上海市中医代表会议，传达党中央和毛泽东关于中医工作的重要指示，同年11月中共中央批转中央文委党组《关于改进中医工作的报告》。

为认真贯彻党的中医政策，上海市人民政府特批上海市卫生局增设中医管理机构，并有一名副局长分管中医工作。1954年上海市卫生局医政处下设中医科，1955年正式成立了中医处，曹国珍任分管中医副局长。卫生局中医处的成立，使上海市中医工作纳入正确轨道并向前推进。1956年4月上海市卫生行政干部会议召开,加快了中医药事业发展的步伐。

(二)职责任务

上海市卫生局中医处贯彻执行党的中医政策和中西医结合方针,制订全市中医、中西医结合发展规划和工作计划并组织实施;负责对全市中医相关机构进行业务指导和局属中医机构的业务管理;会同有关部门做好综合性医院、专科医院中医科的中医、中西医结合病房的设置和业务指导;负责继承、整理老中医经验和中医古籍文献,组织挖掘民间单方、验方;负责全市中医、中西医结合科研机构设置、计划审核、科研招标、成果鉴定、评审和保密审定工作及科技成果的推广应用;预测中医人才需求,提出人才培养计划,组织好在职中医继续教育和岗位培训;组织西医学习中医;配合有关部门做好全市中医医疗机构的中药管理工作;配合有关部门促进中医和中西医结合的国际学术交流;负责指导本市中医界学术团体的活动。

(三)历任领导

中医处成立后到1966年,曹国珍、杜大公、洪明贵等历任分管中医工作的副局长,刘文菉、张赞臣、张镜人等人任中医处副处长,期间开展了大量基础性工作。1978年,卫生局先成立了中西医结合办公室,后又恢复了中医处,黄岱珏、张镜人、施杞、张明岛、刘国华、马强、李卫平等人历任分管中医工作的副局长,孙予、孟宪益、施志经、季伟苹等人历任中医处处长,周苹塘、王翘楚、张仁、方松春等人历任中医处副处长。

二、上海市中医药发展办公室

(一)成立背景

通过上海市中医药"十五"和"十一五"规划建设,上海中医药得到了长足发展,在中医药继承、创新、现代化和国际化等方面均居于全国前列。《国务院关于扶持和促进中医药事业发展的若干意见》出台,强调充分发挥中医药在医改中的作用,形成了有利于中医药发展的政策环境;上海市也提出了建设亚洲医学中心城市的目标,发展中医药是其中不可缺少的重要环节;同时生物医药产业逐步发展成为上海市新兴支柱产业,而中医药蕴涵巨大产业价值和发展潜力,更是占据重要地位。中医药已成为上海市发展战略的重点方向之一,成立更高级的中医药管理机构以综合协调上海中医药的发展成为必然。2009年初,上海市委、市政府在政府机构撤并减员背景下增加编制,升格并扩编中医药管理部门,在市卫生局增挂"上海市中医药发展办公室"(简称"中发办")牌子,下设两个处:中医药服务监管处,中医药传承与发展处(综合协调处),沈远东、郑锦先后担任中发办主任。中发办的成立,是上海市委、市政府重视中医药发展的举措和体现,为上海中医药发展搭建了新平台,通过这一平台,上海不断探索适应中医药自身发展规律的体制机制,努力打造和保持中医药"高地",充分发挥中医药在经济社会发展中的重要作用。

(二)主要职能

在原中医处职能基础上,中发办加强中医药发展政策研究和规划以及综合协调职能,作为中医药事业的行政管理机构在软件和硬件方面都有了显著改善。

首先强化了综合协调职能。中医药除了医疗保健服务外,还有教育、科研、文化、产业、流通等环节,分别受不同领域相关政府部门的管理。中发办职能之一就是通过统筹协调,整合这些资源,形成发展中医的合力。其次是加强了中医药发展政策研究。按照党和国家的中医药发展方针以及上海市中医药发展战略,做好本市中医各项战略性研究,特别是研究中医药重大战略规划,促进产学研结合,总体协调,形成突破,同时策划、组织、协调好各方面中医药发展项目。

| 第二节 | 主要管理措施和成果

上海市卫生局中医处等管理机构的设立和开展的中医药医政、科研、人才培养等多项工作,为"文革"后上海中医事业的全面发展,做出了不可磨灭的贡献。

一、中医医疗机构建设和完善

1979年6月嘉定县(区)中医医院成立,继后又成立了浦东新区(原川沙县中医医院)、青浦区、长宁区、卢湾区、普陀区、杨浦区、松江区、奉贤区等区县级中医医院,到1999年5月崇明县中医医院成立,上海基本实现每个辖区(县)内都有一所政府办的中医医疗机构,医院的建设也有了很大的发展。

先后恢复上海市针灸经络研究所、上海市中医文献馆、上海中医药大学附属市中医医院等一批专业机构；先后迁建扩建了上海中医药大学附属市中医医院、上海中医药大学和上海中医药大学附属岳阳中西医结合医院，增建上海中医药大学附属曙光医院东院，全面改造并扩建了上海中医药大学附属龙华医院；成立了上海市中医药研究院、上海市中医药情报研究所，相关大学还设置了中西医结合研究所、传统医学研究中心、针刺镇痛原理研究所等；中医药学术团体也从原本单一的中医学组，发展为上海市中医药学会、上海市中西医结合学会、上海市针灸学会，另有传统医学工程协会、药膳协会；同时，民营中医医疗机构、诊所也得到长足的发展。

截至2005年，全市有公立中医医院23所(4所市级三级甲等中医医院，19所为区县级中医医院)，其中8家中医医院被国家中医药管理局授予"全国示范中医院"荣誉称号，1所"全国重点中西医结合医院"建设单位，1个全国中西医结合传染病临床基地、2个全国中医急诊临床基地建设单位；187所综合性医院和228家社区卫生服务中心99%以上设立中医科或中西医结合科。各类民营中医医疗机构307所。共有中医执业(助理)医师7 505人；全市中医类床位6 660张，占全市总床位5%，中医住院总人数占全市住院总人数的6.9%；中医的门、急诊人数占全市的门、急诊人数13.5%和6.9%。[1]

二、制定中医药标准和规范

1998年9月22日，上海市人大通过《上海市发展中医条例》并颁布实施，为上海中医药发展奠定了良好的发展基础，圆了上海中医界的百年之梦，使上海中医药发展有章可循、有法可依，走上了法制化建设的轨道。

为更好地全面贯彻实施《上海市发展中医条例》，加强中医标准化建设，上海市卫生局先后制定了《上海市中医病证诊疗常规》《上海市中医病证护理常规》《中医医院管理评价实施细则》《上海市社区卫生服务中心中医药服务管理基本规范》《上海市高层次中医师承教育工作管理办法》《上海市高级西学中研修班人才培养计划实施方案》《上海市卫生局中医药重大研究项目管理办法》《上海市综合性医院示范中医科建设方案》《上海市综合性医院达标中医科建设方案》《上海市

1　王龙兴,徐建光.探索卫生发展之路[M].上海:文汇出版社,2008.

名老中医学术经验研究工作室建设方案》等规范性文件和标准，大力推进了中医的标准化、规范化建设。上海市卫生局根据国家中医药管理局颁布的《中医病证诊断疾病标准》，结合上海市实际情况公布试行包括9个科别、123种常见病证、20万字的《上海市中医病证诊疗常规》，1999年1月在全市中医、中西医结合及综合性医院中医科创建单位全面试行。1999年组织有关专家编写《上海市中医病证护理常规》，2000年初在全市试行。在多年施行的基础上，2003年根据中医医疗护理进展情况，本着"巩固成果、适当补充"的原则，对两本《常规》进行修订再版，得以充实和完善，作为上海中医医疗、护理的操作规范加以实施，进一步提高了中医诊疗、护理质量和水平。上海的中医工作以《上海市发展中医条例》为依据，制定了相关中医药标准，实施了规范化管理。

三、实施中医"三名"（名医、名科、名院）发展战略

1995年起，上海市中医工作实施二期《杏林工程》（"九五""十五"）发展计划，及时将重点转移到加强中医内涵建设，重点开展中医"三名"（名医、名科、名院）建设工作，以突显中医的特色优势，促进中医事业的发展。

（一）名中医建设

一是"上海市名中医"评选命名工作。二是"名中医工作室"建设工作。三是开展老中医药专家学术经验继承工作。

（二）中医名科建设

为加大中医名科建设发展力度，上海市形成了一批体现中医临床和学术水平的优势专科，对进一步提高中医临床疗效、防治疾病能力，促进中医学术和技术发展，保持发挥中医药特色优势，起到示范、带动和辐射作用。

一是中医特色专科建设项目。为贯彻落实国家中医药管理局《中医事业"八五"计划及十年规划设想》提出的中医发展战略目标，加快中医事业的发展，1992年，上海市卫生局确定在"八五"期间创建40～50个中医专科（专病）医疗技术协作中心，为全国首创。协作中心的主要功能是：以提高中医临床疗效为核心发挥中医专科（专病）特色优势；加强专业人员培养；遵循中医药理论，运用现代科技手段，深入开展临床科研及中药研制开发；发挥中心和"龙头"作

用，带动相关领域的中医药学术发展及诊疗技术水平提高。到1995年，全市分三批确定40个协作中心建设单位，基本上覆盖了全市具有中医特色的临床主要学科，其中有6个先后被国家中医药管理局列为全国医疗中心。此项工作对中医临床工作起到了推动作用。[1]2000年上海市继续深化中医特色专科建设项目，共有55个项目入选，累计共投入252.5万元，各单位匹配资金600多万元，获得各级各类科研项目资金近亿元。目前，55个建设项目中有54个达到预定目标，其中30个项目达到优秀，6个专科入选国家中医药管理局重点专科，3个专科成为上海市临床医学中心，10个专科承担教育部重点学科的建设任务。这些专科针对主攻病种，形成多项中医特色诊疗方案和中医特色诊疗技术，其中76项被列为《上海市中医病证诊疗常规》的中医特色诊疗方案，9项被国家中医药管理局列为特色诊疗技术，新开发25种特色制剂，建立71项中医病种诊疗质量控制标准。这些专科共承担国家自然基金课题34项，实现成果转让和新药合作开发59项。培养了一批中医高层次人才，有27名中青年中医师入选国家中医药管理局优秀中医临床研修项目和全国老中医药专家学术经验继承班；30人入选各类市级人才培养计划，培养博士后、博士和硕士456名，逐步形成优势中医学科群。"十五""十一五"期间上海进入国家中医药管理局重点专科（专病）建设项目共32项（表30-1）。

表30-1　国家中医药管理局重点专科（专病）建设项目

编　号	单 位 名 称	项 目 名 称
1	上海中医药大学附属龙华医院	脊柱病
2	上海中医药大学附属曙光医院	骨与关节病
3	上海交通大学附属第六人民医院	腰椎间盘突出症
4	上海市黄浦区中心医院	石氏伤科
5	上海中医药大学附属曙光医院	肝病
6	上海中医药大学附属龙华医院	外科（混合痔）
7	复旦大学附属中山医院	脑病专科
8	上海市普陀区中医医院	中风病

1　谭鸣，方松春.中医专科（专病）医疗协作中心建设的做法和体会[J].中医药管理杂志，1995，5（4）：21.

（续表）

编 号	单 位 名 称	项 目 名 称
9	复旦大学附属华山医院	哮喘
10	上海中医药大学附属曙光医院	针刺麻醉
11	上海中医药大学附属岳阳中西医结合医院	针灸科
12	上海中医药大学附属岳阳中西医结合医院	推拿
13	上海中医药大学附属岳阳中西医结合医院	康复科
14	上海中医药大学附属岳阳中西医结合医院	妇科
15	上海中医药大学附属市中医医院	儿科
16	上海中医药大学附属龙华医院	胆石病
17	上海市中西医结合医院	脉管病
18	上海中医药大学附属龙华医院	眼科
19	上海交通大学医学院附属第九人民医院	口腔黏膜白斑症
20	上海中医药大学附属曙光医院	慢性心力衰竭专病优势病种
21	上海中医药大学附属曙光医院	脾胃病
22	上海中医药大学附属岳阳中西医结合医院	胃食管反流病
23	上海中医药大学附属龙华医院	肾脏科
24	上海中医药大学附属曙光医院	肾病科
25	上海中医药大学附属曙光医院	糖尿病
26	上海中医药大学附属龙华医院	肿瘤科
27	复旦大学附属肿瘤医院	胰腺癌
28	上海中医药大学附属普陀医院	大肠癌
29	上海中医药大学附属岳阳中西医结合医院	血液病
30	上海中医药大学附属龙华医院	风湿病科
31	上海中医药大学附属岳阳中西医结合医院	痛风
32	上海市长宁区光华中西医结合医院	类风湿关节炎

二是上海市临床医学中心建设项目。2002年中医肿瘤、中医外科、中医肝病、中医针灸推拿和中医心脑血管病5个学科入选上海市临床医学中心建设项目,占整个建设项目的15.2%;上海市卫生局投入资助经费1亿元(表30-2)。

表30-2 上海市临床医学中心中医药项目表

项 目 名 称	建设单位/负责人	资助经费(万元)
中医肿瘤	上海中医药大学附属龙华医院/刘嘉湘	2 000
中医外科	上海中医药大学附属龙华医院/陆金根	2 000
中医肝病	上海中医药大学附属曙光医院/王灵台	2 000
中医针灸推拿	上海中医药大学附属岳阳中西结合医院/严隽陶	2 000
中医心脑血管病	同济大学附属第十人民医院/颜德馨	2 000

三是上海市医学重点学科(专科)建设项目。2004年中医妇科等4个学科入选医学重点学科(专科)建设项目,石氏伤科等5个专科入选上海市医学重点专科建设项目,共占全部项目的15%;上海市卫生局投入资助经费600万元(表30-3)。

表30-3 上海市医学重点学科(专科)建设项目

项 目 名 称	建设单位/负责人	资助经费(万元)
中医妇科	上海中医药大学附属岳阳中西医结合医院/朱南孙、孟炜	100
中西医结合黏膜病学科	上海交通大学医学院附属第九人民医院/周曾同	100
中西医结合心血管学科	上海中医药大学附属曙光医院/严世芸、蒋梅先	100
中医骨伤科	上海中医药大学附属龙华医院/施杞	100
石氏伤科	上海市黄浦区中心医院/石仰山	40
中西医结合肝病专科	上海市浦东新区传染病医院/陈建杰	40
脉管病专科	上海市中西医结合医院/奚九一	40
中医肿瘤专科	上海中医药大学附属普陀医院/范忠泽	40
类风湿关节炎专科	上海市长宁区光华中西医结合医院/何东仪	40

四是中医临床优势专科建设项目。2006年上海市启动中医临床优势专科建设工作,投入专项资助经费300万元。共有17个项目入选第一批中医临床优势专科建设项目(表30-4)。

表30-4　上海市中医临床优势专科建设项目

项 目 名 称	建 设 单 位	资助经费(万元)
中医肾病专科	上海中医药大学附属龙华医院	30
中医风湿专科	上海中医药大学附属龙华医院	30
中医治疗溃疡性结肠炎	上海中医药大学附属龙华医院	30
中医脑血管病专科	上海中医药大学附属岳阳中西医结合医院	30
中医治疗痛风	上海中医药大学附属岳阳中西医结合医院	30
中医治疗胃食管反流	上海中医药大学附属岳阳中西医结合医院	30
中医肛肠病专科	上海中医药大学附属曙光医院	30
中医糖尿病专科	上海中医药大学附属曙光医院	30
针刺麻醉	上海中医药大学附属曙光医院	30
中医睡眠疾病专科	上海中医药大学附属市中医医院	30
中医治疗小儿哮喘	上海中医药大学附属市中医医院	30
电针治疗腰椎间盘突出症	上海交通大学附属第六人民医院	30
中医治疗慢性创面	上海交通大学医学院附属第九人民医院	30
中西医结合治疗胰腺癌	复旦大学附属肿瘤医院	30
中西医结合治疗哮喘	复旦大学附属华山医院	30
中西医结合治疗急性卒中	复旦大学附属中山医院	30
中药介入治疗恶性肿瘤	上海中医药大学附属普陀医院	30

(三)中医名院建设

为了进一步加强全市中医医院建设,使之逐步成为特色突出、优势明显、疗效显著、管理规范、科研实力雄厚的中医名院,1991年7月,上海开展创建一批全国示范中医医院工作,上海中医药大学附属曙光医院、上海中医药大学附属龙华医院以及上海市浦东新区中医医院、上海市嘉定区中医医院被国家中医药管理局批准为首批全国示范中医医院建设单位。1994年，经过3年的建设，上海首批全国示范中医医院建设单位建筑面积综合增长了36.7%，固定资产总值增长了222.1%，万元以上设备增长了195.7%，门诊和住院中医药治疗率分别增长了6.4%和8.2%，甲级病史合格率由建设前的87.2%上升到91%。1994年这4所中医医院先后被国家中医药管理局授予"全国示范中医医院"的称号。1999年在原有4家已建成的全国示范中医医院的基础上，经国家中医药管理局验收，上海市又有普陀区中医医院、长宁区天山中医医院、奉贤区中医医院3家中医医院正式建成全国示范中医医院；2000年，南汇区光明中医医院通过国家中医药管理局验收，成为上海市第八所全国示范中医医院，大大推进了上海中医医院的建设和发展。

综合医院中医科建设不断发展。1982年11月，卫生部召开中西医结合和综合医院、专科医院中医科工作会议。按照卫生部要求，上海市继续保持和发扬中医特色，以开展综合医院示范、达标中医科建设为抓手，不断推进综合医院中医科建设，积极开展中医内涵建设工作，逐步在全市187所县以上综合性医院内建设一批中医特色突出、临床疗效显著、服务功能齐全、队伍结构合理、管理水平高、精神文明建设先进的示范中医科。1996年，制定了《上海市综合性医院示范中医科建设方案》和《上海市综合性医院达标中医科建设方案》，先后建设21家医院示范中医科和13家达标中医科。示范中医科创建单位均把中医科作为医院重点科室扶持，医院在资金投入、学科建设等多方面给予倾斜，大大促进了人才队伍建设，并带动了临床科研工作，不断系统研究和总结中医特色和优势，改善中医药学科的现状。如上海长征医院、长海医院和普陀区中心医院都把中医科作为医院支柱学科和重点学科；静安区中心医院的陆氏伤科和董氏儿科被誉为医院的特色品牌；普陀区中心医院中医科被列为该院三大支柱之一，并于2004年成为上海中医药大学附属医院。2008年11月6日，上海市卫生局又确定新增15家综合医院达标中医科建设单位，进一步推进上海综合医院中医药工作的建设和发展。

四、加强社区（郊区）中医药工作

上海中医药事业紧紧围绕"人人享有基本医疗卫生服务"的基本奋斗目标，充分发挥中医药的特色和优势，实施中医药服务进乡村、进社区、进家庭等措施。当前，上海市中医药融入社区（郊区）卫生服务网络逐步建立健全，社区（郊区）中医药队伍不断充实壮大，中医药适宜技术全面应用推广，中医药文化在社区（郊区）逐步渗透，对促进上海市社区（郊区）卫生服务发展，保障社区群众的身心健康起了积极重要的作用。

一是开展中医药社区（郊区）示范、达标建设。2000年，围绕社区（郊区）卫生服务这一全市卫生系统工作重点，上海市中医工作积极探索中医药融入社区开展医疗卫生服务的途径和方法，在闸北区3个街道中选择8个社区卫生服务中心进行试点；2004年，上海市卫生局以庆祝《中华人民共和国中医药条例》颁布实施一周年为契机，全面实施中医进社区工作。上海市嘉定区、奉贤区、南汇区通过国家中医药管理局评估验收，闸北区被国家中医药管理局确定为中医药服务社区卫生全国示范城区创建单位。2005年12月26日，为了进一步推动上海市中医药服务社区卫生工作的开展，加强社区卫生服务中心中医药服务的政策研究、信息收集、开发、研究和推动中医药适宜技术在社区的运用，成立"上海市中医药社区服务研究中心"，为上海市的中医药服务社区卫生工作的开展提供了一个新的平台，为深入、持续地开展中医药社区卫生服务打下了良好的基础；同时，上海市还积极开展二级、三级中医院支援社区，组织名中医定期下社区服务百姓，加强社区中医药服务科学研究等工作，不断提高中医药社区服务水平，拓展服务领域。截至2005年，上海共建立起全国中医药社区卫生服务示范区4个、上海中医药社区卫生服务示范区4个，全国农村中医工作先进区（县）3个。全市232所社区卫生服务中心中有33家为社区卫生中医示范单位，126家为社区卫生中医达标建设单位，占整个社区卫生服务中心总数的70.4%。

二是积极推广中医药诊疗适宜技术进社区。为满足社区居民对中医药服务的需求，上海市采取以点带面的方式，在社区卫生服务中心中积极开展并推广运用中医药适宜技术。近年来上海市筛选出17项社区中医药服务科研项目、12项中医药诊疗适宜专项技术和100项社区常见病的中医药适宜技术在全市社区卫生服务中心进行推广，并组成讲师团先后赴各区（县）举办讲座，覆盖了所有社区卫生服务中心，共培训1 164名社区骨干医生。同时实行三级、二级中医医院与社区卫生服务中心进行梯度支援、双向转诊的协作关系，鼓励中医药专家和中医人员下社区服务基层，加强社区中医药服务的能力和水平。目前上海已初步形成了以区（县）中医院为龙头，以社区卫生服务中心为枢纽，以卫生室（站）为网底的上下连接，功能健全的推广适宜技术的三级服务网络，使得简、便、廉、验的中医药方法能走进千家万户。此外，根据社区群众需求，上海市卫生局还编写《社区常见病症中医药适宜技术（验方）应用百例》，免费下发到各社区，并组织有关专家编写出版了《常见病症百例》《辨证护理百例》《养生保健百例》《食疗药膳百例》4本社区适用的中医药健康丛书。

三是多途径培养基层中医药人员。为配合中医药服务深入社区和郊区，2007年组织举办了社区（郊区）卫生服务中心中医临床技术骨干岗位培训班,进一步巩固和加深社区中医的中医学基础理论和基本技能的掌握,提高运用中医药在防治社区常见病、多发病和解决社区常见健康问题的能力,从而带动郊区社区卫生服务中心中医科的建设,提升中医药服务水平,同时为中医全科医师转岗培训打好基础。另外,举办中医专业大专班,重点扶持郊区（县）和乡村中医队伍,使目前一些以中医药知识和技能为主,能应用中西医两法的乡村医生接受中医专业大专学历教育,以提高他们中医药服务能力和水平,并解决他们多年在农村和社区一线工作的学历问题,截至2005年已有47名学员通过了上海中医药大学的入学考试进入该班学习。2007年,受国家中医药管理局委托,上海举办了中医类别全科医师师资培训高级研修班。通过研修班的实施,明确了中医类别全科医师师资培训内容。来自全国各省中医类别全科医生岗位培训中的理论培训、临床实践、社区实践三个方面的72人参加了培训。同时,上海市第一批55名参与中医类别全科医师岗位培训的学员也已开始培训。

五、中医药人才的培养

近年来,上海以培养中医（中西医结合）高层次、紧缺专科人才为重点,因材施教,对不同年龄、不同层次、不同科别的中医药人才,制订不同的培养计划、开设不同类型的研修班,把学校教育和师承教育有机结合起来,重实践、重临床、重老中医药专家学术经验的传帮带,着重培养领军型、传承型、临床型、紧缺专科型中医人才队伍。

从20世纪90年代起,上海市共举办六期老中医药专家学术经验继承班（其中全国五期）。1997年启动中医"希望之星"培养计划,66名优秀中青年临床医师入选。另外举办了区县级中医专科专病技术骨干人才项目。1999年启动高层次中医临床人才培养计划,10名45岁以下具有副主任医师职称（其中硕士、博士占60％）的医师成为中医临床学科带头人后备人才培养对象。2000年启动中西医结合临床科研人才培养计划,选拔30名40岁以下、具有西医学本科以上学历和中级以上专业技术职称人员,重点培养中西医结合临床科研思路与方法。其中硕、博士占43.3％,副主任医师及以上占40％。2002年启动中医紧缺专科人才培养计划,30名从事中医耳鼻喉科、眼科等紧缺专科临床青年医师入选。2003年启动中医对外交流人才培养计划,30名中青年中医人才入选。2004年10人入选国家中医药管理局首批优秀中医临床人才研修班。2004年启动优秀青年医学人才培养计划,20名35岁以下具有硕士、博士学历的中医药人才入选。2005年举办高级西医学习中医研修班，32名具有副高以上技术职称、西医本科以上学历人员入选。2005年启动高层次针、推、伤临床人才培养计划，27名针、推、伤专业临床医师入选。2006年8人入选上海市医学领军人才培养计划。2006年举办传承型高级中医研修班，20名具有研究生学历的青年医师跟师学习，并与攻读博士学位结合，培养高层次传承型的中医药临床人才。2006年举办社区卫生服务中心（郊区）中医临床技术骨干岗位培训班，第一批培养200名，投入专项经费50万元，重点加强基础、突出提高中医临床业务能力，以郊区常见病、多发病防治为主，与中医药特色疗法相结合。在青年中医药人员培养方面，上海在全国率先开展中医住院医师规范化培养工作，将所有中医住院医师都纳入制度化培养的轨道。

通过实施全方位、多渠道、高层次的中医人才培养计划，上海中医药人才的整体素质得到很大提高，缓解了部分中医专科人才紧缺的困境，培养了一批高层次中医领军人才，新一代名中医正逐步成长起来。据统计，目前入选市级以上人才培养计划的中医药人才达300多人次，一批专业素质较高的中青年专家和临床学科接班人已逐渐崭露头角。

六、中医药科研工作

（一）中医药研究机构建设

为贯彻落实"科教兴国"战略，上海不断加大中医药研究机构建设，中医药科技工作得到稳步发展。1985年上海市成立上海市中医药研究院（设在上海中医药大学内），目前研究院拥有上海市针灸经络研究所、上海市气功研究所、上海市中医老年医学研究所及中医文献研究所4个独立法人的研究所；非独立法人研究所11个；研究中心12个；重点实验室3个；国家中医药管理局重点研究室5个。此外，复旦大学设置了针刺镇痛原理研究所（为世界卫生组织传统医学合作中心之一，国家重点实验室）、中西医结合研究所，上海交通大学设置了传统医学研究中心，同济大学设置了颜德馨中医研究所、上海中医药大学附属市中医医院设置了中医睡眠疾病研究所等。上海市还积极开展了中医药科研研究室（实验室）的规范化建设和管理工作，经审批目前上海市具有国家中医药管理局重点学科44个、重点研究室10个，三级中医药实验室42个，二级中医药实验室27个，一级中医药实验室12个。

中医药研究机构的建立和发展，为上海的中医药事业的发展提供了科技支撑和保障，促进了上海中医药科技水平的提高和实力的提升，加快了上海中医药现代化发展步伐。

（二）中医药科研项目与成果

上海中医药科研工作坚持以提高中医药临床和中医药学术水平为着力点,围绕国家和上海科技发展主战略,紧密联系中医临床的突出问题,充分把握当前中医药研究的难点和热点,依据上海市科研优势,组织实施对重大疾病的研究,加强项目管理,提高中医药防治疾病的能力和水平,推进中医药科技进步。

1. **课题项目研究**　为推进中医药科学研究工作,上海市卫生局设立了中医药科研基金,每两年进行一次中医药科研招标。为做好中医药科研立项的预初准备,上海市卫生局要求各单位建立院所科研基金扶持中医药科技幼苗,并鼓励各单位积极争取申报上海市卫生局医学科研项目、上海市科委招标课题、国家中医药管理局中医药研究基金项目、国家自然科技项目和国家科技部科技攻关、攀登计划和"973"计划等研究项目。为做好上海中医药重大研究项目的实施和管理,上海市卫生局制定了《上海市卫生局中医药重大研究项目管理办法》,组织实施了"三个一"重大项目研究计划(一项中医临床重大疾病研究、一项重点中医基础研究和一项重大中药开发研制)。

上海中医药研究充分发挥和利用上海科技实力雄厚的有利条件,组织多学科、跨专业的协作攻关。如上海在开展针刺镇痛临床和机制研究中除组织上海中医针灸、外科、麻醉、神经生理专家团队外,还邀请中国科学院上海生理研究所张香桐等著名专家联合进行攻关;在开展活血化瘀研究中,除有著名中医、中西医结合专家参加外,同时有生物生理学、血液流变学等专家;在开展脉象仪研制中,也组织生物力学、数学和上海医疗器械研究所工程专家一起联合进行研制。通过组织上海科技集团军,上海的中医药科技不断取得新突破。

据不完全统计,1990—2005年中医药研究项目列入上海市科委科技发展基金课题54项、上海市科委科技发展基金局管科研项目79项、上海市卫生局中医科研基金资助课题337项、国家"八五""九五"科技攻关计划上海市中标项目22项、国家中医药管理局青年课题上海市中标项目14项、国家中医药管理局科研基金重点课题计划上海市中标项目60项,其余受资助项目11项。2007年,上海市中医药研究院共组织申报国家科技部、国家自然科学基金委员会、教育部、国家中医药管理局、上海市科委等相关上级单位的各级各类科研项目582项,中标项目171项,中标经费数3 376.2万元。其中房敏作为首席科学家承担了科技部"973"计划中医理论基础研究专项"中医特色疗法基础理论研究",沈卫东作为课题负责人承担了科技部"973"计划中医理论基础研究专项"基于临床的针刺麻醉基础研究"中"肺切除术针刺麻醉规范化方案及机制研究"课题,曹永清等承担了"中医治疗外科常见病研究"等4项科技部"十一五"支撑项目常见病研究。2007年度在研科研项目500余项,其中,国家重大科技项目28项（国家"973""863"和支撑计划项目）,国家自然基金项目83项,在研的科研经费1.1亿多元。

2. 科研成果奖项 1990—2005年,上海共通过中医药科研成果鉴定276项,获得国家中医药管理局科技进步奖71项,上海市科技进步奖120项,上海市卫生局科技进步奖122项,中华医学科技进步奖10项。上海市中医药研究院仅2007年度就申报国家级、上海市级以及国家一级学会的主要科研成果奖55项,获得了包括国家科技进步二等奖在内的21项科技奖励。由胡之璧领衔研究的"黄芪活性产物代谢调控的基因工程关键技术研究"获2007年度国家科技进步二等奖;由王拥军领衔研究的"益气化瘀中药防治椎间盘退变的细胞生物学机制研究"获中华医学科技奖一等奖;"临床信息数理分析及多模型对照在中医辨证治疗肝炎后肝硬化研究中的综合应用""瘀热病机理论在酒精性肝病中的研究与临床应用"以及"从药效成分体内代谢特征诠释中药复方双黄连配伍原理"等项目获上海市科技进步奖二等奖;"基于痰毒瘀结病机的乳移平抗乳腺癌复发转移的临床实践和应用"及"椎间盘退变细胞生物学机制及中药酮类物质调控作用"获教育部高等学校科学技术奖二等奖;著名中医张镜人对慢性胃炎治疗经验的临床研究,针刺镇痛临床及机制研究等5项研究成果,获得了国家科技进步奖。

近年来上海积极组织科技成果的申报和转化,促进科技成果的临床应用和产业化发展,取得了较好的社会效益和经济效益。为配合国家实施中药现代化发展计划,1996年起上海市卫生局开展了医院院内中药自制制剂的筛选和开发研究工作,共资助47个研制项目,投入资金500余万元,已有17项转让企业。同时,上海积极开展中药新药的研制和成果转化。

七、中医药国际合作与交流

上海中医充分利用上海的地域优势及国际化的平台,从多方面拓展中医药的国际化合作与交流。

20世纪90年代,WHO为实现"2000年人人享有卫生保健"的目标,积极向世界各国介绍和推广中医药,先后在我国建立了7个传统医学合作培训中心,其中有2个中心设立在上海。因针灸医疗安全、简便和良好的临床疗效,WHO推荐并建议世界各国对43种疾病采用针灸疗法进行治疗。

上海中医药大学近年来长期留学生规模以年均约100名速度增长,2007年达到713名;短期留学生规模基本保持在年均约1 000名,留学生涉及五大洲近30个国家和地区。目前,中英合作药学、护理项目,中泰合作中医本科项目及针灸培训项目,均已进入常态运作阶段,第一批学生已经在英国毕业;中日合作专升本及培养研究生项目也已经启动。此外,与芬兰、韩国、马来西亚的教育合作交流正在不断深入。

对外学术交流从早期的单一的学术讲座等,拓展为合作办学,联合建立研究机构或医疗机构,从医、教、研全方位开展更高层次的交流与合作。

2009年上海市中医药发展办公室成立后根据《若干意见》要求,梳理问题,集思广益,拟定对策,推进落实,做了许多针对性工作,解决了上海中医的许多发展难题,具体表现在:① 为解决中医医疗机构运行难题,提出着力创立符合中医药发展规律的服务、管理、创新和评价体系,建立公立中医院服务补偿机制。② 在中医药纳入公共卫生体系方面,积极推进中医"治未病"工程,拓宽中医药服务领域。③ 为解决均衡性问题,进一步健全中医药服务网络,在传统型中医人才培养方面加大力度。④ 继续推动实践中医大师班、现代师承人才培养模式,开展好名老中医工作室工作,特别是更加重视海派中医学术经验的总结和传承。⑤ 在人才评价机制、科研项目招投标和成果评价方面,制定合理的政策措施。⑥ 在管理体系建设方面,推动各区县逐步建立健全中医药管理机构。目前浦东新区已经设立了中医药发展办公室,在搭建平台、创新机制、促进中医药发展方面积累了许多经验。可见,中医药发展办公室的设立,初步形成了中医药工作新机制,符合上海市中医药事业特点,必将有力推动上海中医药的发展。

| 第三节 | 相关职能中心及研究室

一、上海市中医药科技服务中心

1. 成立背景 随着卫生体制、机制改革的不断深入与管理模式的转变,政府职能向政事分开、管办分离方向转化,同时为适应大力推进中医药科技成果转化和产业化进程需求,上海市卫生局2002年起酝酿成立上海市中医药科技服务中心,希望通过社会中介组织的运作,加强科研管理,增强公平性,提高透明度,提升上海市中医药科研水平。通过两年探索和试运作,2004年6月,上海市中医药科技服务中心(以下简称"中心")正式挂牌运行,挂靠上海市中医文献馆,业务主管单位是上海市卫生局。中心是上海市卫生局批准成立的第一个具有专业服务功能的科技服务机构,它的诞生标志着上海市中医药科技事业从单纯政府管理模式向政府宏观管理、社会专业组织提供规范支持服务模式的重大转变,标志着上海在中医药科研管理体制创新方面又迈出了坚实的一步。

2. 职责任务 ① 为国家中医药管理局和上海市卫生局中医药科研项目招标、中期管理、鉴定验收等提供服务。② 开展国家中医药管理局及上海市中医药、中西医结合优秀科研成果推广应用工作。③ 进行中医药科技成果转化的中介服务。④ 开展与中医药科研工作有关的培训及其他服务。

3. 建设成果 中心成立以来围绕"政事分开、管办分离"这一改革方向,进行了有益探索。① 项目管理上,承担上海市卫生局中医药科研基金专项、上海市卫生局中医药科研其他专项的方案制定、课题招标、评审立项、中期检查、结题验收等全程管理工作。参与上海市中医药三年行动计划项目的立项和过程管理。② 协助组织"973"计划、国家科技攻关计划、国家科技支撑计划项目申报、论证以及上海市承担的财政部、国家中医药管理局公益性行业专项管理服务。③ 平台管理上,承担了大量中医药科研实验室的组织协调、后续管理工作。④ 国家中医药管理局重点研究室的组织申报、论证完善、年度考核。⑤ 协助开展国家中医药管理局和上海市卫生局中医药类重点学科申报受理、评审推荐及过程管理工作。⑥ 国家级及市级名老中医工作室管理。此外,在做好中医药科研管理工作的同时,中心积极组织专家开展软科学课题研究工作,为上级主管部门的决策提供参考。

二、上海市师承教育管理办公室

上海市中医文献馆是上海市中医药师承教育管理办公室所在地。在上海市卫计委中发办的领导下,根据国家人事部、卫生部、国家中医药管理局〔1990〕3号文件关于做好老中医药专家学术经验继承工作的通知,举办了5批全国、2批上海市的名老中医药专家学术经验继承班、3批优秀中医临床人才研修项目、杏林新星等继承班。

三、上海市中医药社区卫生服务研究中心

2005年12月26日,上海市卫生局第十八次局务会议通过在闸北区成立"上海市中医药社区卫生服务研究中心"(以下简称"中心")的决议。在2006年2月28日的"2006年上海市中医工作会

议"上,杨晓渡副市长授牌,中心正式成立,并于3月16日在闸北区宝山社区卫生服务中心召开的"2006年上海市中医药服务社区工作会议"上举行挂牌仪式,中心正式运作。[1] 该中心下设1个专家委员会和3个研究室:中医药适宜技术社区推广与应用研究室、中医药社区卫生服务规范与质量研究室、中医药社区卫生服务政策与管理研究室。

根据沪卫中医〔2005〕20号文件精神,中心的主要职能是开展对全市(中心城区、郊区县)中医药社区卫生服务的政策研究和信息收集,开发、研究和推动中医药适宜技术在社区的运用。以建立中医药社区卫生服务管理信息共享平台、研究平台和对外合作交流平台为目标开展各项工作。如中医药社区卫生服务的经验总结,居民需求调查,健全服务质量管理评价体系、绩效评估以及相关学术研究、培训、推广等工作。[2]

中心成立以来组建"上海市中医药适宜技术社区推广与应用"讲师团广泛开展社区适宜技术推广培训工作,编著出版《上海市中医药适宜技术社区推广与应用指南》专著,制作完成中医药适宜技术社区推广与应用影像教学光碟,建立上海市中医药适宜技术社区推广与应用网站,开通适宜技术咨询热线等。[3] 累计完成了多项国家局研究项目,协助市卫生局完成相关工作。如中心与上海市中医药发展办公室受国家中医药管理局医政司委托,在课题研究工作基础上总结编写《区域性中医预防保健服务工作指南(试用稿)》,并于2013年印发。[4]

四、上海市中医、中西医结合医院综合评价(评审)中心

为贯彻国家医改方案精神,落实国家中医药管理局关于开展中医医院评审工作的要求,优化上海市中医医疗资源配置,促进优质中医药服务均等化,保持中医、西医协调发展,经上海市卫生局2011年第十次会议研究决定,依据上海市医疗机构设置规划,开展上海市中医、中西医结合医院评审工作。

中医、中西医结合医院评审工作充分发挥政府主导和行业管理的作用,在全市医院综合评价(评审)工作整体框架内采用第三方评估的方法,成立"上海市中医、中西医结合医院综合评价(评审)委员会"和"上海市中医、中西医结合医院综合评价(评审)委员会办公室",并委托上海市中

1 《中国中医药年鉴》编委会.中国中医药年鉴2006[M].北京:中国中医药出版社,2006.
2 张勘.社区卫生服务科研管理[M].南京:东南大学出版社,2009.
3 徐建光.上海卫生年鉴2008[M].上海:上海交通大学出版社,2012.
4 《中国中医药年鉴》编委会.中国中医药年鉴2014·行政卷[M].北京:中国中医药出版社,2014.

医药学会组建"上海市中医、中西医结合医院综合评价(评审)中心",开展中医、中西医结合医院评审的具体组织实施工作。评审中心由何梦乔、李静任顾问,王灵台任主任,方松春任常务副主任,周华、郑锦、房敏、虞坚尔、花根才、陆金根、张秋娟任副主任。

各级中医、中西医结合医院以深化医药卫生体制改革和上海市医改实施方案为宗旨,以中医、中西医结合医院评审工作为契机,以评促建、以评促改、以评促发展,围绕各项医疗核心制度,进一步转变工作作风,巩固和发扬"中医医院管理年"活动和"三好一满意"活动的成效,对于保持和发扬中医药特色优势,完善中医药服务功能,提升中医药综合服务能力,满足广大市民对优质中医药服务的需求起到了积极的促进作用。

五、上海市中医质量控制中心

为加强中医医疗质量管理,规范中医医疗质量管理与控制工作(以下简称"中医质控工作"),根据中医药医政管理以及《上海市医疗质量控制中心管理办法(试行)》(以下简称"《管理办法》")有关规定和要求,成立该机构。其职责为:根据需要,成立质控专家委员会;组织制定中医质控标准(除已成立专业质控组的有关专业以外),经市卫生计生行政部门批准后公布实施;组织开展相关人员中医质控培训和其他中医医疗管理相关工作培训;制定实施中医质控督查方案,反馈督查结果并督促医疗机构落实整改工作;按照《管理办法》和中医医政管理要求,具体承担中医相关专业质控组的各项管理和业务指导工作,做好与其他专业质控组织的协调沟通和工作联动;组织开展中医质控工作相关研究;完成市卫生计生行政部门交办的其他任务。

六、上海市中医临床培训中心

2014年,上海中医药大学附属岳阳中西医结合医院提交《关于成立上海市中医药临床培训中心的请示》至卫计委,经研究后同意在上海中医药大学附属岳阳中西医结合医院设立"上海市中医药临床培训中心"。中心设主任1名,常务副主任1名,专职人员若干。主任由院长担任,常务副主任由分管院长担任,专职人员由院编制内协调解决。该中心按照市卫计委、市中医药发展办公室有关工作部署和要求,完善了上海市中医药临床培训中心建设方案,完成市经济与信息委员会的论坛和审核工作,启动上海市社区千名护士中医药知识与技能培训工作,开通上海市中医药临床培训管理平台。

七、上海市"治未病"发展研究中心

上海市"治未病"工作启动于2008年,在国家中医药管理局的总体部署下,成立了上海市"治未病"发展研究中心,以实施"治未病"健康工程为抓手,完善相关政策措施,积极探索构建上海的中医特色预防保健服务体系。6年来,上海市"治未病"发展研究中心积极推进全市"治未病"工作的开展。目前,上海建有长宁、浦东、闸北、嘉定、宝山5个国家级"治未病"预防保健试点区;完成国家中医药管理局《区域中医预防保健服务工作指南(试用稿)》编写;成为全国"治未病"预防保健试点区牵头单位;组织全市21家中医医院开展中医"治未病"预防保健服务达标建设;承担了《上海市加强公共卫生体系建设三年行动计划(2011—2013)——中医预防保健服务体系示范基地建设》项目等,并在"治未病"政策理论研究、适宜技术开发应用、中医健康文化宣传、产品研发、信息平台建设等方面不断努力探索,初步形成在政策、规范、技术、社会效益等方面的成果应用。

2013年上海市"治未病"发展研究中心挂靠天山中医医院。同时为推进长宁区的"治未病"工作,成立长宁区"治未病"工作办公室,对接其工作,探索"院所合一"的管理模式,加强区域政府对"治未病"服务的业务管理和综合协调,承担"治未病"服务工作的日常监管和机制运行等具体事务,为居民的健康保驾护航。

八、上海市中医药标准化研究室

为了更好地开展中医药标准化工作,国家成立国际标准化组织/中医药技术委员会(ISO/TC249)。其秘书处成立于2009年底,并于2010年落户于上海张江高科技园区,上海市卫生局副局长沈远东兼任秘书长。为配合此项工作,上海市中医药发展办公室成立中医药标准化研究室,和ISO/TC249秘书处实行一套班子、两块牌子,便于开展上海中医药标准化工作的组织、协调和研究。[1] 该研究室组织承担各类中医药国际标准化项目研究和人才培养等工作。

1　中国中医药年鉴编委会.中国中医药年鉴2011·行政卷[M].北京:中国中医药出版社,2011.

九、上海市中医药发展研究室

《国务院关于扶持和促进中医药事业发展的若干意见》文件发布之后,上海市中医药发展办公室于2009年5月正式成立,并在制定中医药发展政策与规划、起草或拟订中医药地方性法规以及综合协调中医药发展等方面强化了职能。为更好地开展相关工作,2010年6月,上海市中医药发展办公室成立中医药发展研究室(挂靠上海市中医文献馆)。

研究室的主要职责包括:① 根据上海中医药事业发展需要,开展中医药发展的政策研究,以及地方性法律、法规研究。② 接受上海市卫计委、上海市中医药发展办公室委托,制定上海市中医药发展中长期规划、纲要和行动计划。③ 组织开展上海中医药发展重大问题研究。④ 承担政府相关部门的研究项目。⑤ 承担上海市中医药发展办公室、上海市中医文献馆交办的其他工作。

近年来,在开展日常研究工作的基础上,研究室起草编制了上海市中医药事业发展"十二五"规划和"十三五"规划,组织开展了《上海市发展中医条例》修订的研究,参与编制上海市中医药发展三年行动计划并承担了计划项目的部分管理工作,在国家中医药管理局和上海市中医药发展办公室的统一部署下开展了上海市中医基本现状调查,围绕全市中医药发展重大贡献问题开展了一系列的重点调研,承担了中华中医药学会改革与发展研究分会秘书处的部分工作。

研究室积极开展中医药发展的课题研究,主持各级中医药发展的纵向课题共计11项。其中,国家社会科学基金重点项目1项、国家中医药管理局中医药政策研究项目1项、上海市卫计委卫生计生政策研究项目4项、上海市卫计委中医药科研基金课题2项、上海市中医药三年行动计划项目1项、上海市中医药发展办公室项目2项。参与各类中医药发展研究课题3项,组织开展上海市中医药发展研究课题5项,发表论文15篇。

第四节　《上海市发展中医条例》

一、出台背景

《上海市发展中医条例》(以下简称《条例》)为地方性法规,是上海市为继承和发展中医药,发挥中医药在医疗卫生工作中的作用,适应人民群众医疗保健的需要而制定的,共28条,于1998

年9月22日的上海市十一届人大常务委员会五次会议通过，自1998年11月1日起施行。该条例的颁布标志着上海市的中医事业进入一个有法可依、依靠法制发展中医药事业的新时期。

二、重点内容

《条例》主要从正确处理中医药学术继承与创新、发展的关系，贯彻落实"中西医并重""中西医结合"的方针，保障中医药事业发展的经费，稳定中医医疗机构，加大中医药科研开发力度，抓好中医药教育和促进对外交流等七个方面，对保障、扶植、发展中医药工作进行规范，使党的中医政策法律化、具体化。

如要求综合医院应当开设中医科室，并设置中医病床；中医医疗机构配置的中医药人员、业务用房和医疗设备应当达到国家和上海市的标准；市和区、县人民政府应当将发展中医药事业纳入国民经济和社会发展规划，并采取相应的措施为发展中医药事业提供必要的条件和保障；逐步增加对中医事业经费的投入；中医事业经费的增长幅度，应当高于卫生事业经费的增长幅度；安排发展中医专项经费，用于扶持中医医疗、教育、科研和科技成果产业化的重点项目；采取措施稳定和发展中医药专业技术队伍；鼓励企业事业组织和社会各界、境内外人士以各种形式资助发展中医药事业；中医药的医疗、教育、科研机构应当继承、发扬中医药的特色和优势，发掘和推广有独特疗效的中医诊疗技术，提高中医药的学术水平和综合医疗服务能力；全社会应当尊重和保护名中医药专家，做好名中医药专家的学术思想、临床经验的总结和继承工作，组织、开展继承中医药专家学术经验的师承教育，为师承教育提供必要的条件。

三、调研修订

《条例》的出台对上海市中医事业的发展、振兴起到了积极的推动作用。随着经济社会发展、医学模式转变以及我国深化医药卫生体制改革的不断推进，人民群众对中医药健康服务的需求不断增加，国家和上海均已出台扶持和促进中医药事业发展的相应政策。在上海中医药事业发展环境已经发生深刻变化的形势下，《条例》中的部分内容在适用性方面已呈现不足，亟须加以修订。2010年6月，上海市政府发布《上海市人民政府关于进一步加快上海中医药事业发展的意见》明确提出健全法制保障的要求，《条例》修订的调研工作于2011年3月正式启动。2011年10月，上海市中医药发展办公室召开《条例》修订工作人大代表、政协委员、名中医代表座谈会，共商上海市中医药发展大计。目前根据国家总体部署，该条例尚在修订之中。

结　语

在"十二五"规划（2011—2015）期间，上海市坚持中西并重，不断完善中医药发展的政策机制，加大投入力度，实施两轮中医药发展三年行动计划，全面完成规划目标，中医药服务能力显著提升，学科建设、科技创新、国际化发展等位居全国前列。中医药服务网络进一步健全，服务能力显著提升，中医药传承创新进一步推进，学科人才优势突显，全行业监管进一步加强，中医药服务质量提高，中医药标准化建设进一步加快，国际交流更加广泛，中医药文化宣传进一步加强，社会影响不断扩大。

但是，与国家中医药事业发展要求和百姓健康服务需求相比，上海中医药事业发展还存在诸多不足：如中医药事业发展政策和机制有待进一步完善，中医药服务资源配置总量相对不足，结构不尽合理，区域发展不均衡，中医特色优势发挥不足，中医非药物疗法在临床中的作用没有得到充分发挥，中医药服务模式缺乏创新，提高临床疗效、促进健康服务的中医药科技创新能力有待加强，中医药人才队伍不能满足中医药六位一体发展需要，人才评价机制有待完善，中医药健康服务业有待加速发展等。

近年来，随着国家中医药服务贸易战略、中医药"一带一路"发展战略等的制定，中医药迎来天时、地利、人和的大好时机。具有"敢于创新、勇立潮头"文化特质的上海中医，如何在今后的发展中发挥重要作用，继续担当中医药事业发展的引领者，并成为中医药走向世界的开拓者，是对上海中医的一大考量。

附　录

附一　上海古代名医录（1843年以前）

姓　名	年　代	生卒年	字	号	籍　贯	专　长
陆　贽	唐	754—805	敬舆		浙江嘉兴	
何　沧	宋	不详			河南许州	
何　侃	宋	不详	直哉		河南开封	
聂从志	宋	不详			华亭	
徐　熙	宋	不详			华亭	
葛　元	元	不详			江苏	
何处恭	元	不详		梅轩	华亭	
何贵实	元	不详		信斋	华亭	
何深基	元	不详	正卿		松江	
何深仁	元	不详		仁山	华亭	
何士方	元	1339—1418	叔刚	慧芳	华亭	
何士贤	元	1329—1419	伯愈	慎节	松江	
何天锡	元	不详	均善		华亭	
何天祥	元	不详	克善		华亭	
何子华	元	不详	仲华		华亭	
何子英	元	不详	伯英		华亭	

（续表）

姓 名	年 代	生卒年	字	号	籍 贯	专 长
黄执中	元	不详			崇明	
李 暲	元	不详	叔如		河北	
陆 厚	元	不详		东园散人	华亭	
陆 怡	元	不详		悦道处士	华亭	
莫仲元	元	不详			金山	
钱全衮	元	不详	庆余		华亭	
沈光明	元	不详			华亭	眼科
孙 华	元	不详	元实		浙江永嘉	
唐永卿	元	不详			嘉定	
吴 辙	元	不详	中行		浙江台州	
徐 复	元	不详		神翁	华亭	
姚润祖	元	不详			奉贤	
殷 震	元	不详			崇明	
周 贞	元	不详	子固	玉田隐者	松江	伤寒
艾元美	明	不详	充之	小峰	川沙	
曹 诚	明	不详	守愚		上海	
曹国裕	明	不详	起潜		上海	
曹国祯	明	不详	明卫		上海	
曹汉冲	明	不详	含劬		上海	
曹奇珊	明	不详	杏川		华亭	
曹扬廷	明	不详	楚石		上海	
曹用中	明	不详			上海	
陈 常	明	不详	用恒		上海	
陈 纯	明	不详			上海	

（续表）

姓　名	年　代	生卒年	字	号	籍　贯	专　长
陈光远	明	不详			嘉定	
陈　经	明	不详	宗理		上海	
陈明善	明	不详	抱元		松江	
陈圣诚	明	不详			华亭	眼科
陈时荣	明	不详	颐春		松江	
陈舜道	明	不详			华亭	眼科
陈邃岩	明	不详			华亭	
陈完朴	明	不详			华亭	
陈霞山	明	不详			华亭	
陈以诚	明	不详		处梦	金山	
陈治典	明	不详	伯雍		松江	
陈自道	明	不详	太古		松江	
冯时可	明	不详	元成		华亭	
冯习卿	明	不详			华亭	
傅　璪	明	不详	汝文		嘉定	
高　鳌	明	不详	企之		嘉定	
顾定芳	明	不详	世安		上海	
顾开熙	明	不详	蒙生		青浦	
顾　宽	明	不详	汝章	廉斋	金山	
归有升	明	不详	晋甫		嘉定	
郭振生	明	不详			青浦	痘科
何承元	明	不详			松江	
何　澄	明	不详	澄之		华亭	
何纯祺	明	不详	天申		松江	

（续表）

姓 名	年 代	生卒年	字	号	籍 贯	专 长
何从教	明	1567—1613	瑞卿	少江	松江	
何从台	明	不详	君辅	斗元	松江	
何从效	明	1550—1625	庠卿	及江	松江	
何从政	明	1568—1642	明卿	心云	华亭	
何鼎祥	明	不详	迪善		松江	
何凤池	明	1451—1514	文美	希杏	松江	
何凤春	明	不详	以仁	爱山	华亭	
何 广	明	不详	毅中	诚斋	松江	
何 惠	明	不详			嘉定	
何家彦	明	不详	君旦	元江	松江	
何家章	明	不详	藏叔	珠江	松江	
何九传	明	不详	宗裔	述庵	松江	
何九经	明	不详	宗礼	野云	华亭	
何克缙	明	1606—1628	绅卿	以江	松江	
何克绍	明	1567—1716	守卿	怡江	松江	
何克绳	明	不详	武卿	豫江	松江	
何 琏	明	不详	宗器	春田	松江	
何 銮	明	不详	廷音	育泉	华亭	
何 纶	明	1494—1573	朝美	晴海	松江	
何懋忠	明	不详			松江	
何 穆	明	不详	孟深	橘林	松江	
何其高	明	不详	仁所		嘉定	
何其厚	明	不详			嘉定	
何其泰	明	不详			嘉定	

（续表）

姓　名	年　代	生卒年	字	号	籍　贯	专　长
何　谦	明	不详	益之		松江	
何　全	明	1409—1474	廷用	翠谷	华亭	伤寒
何如曾	明	不详	希鲁	盾斋	奉贤	
何十奇	明	不详	彦伯		松江	
何十儒	明	不详	俊伯	晓峰	松江	
何十世	明	不详		景岩	松江	
何十信	明	1527—1582	言伯	晓江	松江	
何十翼	明	1517—1599	辅伯	承云	松江	
何十洲	明	不详	集仙	忆岩	松江	
何士敬	明	不详			松江	
何庭蕖	明	不详	仲甫	青莲	松江	
何　祥	明	不详			嘉定	
何　信	明	不详			嘉定	
何　洵	明	1366—1440	景浒	存心	上海	
何　严	明	1390—1434	公谨		松江	
何养浩	明	不详	彦直		松江	
何应宰	明	1591—1672	台甫	益江	奉贤	
何　员	明	不详	廷规	朴轩	松江	
何云凤	明	不详			嘉定	
何　缜	明	1518—1554		晴洲	松江	
何　震	明	不详	以升	彦昇	奉贤	
何宗武	明	不详		博济	松江	
侯周臣	明	不详	昆璧		嘉定	
胡怀国	明	不详			上海	

（续表）

姓　名	年　代	生卒年	字	号	籍　贯	专　长
胡维壁	明	不详	国雍		上海	
黄家柱	明	不详	完初		嘉定	
黄上琼	明	不详	文琦		宝山	
何　鼎	明	不详		兰畹	松江	
何十哲	明	不详	明伯	睿泉	松江	
金大雅	明	不详	伯醇		宝山	
金和萧	明	不详	亮予		宝山	
金汝铉	明	不详	公调		嘉定	
金申之	明	不详			嘉定	
金时榆	明	不详	仲材		上海	
金廷近	明	不详	子忠		嘉定	
金养斋	明	不详			宝山	痘科
金　印	明	不详	诚斋		嘉定	
柯　炌	明	不详	集庵		嘉定	妇科
李继隆	明	不详	持盈		宝山	
李士鹏	明	不详	应祯		上海	
李　肃	明	不详		杏林	浙江金华	
李延昰	明	1628—1697	辰山	寒村	南汇	
李豫亨	明	不详	元荐		松江	
李赞化	明	不详	舆参		浙江宁波	
李中梓	明	1588—1655	士材	念莪、尽凡	南汇	
刘全德	明	不详			上海	
卢　金	明	不详			华亭	
陆　金	明	不详		云峰	华亭	

（续表）

姓　名	年　代	生卒年	字	号	籍　贯	专　长
陆元聘	明	不详			金山	儿科
闾邱榕	明	1522—1565	慎所		南汇	外科
闾邱煜	明	不详			南汇	
茅　震	明	不详	起之		嘉定	妇科
钱复亨	明	不详			华亭	
乔　宠	明	不详	月潮		上海	
乔　追	明	不详			上海	
乔　鼎	明	不详	中立		上海	
乔　节	明	不详	西壁		上海	
乔士琰	明	不详	仲余		上海	
乔在修	明	不详	三余		上海	
乔　镇	明	不详	孟安		上海	产科
秦昌遇	明	1547—1629	景明		南汇	儿科
邱　果	明	不详	后溪		宝山	
邵伯俞	明	不详			上海	
邵启南	明	不详			上海	疡科
邵贞亨	明	不详	复孺		上海	
沈大生	明	不详	仲旭		嘉定	
沈复古	明	不详			青浦	
沈宏之	明	不详	茂之		嘉定	
沈　惠	明	不详	民济	虚明山人	华亭	儿科
沈　亮	明	1422—1511	克明	菊庄	上海	
沈　逻	明	不详	震彩		上海	
沈时誉	明	不详	时生		华亭	

（续表）

姓 名	年 代	生卒年	字	号	籍 贯	专 长
沈杏泉	明	不详			上海	外科
沈 岩	明	不详	维瞻		宝山	妇科
沈 愚	明	不详			松江	
沈元吉	明	不详			松江	
沈 震	明	不详	天威		嘉定	
沈 政	明	不详	文正		南汇	
师 瞿	明	不详	正传		青浦	
施 沛	明	1585—1661	沛然		华亭	
宋道昌	明	不详	克孝	如怀	金山	儿科
宋道泰	明	不详	公安		金山	
宋道通	明	不详	达甫		金山	
宋世德	明	不详		二怀	金山	儿科
孙复吉	明	不详	见心		金山	
孙子奕	明	不详			华亭	
谈 鼎	明	不详			南汇	
谈 福	明	不详			南汇	
汤 哲	明	不详	竣冲		嘉定	
唐 椿	明	不详	尚龄		嘉定	
唐 熇	明	不详	德明		嘉定	
唐 华	明	不详	震阳		嘉定	
唐 朴	明	不详	尚质		嘉定	
唐钦训	明	不详	道术		嘉定	
唐 熙	明	不详	孟高		华亭	妇科
唐 毓	明	不详	玉成		嘉定	

（续表）

姓　名	年　代	生卒年	字	号	籍　贯	专　长
滕见垣	明	不详			嘉定	
王承绪	明	不详	月怀		松江	儿科
王承业	明	不详			崇明	伤科
王大纶	明	不详	怡冈		松江	儿科
王大习	明	不详	怡补		上海	
王国臣	明	不详	仰庄		华亭	
王节之	明	不详			松江	儿科
王　林	明	不详			金山	伤科
王　清	明	不详			金山	伤科
王　荣	明	不详			金山	
王　尚	明	不详			浙江富阳	外科
王　寿	明	不详			金山	
王思义	明	不详	允明		华亭	
王　潭	明	不详	克深		川沙	
王廷爵	明	不详	君惠	蒲林	华亭	
王心月	明	不详			松江	
王　绪	明	不详		不详	上海	
王一凤	明	不详		碧梧	松江	儿科
王一鹏	明	不详	启云		华亭	儿科
王　熠	明	不详	怡朴		上海	
翁　晋	明	不详	自昭		嘉定	
翁文九	明	不详			嘉定	
吴　江	明	不详	万里		宝山	
吴可静	明	不详			宝山	

（续表）

姓 名	年 代	生卒年	字	号	籍 贯	专 长
吴可兴	明	不详			宝山	
吴莲徵	明	不详	端玉	改翁	南汇	
吴 荏	明	不详	与春		宝山	伤寒
吴 泰	明	不详	廷之		上海	
吴 烨	明	不详			宝山	伤寒
吴中秀	明	不详	端所		松江	
吴子弈	明	不详			松江	
奚凤鸣	明	不详			上海	疡科
徐 彪	明	不详	文蔚	希谷	华亭	
徐 惠	明	不详			嘉定	
徐君盛	明	不详			嘉定	痘科
徐 沛	明	不详			华亭	
徐 浦	明	不详			嘉定	
徐 枢	明	1355—1441	叔拱		华亭	
徐 伟	明	不详			上海	
徐 纬	明	不详			上海	
徐文元	明	不详			嘉定	
徐学礼	明	不详	伯立		上海	
徐 埙	明	不详			上海	
徐延赏	明	不详	符识		上海	
徐霭恩	明	不详			上海	
许德潢	明	不详	甘泉		金山	
许实先	明	不详	名子		松江	
许 庄	明	不详	德征		嘉定	

（续表）

姓 名	年代	生卒年	字	号	籍 贯	专 长
宣光祖	明	不详	孝先		嘉定	
宣 坦	明	不详	平仲		嘉定	
姚 蒙	明	不详	以正		华亭	
姚 旸	明	不详	启明		华亭	
姚永丰	明	不详			上海	
殷道复	明	不详	嘉甫		嘉定	
殷 坤	明	不详	厚卿		嘉定	
郁士魁	明	不详	橘泉		嘉定	疡科
翟 昆	明	不详			嘉定	
张逢吉	明	不详			上海	
张鹤溪	明	不详			松江	
张觐光	明	不详	汉绍		嘉定	
张君调	明	不详	元鼎		上海	伤寒
张 纶	明	不详			上海	
张 年	明	不详	公寿		上海	
张 源	明	不详	复本		华亭	儿科
张兆龙	明	不详	震翀		上海	
张兆元	明	不详	完赤		上海	
赵承易	明	不详			嘉定	痘科
赵景元	明	不详			松江	伤寒
赵良仁	明	1304—1373	以德	云居	浙江浦江	
赵儒缙	明	不详	凤亭		上海	眼科
赵世熙	明	不详	以宁		嘉定	
赵友同	明	1364—1418	彦如		浙江金华	

（续表）

姓 名	年 代	生卒年	字	号	籍 贯	专 长
郑 琇	明	不详			嘉定	
周 官	明	不详	伯元		上海	儿科
周景闳	明	不详			上海	
周景荣	明	不详			上海	
周景新	明	不详			上海	
周 礼	明	不详			松江	
朱涵光	明	不详	子韬	济川	金山	痘科
朱 禄	明	不详			上海	
朱 裳	明	不详			嘉定	
朱士含	明	不详			上海	
毕 桐	清	不详	琴齐		松江	儿科
蔡承飞	清	不详	守愚		青浦	
蔡承祉	清	不详	岭梅		川沙	
蔡纯一	清	不详	得阳		华亭	
蔡蓝田	清	不详			川沙	
蔡能勤	清	不详			川沙	
蔡庆云	清	不详			川沙	内科、外科
蔡少梅	清	不详			川沙	
蔡体仁	清	不详			川沙	针灸、外科
蔡天槎	清	不详	羽明		青浦	
蔡元瓒	清	不详	燮堂		川沙	
曹安兰	清	不详			奉贤	外科
曹垂璨	清	不详	天琪		上海	
曹洪灏	清	不详	有梁		上海	

（续表）

姓 名	年 代	生卒年	字	号	籍 贯	专 长
曹洪御	清	不详			上海	外科
曹 烩	清	不详	舒光	冷民	浙江嘉善	
曹家珍	清	不详	钧植		上海	
曹克明	清	不详			徽州	痘科
曹六韬	清	不详	君略		上海	
曹培龄	清	不详	赤松		上海	
曹尚宾	清	不详			松江	儿科
曹士浃	清	不详	宏义		南汇	
曹世曜	清	不详	日章		上海	
曹树淦	清	不详	对扬		上海	
曹树瀛	清	不详	士登		上海	外科
曹廷璋	清	不详			上海	儿科
曹锡爵	清	不详	廷谏		上海	
曹心怡	清	不详	叔培		江苏吴县	
曹 壎	清	不详			上海	
曹耀璨	清	不详	琅轩		上海	
曹 毅	清	不详	子刚		上海	
曹蕴庄	清	不详		不详	奉贤	外科
曹 蒸	清	不详			青浦	
陈宝善	清	不详		不详	川沙	
陈伯梅	清	不详		不详	川沙	
陈 刚	清	不详	书盟		青浦	
陈 古	清	不详	石云		华亭	
陈观圻	清	不详	起霞	息庵	宝山	

（续表）

姓　名	年　代	生卒年	字	号	籍　贯	专　长
陈光鉴	清	不详	燮经	画怡叟	宝山	
陈光烈	清	不详		雅楼	川沙	眼科
陈计逸	清	不详			上海	妇科
陈金华	清	不详			嘉定	疡科
陈经国	清	不详			金山	
陈景文	清	不详			奉贤	
陈静岩	清	不详			松江	外科
陈　铿	清	不详	鲁岩		松江	
陈　瑯	清	不详			上海	
陈履熙	清	不详	穆如		奉贤	
陈能澍	清	不详	肖岩		上海	针灸
陈凝福	清	不详	少杏	厚甫	嘉定	
陈企堂	清	不详			川沙	外科
陈青传	清	不详			上海	
陈庆涛	清	不详	文灏	鲈江	川沙	内科
陈日允	清	不详	耀甫		青浦	疡科
陈蓉城	清	不详			华亭	
陈士锦	清	不详	文珊		奉贤	
陈世珍	清	不详	企眉	纲珊	南汇	
陈　澍	清	不详	慰望		华亭	
陈思椿	清	不详	念劬		崇明	
陈　松	清	不详	墨荪		嘉定	儿科、内科
陈泰来	清	不详			奉贤	妇科
陈　焘	清	不详	宇泰		青浦	外科

（续表）

姓　名	年　代	生卒年	字	号	籍　贯	专　长
陈天士	清	不详	御珍		青浦	疡科
陈维屏	清	不详	雅楼		川沙	
陈无伐	清	不详	谦服		嘉定	
陈叙卿	清	不详			川沙	
陈学山	清	不详			青浦	
陈学洙	清	不详	兰亭		川沙	外科
陈　耀	清	不详	照宇		宝山	
陈亦保	清	不详	肃庵		上海	
陈佑槐	清	不详	学山		青浦	外科
陈遇天	清	不详			奉贤	妇科
陈元凤	清	不详	鹤坡		南汇	
陈　垣	清	不详			青浦	
陈　治	清	不详	山农		华亭	
陈祖庚	清	不详	秋晴		华亭	
陈祖恭	清	不详	平伯		宝山	温病
程宝璐	清	不详	筠泉		青浦	
程　炳	清	不详	思斋		金山	
程丕杰	清	不详			上海	
程　嵘	清	不详	丹林		青浦	
程思洛	清	不详	锡畴		上海	
程　僖	清	不详	再廷	白村	江苏昆山	
程宗伊	清	不详	绍南		上海	
戴保裘	清	不详			青浦	
戴承澍	清	不详	青墅		青浦	

（续表）

姓　名	年　代	生卒年	字	号	籍　贯	专　长
戴　鸿	清	不详	芦溪		上海	
戴培椿	清	不详			松江	
戴　仁	清	不详	秋翘		上海	
戴维熊	清	不详			奉贤	
戴因本	清	不详	春泉		华亭	
刁霭人	清	不详			奉贤	妇科
刁愚溪	清	不详			奉贤	妇科
丁　锦	清	不详	履中	适庐老人	松江	
丁履豫	清	不详	叔安		松江	
丁岷来	清	不详			华亭	疡科
董绳武	清	不详	兰卿		上海	
董衍蕃	清	不详			上海	
朱占春	清	不详			上海	推拿
樊嘉猷	清	不详	献可		崇明	痘科
樊圣传	清	不详	会一		崇明	
范宝稣	清	不详	芝香		上海	
范大德	清	不详	尊一		上海	眼科
范得方	清	不详	浩千		上海	眼科
范品金	清	不详	西珍		宝山	
范锡衍	清	不详	香山		上海	眼科
范　逸	清	不详	亦绪		嘉定	
范钟望	清	不详	光照		上海	眼科
方　连	清	不详	秋崖		松江	
方奇恒	清	不详	竹堂		南汇	

（续表）

姓 名	年 代	生卒年	字	号	籍 贯	专 长
方 谦	清	不详	恪夫		奉贤	
方文伟	清	不详	燮宇		嘉定	伤寒
方以清	清	不详			松江	
费明廷	清	不详	殿生		川沙	
封 晒	清	不详	韬若		嘉定	
冯 淇	清	不详	颖明		松江	
傅德忠	清	不详			奉贤	疡科
甘云霖	清	不详	雨田		嘉定	疡科
高步云	清	不详	成山		奉贤	喉科
高含清	清	不详	士华		宝山	
高 鉴	清	不详			华亭	
高 椒	清	不详		桐梅	闵行	痨瘵
高 铿	清	不详	可佩		华亭	
高 璟	清	不详	春泉		上海	外科
高文晋	清	不详	梅溪		华亭	外科
高 銮	清	不详	复初	冶生	宝山	
高应麟	清	不详	瑞如		宝山	
葛莲生	清	不详			奉贤	内科
葛人炳	清	不详	楚文		奉贤	
龚成名	清	不详	立扬		崇明	疡科
龚观光	清	不详	升九		崇明	
龚浩然	清	不详	少峰		上海	伤科
龚骧骧	清	不详	伊湄		崇明	
龚仰贤	清	不详			松江	外科

（续表）

姓　名	年　代	生卒年	字	号	籍　贯	专　长
龚岳宗	清	不详	颖嵩		崇明	
顾　柄	清	不详		斗垣	川沙	外科
顾昌洛	清	不详	溪翁		奉贤	
顾朝桂	清	不详	馨山		南汇	
顾朝珍	清	不详		纯之	南汇	
顾承仁	清	不详	寿卿		上海	儿科
顾德成	清	不详	达孚		华亭	
顾芳源	清	不详			南汇	
顾宏礼	清	不详	维恭		崇明	
顾　鸿	清	不详			川沙	针灸
顾家振	清	不详	韵笙		青浦	妇科
顾　钧	清	不详	璞完		华亭	
顾克勤	清	不详			南汇	
顾良济	清	不详			川沙	
顾　琳	清	不详	寿卿		上海	儿科
顾　麟	清	不详	祥甫	趾黑	南汇	
顾铭新	清	不详	少梅		奉贤	
顾铭照	清	不详		雨田	南汇	
顾墨耕	清	不详			奉贤	
顾沁庵	清	不详			上海	
顾求润	清	不详	淮东		华亭	
顾如梧	清	不详		子卿	上海	
顾山乔	清	不详			青浦	妇科
顾少月	清	不详			松江	儿科

（续表）

姓　名	年　代	生卒年	字	号	籍　贯	专　长
顾绍闻	清	不详	岂怀		奉贤	
顾舜钦	清	不详			川沙	
顾万程	清	不详			南汇	
顾西亭	清	不详			上海	
顾西亭	清	不详			川沙	
顾　骧	清	不详			川沙	
顾以恢	清	不详	溪翁		华亭	
顾　源	清	不详	允斋		奉贤	疡科
顾月千	清	不详			川沙	外科
顾　瓒	清	不详	仰山		南汇	
顾瞻乔	清	不详	琴娱		川沙	内科、外科
顾竹君	清	不详			上海	温病
顾宗蕭	清	不详	舜臣		南汇	伤科
顾祖俊	清	不详			南汇	外科
管士芳	清	不详			松江	
管　瀛	清	不详	端人		松江	
管玉衡	清	不详	孟璇		宝山	
郭殿忠	清	不详	闻斌		川沙	内科、外科
郭久之	清	不详			川沙	
郭竹卿	清	不详			华亭	
何　灿	清	1676—1733	英士	述宗	奉贤	
何　槎	清	不详	汉云		松江	
何　炽	清	1678—1729	安士	江宗	奉贤	
何大川	清	不详	可佩		华亭	

（续表）

姓　名	年　代	生卒年	字	号	籍　贯	专　长
何德昭	清	不详	广明		松江	
何　栋	清	1683—1756	南云		松江	
何二典	清	1777—1822	赓源	阜南	奉贤	
何二淳	清	不详	文止	淀山	奉贤	
何二膺	清	1748—1813	凤山	莱堂	奉贤	
何　蕃	清	不详	春源		松江	
何　鹤	清	不详	素纯	逸岩	奉贤	
何　鸿	清	不详	宾王	肃岩	奉贤	
何鸿堂	清	1689—1762	维丹	绳宗	奉贤	
何焕然	清	不详			嘉定	
何金铿	清	1713—1777	锦江		奉贤	
何　麟	清	1650—1721	游圣	圣宗	松江	
何彭寿	清	不详	考祥		青浦	
何其超	清	不详	超群	古心	青浦	
何其顺	清	1785—1815	愉堂	渔塘	青浦	
何其伟	清	1774—1837	书田、韦人	竹簳山人	青浦	
何其章	清	1785—1827	耀文、琢甫	小山	青浦	
何　荣	清	1713—1747	观我		奉贤	
何如森	清	1729—1806	新柏		奉贤	
何汝晁	清	？—1664	君明	明江	松江	
何汝涧	清	1598—1671	邃英	卧云	松江	
何汝景	清	不详	君安	念怡	松江	
何汝阑	清	1629—1658	圣猷		松江	
何汝间	清	1649—1687	楚三		松江	

（续表）

姓　名	年　代	生卒年	字	号	籍　贯	专　长
何汝闺	清	1612—?	六成	成江	松江	
何汝闻	清	1607—1659	协虞	文江	松江	
何汝遑	清	不详	君进	晴江	松江	
何汝旭	清	1598—1675	君献	碧江	松江	
何汝阈	清	1618—1693	宗台		华亭	
何三阶	清	1786—1825	星台	晴峰、半田	奉贤	
何三湘	清	不详	襄文	帆随	奉贤	
何　实	清	1715—1769	若虚		奉贤	
何世仁	清	1752—1806	元长	澹安	青浦	
何世义	清	1756—1803	宜民	见山	青浦	
何世英	清	1770—1813		春园	青浦	
何寿彭	清	不详	考祥		青浦	温病
何　澍	清	1675—1728	用霖	超宗	奉贤	
何　燧	清	1675—1718	天垂	绎宗	奉贤	
何廷铨	清	不详	述曾	体宗	奉贤	
何廷璋	清	不详	端夫		青浦	
何王模	清	1703—1783	铁山	萍香	奉贤	
何无煌	清	1840—?	愚伯	燮卿	青浦	
何五徵	清	不详	伯鸿		青浦	
何　炫	清	1662—1722	令昭	自宗	奉贤	
何友晏	清	1618—1675	九昇		奉贤	
何玉陛	清	1694—1731	怀封	三宗	奉贤	
何元康	清	1832—?	仲英	迪夫	青浦	
侯智元	清	不详	春林		宝山	

（续表）

姓 名	年 代	生卒年	字	号	籍 贯	专 长
侯秉中	清	不详			嘉定	
胡澄镜	清	不详	少文		宝山	痘科
胡大经	清	不详	品伦		宝山	痘科
胡皋臣	清	不详			金山	
胡赓和	清	不详			华亭	
胡家濂	清	不详	山冉		青浦	
胡 量	清	不详	嵋峰		华亭	
胡 谦	清	不详	蕴山		崇明	
胡仁寿	清	不详	恍彭	种榆山人	江苏苏州	
胡润龙	清	不详	霖生		金山	
胡善述	清	不详	懋旃		崇明	
胡绍昌	清	不详	思齐		金山	
胡思孝	清	不详	仰山		川沙	内科
胡颖千	清	不详	天锡		宝山	痘科
胡 云	清	不详	亦严		宝山	伤寒、温病
胡子久	清	不详			上海	疡科
华曾绪	清	不详	景山		南汇	伤寒、温病
华耕礼	清	不详			南汇	
华古愚	清	不详			南汇	
华 河	清	不详	婴飏		南汇	
华宏璧	清	不详	荛章		南汇	
华敬修	清	不详			南汇	
华思植	清	不详	莲州		南汇	
华逊修	清	不详			南汇	

（续表）

姓 名	年 代	生卒年	字	号	籍 贯	专 长
华长源	清	不详	天来		南汇	儿科
怀济僧	清	不详			南汇	眼科
黄炳南	清	不详			上海	
黄 铎	清	不详	子宣	小园	江苏南京	
黄河清	清	不详	兰舟		宝山	
黄惠畴	清	不详	揆伯	心田	宝山	
黄骏声	清	不详			崇明	
黄 奎	清				松江	疡科
黄 鹏	清	不详	万九		崇明	
黄平甫	清	不详			川沙	
黄 溥	清	不详	德祥		金山	
黄省斋	清	不详			松江	
黄士骏	清	不详			宝山	
黄万育	清	不详			上海	
黄文达	清	不详	笠涣	石瓢	上海	
黄文珪	清	不详	星庐		上海	
黄文涟	清	不详	友林		宝山	
黄锡恭	清	不详	协卿		上海	
黄宪章	清	不详			上海	
黄与圭	清	不详	廷秉		华亭	
黄元杰	清	不详			川沙	
黄元裳	清	不详	遇吉		上海	
黄之固	清	不详	贞一		崇明	
黄子琦	清	不详			嘉定	

（续表）

姓 名	年 代	生卒年	字	号	籍 贯	专 长
黄宗起	清	不详	韩钦		嘉定	
计 逸	清	不详	克桢		上海	
季 浩	清	不详	昆池	雪厓	南汇	
江 灏	清	不详			松江	
江 楫	清	不详			松江	
江 宽	清	不详	立夫		青浦	
江式之	清	不详	辉远		松江	
江 原	清	不详	笏溪		松江	喉科
江中鲤	清	不详	辑五		松江	
姜金缄	清	不详	丽甫		华亭	
姜松亭	清	不详			奉贤	妇科
姜问岐	清	不详	政阳		宝山	
蒋民怀	清	不详			南汇	
蒋人杰	清	不详			上海	
蒋世勋	清	不详		守愚	奉贤	
蒋文彬	清	不详	质堂		松江	儿科
蒋元烺	清	不详	朗山		青浦	
蒋 铖	清	不详	秉黄	饬虔	奉贤	
蒋蕴山	清	不详			上海	
金秉之	清	不详	甲生		上海	
金成祖	清	不详	汝德		嘉定	
金 德	清	不详			上海	眼科
金敷玉	清	不详			青浦	
金 嘉	清	不详	孚吉		上海	儿科

（续表）

姓　名	年　代	生卒年	字	号	籍　贯	专　长
金　坚	清	不详	贻周		上海	眼科
金　昴	清	不详	澹民	书樵	青浦	
金　理	清	不详	天和		上海	儿科
金　璐	清	1772—?		东庄	嘉定	
金　铭	清	不详	子弁		金山	
金南荪	清	不详	九韶		嘉定	
金　鹏	清	不详	瑶南		松江	
金秋崖	清	不详			金山	
金　铨	清	不详	良玉		青浦	
金仁荣	清	不详	德元		上海	儿科
金　瑞	清	不详	香泉		奉贤	内科、外科
金　诗	清	不详			上海	
金　时	清	不详			南汇	
金守质	清	不详			金山	
金树基	清	不详	伯垂		嘉定	
金　顺	清	不详	炳良		上海	儿科
金颂白	清	不详			南汇	外科
金　罘	清	不详	旷民		青浦	
金庭槐	清	不详	柱峰		青浦	
金学谦	清	不详	有禄		金山	
金　源	清	不详	来源		金山	
金云苞	清	不详	翔九		上海	
金云从	清	不详	乘六		上海	
金枝桦	清	不详			松江	虚劳

（续表）

姓　名	年　代	生卒年	字	号	籍　贯	专　长
金宗钺	清	不详	端林		南汇	外科
强行健	清	不详	顺之	易窗	上海	
康时行	清	不详	作霖		松江	
匡谦吉	清	不详	桓甫		嘉定	伤寒、温病
赖松南	清	不详			青浦	
赖元福	清	不详	嵩兰		青浦	内科、外科
李邦俊	清	不详	彦章		上海	
李炳铨	清	不详			宝山	
李　炽	清	不详	昆阳		金山	疡科
李春山	清	不详			上海	
李方熙	清	不详	寿山		宝山	伤寒
李　桂	清	不详			川沙	儿科
李宏金	清	不详	侃勤	天池	青浦	疡科
李晋永	清	不详	旭培		嘉定	
李　楷	清	不详	献葵		上海	
李揆文	清	不详			上海	
李磐石	清	不详	文之		华亭	
李培淦	清	不详			金山	
李鹏冲	清	不详			上海	
李清华	清	不详	淮钦		奉贤	
李如龙	清	不详	古春		上海	
李士龙	清	不详	应明		上海	
李式如	清	不详			宝山	
李舒亭	清	不详			上海	

（续表）

姓　名	年　代	生卒年	字	号	籍　贯	专　长
李　恬	清	不详	于珍		宝山	
李调梅	清	不详			上海	
李廷璧	清	不详	环英		上海	
李维界	清	不详	大千		宝山	
李维杓	清	不详	撰辰		宝山	
李渭滨	清	不详			奉贤	儿科
李仙根	清	不详	澹凝		上海	
李　熊	清	不详			上海	儿科
李秀才	清	不详			金山	疡科
李用粹	清	1662—1722	修之	惺庵	上海	内科、妇科
李　钺	清	不详	鹤汀		宝山	
李　藻	清	不详	鸿文		金山	疡科
李枝桂	清	不详	健林		上海	
李枝源	清	不详	天和	春江	上海	
李仲芳	清	不详			上海	
李宗必	清	不详			宝山	
林鹤龄	清	不详	松研		嘉定	
林　逸	清	不详	梦安		崇明	
凌涵春	清	不详		竹西	浙江湖州	
凌辛农	清	不详			松江	疡科
凌　耀	清	不详	藻亭		金山	针灸
凌一飞	清	不详	筠香		上海	
刘曾庆	清	不详	敬余		崇明	
刘道深	清	不详	公原		南汇	

（续表）

姓　名	年　代	生卒年	字	号	籍　贯	专　长
刘复初	清	不详			上海	痘科
刘观光	清	不详	鸿逵		青浦	
刘季喜	清	不详			上海	
刘丽川	清	不详			广东香山	疡科
刘梦金	清	不详	雽来		上海	
刘玉藻	清	不详			上海	
刘贞吉	清	不详	证凝		南汇	
刘作铭	清	不详	鼎扬	意亭	南汇	
陆本源	清	不详			上海	外科
陆炳义	清	不详	质夫		上海	眼科
陆承祧	清	不详	燕贻		南汇	
陆椿	清	不详			青浦	
陆大丰	清	不详	古愚		嘉定	儿科
陆大木	清	不详	用成		上海	伤寒
陆岱林	清	不详			川沙	
陆芳润	清	不详	艺林		青浦	儿科
陆光裕	清	不详	吟云		青浦	疡科
陆宏济	清	不详	天如		上海	
陆嘉颖	清	不详	重明		嘉定	
陆建候	清	不详	树人		崇明	
陆敬铭	清	不详			上海	
陆镜清	清	不详			川沙	
陆兰伯	清	不详			川沙	
陆懋修	清	不详	九芝	林屋山人	江苏苏州	

（续表）

姓　名	年　代	生卒年	字	号	籍　贯	专　长
陆南英	清	不详	超亭		上海	
陆萍州	清	不详			川沙	喉科
陆其焕	清	不详	元坤		青浦	
陆清泰	清	不详	苹洲		南汇	外科
陆砮	清	不详	峻声		上海	疡科
陆瑞镛	清	不详		吟香	川沙	内科
陆师章	清	不详	涤如		青浦	
陆廷珍	清	不详	子贤		崇明	
陆炜镛	清	不详		筠梅	川沙	
陆祥镛	清	不详		亦吉	川沙	
陆象渊	清	不详			南汇	
陆小州	清	不详			川沙	外科、喉科
陆以湉	清	1802—1865	薪安、定圃	敬安	浙江桐乡	
陆应枢	清	不详		筱轩	上海	
陆元恺	清	不详	舜臣		南汇	痘科
陆原泉	清	不详			川沙	
陆肇祺	清	不详	介昭		上海	外科
路藩周	清	不详			奉贤	
路孙传	清	不详			奉贤	妇科
路耀文	清	不详			奉贤	
吕绍元	清	不详		玉峰	金山	儿科
马逢伯	清	不详			宝山	
马嘉玉	清	不详			上海	儿科
马思贻	清	不详	衣闻		奉贤	妇科

（续表）

姓　名	年　代	生卒年	字	号	籍　贯	专　长
马廷楷	清	不详	鸿达	研香	南汇	
马廷相	清	不详	赞玉		嘉定	
马原泉	清	不详	观澜	安愚	南汇	
毛国祥	清	不详	维瑛		华亭	疡科
茅　旦	清	不详	右周		嘉定	产科
闵萃祥	清	不详	颐生		上海	
闵　亮	清	不详	闻远	一法	南汇	眼科
金琴川	清	不详			上海	儿科
毛履恒	清	不详	松年		上海	
倪　朱	清	不详	正紫		崇明	
倪紫垣	清	不详			华亭	
聂获州	清	不详			松江	
牛　宫	清	不详	汝升		江苏南京	
钮　翰	清	不详	墨卿		上海	
钮汇源	清	不详			上海	
潘采瑞	清	不详	鼎望		上海	
潘采昭	清	不详	汉城		上海	
潘光宗	清	不详	耀先		奉贤	疡科
潘梅生	清	不详			宝山	
潘王格	清	不详	鸣冈		上海	
潘耀先	清	不详			金山	
潘育万	清	不详	蔼亭		奉贤	
潘云垂	清	不详			青浦	
平神照	清	不详			上海	

（续表）

姓　名	年　代	生卒年	字	号	籍　贯	专　长
浦廷标	清	不详	子英		嘉定	
浦文俊	清	不详	隽人		嘉定	
钱　楝	清	不详	再耘		松江	
钱苍璧	清	不详			上海	妇科
钱朝塾	清	不详	绳齐		华亭	
钱春荣	清	不详	袚云		华亭	
钱春耀	清	不详	焕堂		华亭	
钱大治	清	不详	翼清		嘉定	
钱鹤山	清	不详			上海	
钱克继	清	不详	硕乔		华亭	
钱梅亭	清	不详			松江	
钱　祁	清	不详	宋侯		嘉定	
钱　铨	清	不详			嘉定	
钱若金	清	不详		静斋	上海	妇科
钱若洲	清	不详	志芳		宝山	
钱三省	清	不详	师鲁		松江	
钱时来	清	不详	圣功		南汇	
钱树芳	清	不详	紫芳		嘉定	
钱树堂	清	不详	憩南		金山	
钱　松	清	不详	茂南		嘉定	
钱汪基	清	不详	孟卿		南汇	
钱维翰	清	不详	亮卿		上海	
钱文彦	清	不详	秀昌	松溪	上海	伤科
钱锡永	清	不详	嘉予		松江	

（续表）

姓　名	年　代	生卒年	字	号	籍　贯	专　长
钱熙祚	清	不详	雪枝		金山	
钱乡培	清	不详	符厚		华亭	
钱秀昌	清	不详	松溪		上海	伤科
钱禹珍	清	不详			上海	妇科
钱　狱	清	不详	邱山		青浦	
钱肇然	清	不详	希文		嘉定	
乔德新	清	不详			上海	
乔　森	清	不详	文如		华亭	
乔助澜	清	不详			南汇	
秦冠端	清	不详	偁松		嘉定	
秦　荷	清	不详	芳夏		嘉定	
秦　铗	清	不详	范如		嘉定	
秦君美	清	不详			川沙	伤科
秦乃歌	清	不详	又词		上海	
秦世进	清	不详	继成		嘉定	外科
秦熊飞	清	不详	鹤岐		川沙	伤科
秦秀繁	清	不详			川沙	疡科
秦燕楼	清	不详			川沙	伤科
秦之桢	清	不详	皇士		南汇	
邱式金	清	不详	心堂		青浦	
邱思燕	清	不详	雨南		青浦	
瞿本魁	清	不详	梅圃		川沙	
瞿焕文	清	不详		杏园	南汇	
瞿景瑞	清	不详	芝卿		川沙	疡科

（续表）

姓 名	年 代	生卒年	字	号	籍 贯	专 长
瞿中溶	清	不详	木夫	木居士	嘉定	
姚鉴清	清	不详			上海	儿科
山补亭	清	不详			上海	
山汉良	清	不详			上海	
山石峰	清	不详			上海	
山文中	清	不详			上海	儿科
邵成平	清	不详	庸济		华亭	伤寒
邵如藻	清	不详	伊人		宝山	
沈步青	清	不详			嘉定	
沈彩文	清	不详			嘉定	
沈乘麟	清	不详	仲翔		上海	
沈德祖	清	不详	王修		上海	
沈东亭	清	不详			奉贤	
沈凤辉	清	不详	丹彩		嘉定	
沈宏璧	清	不详	尧章		南汇	
沈 兼	清	不详	两之		嘉定	
沈 珽	清	不详	大来		金山	
沈景凤	清	不详	翼之	沈聋	青浦	
沈敬思	清	不详	钦明		嘉定	
沈 葵	清	不详	不想	钦阳	上海	
沈 来	清	不详	韵楼		青浦	疡科
沈来亭	清	不详	菊人		松江	
沈兰亭	清	不详			川沙	
沈丽生	清	不详			上海	

（续表）

姓　名	年　代	生卒年	字	号	籍　贯	专　长
沈烈扬	清	不详	南庄		崇明	眼科
沈鲁珍	清	1658—1738			南汇	针灸
沈念江	清	不详	源昆	敦堂	上海	外科
沈 溥	清	不详	天如		崇明	
沈启占	清	不详	恒晸		上海	
沈仁业	清	不详	佩章		南汇	
沈日章	清	不详	中美		上海	
沈三慰	清	不详	尔望		嘉定	
沈寿龄	清	不详	子庚		宝山	
沈树赓	清	不详	寅侯		青浦	
沈 庶	清	不详			青浦	
沈思义	清	不详	子兰		上海	妇科
沈 泰	清	不详			上海	疡科、伤科
沈 铦	清	不详		诚斋	上海	
沈 彤	清	不详	丹彩		嘉定	
沈王佐	清	不详	松仙		金山	
沈闻典	清	不详	宁庵		嘉定	
沈显曾	清	不详	子扬		宝山	
沈湘春	清	不详			上海	
沈学礼	清	不详			上海	伤科
沈一灿	清	不详			上海	
沈以义	清	不详	仕行		宝山	
沈欲功	清	不详			上海	
沈元熙	清	不详	明斋		宝山	妇科

（续表）

姓　名	年　代	生卒年	字	号	籍　贯	专　长
沈元裕	清	不详	介徵		上海	
沈　源	清	不详	怡亭		上海	伤科
沈　远	清	不详			南汇	
沈云闲	清	不详	翼仙		宝山	妇科
沈詹云	清	不详			上海	妇科
沈兆熊	清	不详	子详		宝山	
沈志籓	清	不详	价人	守封	上海	
沈祖铣	清	不详			上海	
沈左成	清	不详			上海	
盛　韶	清	不详		佐虞	金山	疡科
盛　熙	清	不详			金山	
师成子	清	不详			浦东	
施不矜	清	不详	履谦		南汇	
施大初	清	不详			松江	
施　镐	清	不详			崇明	
施惠元	清	不详	墨庄		崇明	
施　猷	清	不详	小桥		崇明	喉科
施韵庭	清	不详			松江	儿科
石中玉	清	不详	蕴冈		崇明	
时彦英	清	不详	俊求		嘉定	
寿炳昌	清	不详	书盟		青浦	
寿凤来	清	不详	菊生		宝山	外科
寿时中	清	不详	镜澄		宝山	
寿文熙	清	不详	协庵		青浦	

（续表）

姓 名	年 代	生卒年	字	号	籍 贯	专 长
寿应培	清	不详	砚农		青浦	
宋 炳	清	不详	豹文		奉贤	疡科
宋 鼎	清	不详	禹九		奉贤	疡科
宋函可	清	不详			金山	痘科
宋 甲	清	不详	冲怀		金山	儿科
宋景祥	清	不详			金山	痘科
宋孔传	清	不详	斐成		崇明	
宋 龙	清	不详	子犹		崇明	
宋 仪	清	不详	怀成		金山	
宋云汀	清	不详			川沙	
宋枝芳	清	不详	宁怀		金山	
孙陛联	清	不详		莲生	上海	
孙 壁	清	不详	蓝田		华亭	
孙步清	清	不详	宝书		南汇	针灸
孙光远	清	不详	和中		崇明	
孙金兰	清	不详		谷香	青浦	
孙荣祺	清	不详		松舟	上海	外科
孙绍庆	清	不详	应岐		南汇	针灸
孙以仁	清	不详	楚山		崇明	
孙肇庆	清	不详			上海	针灸
徐 升	清	不详	云骧		崇明	
秦尔达	清	不详	崇璧		嘉定	
谭华荪	清	不详	灿镛		金山	
汤应干	清	不详	纯齐		松江	

（续表）

姓　名	年　代	生卒年	字	号	籍　贯	专　长
汤应乾	清	不详	纯斋		松江	内科
唐秉钧	清	不详	衡铨		上海	
唐成附	清	不详	圣襄		上海	儿科
唐尔岐	清	不详	临照		上海	
唐尔贞	清	不详	幹夫		上海	
唐麟书	清	不详			上海	
唐梦安	清	不详	永锡		华亭	儿科
唐千顷	清	不详	桐园		上海	
唐钦明	清	不详	梅羹		南汇	
唐秋田	清	不详			松江	妇科
唐　铨	清	不详		静山	川沙	
唐若愚	清	不详			松江	
唐树滋	清	不详	子怡		上海	
唐小村	清	不详	世镰		华亭	妇科
唐心柏	清	不详	修己		上海	
唐尧卿	清	不详	芝田		青浦	
唐玉书	清	不详	翰文		上海	
唐朱藻	清	不详	端宁		上海	
唐宗泰	清	不详	宏文		上海	
陶南珍	清	不详	瞻陆		上海	
陶　然	清	不详	浩存		上海	
陶唐候	清	不详	舜牧		上海	
陶惟璪	清	不详	辑五		松江	喉科
陶应鹄	清	不详	布侯		宝山	

（续表）

姓 名	年 代	生卒年	字	号	籍 贯	专 长
田雨公	清	不详			松江	
童大钟	清	不详	始万		嘉定	
童蒙亨	清	不详	以行		上海	
童 善	清	不详	继之		嘉定	
童养池	清	不详			崇明	
屠 锦	清	不详	绸章		青浦	
屠庆泗	清	不详		滨樵	金山	
屠瑞枚	清	不详	淡香		奉贤	
屠玉壎	清	不详	银宇	松圃	金山	伤科
汪 铎	清	不详			宝山	
汪凤来	清	不详	于梧		嘉定	
汪人骏	清	不详			安徽	
汪石云	清	不详			奉贤	儿科
汪 沅	清	不详	芷兮		宝山	
王朝栋	清	不详	方观		南汇	
王陈梁	清	不详	次辰		青浦	
王萃祥	清	不详	元度	子善	上海	
王大泰	清	不详	智远		上海	
王德几	清	不详	履和		宝山	
王凤仪	清	不详	韵存		青浦	
王贯芬	清	不详	钦周	勉清	南汇	外科
王光熙	清	不详	旭生		上海	儿科
王 圭	清	不详	锡嘉		青浦	
王恒其	清	不详	地贞		嘉定	

（续表）

姓　名	年　代	生卒年	字	号	籍　贯	专　长
王恒荣	清	不详			松江	针灸
王宏翰	清	1648—1699	惠原	浩然子	华亭	
王翊	清	不详	翰臣		嘉定	
王焕尉	清	不详		鱼门	上海	
王金炉	清	不详			上海	疡科
王锦端	清	不详	圃卿		嘉定	
王锦文	清	不详	拙如		南汇	
王敬义	清	不详	协中		松江	
王筠	清	不详	瞻绿		松江	
王廉甫	清	不详			嘉定	
王亮揆	清	不详			南汇	
王懋忠	清	不详			青浦	
王孟贤	清	不详			青浦	
王梦松	清	不详		致鹤	川沙	
王屺望	清	不详			嘉定	
王日煜	清	不详	为章		南汇	
王汝璧	清	不详	经传	默卿	南汇	
王若孙	清	不详	梦松	致鹤	川沙	
王森澍	清	不详	沛环	云舟	上海	
王申	清	不详	子若		嘉定	
王胜	清	不详			上海	
王受福	清	不详	介膺		川沙	
王锡琳	清	不详		涤斋	川沙	
王星堂	清	不详			南汇	

（续表）

姓 名	年 代	生卒年	字	号	籍 贯	专 长
王杏园	清	不详			嘉定	
王修龄	清	不详	肖苏		青浦	
王应辰	清	不详			宝山	
王永丰	清	不详	穗昭		上海	儿科
王元科	清	不详	仁甫		崇明	外科
王韵史	清	不详			青浦	
王瞻篆	清	不详			上海	
王贞儒	清	不详	士修		宝山	
王 镇	清	不详	太严		松江	
王之辅	清	不详	幼清		青浦	
王之士	清	不详	景贤		南汇	
王之瑜	清	不详	绎史	石泉	南汇	
王之佐	清	不详	孟贤		青浦	
王钟福	清	不详	树百		宝山	
王 珠	清	不详	品泉		嘉定	
王滋莲	清	不详	晴舫		浙江余姚	
王遵路	清	不详	莱洲		嘉定	
卫朝栋	清	不详	云墀		青浦	针灸
卫 铨	清	不详	成山		奉贤	疡科
卫之桂	清	不详	丹崖		嘉定	
吴宝海	清	不详	闿如		上海	
吴朝幹	清	不详	南英		上海	
吴 澄	清	不详	秋潭		金山	
吴 达	清	不详	秋帆		上海	伤科

（续表）

姓　名	年　代	生卒年	字	号	籍　贯	专　长
吴淡人	清	不详			奉贤	儿科
吴行之	清	不详			南汇	
吴荆山	清	不详	江楼		上海	
吴可教	清	不详	凌虚		华亭	儿科
吴　濂	清	不详	赞宜		宝山	
吴青田	清	不详			青浦	儿科
吴绍礼	清	不详	尚凡		青浦	痘科
吴省三	清	不详			上海	痘科
吴时行	清	不详	竹生		青浦	儿科
吴士璋	清	不详	尔馨		华亭	儿科
吴式金	清	不详			奉贤	伤科
吴锡灏	清	不详	杏村		上海	痘科
吴玉池	清	不详			奉贤	儿科
吴芝山	清	不详			青浦	儿科
吴志泰	清	不详	誉志		上海	儿科
吴　庄	清	不详	茂含		宝山	
吴宗培	清	不详			青浦	
夏之阜	清	不详	东步		金山	
夏重光	清	不详	东升		上海	
谢　鹤	清	不详	披云	北堂	松江	
谢　鹏	清	不详	在云		松江	
谢锡祉	清	不详	香谷		上海	
须　昌	清	不详	伟生		宝山	
须　鼎	清	不详	尔新		嘉定	

（续表）

姓　名	年　代	生卒年	字	号	籍　贯	专　长
徐本仁	清	不详			川沙	眼科
徐　柄	清	不详	尔权		上海	
徐昌升	清	不详	仁功		松江	
徐春和	清	不详	瞻云		嘉定	
徐大楫	清	不详	若济		华亭	
徐涤卿	清	不详			松江	
徐光瑞	清	不详			奉贤	
徐　楗	清	不详	墨君		上海	
徐鉴亨	清	不详	小严		上海	
徐介仙	清	不详			金山	疡科
徐　锦	清	不详	悦生		上海	针灸
徐锦堂	清	不详	杏圃		上海	
徐晋文	清	不详			南汇	推拿
徐克溶	清	不详	镜涵	莲塘	上海	
徐良翰	清	不详			松江	
徐明卓	清	不详			松江	
徐　磐	清	不详			金山	
徐沛廷	清	不详			南汇	外科
徐汝蕲	清	不详	敬安		青浦	痘科
徐士骏	清	不详	蔼人		青浦	
徐调梅	清	不详			上海	妇科
徐王臣	清	不详			上海	
徐文祥	清	不详	吉卿		宝山	儿科
徐　熙	清	不详	啸泉		嘉定	疡科

（续表）

姓　名	年　代	生卒年	字	号	籍　贯	专　长
徐挹卿	清	不详			松江	伤科
徐　镛	清	不详	叶壔	玉台	南汇	
徐兆兰	清	不详	少白		江苏吴县	
徐　征	清	不详	桂庵		奉贤	
徐卓夫	清	不详			奉贤	
徐子瞻	清	1662—1722			上海	
徐自铭	清	不详	念新		南汇	痘科
薛　凤	清	不详	宗梅		松江	疡科
薛凤三	清	不详	春畲		青浦	
薛仁本	清	不详	象三		上海	
严　昉	清	不详	广平		嘉定	
严谷绪	清	不详	谷绪		松江	
严　恒	清	不详	久持	榕斋	嘉定	
杨朝辉	清	不详			上海	
杨朝陞	清	不详			上海	
杨德曙	清	不详	旭亭		嘉定	
杨德馨	清	不详			上海	
杨光照	清	不详	临川		川沙	
杨九牧	清	不详			南汇	针灸
杨秋亭	清	不详			上海	伤寒
杨善培	清	不详			川沙	儿科
杨士杰	清	不详	铝三		上海	
杨文忠	清	不详	尚彬	檀国	上海	
杨锡祐	清	不详			上海	

（续表）

姓 名	年 代	生卒年	字	号	籍 贯	专 长
杨孝福	清	不详	竹荪		上海	妇科
杨以培	清	不详	荫庄		上海	
姚尔溶	清	不详	浣思		川沙	儿科
姚 江	清	不详			南汇	疡科
姚 井	清	不详	中山		金山	针灸
姚 眉	清	不详			南汇	疡科
姚荣爵	清	不详	天衡		嘉定	温病
姚如昌	清	不详	昌浚		上海	儿科
姚廷槐	清	不详	植三	培斋	南汇	儿科
姚炜楷	清	不详	端华		南汇	痘科
姚文灿	清	不详			川沙	儿科
姚玉麟	清	不详	仁圃		南汇	
姚源淇	清	不详	竹泉		南汇	
姚远心	清	不详			南汇	
姚 忠	清	不详	廷仪		南汇	儿科
叶德明	清	不详	霞泉		松江	
叶 栋	清	不详	松云		川沙	妇科
叶而旸	清	不详	寅瞻		金山	
叶蕉村	清	不详			南汇	
叶其渊	清	不详			川沙	妇科
叶其蓁	清	不详	杏林	困菴	南汇	儿科
叶奕良	清	不详	万青	晓山	青浦	
叶中枢	清	不详	朝阳		南汇	
印宁之	清	不详			宝山	儿科

（续表）

姓　名	年　代	生卒年	字	号	籍　贯	专　长
于尔栋	清	不详		松唐	南汇	
于凤山	清	不详			奉贤	眼科
余崇灏	清	不详	古村		奉贤	
俞必达	清	不详	日孜	西原	南汇	
俞嘉言	清	不详	世则		宝山	外科
俞　坚	清	不详	心一		嘉定	
俞其晋	清	不详	锡蕃		奉贤	
俞廷法	清	不详			松江	儿科
俞　镒	清	不详	南金		嘉定	
俞肇庆	清	不详	友章		上海	针灸
俞　钟	清	不详	元音		嘉定	痘科
俞宗海	清	不详			安徽	
郁汉光	清	不详	监若		嘉定	疡科
郁汉京	清	不详	吾亭		嘉定	疡科
郁汉曙	清	不详	蔚若		嘉定	
郁履豫	清	不详			嘉定	
郁　璞	清	不详	在中		嘉定	
郁青来	清	不详			嘉定	
郁庆穰	清	不详	岁成		嘉定	疡科
郁廷钧	清	不详	平一		嘉定	
郁维禄	清	不详	天贤		嘉定	
袁大塸	清	不详	兰亭		奉贤	儿科
袁湖璋	清	不详			嘉定	
袁佳士	清	不详			宝山	

（续表）

姓 名	年 代	生卒年	字	号	籍 贯	专 长
查克广	清	不详			南汇	
查 镛	清	不详	兰如		松江	眼科
褚焕章	清	不详	董林		松江	妇科、痘科
褚士宝	清	不详	复生		上海	
僧铁舟	清	不详			湖北	
翟 昂	清	不详	充瑞		松江	
翟余庆	清	不详	体仁		嘉定	
张宝仁	清	不详	健元		松江	内科
张 镳	清	不详	文起		嘉定	
张秉乾	清	不详	启人		华亭	
张陈典	清	不详	薇五		嘉定	
张 成	清	不详	修己		上海	
张承诗	清	不详	致修		嘉定	
张崇愫	清	不详	孝则		嘉定	
张春榜	清	不详	茂良	礼云	金山	
张大声	清	不详	振寰		南汇	
张德馨	清	不详		雪香	南汇	
张德源	清	不详		珠渊	南汇	
张东昌	清	不详	西园		江苏南京	
张凤仪	清	不详			川沙	眼科
张国治	清	不详	子瑜		金山	
张镒明	清	不详			南汇	
张金照	清	不详			川沙	眼科
张克振	清	不详			上海	

（续表）

姓　名	年　代	生卒年	字	号	籍　贯	专　长
张麟祥	清	不详	玉书		上海	
张鹏万	清	不详	云翼		上海	
张其相	清	不详			南汇	喉科
张乾佑	清	不详	健行	惕天	上海	妇科
张清湛	清	不详	见山		川沙	眼科、妇科
张日丰	清	不详	愚堂		南汇	
张荣新	清	不详	耕心		嘉定	
张石泉	清	不详			松江	外科
张士璧	清	不详	元一		上海	疡科、针灸
张士奇	清	不详	仲英	菊池	上海	
张士雄	清	不详	谷香		上海	
张世涵	清	不详	竹云		上海	
张世煜	清	不详	蔚云		上海	温病
张世臻	清	不详	晓云		上海	伤寒
张思伦	清	不详	叙堂	彝斋	上海	外科、内科
张思绾	清	不详	子绥		宝山	
张　涛	清	不详	紫澜		宝山	伤寒
张廷槐	清	不详			上海	
张同颉	清	不详	谞卿		宝山	
张文治	清	不详	静园		松江	
张锡类	清	不详	缘香		青浦	儿科
张孝庸	清	不详		平甫	上海	
张燮澂	清	不详	静溪		上海	外科
张尧时	清	不详			川沙	

（续表）

姓　名	年　代	生卒年	字	号	籍　贯	专　长
张一飞	清	不详			南汇	风疾
张以恺	清	不详	林茜		上海	
张翼天	清	不详			南汇	风疾
张永根	清	不详			松江	
张禹功	清	不详			川沙	
张玉衡	清	不详			宝山	
张裕生	清	不详			上海	
张元龙	清	不详	汉超		上海	
张云川	清	不详			川沙	眼科
张在王	清	不详			上海	妇科
张瞻源	清	不详			上海	痊科
张兆杰	清	不详	季英		上海	
张兆锡	清	不详	用之		嘉定	儿科
张振芑	清	不详			奉贤	
张中发	清	不详	自志		浙江钱塘	
张钟涛	清	不详	文澜		上海	
张仲奇	清	不详			嘉定	
张子香	清	不详			上海	儿科
赵观澜	清	不详	伯琴		嘉定	喉科、内科、外科
赵锦春	清	不详	开阳		嘉定	儿科
赵履绥	清	不详	月生		上海	
赵懋	清	不详	访庵		青浦	
赵时中	清	不详	熙甫		江苏武进	
赵锡禧	清	不详	晋卿		青浦	儿科

（续表）

姓 名	年 代	生卒年	字	号	籍 贯	专 长
赵学年	清	不详			嘉定	儿科
赵 曜	清	不详	光远		嘉定	儿科
赵易新	清	不详			上海	
赵元益	清	1840—1902	静涵	高斋	上海	翻译
赵增恪	清	不详	季皆		松江	
赵仲华	清	不详	蓉堂		上海	儿科
郑春回	清	不详	荆辉		华亭	喉科
郑 岗	清	不详			华亭	喉科
郑 娘	清	不详	星联		浙江归安（今属湖州）	
郑 溶	清	不详	庚谟、药圃		江苏昆山	妇科
周承烈	清	不详	苣江		南汇	
周拱斗	清	不详	杏泉		崇明	
周家琳	清	不详	阆垣		川沙	内科、外科
周闵氏	清	不详			川沙	眼科
周 南	清	不详	峻耒		崇明	
周士照	清	不详	乙黎		奉贤	
周 泰	清	不详	天锡		上海	外科
周泰圻	清	不详	宏镇		青浦	
周文焯	清	不详	俊臣		山东	
周尧载	清	不详			上海	内科、外科
周 易	清	不详			南汇	
周 瑛	清	不详	召亭		崇明	
周之谔	清	不详	介如		宝山	
周之桢	清	不详	元文	瑶岩	上海	

（续表）

姓 名	年 代	生卒年	字	号	籍 贯	专 长
周忠熺	清	不详	岘村		松江	
周子容	清	不详			川沙	眼科
朱宝全	清	不详	璞庵		奉贤	外科
朱葆纯	清	不详	竹村		松江	疡科
朱伯骧	清	不详	元逸		嘉定	
朱洞宾	清	不详	步云		上海	
朱范莲	清	不详			嘉定	
朱费元	清	不详	怀刚		青浦	疡科
朱 汉	清	不详	抱村		南汇	
朱鸿宝	清	不详	钧石	云帆	嘉定	外科
朱继昌	清	不详	慎思		宝山	
朱克家	清	不详	守愚		嘉定	疡科
朱孔慈	清	不详	志超		上海	
朱乐虞	清	不详	若愚		青浦	疡科
朱丽涛	清	不详	桂生	少村	嘉定	疡科
朱良玉	清	不详	昆岗		嘉定	
朱丕承	清	不详	丕承		上海	伤科
朱其懿	清	不详	叔彝		宝山	
朱 榕	清	不详			华亭	
朱若木	清	不详	春谷	定禅生	奉贤	针灸
朱升庭	清	不详	艺弟	悟余	上海	
朱士铨	清	不详	秉衡	厚斋	嘉定	伤寒、外科
朱世承	清	不详	德甫		南汇	
朱世溶	清	不详	若始		松江	

（续表）

姓 名	年 代	生卒年	字	号	籍 贯	专 长
朱 书	清	不详	拥予	湘城	上海	
朱廷采	清	不详	亮之		宝山	疡科
朱同焕	清	不详	明章		上海	
朱婉玉	清	不详			嘉定	疡科
朱锡嘏	清	不详			上海	痘科
朱杏林	清	不详	子正		嘉定	
朱以义	清	不详	武园		上海	
朱寅夏	清	不详	绳甫		青浦	
朱 裕	清	不详	冠千	芝村	嘉定	外科
朱源绪	清	不详	子山		川沙	
朱 治	清	不详	仲平		宝山	痘科
朱 柱	清	不详	沧一		嘉定	
诸廷钧	清	不详	丙南		上海	
诸修橞	清	不详	聘珍	息喧	上海	
祝国泰	清	不详		橘香	华亭	
祝 勤	清	不详	修来		崇明	
庄伯斋	清	不详			川沙	儿科
庄贵严	清	不详	月舟		川沙	儿科
庄桂年	清	不详			南汇	儿科
庄士英	清	不详	古三		奉贤	
庄天成	清	不详	显生		金山	
庄永祚	清	不详	天申		华亭	
邹大镕	清	不详		耕云	上海	
邹三峰	清	不详			陕西	疡科

备注：以上医家名录主要取自上海各区、县旧志及《上海卫生志》《上海中医药文化史》等。分朝代、按姓氏首拼字母顺序排列。

附二　上海近现代名医录（1843—2015）

附表2-1　卒于1955年以前的名医（按姓氏首拼字母排序）

姓　名	生卒年	籍　贯	名字号	专科特色、流派传承
包识生	1874?—1936?	福建上杭	名一虚,字德逮	伤寒学派
包天白	1902—1986	福建上杭	名贞浮	内科,
蔡香荪	1888—1943	江湾	名章,字耀璋	妇科,蔡氏妇科
蔡小香	1863—1912	江湾	名钟峻,号轶侯	妇科,蔡氏妇科
蔡兆芝	1826—1898	江湾	号砚香	妇科,蔡氏妇科
蔡钟凤	清末至民国	宝山		
曹伯守	1890—1933	奉贤		内科、外科
曹贵孚	1875—1946	奉贤	字维中	
曹桂馥	1896—1966	奉贤	字孝廉	外科、眼科
曹桂勋	1883—1946	奉贤	字孝慈	伤科
曹品泉	1866—1939	奉贤		
曹惕寅	1881—1969	安徽歙县	字契敬	内科
曹　炜	清末至民国	上海		
曹蔚若	1870—1925	奉贤	字心慈	内科
曹文友	1907—1937	奉贤		
曹颖甫	1866—1937	江苏江阴	名家达,号鹏南	内科,伤寒学派
曹仲衡	1897—1990	川沙	字讳蓁	内外妇儿喉科,孟河丁派
查贡甫	1859—1928	松江	字凤冈	
巢崇山	1843—1909	江苏武进	名峻	内科、外科,孟河巢派
巢凤初	清末民国初年	江苏武进		内科、外科,孟河巢派
巢雨春	1904—1971	江苏武进		
陈伯贤	1886—1931	松江		

（续表）

姓　名	生卒年	籍　贯	名字号	专科特色、流派传承
陈存仁	1908—1990	上海	原名承沅	孟河丁派
陈大年	1900—1975	浙江海盐		妇科
陈道隆	1903—1973	浙江杭州	字芝宇	内科、妇科
陈家秋	1898—1981	青浦		内科、针灸,青浦陈氏
陈菊生	清末至民国	松江		内科
陈怜时	1882—1952	青浦		喉科、外科
陈莲舫	1839—1916	青浦	名秉钧	内科,青浦陈氏
陈莲生	1861—1939	奉贤		
陈盘根	1897—1976	浙江海盐		妇科
陈启人	1898—1988	嘉定		妇科
陈廷诰	清末至民国	上海	字履墀	伤寒
陈无咎	1883—1948	浙江义乌	原名易简,字茂弘	内科、妇科
陈晓峰	1858—1921	松江		针灸
陈筱宝	1873—1938	浙江海盐	字丽生	妇科
陈雪生	1865—1934	川沙	字昌言,号燮生	疡科、喉科
陈耀堂	1897—1980	江苏武进	名炯	内科,气功养生,孟河丁派
陈玉麟	1911—1948	松江		伤科
程门雪	1902—1972	江西婺源	名振辉,号壶公	内科、妇科,孟河丁派
储乃昌	1906—1958	川沙	名平	温病学派,内科、妇科
戴云龙	1887—1959	奉贤		内科、妇科
单养和	1890—1971	江苏武进		儿科（单氏小儿推拿）
邓邦安	清末至民国	江苏南京	字伯兴	
狄伯君	1871—1940	奉贤		妇科
刁步忠	？—1907	崇明	字惠三	喉科,刁氏喉科

（续表）

姓 名	生卒年	籍 贯	名字号	专科特色、流派传承
刁谦伯	1878—1947	奉贤		儿科
刁质明	生卒年不详	崇明	字守愚	喉科,刁氏喉科
丁凤山	1843—1916	江苏邗江	原名丁永春	推拿,一指禅推拿
丁福保	1874—1952	江苏无锡	字仲祐,号畴居士	中西医汇通
丁甘仁	1865—1926	江苏武进	名泽周	内科、外科、喉科、疫病,孟河丁派
丁涵人	1901—?	上海		内科,孟河丁派
丁济民	1912—1979	江苏武进		内科
丁济万	1903—1963	江苏武进	名秉臣,又名兰荪	内外喉科,孟河丁派
丁树山	1886—1931	江苏邗江		推拿,一指禅推拿
丁仲英	1886—1978	上海	字元彦	内科,孟河丁派
范春如	1906—1985	崇明	名煦	内科
范梅坡	1864—1929	奉贤	字希纯	外科
范锡龄	1893—1962	奉贤		眼科、外科
方公溥	1889—1948	广东潮州	号玄慎子	内科、儿科、气功养生
方行维	1886—1964	福建闽侯	又名兆景	内科,中西医汇通
方慎庵	1893—1960	安徽合肥		针灸
方慎盦	1893—1962	安徽合肥	名墉	针灸,方氏针灸
费访壶	1859—?	江苏吴县	名镛	内科
费绳甫	1851—1913	江苏武进	字承祖	内科,孟河费派
费赞臣	1901—1981	江苏武进	字守诚,又名经权	内科,孟河费派
费子彬	1890—1981	江苏武进	字保彦	内科,孟河费派
高妙英	清末至民国	松江		蛇伤
顾伯华	1916—1993	上海		伤科
顾大纲	清末至民国	上海	字宾谷	

（续表）

姓　名	生卒年	籍　贯	名字号	专科特色、流派传承
顾观光	1799—1862	金山	字宾王，号尚之	
顾兰荪	1829—1902	川沙	名瑞堂，号毓秀	喉科、顾氏喉科
顾绍铭	清末至民国	川沙		内科、妇科
顾渭川	1885—1966	浙江嘉善	字梦熊，号渭庐	内科、外科、妇科、儿科、针灸，孟河费派
顾小心	1874—1935	川沙	字舜庆	
顾筱岩	1892—1968	上海浦东	名鸿贤	顾氏外科
顾　言	清末至民国	上海	字丹泉	
顾益深	1901—1953	金山		喉科、蛇伤
顾雨时	1903—1983	宝山	字沛然	内科，中西医汇通
郭柏良	1884—1967	江苏江阴	别名郭纶	内科、疫病
韩半池	1856—1929	松江	号文衡	温病
韩哲仙	1911—1993	上海		内科，孟河丁派
何昌畴	1803—1859	青浦	字宝陇，号新番	
何昌福	1802—1858	青浦	字平子，号泉卿	
何昌焕	1824—1896	青浦	字鼎甫，号蔚如	
何昌霖	1828—1867	青浦	字本之，号石根	
何昌龄	1810—1863	青浦	字端叔，号厚斋	
何昌期	不详	青浦	字宝瑜，号达孚	
何昌圻	1835—1890	青浦	字季平，号寄瓶	
何昌燧	1839—1875	青浦	号嵩玉	
何昌犀	1816—1855	青浦	字六芳，号子丹	
何昌铃	1832—1904	青浦	字斌华，号叔游	
何昌梓	1827—1880	青浦	字辛木，号伯颖、伯行	
何诚复	1855—1902	青浦	字稼生，号端夫	

（续表）

姓 名	生卒年	籍 贯	名字号	专科特色、流派传承
何诚履	1860—1905	青浦	字安孙，号考祥	
何诚豫	1863—1893	青浦	字桐孙，号明夫	
何承泮	1906—?	青浦	字宝衡	
何承耀	1889—?	青浦	字补榆，号老圃	
何光藻	1822—1849	青浦	字承伯，号景门	
何红书	1880—1918	青浦	字嘉生，号南屏	
何鸿舫	1821—1889	青浦	名长治，字补之	
何绩书	1872—1918	青浦	字裴士，号八子、稚白	
何坤书	1869—1926	青浦	字子谷，号艮夫、子愚	
何履亨	1839—1881	青浦	字九思，号玖诗	
何乃庚	1851—1909	青浦	字辛伯	
何其峻	1821—1881	青浦	字俊人，号肖岩	
何其瑞	?—1853	青浦	字玉符，号希白	
何三珠	1800—1844	青浦	字懋政，号砚圃	
何锡勋	1887—1926	青浦	字钟奇，号子祥	
何元庐	1841—1884	青浦	字玉壶，号式如	
何云亨	1837—1872	青浦	字眉寿，号八愚	
何振基	1853—1908	青浦	字季雅，号鲁廷	
何振实	1844—1917	青浦	字诚中，号右韩、又安	
何振宇	1842—1895	青浦	字孟诚，号若虚、虚白	
贺芸生	1901—1973	江苏丹阳	原名桧芬，号获浔	内科、外科，孟河丁派
胡秉超	1909—1990	浦东	字铭基	浦东胡氏妇科
胡鸿舫	1883—1939	川沙		
胡菊堂	生卒不详，清末人	浙江慈溪		妇科，慈溪胡氏妇科

（续表）

姓　名	生卒年	籍　贯	名字号	专科特色、流派传承
胡溱魁	1911—1972	浦东		浦东胡氏妇科
胡少堂	1892—1947	上海		妇科，慈溪胡氏妇科
黄宝忠	1889—1968	川沙		外科
黄楚九	1872—1931	浙江余姚	名承乾	眼科
黄鸿舫	1879—1945	江苏无锡	字伊莘，号耕生	针灸科
黄肯堂	1870—？	松江		
黄诵先	1892—1947	松江		
黄通理	清末至民国	宝山	字菊泉	
黄文东	1902—1981	江苏吴江	字蔚春	内科，孟河丁派
姜春华	1908—1992	江苏南通	字秋实	内科，中西医汇通
蒋梅春	1902—1980	青浦		内科、伤寒
蒋维乔	1873—1958	江苏武进	字竹庄，别号因是子	气功养生
蒋文芳	1898—1961	江苏武进	字馥如	内科、妇科，蒋氏世医
金百川	1857—1931	浙江绍兴	名学海	内科
金国栋	清末至民国	崇明	号协堂	
金介人	1851—1914	奉贤		
金寿山	1912—1983	浙江绍兴		伤寒、温病
金永祺	清末至民国	江苏吴县	字显扬	
金友竹	1853—1921	松江		
邝安堃	1902—1992	广东台山（出生于广东番禺）		中西医结合
雷引之	1877—1933	金山	字应运，号观云山人	内科、外科
李培卿	1865—1947	嘉定	字怀德	针灸
李平书	1854—1927	上海宝山	原名安曾，号瑟斋，且顽	中医世家
李显常	清末至民国	上海	字镜海	

（续表）

姓 名	生卒年	籍 贯	名字号	专科特色、流派传承
林墨园	1900—1974	浙江平湖	字富根	肛肠科，林氏痔科
凌履之	1843—1920	浙江湖州	号鹏飞	内科、妇科
凌梦夔	1893—1972	青浦	名大荃，字耀奎	内科杂症
凌禹声	1869—1944	青浦	字鉴冰	内科、针灸，归安凌氏
刘伯贤	1883—1923	松江		外科
刘鹤一	1901—1976	江苏武进	号仁祚	内科，伤寒学派
刘梅春	1881—1966	金山		臌胀
刘民权	1897—1960	成都		内科
刘民叔	1897—1960	四川成都	名复	内科、肿瘤专科
刘树农	1895—1985	江苏淮安		内科、儿科、痘科
陆葆真	1897—1949	崇明	名纯元	内科、外科、妇科、喉科、中药
陆鹤林	1893—1977	松江		疡科
陆懋修	1818—1886	江苏苏州	字九芝	伤寒学派
陆南山	1904—1988	浙江鄞县		眼科
陆清洁	1910—1958	青浦		内科
陆士谔	1878—1944	青浦	名守先，字云翔	内科
陆瘦燕	1909—1969	江苏昆山		针灸，陆氏针灸
陆廷珍	清道光	崇明	字子贤	内科，温病学派
陆渊雷	1894—1955	川沙	名彭年	内科，中西医汇通
陆仲安	1882—1949	北京		内科
骆干臣	清末至民国	松江		
骆绿洲	清末至民国	松江		
骆润卿	清末至民国	松江		
骆肖庭	1854—1923	松江		妇科

（续表）

姓　名	生卒年	籍　贯	名字号	专科特色、流派传承
马力行	1897—1966	青浦		喉科、推拿，马氏喉科
马万龙	1903—1969	山东济宁		推拿，少林内功推拿
马云亭	清末至民国	上海	字杏生	
毛祥麟	1812—?	上海	字瑞文，号对山	内科
倪心元	清末至民国	上海		
聂友樵	清末至民国	上海		
聂毓芳	1898—1945	松江		
潘澄濂	1910—1993	浙江温州		内科，孟河丁派
潘锡魁	清末至民国	宝山	字寿祺	
庞　钰	1896—1959	浦东	字容如	妇科，庞氏妇科
浦凤鸣	1845—1908	川沙		
戚子耀	1889—1968	江苏武进		推拿
钱福卿	1883—1967	江苏扬州	一名钱焘	推拿，一指禅推拿
钱家祥	1898—1982	崇明		疡科
钱　钧	1880—1924	江苏常州人		儿科，钱氏儿科
钱庠元	1861—?	浙江慈溪	名立缙	中药
钱选青	1911—1986	江苏无锡		内科、妇科
秦伯未	1901—1970	上海	原名之济，号谦斋	内科杂症，孟河丁派
秦上谷	1896—1979	川沙		秦氏伤科
茹十眉	1908—1989	广东东莞		中西汇通派
沈敦和	1866—1920	浙江宁波	字仲礼	
沈建侯	近现代人	上海大场		妇科，沈氏妇科
沈晋堂	1821—1902	奉贤	字登鳌	
沈六吉	1901—1987	嘉定	又名承谦	内科、外科，中西医汇通

（续表）

姓　名	生卒年	籍　贯	名字号	专科特色、流派传承
沈履之	清末	上海		妇科，沈氏妇科
沈慕泉	清末	上海		妇科，沈氏妇科
沈廷奎	清末至民国	上海	字庚梅	
沈祖昌	1910—1977	崇明		外科
盛心如	1897—1954	江苏武进	字守恩	内科
施鼎元	1901—1974	崇明		内科、外科、妇科、儿科、喉科
施文德	1909—1989	崇明		内科
施问樵	1885—1945	松江		
石晓山	1859—1928	江苏无锡		伤科，石氏伤科
石筱山	1904—1964	江苏无锡	原名瑞昌，字熙侯	伤科，石氏伤科
石幼山	1910—1981	江苏无锡	原名瑞洵，字熙伯	伤科，石氏伤科
时逸人	1896—1966	江苏无锡		温病，中西医汇通
宋大仁	1908—1985	广东中山	原名泽，别号医林怪杰、海煦	内科，孟河丁派
宋光祯	近现代人	浙江宁波		妇科，宋氏妇科
宋庆祺	1896—1963	奉贤		外科
孙兰生	1879—1958	奉贤	号文川	伤科、外科、喉科
孙铁崖	清末至民国	松江		伤科、推拿
孙禹廷	1871—1941	松江	号登俊	伤科、外科
孙月朋	1803—1860	南汇	字瞻云	
唐吉父	1903—1986	浙江湖州	字橘庐，号吉甫	妇科、内科
唐亮臣	1894—1965	南汇		眼科，中西医汇通
唐秋塘	清末至民国	奉贤		针灸
唐锡瑞	清末至民国	上海	字子衡	
唐月楼	1873—1948	奉贤	字九如	疯科

（续表）

姓　名	生卒年	籍　贯	名字号	专科特色、流派传承
陶书琴	清末至民国	松江		
佟忠义	1878—1963	河北沧州	字良臣	针灸推拿科,佟氏伤科
童少伯	1906—1987	江苏溧阳	字德渊	内科,孟河丁派
汪莲石	1848—1935？	江西婺源	字严昌,号弃叟	伤寒学派（新安医学）
汪祖堃	清末至民国	浙江吴兴	字启绥	
王季春	1904—1977	嘉定		喉科、内科、外科
王寄尘	1883—1966	奉贤		眼科
王芹生	1875—1926	川沙		妇科
王实颖	清道光	松江	字西成	妇科、儿科
王士雄	1808—1868	浙江海宁	字孟英	温病学派
王松山	1870—1962	江苏扬州		推拿,一指禅推拿
王松山	1912—1991	江苏昆山		内科、儿科
王慰伯	1894—1948	江苏昆山	名兆珍,字涤凡,一字伟伯	伤寒、温病
王显夫	1891—1976	崇明	名达,字澹盦	内科、妇科
王一仁	1898—1971	浙江新安	原名晋第,又名依仁	内科,孟河丁派
王以德	1897—1984	江苏镇江	字佩仁	丁氏内科
王玉润	1919—1991	上海		儿科
王仲奇	1881—1945	安徽歙县	名金杰,号懒翁	内科杂病
王子平	1881—1973	河北沧州	字永安	伤科,王氏伤科
卫蓉塘	1815—1880	奉贤		
魏指薪	1896—1984	山东曹县	又名从修	伤科,魏氏伤科
吴果超	1885—？	松江		儿科、妇科
吴涵秋	1900—1979	浙江鄞县	又名朝绅,字增荣	伤寒学派,内科
吴克潜	1898—1991	浙江海宁		内科

（续表）

姓 名	生卒年	籍 贯	名字号	专科特色、流派传承
吴桐坤	1856—1915	奉贤	字苑卿	
吴翼卿	1906—1948	松江	字守梅	外科
吴振家	清末至民国	松江		外科
奚伯初	1904—1979	江苏无锡	字绍祖	儿科,武进奚氏儿科
夏霭人	1880—不详	松江		外科
夏理彬	1905—1973	上海	号秉琦	内科、温病、杂病,夏氏内科
夏墨农	1892—1950	浙江德清	字和庄	夏氏外科
夏应堂	1871—1936	江苏江都	名绍庭	夏氏内科
夏仲方	1895—1968	松江	名琦	经方派,内科
向众苏	1906—1989	江苏镇江		针灸
项学明	清末至民国	松江		
萧汉江	1894—1965	嘉定	字朝宗,号盲翁	外科
萧秋山	1865—1943	松江		
谢利恒	1880—1950	江苏武进	名观	内科、养生,中西汇通派
谢梅英	1867—1938	奉贤		产科
徐福民	1911—1995	江苏吴县		内科,孟河费派
徐光照	1918—1973	川沙	字全福	内科、儿科
徐剑寒	1891—1950	松江	字宗尧	伤科
徐丽洲	1892—1962	川沙		儿科,徐氏儿科
徐藕芳	清末至民国	松江		儿科
徐璞山	1835—1910	松江		
徐相任	1881—1959	江苏吴县	名尚志	内科、疫病,孟河费派
徐小圃	1887—1959	宝山	名放	儿科,徐氏儿科
徐有堂	1901—1987	崇明		内科

（续表）

姓　名	生卒年	籍　贯	名字号	专科特色、流派传承
徐仲才	1911—1991	上海		儿科、内科，徐氏儿科
徐作民	1882—1947	奉贤	字成章	
许半龙	1898—1939	江苏吴江	字盥孚	外科
许裁甫	1901—1963	浙江嘉善		外科
许巨川	清末至民国	青浦		伤寒
薛　蕃	1867—1937	江苏江阴	字文元	
薛文元	1866—1937	江苏江阴	名蕃	内科、妇科
薛逸山	1865—1952	江苏武进		孟河费派
严苍山	1898—1968	浙江宁海	名云	孟河丁派，内科、疫病
严二陵	1901—1981	江苏吴县		内科、疫病
严兆楞	清末至民国	上海	字淡人	
杨俊才	1904—1983	川沙		
杨守仁	1898—1975	崇明		内科、外科、妇科、儿科，中西医汇通
杨轶千	1901—1971	青浦		内科、妇科
杨永璇	1901—1981	南汇	字静斋	杨氏针灸
杨志一	1905—1966	江西吉安	字佩贤	妇科，孟河丁派
姚国鑫	1903—1987	浙江海宁		内科、妇科、疫病
姚和清	1886—1972	浙江宁波	字仁航，号承志	眼科，姚氏眼科
姚水一	1863—1908	松江	字昌浚	
叶劲秋	1900—1955	浙江嘉善	字秋渔	仲景学说、药物、针灸
叶熙春	1881—1968	浙江杭州	名其蓁，字倚春	内科、妇科
叶漳深	1898—1972	上海		内科、妇科
殷受田	1881—1932	江苏吴县	字锡璋	儿科
殷震贤	1890—1961	江苏昆山	字邦泉	伤科，殷氏伤科

（续表）

姓　名	生卒年	籍　贯	名字号	专科特色、流派传承
于梅芳	1899—1943	奉贤		眼科
于荣昌	清末至民国	奉贤		眼科
于寿昌	1900—1944	上海奉贤		眼科，于氏眼科
于雪斋	1871—1930	奉贤		眼科
余伯陶	1872—1944	嘉定	字德埙，号素庵	内科
余继鸿	1878—?	江苏宜兴	字振元	内科，孟河丁派
余无言	1900—1963	江苏阜宁	原名余愚，字择明	内科
余子贞	1896—1991	广东		内科、外科、伤科
俞同芳	1898—1969	江苏江阴	又名玉芷	中西结合
虞佐唐	1885—1970	浙江鄞县	字昌肇	妇科，宋氏妇科
恽铁樵	1879—1935	江苏武进	名树珏，号冷风	儿科，中西医汇通
张伯熙	1880—1949	江苏武进	字祖咏	内科、外科、喉科
张伯臾	1901—1987	川沙	别名湘涛	内科，孟河丁派
张德运	1897—1968	浙江镇海	又名先廷	内科、针灸、气功
张古农	1881—1955	龙华	名汝本	张氏内科
张矫臣	1900—1963	嘉定		中药、妇科
张近三	1901—1978	松江	又名宾贤，号孝萱	内科、外科，夏氏内科
张梅舫	1878—1962	川沙		外科
张鸣皋	清末至民国	松江		外科
张鸣岐	1906—1986	松江		外科
张汝南	清末至民国	上海	字衡山	
张汝伟	1894—1966	江苏常熟	名谔	内科、妇科、喉科
张山雷	1873—1934	嘉定	字寿颐	
张世镳	1855—1925	上海	字君相，号骧云	伤寒

（续表）

姓　名	生卒年	籍　贯	名字号	专科特色、流派传承
张寿颐	1873—1934	嘉定	字山雷	内科、外科、妇科、儿科,中西医汇通
张颂九	1896—1947	松江		儿科
张蔚孙	1895—1948	龙华	名庆钊	张氏内科
张蔚云	1850—1881	龙华	名世煜	张氏内科
张骧孙	1902—1956	龙华	字祝三	张氏内科
张骧云	1855—1925	龙华	名世镳,字君相	内科,张氏内科
张晓云	1845—1890	龙华	名世臻	张氏内科
张耀卿	1907—1973	上海		内科、妇科、儿科,孟河丁派
张又苌	1871—1913	松江	字绍贤	
张玉书	1822—1867	龙华	名麟祥	张氏内科
张裕生	1832—1889	龙华	名麟禧	张氏内科
张赞臣	1904—1993	江苏武进	名继勋,号壶叟	外科、喉科
张志方	1896—1995	嘉定		内科、妇科
张竹云	1847—1884	龙华	名世涵	张氏内科
章次公	1903—1959	江苏镇江	名成之,号之庵	中西医汇通,孟河丁派
章巨膺	1899—1972	江苏江阴	又名寿栋	伤寒、温病
章志方	1897—1942	江苏无锡		疡科
郑友仁	1910—1964	江苏太仓		妇科
政颂文	1898—1966	江苏太仓		外科
周小农	1876—1942	江苏无锡	名镇,字伯华	内科
周雪樵	？—1910	江苏常州		
朱成璈	清末至民国	嘉定	字阆仙	外科
朱春霆	1906—1990	嘉定	字维震	推拿,一指禅
朱鼎承	清末至民国	上海	字理卿	

（续表）

姓　名	生卒年	籍　贯	名字号	专科特色、流派传承
朱鹤皋	1903—1995	江苏南通		朱氏妇科
朱理卿	清末至民国	闵行		
朱南山	1871—1938	江苏南通	名松庆	朱氏妇科
朱少斋	1832—1913	奉贤		内科
朱天如	1885—1964	嘉定	名维仁，号乐群	内科、外科、妇科、喉科
朱小南	1901—1974	江苏南通		朱氏妇科
朱振声	1843—1930	南汇	字醴泉，号启源子	内科、疫症
朱仲云	1893—1948	江湾		喉科，朱氏喉科
朱子云	1891—1945	江湾		喉科，朱氏喉科
诸步阶	清末至民国	上海	字步阶	
祝怀萱	1901—1963	浙江海宁	又名绍钧、为先	内科、妇科、血吸虫病
祝味菊	1884—1951	浙江绍兴	名积德，号傲霜轩主	内科，伤寒学派、中西医汇通

注：以上入选标准为出生于上海或在上海有明显医事活动记载，卒于1995年以前的名医。

附表2-2　第一批"上海市名中医"名录（按出生年排列）

姓　名	生卒年	籍　贯	专科特色	单　　位
董廷瑶	1903—2002	浙江鄞县	儿科	上海市中医文献馆
陈苏生	1909—1999	江苏武进	内科	上海市中医文献馆
闻茂康	1911—1996	浙江慈溪	痔科	上海中医药大学附属岳阳中西医结合医院
沈仲理	1912—2008	浙江慈溪	妇科	上海中医药大学附属岳阳中西医结合医院
王文济	1914—1998	金山	内科	金山县中医医院
丁季峰	1914—1998	江苏扬州	推拿	上海中医药大学附属岳阳中西医结合医院
乔仰先	1914—2004	江苏建湖	内科	华东医院
裘沛然	1916—2010	浙江慈溪	内科	上海中医药大学

（续表）

姓　名	生卒年	籍　贯	专科特色	单　位
施维智	1917—1998	江苏海门	内科	上海市香山中医医院
钱伯文	1917—2015	江苏无锡	中医肿瘤	上海中医药大学
金明渊	1917—	上海	内科	上海交通大学附属第六人民医院
夏少农	1918—1998	浙江德清	外科	上海中医药大学附属曙光医院
史济柱	1918—	浙江余姚	中医内外科	上海市北站医院
庞泮池	1919—1999	浦东三林	妇科	上海中医药大学附属曙光医院
何承志	1919—	青浦	内科	青浦县中医医院
徐蔚霖	1919—	江苏吴县	儿科	上海市儿童医院
颜德馨	1920—	江苏丹阳	内科	同济大学附属第十人民医院
朱瑞群	1920—	江苏吴县	儿科	上海中医药大学附属曙光医院
姚培发	1921—1999	浙江余姚	内科	上海中医药大学附属龙华医院
姚芳蔚	1921—2004	浙江宁波	眼科	上海市眼病防治中心
朱南孙	1921—	江苏南通	妇科	上海中医药大学附属岳阳中西医结合医院
陈之才	1922—	嘉定	内科	上海市天山中医医院
张镜人	1923—2009	上海	内科	上海交通大学附属第一人民医院
奚九一	1923—	江苏无锡	中西医结合	上海市中西医结合医院
蔡小荪	1923—	上海	妇科	上海交通大学附属第一人民医院
胡建华	1924—2005	浙江鄞县	内科	上海中医药大学附属龙华医院
李国衡	1924—2005	江苏扬州	骨伤科	上海交通大学医学院附属瑞金医院
秦亮甫	1924—	江苏武进	针灸	上海交通大学医学院附属仁济医院
杨依方	1924—	南汇	针灸	南汇县光明中医医院
王大增	1924—	浙江鄞县	妇科	上海中医药大学附属龙华医院
邵长荣	1925—2013	浙江慈溪	内科（呼吸）	上海中医药大学附属龙华医院
李超荆	1926—	不详	妇科	复旦大学附属妇产科医院

（续表）

姓　名	生卒年	籍　贯	专科特色	单　位
王翘楚	1927—	不详	内科	上海中医药大学附属市中医医院
沈自尹	1928—	浙江镇海	中西医结合	复旦大学附属华山医院
叶景华	1929—	上海	内科	上海市第七人民医院
张云鹏	1930—	江苏启东	内科	上海市中医文献馆
于尔辛	1931—	江苏无锡	中西医结合（肿瘤）	复旦大学附属妇产科医院
石仰山	1933—2015	江苏无锡	骨伤	上海市黄浦区中医医院
俞　瑾	1933—	江苏苏州	妇科	复旦大学附属妇产科医院
刘嘉湘	1934—	福建福州	内科（肿瘤）	上海中医药大学附属龙华医院
陆德铭	1935—	浙江平湖	中医外科（乳腺）	上海中医药大学
彭培初	1936—	上海	内科	上海市第四人民医院
柏连松	1936—	上海	外科（肛肠）	上海中医药大学附属曙光医院
张　天	1936—	浙江慈溪	内科	上海中医药大学附属岳阳中西医结合医院
施　杞	1937—	江苏	中医骨伤	上海中医药大学
陈汉平	1937—	福建闽侯	针灸	上海市针灸经络研究所
许帼光	1938—	浙江湖州	针灸	上海交通大学附属第六人民医院
唐汉钧	1938—	上海	外科	上海中医药大学附属龙华医院
蔡　淦	1938—	上海	内科（脾胃）	上海中医药大学附属曙光医院
夏　翔	1938—	上海	内科	上海交通大学医学院附属瑞金医院
顾乃强	1938—	上海	外科	上海市天山中医医院
陈湘君	1939—	浙江杭州	内科	上海中医药大学附属龙华医院
朱培庭	1939—	上海	中西医结合（肝胆外科）	上海中医药大学附属龙华医院
王　左	1939—	上海	内科	上海中医药大学附属曙光医院
严世芸	1940—	浙江宁海	内科	上海中医药大学
王灵台	1940—	浙江鄞县	内科（肝病）	上海中医药大学附属曙光医院
石印玉	1942—	江苏无锡	骨伤	上海中医药大学附属曙光医院

附表2-3 第二批"上海市名中医"名录（按出生年排列）

姓 名	生卒年	籍 贯	专科特色	单 位
王辉萍	1930—	上海	妇科	上海市浦东新区中医医院
秦万章	1931—	江苏高邮	中西医结合（皮肤）	复旦大学附属中山医院
李庚和	1936—	山东济南	内科	上海市中西医结合医院
邹菊生	1937—	浙江海盐	眼科	上海中医药大学附属龙华医院
曹玲仙	1937—	上海南汇	妇科	复旦大学附属妇产科医院
沈丕安	1937—	江苏吴江	内科	上海中医药大学附属市中医医院
马绍尧	1937—	安徽淮南	外科（皮肤）	上海中医药大学附属龙华医院
杨炳初	1938—	江苏无锡	内科	上海交通大学附属第六人民医院
陈以平	1938—	福建	内科	上海中医药大学附属龙华医院
马贵同	1938—	江苏海安	内科	上海中医药大学附属龙华医院
郑平东	1939—	福建福州	内科	上海中医药大学附属曙光医院
吴银根	1940—	上海	内科	上海中医药大学附属龙华医院
张重华	1940—	浙江绍兴	耳鼻喉	复旦大学附属眼耳鼻喉科医院
何立人	1942—	江苏仪征	内科	上海中医药大学附属岳阳中西医结合医院
王庆其	1944—	上海	内科	上海中医药大学
赵国定	1944—	河南	内科	上海市黄浦区中心医院
徐敏华	1944—	上海	内、妇科	上海市第二人民医院
陆金根	1947—	南汇	外科（肛肠）	上海中医药大学附属龙华医院
王文健	1947—	江苏无锡	中西医结合	复旦大学附属华山医院
凌昌全	1957—	安徽安庆	中西医结合	第二军医大学附属长海医院

附表2-4 第三批"上海市名中医"名录(按出生年排列)

姓 名	生卒年	籍 贯	专科特色	单 位
朱松毅	1918—	江苏江阴	外科	上海中医药大学附属市中医医院
凌耀星	1919—	浙江湖州	内科	上海中医药大学
程家正	1927—	浙江吴兴	儿科	上海中医药大学附属曙光医院
黄吉赓	1929—	江苏南通	内科(呼吸)	上海中医药大学附属曙光医院
李 鼎	1929—	浙江永康	针灸	上海中医药大学
曹仁发	1931—	浙江宁波	推拿	上海中医药大学附属岳阳中西医结合医院
吴正翔	1932—2011	浙江衢州	内科	上海中医药大学附属曙光医院
严君白	1932—	浙江平湖	针灸	上海交通大学附属第一人民医院
丁学屏	1935—	浙江余姚	内科	上海中医药大学附属曙光医院
蒲蕴星	1935—	上海	针灸	上海中医药大学附属岳阳中西医结合医院
王育群	1936—	山东青岛	内科	上海中医药大学附属龙华医院
唐为勇	1936—	江苏	儿科	上海中医药大学附属曙光医院
黄振翘	1936—	江苏吴江	内科(血液)	上海中医药大学附属岳阳中西医结合医院
王霞芳	1937—	上海	儿科	上海中医药大学附属市中医医院
邱佳信	1937—	上海	内科	上海中医药大学附属龙华医院
姚乃中	1937—	南汇	内科(血液)	上海中医药大学附属龙华医院
周智恒	1938—	江苏高邮	内科	上海中医药大学附属龙华医院
乐秀珍	1939—	浙江镇海	妇科	上海中医药大学
费兆馥	1939—	上海	内科	上海中医药大学
林水淼	1941—	上海	内科	上海中医药大学
严隽陶	1942—	上海	推拿	上海中医药大学附属岳阳中西医结合医院
颜乾麟	1945—	江苏丹阳	内科	同济大学附属第十人民医院
徐振晔	1947—	上海崇明	内科	上海中医药大学附属龙华医院
东贵荣	1950—	黑龙江	针灸	上海中医药大学附属岳阳中西医结合医院

（续表）

姓　名	生卒年	籍　贯	专科特色	单　位
范忠泽	1950—	北京	内科	上海中医药大学附属普陀医院
刘鲁明	1951—		中西医结合	复旦大学附属肿瘤医院
陈建杰	1952—	广东番禺	内科	上海中医药大学附属曙光医院
谢建群	1953—2015	浙江余姚	内科	上海中医药大学
刘　平	1953—	江苏连云港	内科	上海中医药大学
吴焕淦	1956—	浙江仙居	针灸	上海中医药大学附属岳阳中西医结合医院
蔡定芳	1956—	浙江温州	中西医结合	复旦大学附属中山医院

附三　海派中医主要流派一览[1-3]

序号	流派名称	起始年代	创始人	流派主要所属科别	传承代数	代表性人物	备　注
1	何氏内科流派	南宋	何彦猷	内科	29代	何书田、何鸿舫、何时希、何承志等	竿山何氏中医流派▲为何氏内科流派一支。传承800余年
2	陈氏内科流派	不详	不详	内科	22代	陈莲舫、陈家秋等	青浦朱家角
3	沈氏妇科流派	不详	不详	妇科	19代	沈梦塘、沈履之等	大场枸橘篱
4	费氏内科流派	明代正德年间	费尚有	内科	14代	费绳甫、徐相任、费子彬、费赞臣等	
5	张氏内科流派	明代末期	张元鼎	内科	14代	张骧云、张龙孙、张志雄、张镜人、张伯讷等	龙华张氏内科已传承360余年
6	宋氏妇科流派	不详	不详	妇科	10余代	宋光祯等	

1　上海市中医文献馆,上海中医药大学医史博物馆.海派中医学术流派精粹［M］.上海：上海交通大学出版社,2008.
2　健康家庭编辑部.海派中医今安在（上）［J］.健康家庭,2013（9）：21-35.
3　健康家庭编辑部.海派中医今安在（下）［J］.健康家庭,2013（10）：21-35.

（续表）

序号	流派名称	起始年代	创始人	流派主要所属科别	传承代数	代表性人物	备 注
7	王氏妇科流派	不详	不详	妇科	9代	王芹生等	
8	陆氏伤科流派	明末清初	陆士逵	伤科	8代	陆云响等	▲
9	钱氏儿科流派	清初	钱清时	儿科	不详	钱今阳等	
10	于氏眼科流派	清代乾隆年间	于凤山	眼科	9代	于凤山、于寿昌等	奉贤
11	蔡氏妇科流派	清代乾隆年间	蔡杏农	妇科	8代	蔡小香、蔡香荪等	※
12	王氏内科流派	清代嘉道年间	王学健	内科	5代	王仲奇、王任之、王乐匋等	
13	夏氏外科流派	约清代末期	夏松泉	外科	6代	夏墨农、夏少农等	※
14	石氏伤科流派	清光绪年间	石兰亭	伤科	5代	石筱山等	※
15	林氏痔科流派	约清代咸丰年间	不详	痔科	5代	林墨园等	
16	殷—闵氏伤科流派	18世纪末，19世纪初	殷企范	伤科	4代	殷震贤等	
17	董氏儿科流派	清代	董云岩	儿科	5代	董廷瑶等	※
18	徐氏儿科流派	清代	徐锦堂	儿科	3代	徐小圃、徐仲才、王玉润、朱瑞群等	※
19	刁氏喉科	清代末年	刁步忠	喉科	3代	刁步忠、刁质明等	
20	顾氏喉科流派	约19世纪末	顾兰荪	喉科	5代	顾兰荪等	
21	胡氏妇科流派	约19世纪末	胡菊堂	妇科	4代	胡菊堂、胡少堂等	
22	顾氏外科流派	约19世纪末	顾云岩	外科	4代	顾筱岩、顾伯华等	※
23	丁氏内科流派	约19世纪末，20世纪初	丁甘仁	内科	4代	丁甘仁、丁仲英、丁济万、程门雪、黄文东、张伯臾、严苍山、裘沛然等	※
24	夏氏内科流派	约19世纪末，20世纪初	夏应堂	内科	4代	夏应堂、夏理彬、张近三、夏德馨等	
25	朱氏妇科流派	约19世纪末，20世纪初	朱南山	妇科	4代	朱南山、朱小南等	※
26	陈氏妇科流派	约19世纪末，20世纪初	陈筱宝	妇科	4代	陈筱宝、陈盘根、陈大年等	▲

（续表）

序号	流派名称	起始年代	创始人	流派主要所属科别	传承代数	代表性人物	备注
27	陆氏针灸流派	约19世纪末，20世纪初	李培卿	针灸	3代	陆瘦燕等	※
28	范氏眼科流派	约19世纪末，20世纪初	范香孙	眼科	3代	范新孚等	▲
29	朱氏喉科流派	约19世纪末，20世纪初	朱宝卿	喉科	3代	朱子云、朱仲云等	
30	丁氏推拿流派	约20世纪初	丁凤山	推拿	5代	丁凤山、丁树山、丁季峰、朱春霆等	※
31	陈氏外科流派	约20世纪初	陈步阶	外科	4代	陈兴之等	▲
32	黄氏针灸流派	约20世纪初	黄鸿舫	针灸	3代	黄鸿舫、黄羡明等	
33	王氏伤科流派	约20世纪初	王子平	伤科	3代	王子平等	
34	颜氏内科流派	约19世纪20年代	颜亦鲁	内科	4代	颜亦鲁等	※
35	马氏推拿流派	20世纪20年代	马万起	推拿	3代	马万起等	
36	恽氏中西医汇通流派	约20世纪20年代	恽铁樵	中西医汇通	3代	恽铁樵、陆渊雷等	※
37	单氏儿科流派	不详	单镇平	儿科	3代	单养和等	
38	徐氏儿科流派	不详	徐雨田	儿科	4代	徐丽洲等	
39	陆氏眼科流派	民国时期	陆南山	眼科	5代	陆南山等	
40	张氏喉科流派	约民国时期	张伯熙	喉科	4代	张赞臣等	▲
41	祝氏内科流派	民国初年	祝味菊	内科	3代	祝味菊、徐仲才、陈苏生等	▲
42	魏氏伤科流派	民国期间	魏指薪	伤科	4代	魏指薪、李国衡等	※
43	施氏伤科流派	不详	施秀康	伤科	4代	施维智等	▲
44	佟氏伤科流派	不详	佟存	伤科	3代	佟忠义等	
45	方氏针灸流派	约20世纪30年代	方慎盦	针灸	3代	方慎盦等	
46	杨氏针灸流派	约20世纪30年代	杨永璇	针灸	3代	杨永璇等	※
47	姚氏眼科流派	约20世纪30年代	姚和清	眼科	3代	姚和清等	

注：标注※的流派已列入上海市中医药事业发展三年行动计划之海派中医流派传承研究基地建设项目（沪卫中医〔2012〕035号）。
标注▲的流派已列入上海市中医药事业发展三年行动计划之海派中医流派及特色技术扶持建设项目（沪卫中医〔2012〕046号）。

附四　近现代上海中医学校一览

名　　称	创办时间	创办人	备　　注	资料来源
上海女子中西医学堂	1904	李平书、张竹君	1909年改为上海女医学校	《申报》
医学研究所	1905	顾鸿逵		《上海县续志》
中西医院附设研究所	1908	端方、汪洋	1914年改中西医学函授学校	《申报》《近代中西医论争史》
中国医学会附设医学堂	1909	蔡小香等	位于虹口	《申报》
上海自新医务专门学校	1909	汪自新	在大马路12号，毕业2届约100人	《申报》
函授新医学讲习所	1910	丁福保	向中医介绍新医学知识	《近代中西论争史》
黄墙中医药学校	1914	朱阆仙、张山雷	1916年停办	《中华医史杂志》
中西医药传习所	1914	汪自新	中西医兼授，学制1年	《申报》
中西医药函授学校	1914	汪洋	招生8期，自编教材10余种	《中西医药函授学校章程》
上海中医专门学校	1916	丁甘仁、夏应堂等	1932年改名上海中医学院	《申报》
普利中西医学校	1917	不详	函授中西医知识和催眠术	《申报》
神州医药专门学校	1918	余伯陶、包识生	神州医药总会办	《近代中西论争史》
中西医院女子医学校	1919	中西医院	灌输中西医妇产科知识	《申报》
中西医学讲习会	1919	不详	卡德路同济医院内	《申报》
国粹医药学校	1920	郑炳南	汤盆弄祥兴里	《申报》
中医函授学校	1920	不详	校长沈韶笙	《申报》
神州中医大学	1921	朱少坡、谢利恒	天通庵路荣庆里，1926年改组	《申报》
中华女子医学校	1922	葛养民、叶指发等	地址不详	《申报》
神州医学传习所	1923	神州医学总会	夜校，普科1年，专科2年	《神州医药学报》
铁樵函授中医药学校	1925	恽铁樵	后停，1934年恢复，抗战复停	《铁樵医学月刊》

（续表）

名　称	创办时间	创办人	备　注	资料来源
三益学社	1925	王一仁、秦伯未	函授中医知识，1927年停办	《中医杂志》
上海女子中医专门学校	1925	丁甘仁	1927年并入中医专门学校	《中医杂志》
国医药研究所	1925	不详	1927年陆清洁、姚稚蓍毕业	《申报》
丹溪大学	1926	陈无咎	丹溪学社主办，原称汉医学院	《申报》
上海中医大学	1926	谢利恒	学制4年，教师22人	《申报》
劲秋医学函授社	1926	叶劲秋	金山枫泾，学制2年	《三三医报》
景和医科大学	1927	朱少坡	金神甫路，神州中医大学改组	《申报》
上海中国医学院	1927	王一仁、秦伯未等	1948年停办，毕业23届	《中国医学院院史》
江左国医讲习所	1928	时逸人		《近代中西医论争史》
上海国医学院	1929	陆渊雷、徐衡之等	校长恽铁樵等，1932年停办	《国医学院院刊》
中国医学专修馆	1931	杨澹然	三年制夜校，1941年停办	《中国医学专修馆章程》
陆渊雷医室函授部	1932	陆渊雷	函授，抗战爆发后停办	《中医新生命》
《医界春秋》函授部	1933	张赞臣	函授，先后招生二三十人	《医界春秋》
沪华中医学社	1933	华秉麾		《新闻报》
新中国医学院	1935	朱南山父子	1947年停办，毕业13届	《新中国医学院刊》
上海新中医传习所	1936	不详		《申报》
上海中医函授学校	1937	励承秋	爱文义路809弄31号	《复兴中医》
上海中医专科学校	1938	陈无咎、余无言	首届毕业23人，1942年停办	《毕业纪念刊》
上海复兴中医专科学校	1939	时逸人、张赞臣		《复兴中医》
时逸人国医研究社	1940	时逸人	函授，学制2年	《复兴中医》
上海国医专修学校	1940	张赞臣		《近代医林轶事》
中华国医专科学校	1941	朱鹤皋	夜校，毕业7届140余人	《中国医学院院史》
上海市中医师进修班	1947	朱鹤皋、丁济万	短期班，结业3期100余人	《进修月报》
上海中医学院	1956	首任院长程门雪	院址零陵路，1993年改名上海中医药大学，2003年迁张江	

（续表）

名　　称	创办时间	创办人	备　注	资料来源
上海中医推拿医士学校	1958	校长朱春霆	同年并入上海中医学院,1967年停办,计毕业8届554人	
上海中医学院夜大学	1960		初为自学形式,后纳入大专学历教育,至1994年计毕业5届509人	
上海市中医学校	1980		原为闸北区卫校,1987年改为上海市卫校,设有中医、护理等专业,中专	
上海中医学院卫校	1983		设有中医、推拿、针灸、中药、护理等各专业,学制2～3年,1991年停办	
上海中医学院成人教育学院	1988		中医专业,招收高中、中专学历,学制3年,通过考试,可获大专文凭	

附五　近现代上海中医医院、中医医疗机构一览

附表5-1　中华人民共和国成立前中医医院、中医机构

名　　称	开办时间	创办人或主持人	地　址	备　注
广肇医院	1894	广肇会馆	海宁路366号	
上海医院	1904	李平书、张竹君	三泰码头积谷仓外	后转为公立,西医化
自新医院	1904	汪惕予	爱文义路	中西医汇通
龙王庙医局	1905	顾鸿逵	沪南大东门外	
四明医院	1906	四明公所	八仙桥宁寿里	后迁桃源路
徽宁医治寄宿所	1908	徽宁会馆		

（续表）

名　　称	开办时间	创办人或主持人	地　　址	备　注
中国医学会施诊所	1910	蔡小香	虹口三官堂	
沪北广益中医院	1918	广益善堂	沪北勃劳生路淡家渡	
沪南广益中医院	1918	广益善堂	南市老西门石皮弄	中医专门学校内
沪南神州医院	1919	李平书	南市咸瓜街	
惠旅养病院	1919	洞庭东山旅沪同乡会	爱文义路108号	
粤商医院	1923	旅沪广东同乡会	天通庵路	郭伯良任医务主任
蓝十字谦益伤科医院	1925	陈炳谦、张德意等	海宁路永和坊14号	
世界红十字会上海医院	1927	世界红十字会上海分会	南市斜桥陆家浜，后搬愚园路	章次公主持中医部
上海中医院	1927			
中国医院	1928	中国医学院	黄家阙路	后迁老靶子路
福履中医院	1928	丁济万等	南市梅溪街	
徽宁医院	1929	徽宁旅沪同乡会	北泥成桥新闸路口鸿祥里	分中、西医部
华隆中医院	1930	丁济万	华格臬路（今黄陂南路）	另建有分院
台州医院	1930	浙台公所		严苍山任院长
疯病专门医院	1931	顾文俊	牯岭路	中药、针灸治疗
中西医疗养院	1932	李石曾	蒲石路	陆仲安主持中医
虹桥疗养院	1934	丁惠康	初在虹桥路，后迁淮海路	陈存仁主持中医
新中国医院	1936	朱南山等	爱文义路长沙路口	后迁余庆桥
集仁中医院	1936		法租界太平桥北首白尔路	
上海国医医院	1937	上海国医公会	老靶子路	
上海中医疗养院	1938	秦伯未	霞飞路姚主教路口	
大上海国医院	1939	朱小南	新闸路辛家花园998号	
国医贫民医院	1940	闻兰亭、丁济万等	勃劳生路（今长寿路）	120张床
仁昌中医院	1939		山海关路安顺里	

（续表）

名　称	开办时间	创办人或主持人	地　址	备 注
浙绍医院	1940	绍兴同乡会		分中、西医部
华隆中医院分院	1940	丁济万	康脑脱路307号（今康定路）	
复兴中医院	1941			
潮州和济医院		潮州同乡会		
南洋中医院				
杏林医院		丁福保		

附表5-2　中华人民共和国成立后中医医院、中医机构

名　称	开办时间	备　注
上海市直属中医门诊所	1952年	所长陆渊雷，地址：石门一路，1955年改公费医疗第五门诊部
上海市立中医门诊部	1954年9月	地址：榆林区惠民路，1959年扩充为杨浦区中医院
曙光医院	1954年8月	原为上海市立第十一人民医院，1960年改名中医学院附属医院
上海市推拿门诊部	1958年5月	主任朱春霆，地址：陕西南路202号
黄浦区推拿门诊部	1958年6月	原名黄浦区推拿联合诊所，戚子耀、叶大密、戴祖纯等发起
龙华医院	1960年7月	地址：宛平南路725号，中医学院附属医院
"六二六"新医门诊部	1969年3月	地址：石门一路67弄1号，1979年改为市中医门诊部
岳阳医院	1976年1月	由第五门诊部和市推拿门诊部合并而成，中医学院附属医院
上海市中医医院	1979年	前身为杨浦区中医医院，地址眉州路，现迁芷江路
嘉定县中医医院	1979年6月	地址：嘉定镇北下塘街60号
川沙县中医医院	1980年8月	地址：川沙镇南桥路399号。现为浦东新区中医医院，迁合川路
青浦县中医医院	1981年	地址：青浦镇车站路31号，现改为青浦区中医医院
松江县中医医院	1981年10月	1996年与方塔医院合并为方塔中医院
上海县中医医院	1981年2月	地址：莘庄镇，现为闵行区中医医院

（续表）

名　称	开办时间	备　注
普陀区中医医院	1982年7月	由原普陀街道医院改建，1990年迁黄陵路25号
奉贤县中医医院	1983年	地址：南桥镇南奉路。现为奉贤区中医医院
光华医院	1983年	地址：新华路540号。以中西医治疗风湿病为特长
东海中医院	1984年	原为杨浦区中医门诊部，1984年扩建为东海中医院
南汇县中医医院	1984年12月	地址：惠南镇，现为浦东新区光明中医院
香山中医医院	1985年10月	由卢湾区中心医院中医科和卢湾区医院中医科合并而成
上海市中西医结合医院	1985年	地址：长阳路197号
南市中医医院	1987年10月	后改名为南市区中西医结合医院
天山中医医院	1988年5月	由原天山医院扩建。地址：娄山关路
金山县中医外科医院	1988年5月	地址：枫泾镇清水路。现为枫泾医院中医外科
闸北区中医医院	1988年9月	地址：共和新路1700弄75号
宝山区中医医院	1990年3月	宝山区中医门诊部（1985年）扩建。地址：吴淞友谊路
黄浦区中医医院	1990年9月	黄浦区中医门诊部（1986年）扩建。地址：北京西路

附六　近现代上海中医主要报刊一览

附表6-1　综合期刊

序号	刊名	主办者	编辑者	起止时间
1	《中西医学报》	中西医药研究会	丁福保及其门人	1910年4月—1930年6月
2	《神州医药学报》	神州医药总会	余伯陶、包识生	1913年5月—1925年4月
3	《江苏全省中医联合会月刊》	江苏全省中医联合会	李书平、王一仁、秦伯未	1922年7月—1926年11月
4	《恒星医报》	王慎轩、李天球	王慎轩、李天球	1923年5月—1924年5月

（续表）

序号	刊　名	主　办　者	编　辑　者	起 止 时 间
5	《医界春秋》	医界春秋社	张赞臣	1926年5月—1937年3月
6	《医药新闻》	吴克潜	张汝伟	1927年10月—?
7	《医药会刊》	全国医药团体总联合会	蒋文芳等	1928年4月—1931年3月
8	《神州医药》	神州医药总会	程迪仁、金长康、朱松	1931年3月—?
9	《现代国医》	上海市国医公会	谢利恒、丁仲英、秦伯未、蒋文芳	1931年5月—1932年11月
10	《中华医药报》	上海中华国医学会	夏应堂、蔡济平	1931年11月—?
11	《国医杂志》	上海市国医学会	上海市国医学会同人	1932年11月—1935年6月
12	《神州国医学报》	神州国医学会	程迪仁、吴去疾	1932年1月—1937年6月
13	《国医评论》	周大铎	周大铎、范天磐	1933年6月—?
14	《光华医药杂志》	丁仲英、余济民	余济民、朱殿、唐吉父	1933年11月—1937年7月
15	《现代中医》	余鸿仁	余鸿仁、陈惠民	1934年1月—1937年7月
16	《上海市国医学会月报》	上海国医学会		1934年1月—1937年春
17	《中西医药》	中西医药研究社	宋大仁	1935年8月—1947年11月（1937年7月—1946年10月停刊）
18	《中医科学》	中医科学研究社	谢利恒、方公溥、蒋文芳等	1936年6月—1937年4月
19	《南汇医报》	南汇县中医公会	张近鸥、方见吾	1937年3—6月
20	《中华医药报》	沈乐君、唐吉父	沈乐君、唐吉父、李霖斋、张怀霖	1937年9月—1949年3月
21	《新中医刊》	朱小南	朱沫、包天白	1938年9月—1941年7月
22	《复兴中医》	复兴中医社	时逸人	1940年1月—1941年11月
23	《中国女医》	中国女医学社	钱宝华、张静霞	1941年1—10月
24	《松江县中医师公会会刊》	松江县中医师公会	朱天祚、杨兴祖、骆润卿、张见心、韩君铸	1946年6月—?
25	《南汇医学月刊》	南汇县中医公会	王正章、陈桐侯、张延仁、姚子让	1946年6月—1947年6月
26	《神雷医刊》	郭承祖、朱颂陶	郭承祖、朱颂陶	1947年3月—1949年6月

（续表）

序号	刊 名	主 办 者	编 辑 者	起 止 时 间
27	《中医药情报》	金哲明、张汝伟	金哲明、张汝伟	1947年5月—1948年6月
28	《中药职工月刊》	上海市中医药业职业工会	上海市中医药业职业工会	1947年5月—1948年7月
29	《中医药导报》	周召南	周召南	1947年9月—1948年1月
30	《中医药信息》	陆渊雷、金哲明、洪贯之	金哲明、洪贯之、叶劲秋、龚一飞	1948年12月—1949年1月

附表6-2 学 术 期 刊

序号	刊 名	主 办 者	编 辑 者	起 止 时 间
1	《中医杂志》	上海中医学会	王一仁	1921年12月—1930年9月
2	《青浦医药学报》	青浦医药学会	吴莲如、唐映书、姚炳华	1923年8月—？
3	《中国医学月刊》	陆渊雷	陆渊雷	1928年10月—？
4	《医光》	光华医社	光华医社编辑部	1928年12月—？
5	《中医世界》	秦伯未、方公溥、陈中权	秦伯未、方公溥、陈中权	1929年4月—1937年8月
6	《上海国医学院院刊》	上海国医学院	徐衡之、陆渊雷、芮达吾、章巨膺	1929年7月—？
7	《自强医学月刊（自强医刊）》	自强医刊社	祝味菊、陆渊雷、徐衡之、刘泗桥	1929年10月—1931年10月
8	《中医指导录》	中医指导社	秦伯未、许半龙	1930年6月—1937年8月
9	《医报》	章太炎、廉文熹	陆渊雷、章次公、谢诵穆、沈本琰	1932年11月—1934年9月
10	《上海市国医公会/中国医学院月刊》	上海国医公会/中国医学院	王润民、蒋文芳	1933年8月—1935年6月
11	《铁樵医学月刊》	铁樵函授医学事务所	章巨膺	1934年1月—1935年11月
12	《中医新生命》	陆渊雷医室	陆渊雷及其门人	1934年8月—1937年6月
13	《国医文献》	中国医学院	陈存仁	1936年春夏
14	《中华药学杂志》	中华国药学会	中华国药学会同人	1936年—？
15	《中国医药》	曹向平	曹向平、薛寒鸥、颜德馨	1938年12月—？
16	《国医导报》	朱仁康	朱仁康	1939年7月—1942年4月

（续表）

序号	刊 名	主 办 者	编 辑 者	起止时间
17	《国药新声》	丁福保	丁福保及其门人	1939年4月—1944年1月
18	《中医疗养专刊》	秦伯未	秦伯未	1939年5—9月
19	《医药年刊》	施济群	施济群	1940—1941年
20	《中国医学》	朱鹤皋	盛心如	1941年1月—1941年3月
21	《医文》	医文月刊社	范行准	1943年4—9月
22	《中医药》	上海中医药学社	上海中医药学社同人	1947年5月—?

附表6-3 普 及 期 刊

序号	刊 名	主 办 者	编 辑 者	起止时间
1	《长寿》	神州医药总会	蒋文芳	1928年4月—?
2	《家庭医学杂志》	秦伯未、方公溥	秦伯未、方公溥	1930年1月—1931年10月
3	《长寿》	朱振声	朱振声	1932年6月—1935年9月
4	《卫生杂志》	胡佛	张子英、沈仲圭、潘国贤	1932年8月—1937年1月
5	《家庭医药》	中国医药社	包天白、董振民、王仲奇、蔡济平、余伯陶、徐小圃、祝味菊等	1933年7月—?
6	《大众医学月刊》	杨志一	杨志一	1933年10月—1934年10月
7	《中国医药杂志》	医界春秋社	张赞臣	1934年5月—1937年7月
8	《幸福杂志》	朱振声	朱振声	1933年1月—1937年2月
9	《丹方杂志》	朱振声	朱振声	1935年3月—1938年2月
10	《康乐医刊》	上海国医学会	上海国医学会同人	1946年11月—1949年2月

附表6-4 现 代 报 刊

序号	刊 名	主办单位	起止时间
1	《上海中医药大学学报》	上海中医药大学、上海市中医药研究院	1960年至今
2	《上海中医药杂志》	上海中医药大学、上海市中医药学会	1955年至今

（续表）

序号	刊　名	主办单位	起止时间
3	《中医药文化》	上海中医药大学、中华中医药学会	1984年至今
4	《中医文献杂志》	上海市中医文献馆、中华中医药学会	1983年至今
5	《上海针灸杂志》	上海市中医药研究院、上海市针灸学会	1982年至今
6	《针灸推拿医学（英文版）》	上海市针灸经络研究所	2003年至今
7	《上海中医药报》	上海市中医药学会	1985年至今

附七　近现代上海中医社团[1]

名称（更名）	地　址	成立时间	创办人或负责人
医学善会		1897年	龙泽厚等
医学会	浙江路西小花园7号,后迁西宝安里	1903年9月	李平书、蔡小香、陈莲舫等
医学研究会	沪南大东门外龙王庙	1904年5月	周雪樵
上海医学研究所	小东门内硝皮弄,后迁城内邑庙宫会公廨,再迁至沉香阁	1905年	顾鸿逵
上海医务总会	六马路仁济善堂,后迁宝安里495号	1906年7月	李平书、陈莲舫等
中国医学会（中国医学公会）	城内三牌楼	1907年	周雪樵、蔡小香、丁福保、王问樵等
中西医学研究会	派克路（今黄河路）昌寿里81号,后迁梅白格路（今新昌路）121号	1910年5月	丁福保
中华医药联合会（中华国医学会、中华医学研究会）	南京路保安堂,后迁北京路瑞康里（今北京东路890弄）30号	1912年8月	李平书、余伯陶

1　参考：张明岛,邵浩奇.上海卫生志[M].上海：上海社会科学院出版社,1998：464-490.；高红霞.移民群体与上海社会[M].上海：上海人民出版社,2012：182-183.中国科协发展研究中心课题组.近代中国科技社团[M].北京：中国科学技术出版社,2014：224-226.冯绍霆.李平书传[M].上海：上海书店出版社,2014：171.邓铁涛,程之范.中国医学通史（近代卷）[M].北京：人民卫生出版社,2000：265-270.

（续表）

名称（更名）	地 址	成立时间	创办人或负责人
神州医药总会（神州国医学会、医师公会）	三马路（今汉口路）小花园西宝安里，后迁厦门路尊德里6弄86号	1912年	颜伯卿、余伯陶等
上海医史研究会		1914年	陈邦贤
上海中医学会（上海国医学会）	城内西门石皮弄	1921年11月	丁甘仁等
江苏全省中医联合会	上海邑庙东，后迁西门内石皮弄	1922年7月	李书平（会长）
医界春秋社（上海市中医师学术研究会）	霞飞路（今淮海路）宝康里56号，后迁白克路（今凤阳路）西样康里71号	1926年4月	张赞臣、杨志一、朱振声等
中国医药联合改进会	老北门松涛医药店	1926年1月	朱松、张梅庵
淞沪医士公会	宁波路中旺街乐和坊199号	1927年3月	神州医药总会
上海特别市中医协会（上海市国医公会、上海市中医师公会）	初设于福州路中和里83号，后迁北京西路152号、南京路南香粉弄、闸北老靶子路（今武进路）	1928年12月	夏应堂、丁仲英、蔡济平等
中国康健学会		1928年	陈存仁
全国医药团体总联合会	浙江路桥北承启里1019号，后迁浙江北路274号	1929年3月	全国中医药团体联合发起
中医指导社	南市车站路普益里2号	1930年1月	秦伯未等
少年中医社	北四川路余庆坊78号	1930年	叶劲秋等
南汇中医师公会		1932年	
中西医药研究社	北四川路永丰坊65号，后迁豫园路235弄33号	1935年1月	宋大仁、丁福保等
新中医研究社	青岛路尚勒里8号	1935年6月	包天白、蒋文芳等
中医科学研究社	爱而近路（今安庆路）祥新里16号	1936年	徐恺、谢利恒
中华医史学会		1937年4月	王吉民
大众医药服务社	青岛路27号	1939年4月	江海峰、盛心如等
复兴中医社	汉口路296号	1940年1月	时逸人
上海市中医学会	北京西路1623号	1952年7月	陆渊雷

（续表）

名称（更名）	地　址	成立时间	创办人或负责人
中国中西医结合研究会上海分会	北京西路1623号	1981年9月	邝安堃
上海市食疗研究会	南昌路47号	1984年8月	施杞
上海市传统医学工程协会	石门一路67弄1号	1986年5月	施杞
上海市气功康复研究中心	衡山路41号	1986年1月	顾九纲
上海市中医药界联谊会	石门一路67弄1号	1987年2月	施杞
上海市针灸学会	北京西路1623号	1987年12月	陈汉平
上海市气功科学研究会	宛平南路650号	1988年1月	陈沂

附八　上海中医药大学简介

　　1956年8月6日国务院颁发〔56〕国二办周字第19号文件决定成立上海中医学院，这是中华人民共和国成立后首批批准成立的中医学院之一。1956年9月1日上海中医学院举行成立典礼，首任院长为程门雪，教务长章巨膺。学院初办时校址暂借北苏州路190号河滨大楼办学，不久迁址零陵路530号。1993年12月改名上海中医药大学。2003年迁至浦东张江科技园区蔡伦路1200号新校址。历任院长还有黄文东、王玉润、陆德铭、施杞、严世芸、陈凯先等。上海中医药大学以建成全国一流、世界著名的科研型、外向型的中医药大学和培养高层次中医药人才的主要基地为目标。学制初定为6年，后改为5年。学院开始时只设中医专业，1961年增设针灸系，后又增中药系、推拿系，1976年试办研究生班，1978年开始招收硕士生，1982年又招收博士生，1995年设立博士后科研流动站。

　　截至2013年11月，该校设有29个本、专科专业（方向），有中医学、中西医结合医学、中药学3个一级学科博士点，15个二级学科博士点，23个硕士点，3个博士后流动站，博士学位授予专业覆盖全部中医药学科。建有基础、临床、针推、中药、医技、研究生院等14个二级学院及部门和中心，3所直属附属医院，2所非直属附属医院，20个附属及共建研究所，13个研究中心，1个图书馆，1个中医药博物馆。

　　该校有教职人员3 000多名,其中有中国工程院院士2名,高级专业技术人员600余名。有3个教育部、4个国家中医药管理局、2个上海市的重点学科及学科建设单位;有3个国家中医药管理局、1个上海市的重点研究室。有3个市临床医学中心,9个国家中医药管理局"十五"重点专病(专科),21个上海市卫生局中医特色专科,是国家理科基础科学研究和教学人才培养基地、国家大学生文化素质教育基地和中国大学生武术训练基地。

　　获得国家教育部"人才培养模式创新实验区"称号和国家科技进步二等奖1项。

　　近60年来,上海中医药大学已培养的本科、专科(含高职)、理工科学习中医和西医学习中医第二学士学位、成人教育毕业生等共15 000多人,以及博士毕业生380余名、硕士毕业生千余名(其中为台湾培养的本科生及研究生百余名)。同时是WHO委托建立的国际针灸培训中心、国际传统医学教育中心之一,并已为近100个国家和地区培养了5 000余名外国中医师。与日本、韩国、法国、泰国、英国、比利时、意大利和美国等15个国家和地区的大学、科研、医疗机构建立合作办学、科研和医疗协作关系。

附九　上海市中医药研究机构一览

名　称	地　址	创建时间	备　注
上海市中医文献馆	上海市瑞金二路156号	1956年7月	
上海市伤骨科研究所	上海市瑞金二路197号(上海交通大学医学院附属瑞金医院内)	1958年	
上海市中医研究所	宛平南路650号	1971年	1985年3月,更名为上海市气功研究所
上海市针灸经络研究所	上海市宛平南路650号	1980年	前身是上海市针灸研究所(1958年成立)和上海市经络研究所(1964年成立)。1971年与上海中医学院附属龙华医院合并成立上海市中医研究所。1980年恢复成立上海市针灸经络研究所

（续表）

名　称	地　址	创建时间	备　注
上海中医药大学中医文献研究所	上海市浦东张江蔡伦路1200号	1981年4月	原址在上海市南昌路218号，2003年随大学迁往浦东张江
上海市气功研究所	上海市宛平南路650号	1985年3月	前身为上海市中医研究所
上海医科大学中西医结合研究所	上海市乌鲁木齐中路12号华山医院内	1985年4月	
上海中医药大学中药研究所	上海市零陵路530号	1985年11月	2003年随大学迁往浦东张江
上海市中医药研究院	上海市零陵路530号	1985年11月	
上海第二医科大学传统医学研究中心	上海市重庆南路	1985年11月	

参考资料：《中国中医药年鉴》编辑委员会.中国中医药年鉴［M］.北京：人民卫生出版社，1991：620.
大新年鉴编辑部.大新年鉴［M］.南宁：广西人民出版社，1987：650.

附十　上海历代主要中医药著作目录

附表10-1　清及清以前上海地区主要中医药专著[1]

著作名称	作者	年代	作者其他著作
《陆氏集验方》	陆贽	唐	
《崔公人药镜说》	储泳	宋	
《简验医方》	殷震	元	
《海上方》	钱全衮	元	
《汤液本草》	李暐	元	
《医辨》	管玉衡	明	《脉辨》《无病十法》

---

[1] 清及清代以前医药著作以《上海地区中医药古籍目录》为参考。《上海地区中医药古籍目录》是科技部基础性工作专项"中医药古籍及地方志文献整理"（编号：2009FY120300）的研究成果之一。

（续表）

著作名称	作者	年代	作者其他著作
《洗冤集览》	王圻	明	
《订定王叔和脉诀》	徐枢	明	
《足庵集》	徐枢	明	
《医林统宗》	吴中秀	明	《伤寒备览》
《分条治咳痢纂例》	徐彪	明	《伤寒纂例》《本草证治辨明》
《活幼心书》	沈惠	明	《方家法诊》《得效名方》《杂病秘求》《药能》《扁鹊游秦》《决证诗赋》《金口独步》
《证因脉治》	秦昌遇	明	《大方折衷》《幼科折衷》《痘疹折衷》《伤寒总论》《大方医验大成》《脉法颔珠》《幼科医验》《女科秘方摘要》
《痘疹汇纂》	周官	明	
《原病集》	唐椿	明	《伤寒百问》《良方秘括》
《十四经络发挥》	庄某	明	
《胎产前后书》	茅震	明	
《伤寒心要》	唐钦训	明	
《痘症集》	赵承易	明	
《摄生要语》	宣光祖	明	
《医学三要》	滕见垣	明	
《河洛医宗》	赵世熙	明	
《素问辨疑》	何其高	明	
《济世良方》	何其高	明	
《医学渊珠》	汤哲	明	
《证治问答》	汤哲	明	
《伤寒心镜》	汤哲	明	
《天花秘集》	汤哲	明	
《伤寒要约》	史宝	明	
《慈幼全书》	宋世德	明	

（续表）

著作名称	作者	年代	作者其他著作
《幼科集要》	宋道昌	明	
《上池杂说》	冯时可（元成）	明	
《伤寒海底眼》	何 渊	明	《内外证治大全》
《内经知要》	李中梓	明	《本草通玄》《诊家正眼》《病机沙篆》《运气考》《医学传心诀》《伤寒括要》《女科微论》《里中医案》
《医宗必读》	李中梓	明	《雷公炮炙药性解》《本草图解》《删补颐生微论》
《医学决疑》	徐 沛（泽卿）	明	
《庭训》	陈时荣（颐春）	明	
《二难一览》	陈时荣（颐春）	明	
《病机提要》	陈时荣（颐春）	明	
《医贯直指》	平照神	明	
《讲余集》	钱复亨	明	
《医林统宗》	吴中秀	明	
《伤寒备览》	吴中秀	明	
《红炉点雪》	叶向春	明	
《素问笺》	周 诗	明	
《十二经发挥》	邵 弁	明	
《医学纲目补遗》	邵 弁	明	
《重编古本东垣十书》	邵 弁	明	
《伤寒全集》	陈 汪	明	
《医说》	陈 桐	明	
《本草辨名疏义》	王 育	明	
《脉法微旨》	王 育	明	
《伤寒要约》	史 宝	明	
《简易活人方》	陈世仪	明	

（续表）

著作名称	作 者	年 代	作者其他著作
《医学传心录》	刘全德	明	
《内外景灵兰集》	施 沛	明	
《黄帝脉书》	施 沛	明	
《脉微》	施 沛	明	
《祖剂》	施 沛	明	
《痘疹汇纂》	周 官	明	
《万春堂医案》	李赞化	明	
《内经灵素旨要》	凌 德	明	
《麻疹专治初编》	凌 德	明	
《温热类编》	凌 德	明	
《温热赘言》	凌 德	明	
《咳论经旨》	凌 德	明	
《蛰庵医话》	凌 德	明	
《审脉赘言》	李士鹏	明	
《医案心印》	刘道深	明	
《伤寒探微》	刘道深	明	
《证脉合参》	刘道深	明	
《历代名医姓氏绪论》	高含清	清	
《医学心裁》	王应辰	清	
《病机卑迩集》	袁 谦	清	
《伤寒卑迩集》	袁 谦	清	
《药能广集》	袁 谦	清	
《业医必读》	袁 谦	清	
《临症杂志》	汪 煜	清	

（续表）

著作名称	作者	年代	作者其他著作
《增注寿世编》	汪沅	清	
《喉症经验良方》	王士芬	清	
《痧原大略》	邵如藻	清	
《证因脉治》	秦之祯	清	《伤寒大白》《女科切要》
《证治汇补》	李用粹	清	《归德堂医案》
《鲁珍医案》	沈璠	清	《沈氏医案》《脉诀》
《本草瑜》	李延罡	清	《君臣佐使论》《药论》《痘疹全书》《脉诀汇辨》
《何氏伤寒家课》	何汝阖	清	《伤寒纂要》
《虚劳心法》	何炫	清	《保产全书》《伤寒本义》《金匮要略本义》《何嗣宗医案》
《何氏药性赋》	何炫	清	
《医学原始》	王宏翰	清	《古今医史》《明医指掌》《急救良方》《女科机要》《幼科机要》《本草性能》等
《何元长医案》	何世仁	清	《治病要言》《干山草堂医案》
《重固三何医案》	何世仁等	清	《伤寒辨类》《世济堂医案续著》《医人史传》
《伤寒探微》	刘道深	清	《证脉合参》《医案心印》
《诸科指掌》	叶其蓁	清	《疫疹脉镜》《女科指掌》
《药性》	金铭	清	
《霍乱论》	王孟英	清	《潜斋医话》《女科辑要》《古今医案选》《叶案批缪》《王孟英医案》《舌辨》《随息居饮食谱》《外科简效方》
《温热经纬》	王孟英	清	
《玉壶仙馆医案》	巢崇山	清	《千金珍秘》
《何氏四方脉诀》	何其伟	清	
《医学源流论》	何其伟	清	《杂症总括》《何氏药性赋》《医学妙谛》《新医学妙谛》《杂症总诀》《四言脉诀》《汤方简歌》《何书田医案》
《救迷良方（戒烟方）》	何其伟	清	
《金匮方论》	陆懋修	清	《太阳寒水病方说》《伤寒论阳明病释》《张仲景传》《仲景方汇录》《世补斋医书十六种》
《疫疹溯源》	王敬义	清	《女科选择》《瘢疹论》

（续表）

著 作 名 称	作 者	年 代	作者其他著作
《儒门保赤》	叶长源	清	
《外科证治金镜录》	郁士魁	清	
《女科撮要》	张清湛	清	《校补张氏疑难杂症》
《陈莲舫医案秘钞》	陈肃钧	清	
《医学传心》	金　鹤	清	
《医原图说》	金　理	清	《命门三焦考》
《医方切韵》	王森澍	清	
《脉论辨讹》	徐大揖	清	《医宗粹语》
《脉理精要》	施不矜	清	《经验志奇》
《金兰集指南》	李枝桂	清	《医学指要》《内经指要》《医宗约贯》《医林证验》
《经验良方》	平希豫	清	
《外科摘要》	张化麟	清	《临证病源》
《医方一案》	金仁荣	清	
《医药参醇》	蒋韫山	清	
《伤寒论正宗》	陆锡铭	清	
《内经集注》	黄元棠	清	
《习医心录》	杨锡祐	清	
《幼科精义》	顾承仁	清	
《张氏医学心参》	张　成	清	
《何鸿舫医案》	何鸿舫	清	
《温热暑疫节要》	何平子	清	《瘟疫编诀》（与前书合一册）、《壶春丹房医案》
《春煦室医论》	何古心	清	《春煦室医案》（与前书合一册）、《藏斋医案》
《何瑞叔医案》	何昌龄	清	
《张聿青医案》	张聿青	清	

（续表）

著 作 名 称	作 者	年 代	作者其他著作
《陈氏医案》	陈莲舫	清	《加批时病论》《女科秘诀大全》《瘟疫议》
《医醇賸义》	费伯雄	清	《费氏食养三种》
《孟河费氏医案》	费伯雄	清	《费氏全集》《食鉴本草》《医方论》《怪疾奇方》

附表10-2　民国时期上海地区编印出版的主要中医学著作[1]

著 作 名 称	作 者[2]	初版年代	出 版 社
《医学通论》	陈无咎	1923年9月	民智印刷所
《实用中医学》（1～4册）	秦伯未	1930年7月	中医书局
《中医学纲要》	杨影庐著，秦又安校	1930年7月	国医书局
《鸟瞰的中医》	许半龙	1928年3月	新中医社
《中医与自然化学》	蒋定英著，秦伯未校	1936年6月	中医书局
《（中西对照）医药学》	胡友梅	1941年12月	世界书局
《废止中医案抗争之经过》	张赞臣	1929年4月	医界春秋社
《中国医学建设问题》	时逸人	1929年7月	国医讲习所
《提倡中医废止西医呈书合编》	雷济	1929年9月	雷济诊所
《中医科学化之商兑、中国医学之根生问题》	顾惕生、钱季寅	1929年12月	中医书局
《在医言医》	徐相任	1933年10月	徐相任父子诊所
《国医开业术》	胡安邦著，秦伯未校	1933年11月	胡氏医室
《致伊博恩函》	张忍安	1935年6月	著者刊
《现代医学和中医改进》	何云鹤、章次公著	1949年4月	著者刊

1　内容参考：北京图书馆编.民国时期总书目1911—1949 自然科学·医药卫生.北京：书目文献出版社,1995.11
2　作者是民国时期在上海开展主要业务活动的医家，其所编著书籍内容具有原创性，且在上海地区出版。

（续表）

著 作 名 称	作 者	初版年代	出 版 社
《中西医方会通》	丁福保	1910年5月	医学书局
《中外医通》	丁福保	1926年9月	医学书局
《中西汇通简明医学》	卜子义	1930年10月	中医书局
《中西医学汇综》	朱仁康著	1933年11月	广益书局
《铁樵函授中医学校讲义》	恽铁樵	1924年7月	铁樵函授中医学校
《学医门径讲义》	陈存仁	1930年5月	康健报馆
《国医补习科讲义（上、下册）》	丁福保	1935年10月	医学书局
《各科研究法》	秦伯未	1932年9月	中医指导社
《医事导游》	秦伯未	1932年9月	中医指导社
《医学门径》	徐里甫	1934年5月	百新书店
《医学门径》	胡安邦著，储菊人校订	1936年9月	中央书店
《怪病奇症问答》	蔡陆仙	1936年4月	华东书局
《中医学修习题解》	章巨膺	1947年1月	商务印书馆
《中医浅说》	沈乾一	1931年4月	商务印书馆
《中医基础知识》	颜文亮	1936年6月	文山书局
《双梅景暗丛书四种》	叶德辉	1919年	上海图书局
《新中医五种》	王仁叟	1931年6月	中医书局
《皇汉医学丛书》（1～14册）	陈存仁编校	1936年6月	世界书局
《珍本医书集成》（1～14册）	裘吉生主编	1936年7月	世界书局
《中国医药汇海》（1～24册）	蔡陆仙编纂，章翼方、薛定华助编	1941年2月	中华书局
《康健集》（第一、第二集）	丁仲英、陈存仁	1927年5月	康健报馆
《医药精华集（续集）》	吴克潜	1929年12月	医药新闻报馆
《国医新话（上、下册）》	陆士谔	1934年	大新图书社
《中医基本学说》	秦伯未	1935年4月	中医指导社

（续表）

著 作 名 称	作 者	初版年代	出 版 社
《猝病新论》	章太炎	1938年7月	章氏国学讲习会
《雷鸿集》	钱孟芳等著	1939年8月	萍社出版社
《医药年刊》	施济群	1941年	国医广告社
《万病自疗全书》	陈存仁	1928年9月	康健报馆
《国民医药须知》	陈存仁	1929年	康健报馆
《百病常识》	朱振声编著	1934年7月	幸福书局
《万有医库（上、下册）》	朱振声编著	1934年8月	幸福书局
《万有医库续集（上、下册）》	朱振声编	1935年4月	幸福书局
《万病医药顾问》	朱振声编	1935年1月	幸福书局
《中国医学大辞典（上、下册）》	谢利恒	1921年7月	上海商务印书馆
《国医指南》	李涵馥编著	1929年9月	新文化书社
《医学南针》	陆士谔	1935年6月	世界书局
《养生镜》	石天基	1922年4月	明德书局
《养生琐言》	沈仲圭	1927年9月	新中医社
《药功真传秘抄》	陈凤山	1932年10月	上海武侠社
《养生宝鉴》	梅忠达	1935年2月	时兆报馆
《群经大旨（上册）》	秦伯未	1932年10月	中医指导社
《群经大旨（下册）》	秦伯未	1933年11月	中医指导社
《二十世纪新内经（第一、第二集）》	丁福保	1908年9月	医学书局
《内经通论·难经通论》	丁福保	1926年8月	医学书局
《内经研究之历程考略》	许半龙著，许太平校	1928年10月	新中医社出版部
《内经类证》	秦伯未	1929年7月	中医书局
《秦氏内经学（上册）》	秦伯未著，陈中权校	1934年8月	中医书局
《秦氏内经学（下册）》	秦伯未著，陈中权校	1935年3月	中医书局

（续表）

著 作 名 称	作 者	初版年代	出 版 社
《读内经记》	秦伯未	1936年6月	中医书局
《内经入门》	陈景岐编，吴嘉宝校	1934年	中西医药书局
《难经古义》	藤万卿著，秦伯未校	1930年10月	中医书局
《中国医药科学讨论》	张子鹤著，余云岫鉴定	1938年8月	梅鹤轩
《伤寒论今释（上、下册）》	陆渊雷	1931年10月	陆渊雷医室
《伤寒论通论》	丁福保	1908年12月	医学书局
《仲景学说之分析》	叶劲秋编，缪俊德校	1930年4月	少年医药社
《伤寒论启秘》	叶劲秋	1930年12月	少年中医社
《伤寒新释》	陈拔群著，黎寿昌校	1937年2月	涵熙庐医书出版部
《金匮入门》	陈景岐编，吴嘉宝校	1934年	中西医药书局
《金匮要略今释（上、下册）》	陆渊雷著，沈本琰参校	1935年2月	著者刊
《国医生理学》	胡安邦	1935年10月	中央书店
《国医病理学》	胡安邦著，储菊人校	1935年10月	中央书店
《奇经直指》	刘野樵	1937年12月	宜昌国医针灸学社
《国医诊疗学》	胡善庐	1934年4月	校经山房书局
《证治宝鉴（上、下册）》	潘楫编，潘衍校订	1934年4月	中华新教育社
《笔花医镜》	江笔花著，周郁浩校	1938年5月	广益书局
《痛症大全》	朱振声	1947年5月	大众书局
《家庭医术（上、中、下册）》	陆士谔	1926年12月	文明书店
《家庭医药宝库（第一、第二集）》	杨志一、朱振声	1930年1月	国书出版社
《百病通论》	秦伯未编，方公溥校	1930年1月	中医书局
《医药顾问》（1～4册）	乌小琴	1931年11月	大众书局
《大众医药》（1～4册）	吴克潜	1933年6月	大众书局
《医药顾问大全》（1～16册）	陆清洁编，陆士谔校	1934—1937年	世界书局

（续表）

著 作 名 称	作 者	初版年代	出 版 社
《大众万病医药顾问（上、中、下册）》	陆清洁编，陆士谔校	1937年3月	世界书局
《民众医药顾问》（1～4册）	茹十眉编，邝素玲校订	1936年7月	中央书局
《百病小医囊》	冯伯贤编，汪漱碧校	1937年5月	中央书店
《家庭医药顾问》	洪春圃	1939年7月	广益书局
《新编医药顾问》	陈国树	1942年	国医书局
《国医实用诊断学》	吴克潜	1933年11月	大众书局
《百病诊断门径》	胡安邦	1935年12月	中央书店
《新脉学一夕谈》	丁福保	1926年10月	医学书局
《脉学》	恽铁樵		铁樵函授中医学校
《新脉经》	陈滋	1913年4月	医学丛书社
《诊脉入门》	陈景岐编，吴嘉宝校	1934年	中西医药书局
《太素脉诀全书》	季萼编，吴敬晖校	1936年3月	中西医药书局
《辨舌入门》	陈景岐编，吴嘉宝校	1934年	中西医药书局
《万病治疗指南》	叶慕樵	1929年12月	中华新教育社
《治病百法》	周郁年	1931年8月	广益书局
《实验万病治疗法》	张若霞	1935年10月	经纬书局
《万病自疗丛书（上、下册）》	蔡玉堂	1935年11月	大中华书局
《万病自疗指导》	陆醉仙	1936年6月	南星书店
《百病治疗全书》	李涵馥	1941年9月	新文化书社
《推拿精要保赤必备》	夏云集、曹芝文编，曹肃云校	1914年2月	个人刊印
《小儿推拿广意》	陈世凯重订，熊应雄辑	1936年5月	校经山房书局
《针灸传真》	孙秉彝	1923年	著者刊印
《彩色针灸铜人图》	倪耀楣绘	1924年	华医书局
《增订中国针灸治疗学》	承淡安编，孙晏如参订	1931年6月	千顷堂书局

（续表）

著 作 名 称	作 者	初版年代	出 版 社
《高等针灸学讲义——生理学》	缪绍予编译，张俊义校	1931年10月	东方针灸书局
《高等针灸学讲义——解剖学》	陈景岐译	1937年4月	东方医学书局
《针灸精粹》	李文宪	1937年8月	中华书局
《针灸医学大纲》	张俊义编，张世铨校	1939年1月	东方医学书局
《金针秘传》	方慎盦	1937年5月	医学回澜社
《温灸学讲义》	张俊义	1928年10月	东方医学书局
《灸法自疗学》	叶劲秋	1936年2月	少年医药学社
《诸病食养疗法》	文明书局编，陈醒籛校阅	1926年9月	文明书局
《补品研究》	杨志一	1931年12月	上海国医出版社
《食物疗病常识（续编）》	杨志一、沈仲圭	1937年5月	国医出版社
《疾病饮食指南》	程国树	1938年8月	中国医学研究社
《康健之路》	郁慕侠	1935年3月	沪报馆
《强身不老法》	金倜盦	1935年4月	中西书局总店
《养生导引术》	陈师诚	1936年4月	康健书局
《曹颖甫先生医案》	曹颖甫著，王慎轩记述，王南山编校	1925年4月	中国医学研究社
《清代名医医案精华》（1～4册）	秦伯未	1928年10月	新中医社
《丁氏百病医方大全》	丁甘仁著，赵公尚编	1929年2月	上海卫生报馆
《宋元明清名医类案（正、续编）》	姚若琴、徐衡之编，陆渊雷校	1934年11月	国医印书馆
《清代名医医案大全》（1～4册）	姚若琴、徐衡之编，陆渊雷校	1934年11月	三民图书公司
《经方实验录》（第一集）	曹颖甫著，姜佐景编按，许寿平等校	1937年5月	千顷堂
《王孟英医案》	王士雄著，陆士谔编校	1937年6月	世界书局
《奇病实验》	江少萱编，江一南校	1926年9月	上海
《怪病奇治》	杨志一、朱振声	1933年6月	大众书局
《古今名医奇病治法三百种》	陈景岐编，谭孝先校	1935年7月	大通图书社

（续表）

著作名称	作者	初版年代	出版社
《黄氏医话》	黄汉如著，黄汉芸、黄一照校订	1933年12月	黄氏医寓
《诊余随谈》	许松如	1939年1月	大东书局
《内科概要》	许半龙	1930年8月	半龙医药书社
《诊断与治疗》	黄劳逸、沈仲圭著，毛瀞、张达玉校	1933年7月	校经山房书局
《近世内科国药处方集》(1～6集)	叶橘泉著，施今墨鉴定，叶古红校	1936年5月—1941年12月	千顷堂书局
《内科杂病问答》	蔡陆仙	1936年9月	华东书局
《中国内科全书（上、下册）》	南宗景	1937年1月	南宗景医药事务所
《中西合参内科概要》	华实孚	1947年8月	中华书局
《（中西合璧）内科新编》	岑玄珍	1949年4月	世界书局
《医药大全》	茹十眉		大东亚出版社
《内科外感病》	陆清洁	1933年10月	世界书局
《伤寒条辨（上、下册）》	费通甫	1933年9月	上公学校
《伤寒入门》	陈景岐编，吴嘉宝校	1934年	中西医药书局
《伤寒病问答》	蔡陆仙编	1936年4月	华东书局
《肠炎症（伤寒症、湿温病）特效药速愈法》	聂云台	1938年8月	著者刊印
《伤寒解毒疗法（附数种急性传染病解毒疗法）》	聂云台	1949年6月	乐中印书社
《伤寒质难》	祝味菊讲述，陈苏生记，陆渊雷校	1947年10月	大众书店
《伤寒疗养论》	章巨膺	1949年9月	民友印刷公司
《伤寒广要》	上海铁樵函授中医学校编		编者刊印
《温病全书》	时逸人	1933年8月	上海大众书局

（续表）

著 作 名 称	作 者	初版年代	出 版 社
《时病分证表》	雷少逸著,彭光卿辑	1934年3月	中医书局
《时疫病问答》	蔡陆仙编	1936年4月	华东书局
《温病入门》	陈景岐编,吴嘉宝校	1934年	中西医药书局
《湿温研究总论》	刘晓东著,徐鸿经校	1936年3月	千顷堂书局
《温热病问答》	蔡陆仙编	1936年4月	华东书局
《暑湿病问答》	蔡陆仙编	1936年4月	华东书局
《燥火病问答》	蔡陆仙编	1936年4月	华东书局
《温病论衡》	谢诵穆	1936年9月	知行医学社
《温热标准捷效附篇》	聂云台	1942年9月	医学书局
《风症指南》	方慎庵		医学回澜社
《四季传染病》	杨志一	1930年6月	国医出版合作社
《传染病》	茹十眉		大众书局
《疟疾病问答》	蔡陆仙	1936年4月	华东书局
《七十二种痧症救治法》	陈景岐编,谭孝先校	1935年3月	大通图书社
《霍乱病问答》	蔡陆仙	1936年4月	华东书局
《徐氏霍乱论》（又名脱疫证治）	徐相任	1938年6月	徐氏父子诊所
《白喉自治》	楼国荣	1933年3月	文明书局
《摩登性寒腿病》	瞿绍衡	1934年7月	瞿氏夫妇医院
《猩红热新书》	王竹岑辑著,王尚圭校	1936年12月	中医书局
《中风病问答》	蔡陆仙	1936年4月	华东书局
《中风斠诠》	张山雷编著,张洛钧评点,周作人、方肇元参订	1947年6月	尊圣善会
《保脑新书》	杨志一、朱振声编	1933年	幸福书局

（续表）

著 作 名 称	作 者	初版年代	出 版 社
《脑病研究》	杨志一	1935年	国医出版社
《虚劳五种》	尤学周	1931年3月	幸福书局
《虚痨病问答（附咳嗽哮喘病问答）》	蔡陆仙	1936年4月	华东书局
《虚痨病疗养法》	朱振声		国光书店
《血证与肺痨全书》	张腾蛟编著,张伯熙鉴定,张赞臣校订	1930年11月	中国医药书局
《吐血自疗法》	朱振声	1933年8月	大众书局
《吐血须知》	朱振声	1934年9月	幸福书局
《吐血新论》	邹德民	1935年9月	邹氏医室
《痰饮病问答》	蔡陆仙	1936年4月	华东书局
《咳嗽自疗法（百病自疗丛书）》	朱振声	1933年8月	大众书局
《哮喘自疗法（百病自疗丛书）》	朱振声	1933年8月	大众书局
《哮喘除根新说》	郭伯良	1946年10月	郭氏医药室
《吐血与肺痨》	杨志一	1929年7月	幸福报馆
《五痨自疗法（百病自疗丛书）》	朱振声	1933年8月	大众书局
《肺病无忧论》	陈存仁	1935年10月	幸福书局
《肺病特效治疗法》	陈静	1936年5月	编者刊印
《肺病全生集》	陆奎生	1941年9月	陆奎生医室
《肺病指南集（节录肺病全生集）》	陆奎生	1941年10月	中法肺病诊疗所
《中西合参痨病诊疗集》	华实孚	1948年1月	中华书局
《结核辅生疗法》	聂云台	1949年6月	乐中印书社
《肺病根治原理》	陈其昌		陈其昌诊所
《肠胃病与痔疮病》	吴克潜	1934年10月	大众书局
《肠胃病问答》	蔡陆仙	1936年4月	华东书局
《胃病自疗法》	尤学周编,汪漱碧校	1940年3月	中央书店

（续表）

著 作 名 称	作 者	初版年代	出 版 社
《肝胃病》	朱振声	1933 年 5 月	大众书局
《肝气自疗法（百病自疗丛书）》	朱振声	1933 年 8 月	大众书局
《肝胃病根治法》（简称《胃病指南》）	马问我编,孙思清校	1948 年 3 月	复兴书局
《水肿膨胀病问答》	蔡陆仙	1936 年 4 月	华东书局
《肾病研究（初集）》	朱振声	1932 年 10 月	幸福书局
《肾病研究（续集）》	朱振声	1933 年 4 月	幸福书局
《淋浊自疗法（百病自疗丛书）》	朱振声	1936 年 4 月	大众书局
《遗精自疗法》	朱振声	1949 年	大东书局
《肾病自疗法》	江天览编著,平衡校	1935 年 6 月	中央书店
《外科入门》	陈景岐编,吴嘉宝校	1934 年	中西医药书局
《外科病问答》	蔡陆仙	1936 年 11 月	华东书局
《中西外科大全》	胡安邦	1942 年	中央书店
《外科大全》	朱振声	1949 年 1 月	国光书店
《妇科验方》	王建章	1927 年 11 月	文明书局
《竹泉生女科集要》	彭逊之著,东山居士校	1931 年 10 月	艺海出版部
《妇女病自疗法》	江天览编著	1935 年 6 月	中央书店
《妇人科病问答》	蔡陆仙编	1936 年 9 月	华东书局
《血崩自疗法》	朱振声	1933 年 8 月	大众书局
《月经病自疗法（上、下）》	朱振声	1933 年 8 月	大众书局
《妇女须知（附胃病到底如何治疗）》	方慎盦		医学回澜社
《产科入门》	陈景岐编,吴嘉宝校	1934 年	中西医药书局
《胎产科病问答》	蔡陆仙	1936 年 4 月	华东书局
《生育问题》	杨志一	1931 年 9 月	国医出版社
《卫生集》	张凌云	1937 年	明善书局

（续表）

著 作 名 称	作 者	初版年代	出 版 社
《关于产后瘀血之辨误（瞿绍衡医师医药丛谈）》	瞿绍衡		生生医院
《流产浅说（瞿绍衡医师医药丛谈）》	瞿绍衡		生生医院
《乳病自疗法》	辟支氏	1933年10月	汉文正楷印书局
《吴氏儿科》	吴克潜	1934年8月	大众书局
《小儿科问答》	蔡陆仙	1936年4月	华东书局
《中国儿科学》（又名《钱氏儿科》）	钱今阳	1942年10月	苍盦讲舍
《中西合纂幼科大全（上册）》	顾鸣盛		大东书局
《儿病须知》	杨志一	1932年1月	国医出版社
《小儿病》	茹十眉	1933年5月	大众书局
《小儿病自疗法》	奚缵黄编，虞山平校订	1936年11月	中央书店
《中国麻痘学》	朱寿朋	1933年4月	中国医药书局
《痧疹痘科病问答》	蔡陆仙	1936年9月	华东书局
《中西痘科合璧》	卜子义、陈醒箴	1930年2月	文明书局
《痘科入门》	陈景岐编，吴嘉宝校	1934年	中西医药书局
《天花大全》	楼国荣	1936年4月	文明书局
《治痘全书》	董西园著，陈仪廷校	1930年5月	中医书局
《麻疹自治》	楼国荣	1933年3月	文明书局
《麻科活人全书》	谢璞斋辑述，朱绳先批评	1397年1月	千顷堂书局
《痧子新论》	章巨膺	1939年9月	章巨膺医家
《伤科真传秘抄》	陈凤山秘传	1932年9月	上海武侠社
《伤科自疗新法》	席灵凤	1934年10月	文业书局
《伤科入门》	陈景岐编，吴嘉宝校	1934年	中西医药书局
《伤科急救科病问答》	蔡陆仙	1936年11月	华东书局
《皮肤病》	茹十眉编，吴克潜校	1936年4月	大众书局

（续表）

著作名称	作　者	初版年代	出　版　社
《花柳病医治法》	顾鸣盛	1918 年 3 月	文明书局
《花柳病救护法》	陈邦贤	1927 年 10 月	医学书局
《性病指迷》	谢筠寿	1927 年 10 月	谢筠寿医师诊所
《性病》	茹十眉	1933 年 6 月	大众书局
《性病自疗大全》	胡安邦编，顾灏源校	1935 年 12 月	中央书店
《性病花柳科病问答》	蔡陆仙	1936 年 4 月	华东书局
《五官病》	茹十眉	1933 年 7 月	大众书局
《眼耳鼻齿科病问答》	蔡陆仙	1936 年 11 月	华东书局
《咽喉病新镜》	张赞臣	1931 年 6 月	中国医药书局
《咽喉病》	张汝伟	1933 年 6 月	大众书局
《中西眼科学讲义》	汪洋	1922 年 7 月	民友社
《中西眼科汇通》	陈滋	1936 年 5 月	上海眼科医院
《神经衰弱浅说》	杨志一	1933 年 4 月	国医出版社
《失眠自疗法》	朱振声	1933 年 8 月	大众书局
《中国药物新字典》	江忍庵	1931 年 3 月	中国医药研究会
《（标准）药性大字典》	潘吉初编著，洪子良校	1935 年 2 月	医药研究学会
《中国药学大辞典》	陈存仁	1935 年 4 月	世界书局
《中国药学大辞典（简明本）（上、下册）》	陈存仁	1937 年 4 月	世界书局
《（本草药性）国药字典》	陈景岐编，谭鹤轩校	1936 年 10 月	大通图书社
《（医家必备）实用药性词典》	胡安邦编，顾孙安校	1939 年 4 月	中央书店
《中国新本草图志（第一、第二集）》	赵燏黄	1931 年 2 月—1932 年 12 月	国立中央研究院化学研究所
《最新实验药物学》	温敬修	1934 年 9 月	中医书局
《中国药物论（上、下册）》	任启瑞	1936 年 4 月	启智书局
《中国药物学集成》	蒋玉伯编，汤钧校	1937 年 5 月	教育书店

（续表）

著 作 名 称	作 者	初版年代	出 版 社
《新中药》	黄劳逸编	1930年9月	医学书局
《中药浅说》	丁福保	1930年10月	商务印书馆
《中国药物标本图影》	陈存仁	1935年4月	世界书局
《鉴选国药常识》	汪雪轩等编,朱吟声校	1936年6月	灵学会国药研究部
《草药新纂》	张若霞	1946年12月	经纬书局
《中药常识》	陈国衣		经纬书局
《丸散膏丹自制法（上、下册）》	上海中华新教育社编著,陆士谔审订	1921年9月	编者刊印
《制药指南》	张睿	1934年2月	中华新教育社
《(考正)丸散膏丹配制法（上、下册）》	姚若琴、徐衡之	1939年11月	春江书局
《药性入门》	陈景岐编,吴嘉宝校	1934年	中西医药书局
《成药全书》（一名《丸散膏丹全书》）	丁甘仁	1934年7月	国医出版合作社
《饮片新参（上、下册）》	王一仁	1936年1月	千顷堂书局
《中药业概况（研究职业分析之一）》	周选青著,潘吟阁校	1929年12月	中华职业教育社
《明教方》	陈无咎	1926年9月	丹溪学社
《方药考论类编》	张赞臣编,张仲勋校	1930年11月	中国医药书局
《证治实验方解》	王则樵著,秦伯未校订	1932年11月	中医书局
《临症处方学》	沈焕章	1933年6月	大众书局
《药物与验方》	黄劳逸、沈仲圭著,毛瀞、张达玉等校	1933年7月	校经山房书局
《膏方大全》	秦伯未编,方公溥参校	1929年9月	中医书局
《古今医方集成（上、下册）》	吴克潜	1936年7月	大众书局
《分类方剂》	王一仁撰集,江绍芬、江声远参校	1936年11月	千顷堂书局
《临证医典》	姚若琴编,陆渊雷校		三民图书公司
《中西验方新编》	陈继武	1916年4月	商务印书馆
《(中西合纂)验方新编》	顾鸣盛	1917年5月	文明书局

（续表）

著 作 名 称	作　者	初版年代	出 版 社
《中国经验良方》	叶瑗编,万钧校	1917年12月	医学书局
《丹方一千种》(又名《男女必需丹方全书》)	顾定安	1920年5月	新华书局
《不费钱的奇验方》	孙玮才辑著,孙玉成校	1922年5月	编者刊印
《百病秘方》	朱振声	1923年	幸福书局
《家庭实用验方》	朱振声	1932年11月	幸福书局
《丹方精华》	朱振声	1936年3月	幸福书局
《丹方精华(续集)》	朱振声	1937年7月	幸福书局
《(增广校正)验方新编》	蔡陆仙	1927年	陈嘉庚刊印
《验方类编》	秦伯未编,方公溥校	1930年1月	中医书局
《(海上名医鉴定)万病验方大全(上、下册)》	陆清洁	1930年4月	中央书店
《内外验方秘传》	赵竹泉编著,马培之鉴定,周志林校	1930年6月	务本书药社
《(中西合璧)验方新编大全》	奚缵黄编,李子文校	1931年6月	新亚书店
《温氏经验良方》	温悦堂	1933年	编者刊印
《合理的民间单方》	叶橘泉	1934年3月	福民制药厂
《(实验灵效)民间百病秘方》	储菊人校订	1935年6月	中央书店
《(万病实验)丹方大全》	席灵凤	1935年10月	时还书局
《(摄生秘籍)万病自疗验方》	周郁年	1936年3月	中西医学研究会
《内外科百病验方大全》	洪春圃编,周琢如校	1948年5月	广益书局
《灵验秘方新编》	马麟	1946年12月	大中华书局
《百病良方》	马问我编,孙思清校	1948年6月	三江印书馆
《临诊秘典》	杨朴民	1948年11月	大方书局
《汤头歌诀续编》	郑思聪著述,潘衍校订	1927年5月	中华新教育社
《证治歌诀》	郭云台编,徐继达校订	1937年1月	中医书局

作者是在上海开展主要业务活动的,不含外地医家著书但在上海出版印制的医书。不含译著和校注。系原创性著作。

附表10-3　上海现代出版的部分中医药著作（1949—1990）[1]

书　名	著　者	该作者出版的其他书籍
《针灸述要》	叶劲秋	《中药问题》《中医基础学》《中医诊断学》
《中国医学人名志》	陈邦贤、严菱	
《（图表注释）伤寒论新义》	余无言	《（图表注释）金匮要略新义》《湿温伤寒病篇》《瘢疹伤寒病篇》《实用混合外科学总论》
《医方经验汇编》	余奉仙	
《翼经经验录》	余无言	
《内经运气辑要》	朱振声	《哮喘自疗法》《喉科方》《朱氏内科经验方》《万有医库正续集》《痛症大全》
《湿温伤寒手册》	陈存仁	
《中国医学源流》	陈存仁	
《中国的呼吸习静养生法》	蒋维乔	
《气功防治法》	蒋维乔	
《气功疗法》	蒋维乔、刘贵珍	
《正骨疗法》	石筱山	《伤科石筱山医案》
《顾氏评注印机草》	顾渭川	
《针灸正宗》	陆瘦燕	《中风预防法》《针灸法汇论》《十二经穴分布图》《针灸腧穴图谱》《腧穴学概论》
《经络学图说》	陆瘦燕	
《中医临证备要》	秦伯未	《金匮要略简释》《中医入门》《难经之研究》
《秦伯未论文集》	秦伯未	
《中国医学外文著述书目（1956—1962）》	王吉民、傅维康	
《程门雪医案》	上海中医学院	《妇女经带胎产歌诀》《伤寒论歌诀》
《祛病延年二十势》	王子平	《拳术二十法》

---

[1] 上海地区医家著述的中医药著作卷帙浩繁，因篇幅原因无法尽述。参考来源：张明岛，邵浩奇主编；《上海卫生志》编纂委员会编.上海卫生志.上海：上海社会科学院出版社，1998.

（续表）

书 名	著 者	该作者出版的其他书籍
《中医护理学概要》	夏理彬	
《祖国医学对护理工作的概念》	黄羡明、夏理彬	
《古代儿科疾病新编》	高镜朗	
《朱小南医案》	朱小南	《奇经八脉在妇科临证间的具体应用》《朱小南医案》《医话论》《冲任探讨》
《内科临证录》	张耀卿、陈道隆	
《陈道隆医案》	陈道联	
《眼科证治经验》	姚和清	
《杨永璇中医针灸经验选》	杨永璇	《针灸治验录》
《实用中医眼科学》	陆南山主编	《眼科临证录》
《温热论新编》	金寿山	《金匮要略讲稿》《温病释要》《金寿山医论选集》
《魏指薪治疗手法与导引》	魏指薪	《伤科常见疾病治疗法》
《推拿学》	朱春霆	《推拿学概论》《中医推拿学》
《中医儿科学》	王玉润主编	《血吸虫病防治手册》《寄生虫病学》《本草学》
《哮喘与慢支的防治和康复》	王正公	
《肾的研究》	姜春华、沈自尹	《中医治疗法则概论》《中医治则研究》
《活血化瘀之研究》	姜春华	《中医基础学》《中医诊断学》《历代中医学家评析》《伤寒论识义》《药物与方剂》《历代医家学术评介》《肾本质研究》《万病验方大全》
《姜春华论医集》	姜春华	
《改进枯痔疗法治疗内痔》	顾伯华	《中医外科临床经验选》《实用中医外科学》《顾伯华医案》《外科经验选》
《中医外科临证手册》	顾伯华	
《刘树农医论选》	刘树农	
《陈树森医疗经验集粹》	陈树森主编	
《气功治老年病》	邝安堃	
《医海渭聚》	张志雄	
《针灸治疗精神病》	金舒白	

（续表）

书　名	著　者	该作者出版的其他书籍
《伤寒论析疑》	沈济苍	
《秦伯未膏方选集》	董漱六	
《针灸腧穴索引》	谢筠寿	
《颜面神经麻痹的金针疗法》	方幼庵	
《针灸防治中风》	方幼庵、张仁	《针灸防治小儿脑病》《针灸有效病症》
《舌诊研究》	陈泽霖、陈梅芳	《中医舌诊史话》《名医特色经验精华》
《张伯臾医案》	严世芸、郑平东等	
《章次公医案》	门人集体整理	
《活血化瘀疗法临床实践》	颜德馨	《中医内科临床手册》《医方囊秘》
《练功与养生》	吴诚德、乐秀珍	
《练功十八法（医疗保健操）》	庄元明、周寿祥	《常见病自我推拿图解》
《肾与膀胱证治经验》	徐嵩年	
《朱小南妇科经验选》	朱南孙、朱荣达	
《幼科刍言》	董廷瑶	
《柳柏春吐纳导引气功疗法》	刘学文、柳智惠	
《中医历代名家学说》	裘沛然主编	《壶天散墨》
《中医症状鉴别诊断学》	赵金鑫、张镜人	
《临证偶拾（张羹梅医案）》	张天、唐荣华	《中医内妇儿科护理》
《简明肛肠病学》	柏连松	
《中医外科心得》	夏少农	
《中西医结合治疗癌症的研究》	于尔辛等	
《何氏八百年医学》	何时希 何时希 何时希	《读金匮札记》《女科三书评按》《雪斋读医小记》 《历代无名医家验案》《妊娠识要》《女科一知集》 《珍本女科医书辑佚八种》《六合汤类方释义》 《医效选录》《何书田年谱》《何鸿舫事略及墨迹》
《色脉舌诊》	吴翰香	
《推拿手法学》	曹仁发	

（续表）

书　名	著　者	该作者出版的其他书籍
《历代医学名著序集评释》	叶怡庭	
《中医病证专辑——胃脘痛》	陈家英、金保华、贺静松	
《中国食疗学》	钱伯文	《肿瘤的辨证施治》
《中医藏象学》	钱承辉、王庆其主编	
《难病辨治》	陈熠主编	
《中医病证专辑——咳嗽》	吴文鼎、朱邦贤、吴绍德	
《黄帝内经导读》	傅维康、吴鸿洲	《医药史话》《针灸史漫话》《中国医药历史漫话（英文）》《中国针灸史话（西班牙文）》
《中医理论现代研究》	沈自尹主编	
《中国医学百科全书（气功学）》	林雅谷	
《气功学》	林厚省	《少林气功》
《养生气功学》	林海	
《中国针刺麻醉发展史》	张仁	《急症针灸》《针灸意外——预防及处理》
《恽铁樵遗著选》	董其圣、潘文奎	
《实用中国养生全书》	施杞主编	
《上海地区名老中医临床特色经验集》	金明渊、张骏	
《神奇的中药——大黄》	徐鞠如、焦东海等	
《皮肤病研究》	秦万章主编	
《韩哲仙治肝经验录》	莫锦明等	
《夏仲方专辑》	陈玉英主编	
《张赞臣临床经验选编》	上海中医研究所	
《针灸专辑（1962）》	上海市医药科学情报研究站	
《中医推拿学》	上海中医学院附属龙华医院	
《针灸学概要》	上海中医学院	
《经络学说的理论及其运用》	上海市中医学会	《藏象学说的理论与运用》

（续表）

书 名	著 者	该作者出版的其他书籍
《消渴专辑》	上海市中医文献研究馆	《肿胀专辑》《黄疸专辑》《疟疾专辑》《哮喘专辑》《中风专辑》《脉诊选要》《头痛专辑》《调经专辑》
《重纂包氏喉证家宝》	上海市中医文献研究馆	《女中医医案》
《仲景方在急难重病中的运用》	上海市中医文献馆	
《慢性肾炎的中医理论和疗法》	上海中医学院附属曙光医院	
《痹痿专辑》	上海中医学院	
《中医内科学》	上海中医学院	
《近代中医流派经验选集》	上海中医学院	
《中药方剂临床手册》	上海中医学院	
《十四经穴位解剖挂图附说明书（日文）》	上海中医学院	
《中医儿科学》	上海中医学院、上海市卫生局	

附十一　上海中医非物质文化遗产项目

项目名称	级别	通过年份	代表性传承人
石氏伤科疗法	国家级	上海市级2007年,国家级2008年（第二批）	石仰山、石印玉、石鉴玉、邱德华、詹红生、李浩钢等12人
六神丸制作技艺	国家级	上海市级2009年,国家级2011年（第三批）	劳三申、陈逸红、张雄毅
朱氏一指禅推拿疗法	国家级	上海市级2009年,国家级2011年（第三批）	朱鼎成
陆氏针灸疗法	国家级	上海市级2009年,国家级2011年（第三批）	陆焱垚

（续表）

项 目 名 称	级　别	通 过 年 份	代表性传承人
中医生命与疾病认知方法	国家级	国家级2007年（第一批）	颜德馨
"敛痔散"制作技艺	上海市级	2009年	吴伟光
余天成堂传统中药文化	上海市级	2009年	应博君
顾氏外科疗法	上海市级	2011年	陆德铭、唐汉钧、马绍尧、顾乃强、朱培庭、顾乃芬、顾乃芳、陆金根
杨氏针灸疗法	上海市级	2011年	杨容
陆氏伤科疗法	上海市级	2011年	陆念祖
施氏伤科疗法	上海市级	2011年	吴云定、陈建华、李麟平
魏氏伤科疗法	上海市级	2011年	施荣庭、胡大佑、李飞跃
张氏风科疗法	上海市级	2011年	张云飞
竿山何氏中医文化	上海市级	2013年	王扣珍（青浦）、何新慧（上海中医药大学）
夏氏外科疗法	上海市级	2013年	柏连松、张雅明、张卫刚
益大中药饮片炮制技艺	上海市级	2013年	陈维荣
范氏眼科疗法	上海市级	2013年	张殷建
海派膏方文化	上海市级	2013年	上海中医药大学附属曙光医院（归民俗类）

附十二　上海历代主要中医药管理机构

名　称	地　址	时　间	职　能	备　注
崇明州官医提领所（州医学）	崇明州	元至元十四年（1278年）	设医学提领一人，负责管理卫生行政和医学教育事项	元大德八年（1304年）裁撤
松江府官医提领所（府医学）	所址在松江府治华亭（今松江区城厢）普照寺前中和楼	元至元二十六年（1289年）	设医学提领一人主管府卫生行政及施诊给药、医药诉讼、方剂鉴定等业务	元至大四年（1311年），孙华孙主持府医学，以房屋狭陋，择地另建新址，于元延祐三年（1316年）春建三皇庙，3年后庙成，迁府医学于庙右

（续表）

名　称	地　址	时　间	职　能	备　注
松江府惠民局	松江府提领所内	元大德三年（1299年）	设提领	后废
嘉定州医学及惠民局	家定州城西三皇庙	元代泰定年间（1324—1328）	设医学教授、惠民局提领各一人	
松江府府医学	松江府	明清时期	设医学正科一人，从九品	
松江府各县均设县医学，华亭县为府医学所在地，不另建	松江府所辖7县1厅：华亭县、上海县、青浦县、娄县、金山县、奉贤县、南汇县、川沙抚民厅	明清时期	负责管理境内卫生行政包括施医施药、医户差役、医药诉讼、方剂鉴定以及医学教育等事项	光绪末年，仅上海、金山两县有县医学
崇明县医学	崇明于明洪武二年（1369年）由州改县	洪武十五年（1384年）设县医学	主管县卫生行政及施诊给药、医药诉讼、方剂鉴定等业务	清乾隆三十六年（1771年）裁撤
嘉定县医学	嘉定于明洪武二年（1369年）由州改县	稍后建县医学	主管县卫生行政及施诊给药、医药诉讼、方剂鉴定等业务	明弘治年间（1488—1505）县医学累迁。清沿明制
上海县医学	地址在县署之南	明洪武十七年（1384年）	主管县卫生行政及施诊给药、医药诉讼、方剂鉴定等业务	姚士昂为首任医学训科
中央国医馆上海分馆		1931年8月	制定中医学术标准、统一病名、编审教材等	中央国医馆1936年颁布《中医条例》
上海市卫生局医政处中医科	上海市汉口路223号	1954年	中医药管理	分管局长何秋澄，科长：黄器周、张镜人
上海市卫生局中医处	上海市汉口路223号	1955年	中医药管理	"文革"期间中医处被撤销，1978年恢复
上海市中医药发展办公室	上海市北京西路1477号（挂靠在上海市卫生局），2013年8月搬迁至上海市世博村路300号	2009年	下设两个处：中医药服务监管处，中医药传承与发展处（综合协调处）	

关键词索引

跋　语

　　《上海中医药发展史略》(以下简称《史略》)一书在有关领导和专家的支持下,在编写小组的努力下,历时两年多,终于完成了。本书是上海市中医文献馆继《风雨六十年——上海市中医文献馆馆史》之后,又一部关于上海中医的史学专著。相较于《风雨六十年——上海市中医文献馆馆史》是一部记述一个科研机构的发展专史而言,《史略》是对整个上海中医发展历史首次进行系统地梳理,具有重要的学术价值和开拓性意义。

　　由于上海特殊的地理位置和独特的文化因素造就了上海中医在整个中医发展过程中的重要地位。上海中医源于春秋战国时期,受宋代文化中心南移的影响而兴于明清,随上海开埠而盛于近代,形成名医汇聚、流派纷呈的盛况。尤其是近代,上海中医空前兴盛,甚至一度代表并引领着中医的发展方向,并且在中医面临生存之争和发展关键时刻所发生的诸多事件中都扮演着重要角色。《史略》一书系统叙述了上海中医的发展历史,以宋代以后数百年来上海中医逐渐兴盛的历史为主,并对宋代以前促使上海中医发展的内在渊源进行了初步探索。本书不仅是一部反映上海地域中医的发展简史,也在某种程度上揭示了中医的发展规律,既可以为今天海派中医的发展提供借鉴,也对整个中医的发展具有重要的启示意义。

一、本书内容有以下几个特点

　　其一,较完整地叙述了上海中医的发展历史。近代是上海飞速发展的重要时期。许多关于上海中医的研究大多聚焦于此一时期,着眼于研究近代中医兴盛状况、中西医论证、中医存废之争、近代中医兴盛之举等重要事件。但是,近代上海中医的兴盛却有着深厚的历史渊源,历史上文化中心的南移、江南医学的兴起为上海中医的兴盛打下了深厚的基础。此外，上海因处于长江入海口这一绝佳关卡，内陆交通比较发达，使其纺织业及纺织品交易在古时就十分发达，也带动了其他行业的发展，上海在明代曾一度被称为"小苏州"。其后，随着航海技术的逐渐发展，国与国之间跨海越洋接触得越来越频繁，上海因位于长江与东海的交界处，其临海城市的重要性逐渐得以显现。随着开埠而带来对外开放的历史契机，加上其自身文化的包容和开放性成就了近代上海的兴盛和辉煌。这一切无不影响着上海中医的发展和兴盛。可以说，上海中医源远流长，有必要进行系统地梳理和研究。本书虽然以上海中医数百年来发展兴盛的历史为主，但在"溯源篇"中对其发展渊源也进行了深入探索，这也是本书的一个亮点。

其二，展示了上海中医药兴盛的群体之象。一般说来，我们说到其他地区的中医，很容易就联想到历史上某一位著名的中医名家，如说到南阳中医，就必然想到医圣张仲景；说到陕西中医，就会想到药王孙思邈；说到湖北中医，就会想到李时珍等。而上海，尤其是近代上海犹如"聚宝盆"，不仅吸引了大批中医名家悬壶开业，也吸引了诸多中药传统老字号迁移沪上或开设分店。所以，说到上海中医，会让人们想到的更多，不仅有众多的海上名医群体之象，如王梦英、李中梓、丁甘仁、章次公、恽铁樵、祝味菊、程门雪等，及龙华张氏三百年、何氏八百年、七代蔡氏妇科等医学流派；还有兴盛并活跃于上海的近代中医药实业，如童涵春、蔡同德等中药四大户、八大家等。本书在揭示上海中医药兴盛之象的同时，将从地域、文化和社会因素等适当分析其原因。

其三，展现了上海中医的引领作用和首创精神。在海派文化影响下的上海中医在重大事件或在历史发展的紧要关头，往往能发挥引领作用，并体现出勇于创新的首创精神，尤其是在近代发生的诸多事件中这些特质表现得尤为突出。如在"三一七"抗争中的上海中医组成五人请愿团赴南京请愿；淞沪抗战中上海中医界人士表现出的民族气魄；民国时期上海成立中医社团、创办中医药学校、创办中医药报刊等在数量、内容和影响上都居于全国领先地位，对促进中医的发展和创新起到了积极作用。

其四，阐释了中西医汇通思想的萌芽及实践。中西医汇通是中医寻求变革，谋求发展的重要尝试和举措，对中医学的发展，在突破传统中医学旧有理论、开创现代医学研究新思路以及维护中医学地位等方面都做出了不可磨灭的贡献。上海，是早期汇通思想的起源地之一，上海中西汇通的萌芽可以追溯到明代，其中具有代表性的人物是徐光启，不仅开启了中西汇通的思想，而且创办了中西医汇通的实体。其后上海也成为近代中西医汇通医家集中之地，又是近代中西医汇通产物的集中之地。本书以翔实的资料展示上海在中西医汇通方面的作用和贡献，揭示海派中医文化的引领和创新特质。

其五,探讨了上海中医药对外贸易的历史渊源。上海地处长江三角洲,港口贸易地位十分重要。唐宋时,青浦青龙镇曾为当时长江口的重要口岸,并几经起伏。其后,从元代至清初,随着江苏太仓刘家港的衰落,上海港重新崛起,出口贸易不断增加。药材贸易也非常兴盛,当时药材的对外贸易主要是直接贸易和转口贸易,上海交通运输方便,吸引了苏州、嘉兴、南京、宁波等地的药材批发商迁来上海,设立字号,致使上海药材市场货源充沛,品种齐全,吞吐量大,成为全国药材六大集散地之一。同时还通过我国香港转口到东南亚、日本、朝鲜、泰国等地,发展了国外贸易,既促进了医药学的交流,也带动了文化的交流。研究这一时期上海中医药贸易情况,对于当今"一带一路"的经济发展战略,及上海自贸区开展的中医药文化贸易均有一定的借鉴意义。

二、本书的编写经历了三个阶段

第一阶段(组稿阶段)。有16名文献馆业务人员参与,分别承担一个或几个章节的编写。各参编人员和组稿章节:陈沛沛负责把握全书写作基调并拟定提纲,卓鹏伟(曙光篇第四章),肖芸(溯源篇第一、第二章,"曙光篇"第五章),张利("溯源篇"第三章,"振兴篇"第一、第七章),杨枝青("开埠篇"第一、第二章,"变革篇"第七章,"曙光篇"第三章),周晴("开埠篇"第六章),徐立思("变革篇"第三、第四章,"曙光篇"第一、第二章),杨杏林("开埠篇"第四章,"变革篇"第一、第二章),苏丽娜("开埠篇"第五章,),张晶滢("变革篇"第五、第六章),范骏("变革篇"第六章,"振兴篇"第三章),毕丽娟("振兴篇"第二章),余恒先("振兴篇"第四章),吴九伟("振兴篇"第五章),郑宜南("振兴篇"第六章),王春艳("振兴篇"第八、第九章)。

第二阶段(统稿阶段)。由陈沛沛、卓鹏伟、张晶滢、苏丽娜、胡颖翀组成5人统稿组,陈沛沛和卓鹏伟总负责。其中,陈沛沛负责"溯源篇",卓鹏伟负责"变革篇",胡颖翀负责"开埠篇",张晶滢负责"曙光篇",苏丽娜负责"振兴篇"的统稿,前后共完成两轮统稿。统稿人员花费了大量精力,补充大量资料,部分篇章重新组稿编写。范骏、蔡珏、陈燕参与部分资料的收集及附录的修改和补充等。

第三阶段(外审阶段)。本书在撰写目录及统稿完成后,分别邀请上海中医界的知名专家及对上海中医发展历史深有研究的前辈、专家对本书进行审阅把关,他们有原上海市卫生局副局长张明岛,上海中医药大学原校长、著名中医学家施杞、严世芸,原上海市卫生局中医处处长施志经,上海市卫计委领导姚玮莉、祝培英，名老中医及相关专家王翘楚、段逸山、吴鸿洲、李其忠、郭天玲、张仁、叶进等教授，为本书提出了许多宝贵意见和建议。在此表示衷心的感谢！

《史略》的编写不仅锻炼培养了一批年富力强的史学研究人员，本书也成为继《风雨六十年——上海市中医文献馆馆史》之后，上海市中医文献馆研究海派中医发展历史的又一力作。今后，以中医药文献研究室为主体的研究人员将在此基础上，通过分类、专题研究等形式，继续对海派中医发展史进行深入研究，直至完成《上海中医通史》的编撰。